Gesundheitserziehung im Kindesalter

von
Dr. med. Dieter Graf

mit zahlreichen Abbildungen
und einer Farbtafel

4. erweiterte und aktualisierte Auflage

DR. FELIX BÜCHNER · HANDWERK UND TECHNIK
HAMBURG

Vorwort

Der Autor hat mehrere Jahre an der öffentlichen Fachschule für Sozialpädagogik in Freiburg i. Br. das Lehrfach Gesundheitserziehung unterrichtet und war an der Erstellung des Lehrplans für das Land Baden-Württemberg beteiligt. Nach mehrjähriger Tätigkeit an der II. Medizinischen Klinik des Klinikums Großhadern der Universität München ist er als Internist und Arzt für Naturheilverfahren tätig.

Selbstverständlich spricht der Autor auch die bereits im Beruf stehenden Erzieher an. (Der Begriff „Erzieher" ist als Berufsbezeichnung zu verstehen und bezeichnet männliche und weibliche Kindergarten-, Heim- und Horterzieher gleichermaßen.) Da eine wirksame Gesundheitserziehung bei Kindern ohne eine enge Zusammenarbeit zwischen Eltern und Erziehern nicht möglich ist, erschien es sinnvoll, dieses Buch auch für interessierte Eltern zu schreiben.

Für ihre Unterstützung möchte ich danken: Herrn Prof. Dr. med. W. Künzer (Geschäftsführender ärztlicher Direktor der Universitäts-Kinderklinik und Vorsitzender des Zentrums Pädiatrie, Geburtshilfe und Frauenheilkunde der Albert-Ludwigs-Universität Freiburg i. Br.), Herrn Prof. Dr. med. P. Strunk (Ärztlicher Direktor der Abteilung Kinder- und Jugendpsychiatrie der Albert-Ludwigs-Universität Freiburg i. Br.), Herrn Dr. med. dent. F. Schleemilch (Vorsitzender der Bezirksärztekammer Freiburg und Leiter der Schulzahnklinik Freiburg), Herrn Dr. P. Düll (Institut für Pharmazeutische Biologie der Albert-Ludwigs-Universität Freiburg i. Br.), Herrn Dr. med. U. Enzel (Kinderarzt), Frau Dipl.-Psych. J. Burtchen (Leiterin des wiss. Teams der ‚Arbeitsgemeinschaft Gesundheit e. V.') sowie ganz besonders Herrn Professor Dr. med. W. von Petrykowski (Oberarzt der Universitäts-Kinderklinik Freiburg i. Br.).

ISBN 3.582.**04576**.5

Alle Rechte vorbehalten. Jegliche Verwertung dieses Druckwerkes bedarf – soweit das Urheberrechtsgesetz nicht ausdrückliche Ausnahmen zuläßt – der vorherigen Einwilligung des Verlages.
Verlag Dr. Felix Büchner · Handwerk und Technik G.m.b.H., Lademannbogen 135,
2000 Hamburg 63   1989
Gesamtherstellung: Druckhaus Dierichs Kassel

Inhaltsverzeichnis

1.3.5	Stärkung der Widerstandskraft	66
1.3.6	Bewegung und Sport	68
1.3.7	Tagesrhythmus, Ermüdung, Erholung	71
1.3.8	Gesundheitskontrolle – Früherkennung	73

Einführung		7
1	**Grundlagen der Gesundheitserziehung**	**9**
1.1	**Zivilisationskrankheiten und ihre Risikofaktoren**	**9**
1.1.1	Problematik des Begriffs „Gesundheit"	9
1.1.2	Zivilisationskrankheiten	10
1.1.3	Theorie der Risikofaktoren	11
1.1.4	Herz-Kreislauf-Erkrankungen	12
1.1.5	Risikofaktoren der koronaren Herzkrankheit	20
1.1.6	Erkrankungen der Atmungsorgane	26
1.1.7	Erkrankungen der Verdauungsorgane	27
1.1.8	Hintergründe gesundheitsschädigenden Verhaltens	30
1.1.9	Gesundheitserziehung als Ausweg?	31
1.1.10	Gesundheitserziehung in Schule und Kindergarten	32
1.2	**Wachstum und Entwicklung**	**35**
1.2.1	Äußere Einflüsse auf die Entwicklung des ungeborenen Kindes	35
1.2.2	Organentwicklung	39
1.2.3	Größe und Gewicht	44
1.2.4	Körperlich-geistige Entwicklung	47
	Denver-Entwicklungsskalen	50, 51
1.3	**Allgemeine Faktoren zur Gesunderhaltung des Kindes und Jugendlichen**	**53**
1.3.1	Ernährung	53
1.3.2	Schlaf	59
1.3.3	Persönliche Hygiene	61
1.3.4	Bekleidung	65

2	**Das kranke Kind**	**78**
2.1	**Allgemeine Bedingungen für die Entstehung von Krankheiten**	**78**
2.1.1	Krankheitsursachen	78
2.1.2	Krankheitsbereitschaft (Disposition)	78
2.2	**Allgemeine Veränderungen des Kindes bei Ausbruch einer Erkrankung**	**80**
2.3	**Häufige allgemeine Krankheitszeichen und Hausmittel zu ihrer Behandlung**	**81**
2.3.1	Fieber	81
2.3.2	Schnupfen, Husten, Heiserkeit, Halsschmerzen	82
2.3.3	Schmerzen: Kopfschmerzen, Bauchschmerzen, Ohrenschmerzen	83
2.3.4	Verstopfung	86
2.3.5	Durchfall	86
2.3.6	Erbrechen	86
2.4	**Pflege des Kindes**	**87**
2.4.1	Grundsätzliche Hinweise	87
2.4.2	Fiebermessen	88
2.4.3	Pulszählen	89
2.4.4	Atmung	89
2.4.5	Erbrochenes, Urin, Stuhl	89
2.4.6	Die Ernährung des kranken Kindes	90
2.4.7	Das Kind im Krankenhaus	92
2.4.8	Die Erziehung während der Erkrankung	96

2.5	Medikamente und Hausapotheke	97
3	**Erregerbedingte Krankheiten**	**100**
3.1	Grundlagen	100
3.1.1	Was ist eine Infektion?	100
3.1.2	Krankheitserreger	100
3.1.3	Abwehrmechanismen des Körpers	102
3.1.4	Ausbreitung übertragbarer Krankheiten	105
3.1.5	Schutzimpfungen	106
3.1.6	Bundesseuchengesetz und Meldepflicht	111
3.1.7	Maßnahmen des Erziehers oder Lehrers	112
3.2	Kinderkrankheiten	112
3.2.1	Masern	113
3.2.2	Röteln	114
3.2.3	Scharlach	115
3.2.4	Windpocken	116
3.2.5	Mumps (Ziegenpeter)	117
3.2.6	Keuchhusten	118
3.2.7	Diphtherie	118
3.2.8	Kinderlähmung (Poliomyelitis)	119
3.3	Erkrankungen der Atemwege	120
3.3.1	Erkältungskrankheiten	120
3.3.2	Grippe	121
3.3.3	Mandelentzündung (Angina)	121
3.3.4	Lungenentzündung (Pneumonie)	122
3.3.5	Tuberkulose	122
3.3.6	Kehlkopf-Krupp	123
3.4	Andere häufigere erregerbedingte Krankheiten	124
3.4.1	Hirnhautentzündung (Meningitis)	124
3.4.2	Erkrankungen der Nieren und Harnwege	124
3.4.3	Brechdurchfall (Gastroenteritis)	125
3.4.4	Blinddarmentzündung (Appendicitis)	125
3.4.5	Infektiöse Gelbsucht (Hepatitis)	126
3.4.6	Wundstarrkrampf (Tetanus)	126
3.4.7	Tollwut	127
3.4.8	Mundfäule (Stomatitis aphthosa)	127
3.4.9	Soor	127
3.5	Geschlechtskrankheiten	128
3.5.1	Tripper (Gonorrhoe)	128
3.5.2	Syphilis (Lues, harter Schanker)	129
3.5.3	Trichomonaden-Infektion	129
3.6	Parasitenbedingte Krankheiten	130
3.6.1	Kopfläuse	130
3.6.2	Krätze (Scabies)	131
3.6.3	Wurmerkrankungen (Maden-, Spul-, Bandwürmer)	131
4	**Nichtinfektiöse Erkrankungen**	**133**
4.1	Erbkrankheiten: Beispiel Mukoviszidose	133
4.2	Zuckerkrankheit im Kindes- und Jugendalter	134
4.3	Allergische Erkrankungen: Nahrungsmittel- und Medikamenten-Allergien, Asthma, Heuschnupfen, Neurodermitis	136
4.3.1	Allergien	136
4.3.2	Neurodermitis (atopische Dermatitis, endogenes Ekzem)	139
4.4	Störungen der Sinnesorgane	141
4.4.1	Sehstörungen	141
4.4.2	Störungen des Gehörs	143
4.5	Anfallskrankheiten	144
4.5.1	Das anfallskranke Kind im Kindergarten	147
4.5.2	Fieber- oder Infektkrämpfe	148
4.5.3	Schrei- oder Wutkrämpfe (Affektkrämpfe)	148

4.6	**Das behinderte Kind**	149
4.6.1	Störungen der Intelligenz	150
4.6.2	Körperliche Behinderungen	150
4.7	**Erkrankungen der Nieren**	151
4.8	**Hüftluxation**	153
4.9	**Angeborene und erworbene Herzfehler**	154
4.10	**Krebserkrankungen bei Kindern und Jugendlichen**	155
5	**Unfälle im Kindesalter**	**156**
5.1	**Unfallverhütung**	157
5.1.1	Unfallbegünstigende Faktoren	159
5.1.2	Die häufigsten Kinderunfälle – vorbeugende Schutzmaßnahmen	163
5.1.3	Kindersichere Umgebung zu Hause und im Kindergarten	177
5.1.4	Gefahrentraining	180
5.2	**Erste Hilfe**	183
5.2.1	Beurteilung des Verletzungszustandes	183
5.2.2	Die richtige Lagerung	183
5.2.3	Künstliche Beatmung und Wiederbelebung	185
5.2.4	Schock	187
5.2.5	Wunden und Blutungen	187
5.2.6	Nasenbluten	190
5.2.7	Schäden durch Kälteeinwirkung	190
5.2.8	Verbrennungen und Verbrühungen	192
5.2.9	Allgemeine Hitzeschäden durch Sonneneinwirkung und hohe Außentemperaturen	194
5.2.10	Sonnenbrand	195
5.2.11	Hitzschlag	195
5.2.12	Hitzeerschöpfung	196
5.2.13	Sonnenstich	196
5.2.14	Unfälle durch Elektrizität	197
5.2.15	Stiche und Bisse	198
5.2.16	Knochenbrüche	200
5.2.17	Stumpfe Verletzungen: Prellungen, Blutergüsse, Verstauchungen, Quetschungen	201
5.2.18	Gehirnerschütterung	202
5.2.19	Ohnmacht	202
5.2.20	Innere Verletzungen	203
5.2.21	Erstickungsgefahr durch Fremdkörper in den Atemwegen	203
5.2.22	Verschluckte Fremdkörper	204
5.2.23	Fremdkörperverletzungen	204
5.2.24	Fremdkörper im Ohr	204
5.2.25	Fremdkörper im Auge	205
5.2.26	Augenverätzung	206
5.2.27	Ertrinken	206
5.2.28	Vergiftungen	207
5.2.29	Giftige Pflanzen und Beeren	210
	Farbtafel	nach 213
6	**Störungen durch zivilisatorische Einflüsse**	**216**
6.1	**Alltagsdrogen und Rauschmittel**	216
6.1.1	Alkoholismus bei Kindern und Jugendlichen	217
6.1.2	Drogen	220
6.1.3	Medikamente	225
6.1.4	Rauchen	226
6.1.5	Vorbeugende Maßnahmen	229
6.2	**Körperliche Leistungsschwächen**	231
6.2.1	Haltungsschwächen der Wirbelsäule	231
6.2.2	Fußschwächen	237
6.2.3	Organleistungsschwächen	240
6.2.4	Koordinationsschwächen	240
6.2.5	Vorbeugende Maßnahmen	242

6.3	Übergewicht und Fettsucht	245
6.4	**Umwelt und Gesundheit**	249
6.4.1	Reinhaltung der Luft	250
6.4.2	Abfallbeseitigung	254
6.4.3	Reinhaltung des Wassers	255
6.4.4	Schutz der Nahrung	256
6.4.5	Bekämpfung des Lärms	259
6.4.6	Naturschutz	261
6.4.7	Wohn- und Arbeitswelt	263
6.5	**Zahngesundheit**	265
6.5.1	Zahnentwicklung	265
6.5.2	Störungen der Gebiß- und Kieferentwicklung	266
6.5.3	Karies	267
6.5.4	Parodontose	267
6.5.5	Erziehung zur Zahngesundheit	268
6.5.6	Karies-Vorbeugung durch Fluoride	270
6.5.7	Besuche beim Zahnarzt	270
6.5.8	Zahngesundheitserziehung	270
6.6	**Streß**	274
6.7	**Fernsehen**	275
7	**Maßnahmen der Sozialhygiene**	277
7.1	**Gesundheitswesen und öffentlicher Gesundheitsdienst**	277
7.2	**Gesundheitshilfe für Mütter und Schwangere**	278
7.2.1	Vorsorgeuntersuchung in der Schwangerschaft	278
7.2.2	Mutterschutzgesetz	279
7.2.3	Schwangerschaftsabbruch	280
7.2.4	Mütter- oder Elternschulen	281
7.2.5	Mütter- und Familienberatung	281
7.2.6	Erziehungsberatung	282
7.2.7	Genetische Beratung	282
7.2.8	Soziale Hilfen	283
7.3	**Gesundheitshilfe für Säuglinge, Kleinkinder, Schulkinder und Jugendliche**	283
7.3.1	Vorsorgeuntersuchungen beim Säugling und beim Kleinkind	283
7.3.2	Untersuchungen für die Aufnahme in den Kindergarten	285
7.3.3	Schuluntersuchungen	285
7.3.4	Erholungsverschickung für Kinder	286
7.4	**Hilfen für Behinderte**	286
8	**AIDS**	288
8.1	Einführung	288
8.2	Übertragungswege	288
8.3	Häufigkeit	289
8.4	Krankheitszeichen	290
8.5	Vorbeugende Maßnahmen	291
8.5.1	Schutzmaßnahmen im Alltag	291
8.5.2	Schutzmaßnahmen beim Sexualverkehr	291
8.5.3	Schutzmaßnahmen für Fixer	291
8.6	AIDS bei Kindern und Jugendlichen	292
8.7	Diskussion	293

Anhang

Giftnotrufe der Giftinformationszentralen	298
Anschriften wichtiger Institutionen für Gesundheitsfragen	298
Landesvereinigungen für Gesundheitserziehung	299
Literaturverzeichnis	299
Sachwortverzeichnis	286
Bildquellenverzeichnis	304

Einführung

Die Zahl zivilisationsabhängiger Krankheiten hat nach dem Krieg stark zugenommen und belastet unser Gesundheitswesen in nicht mehr zu vertretender Weise. Bei mehr als 80 % der heutigen Todesursachen handelt es sich um Erkrankungen, deren Entstehung entscheidend durch gesundheitsschädigendes Verhalten und schädliche Einflüsse der Umwelt begünstigt wird. Übermäßige und falsche Ernährung, Rauchen, hoher Alkoholkonsum, körperliche Untätigkeit, schlechte Körperhaltung, die Gefahren des Straßenverkehrs, Lärm, Reizüberflutung und Streß sind Risikofaktoren, die so häufige Erkrankungen und Schädigungen wie Herzinfarkt, Herz-Kreislauf-Krankheiten, Altersdiabetes, Lungenkrebs, Leberschäden, Haltungsschwächen und -schäden, Unfälle und seelische Störungen wesentlich begünstigen.

Eine nicht unbeträchtliche Zahl unserer Kinder bleibt von gesundheitsschädigenden zivilisatorischen Einflüssen nicht verschont. Übergewicht und Fettsucht, Haltungs- und Fußschwächen, Organleistungsschwächen, Zahnkaries findet man im Kindesalter ausgesprochen häufig. Besorgniserregend ist die Zahl der durch Alkohol- und Drogenmißbrauch bedrohten Jugendlichen. Auffallend viele Kinder zeigen Verhaltensstörungen. Erschreckend ist die große Zahl von Kinderunfällen. Unfälle sind zu der mit Abstand häufigsten Todesursache bei Kindern geworden.

Eine intensive öffentliche Gesundheitsaufklärung hat es bisher nicht vermocht, gesundheitsschädigende Verhaltensweisen, die in einem erschreckend hohen Maße für schwere und schwerste Erkrankungen entscheidend mitverantwortlich sind, wirksam zu korrigieren, obwohl die Gesundheit nach wie vor als „höchstes Gut" angesehen wird.

Das Kindesalter, insbesondere auch das Kleinkind- und Vorschulalter, wurde bisher leider weitgehend von einer gezielten Gesundheitserziehung ausgenommen. Eine wirksame Erziehung zur Gesundheit muß aber gerade in diesem wichtigen Lebensabschnitt beginnen, in dem sich grundlegende Haltungen und Gewohnheiten herausbilden, die das spätere Verhalten entscheidend beeinflussen.

„Nur ausreichende frühzeitige Gesundheitserziehung führt zu einer bewußten gesunden Lebensweise. Auch spätere Bewußtseinsänderung in der gesundheitlichen Lebensführung des Einzelnen ist meist nur möglich, wenn er als Kind und Jugendlicher vom menschlichen Körper und seiner Gesunderhaltung genügend erfahren hat und zu einem Gesundheitsbewußtsein erzogen wurde."[1] Eltern, Erziehern, Sozialpädagogen und Lehrern kommt damit eine wesentliche Aufgabe bei der Gesundheitserziehung zu. Eine enge Zusammenarbeit ist dabei Voraussetzung für den Erfolg gesundheitserzieherischer Maßnahmen.

---

[1] Veröffentlichte Erklärung aller Teilnehmer im Rahmen des 79. Deutschen Ärztetages zum Thema Gesundheitserziehung, Düsseldorf 1976.

Gesundheitserziehung soll nicht als eine Art ‚Gesundheitskult' betrieben werden. Sie soll vielmehr eingebettet sein in die allgemeine Erziehung des Kindes. Ziel ist eine unaufdringliche und dem Kind Freude vermittelnde Erziehung zu einer gesunden Lebensweise. Auch im Kindergarten kann die Gesundheitserziehung ohne weiteres im Rahmen der täglichen erzieherischen Arbeit erfolgen, so daß eine Überlastung des Erziehers nicht zu erwarten ist.

Eine wirksame Gesundheitserziehung darf sich nicht damit begnügen, der Entstehung von Erkrankungen und Unfällen vorbeugen zu wollen. Zur vollen Gesundheit des Kindes gehört auch das seelische Wohlbefinden. Ein grundlegendes Ziel der allgemeinen Erziehung muß daher sein, dem Kind positive Werte wie Lebensfreude, Selbstverwirklichung, Selbstwertgefühl und Leistungsfähigkeit zu vermitteln.

Dieses Buch soll Eltern, Erzieher und Lehrer mit Wissen vertraut machen, das für eine Gesundheitserziehung im Kindesalter, insbesondere im Kleinkind-, Vorschul- und jüngeren Schulalter, wünschenswert ist. Es will dabei auch Kenntnisse vermitteln, die erforderlich sind, um bestimmte krankhafte Veränderungen möglichst frühzeitig zu erkennen, damit rechtzeitig Vorbeugungs- oder Behandlungsmaßnahmen eingeleitet werden können. Der Verfasser geht auch auf die Pflege des kranken Kindes ein. Eltern und Erzieher sollten in der Lage sein, dem kranken oder dem verletzten Kind zu helfen und bei leichteren Erkrankungen sowie bei Unfällen bewährte und für den Laien durchführbare Behandlungsmaßnahmen selbst durchzuführen.

Allen Bedürfnissen und Aufgaben der Gesundheitserziehung kann das Buch jedoch nicht gerecht werden. Allgemeine Erziehungsprobleme können wegen der Vielschichtigkeit und des damit verbundenen großen Umfangs dieses sehr wichtigen Themas nicht erörtert werden. Auf die Problematik seelischer Störungen kann aus denselben Gründen nicht eingegangen werden.

In jüngster Zeit mehren sich Bestrebungen, der Gesundheitserziehung des Kindes mehr Gewicht zu verschaffen. Der Verfasser hofft, mit dem vorliegenden Buch diese erfreulichen Ansätze ein wenig zu fördern.

1 Grundlagen der Gesundheitserziehung

1.1 Zivilisationskrankheiten und ihre Risikofaktoren

1.1.1 Problematik des Begriffs „Gesundheit"

Wenn man sich mit Gesundheitserziehung befaßt, sollte man sich zunächst Gedanken darüber machen, was wir unter Gesundheit verstehen. Trotz vieler Definitionsversuche ist es bisher nicht gelungen, diese scheinbar banale Frage verbindlich und allgemein anerkannt zu beantworten. Vielfach wird unter Gesundheit lediglich das „Freisein von Krankheit bzw. Krankheitserscheinungen" verstanden. Die Weltgesundheitsorganisation WHO (World Health Organization) geht über dieses sehr begrenzte Verständnis des Gesundheitsbegriffs weit hinaus und definiert Gesundheit als einen „Zustand vollkommenen körperlichen, geistigen und sozialen Wohlbefindens und nicht allein das Fehlen von Krankheit und Gebrechen". Diese Definition ist sehr umstritten, da sie von einem unrealistischen, niemals zu verwirklichenden Ideal ausgeht.

Durch die Behandlungsmöglichkeiten der modernen Medizin läßt sich eine deutliche Entwicklung zu chronischen Krankheitsformen erkennen, die häufig unter einer entsprechenden Therapie (z. B. Zuckerkrankheit, Asthma, bestimmte Stoffwechselstörungen) Wohlbefinden und Leistungsfähigkeit zulassen. Die gängigen Begriffe von gesund und krank sind in diesen Fällen nur eingeschränkt anwendbar. Ähnliches gilt auch für Behinderungen, die üblicherweise nicht als Krankheit im eigentlichen Sinne angesehen werden. Trotz seines Mangels kann sich ein Behinderter durchaus gesund und leistungsfähig fühlen. Gesundheit ist eben nicht etwas ausschließlich Vollkommenes, sondern durchaus auch etwas Unvollkommenes und Wechselhaftes. Wohlbefinden kann sich von Tag zu Tag, von Stunde zu Stunde ändern und wird von Mensch zu Mensch sehr unterschiedlich wahrgenommen.

Der Mediziner und Theologe R. Affemann berücksichtigt in seinem Definitionsversuch diese Aspekte, in dem er Gesundheit als „die Fähigkeit, trotz eines gewissen Maßes an Mängeln, Störungen, Schäden, leben, arbeiten, genießen und zufrieden sein zu können"[1] beschreibt. Gesundheit und Krankheit stellen bei dieser Betrachtungsweise keine Gegensätze dar. Sie

---

[1] Affemann, R.: Erziehung zur Gesundheit (s. Literaturverzeichnis)

gehen vielmehr ineinander über, wobei sich eine scharfe Grenze oft nicht ziehen läßt. Beide Definitionen lassen nicht erkennen, daß Gesundheit – mehr denn je zuvor – zu einem beträchtlichen Teil auf eigenem Bemühen beruht und stets aufs neue erworben werden muß (siehe 1.1.8, 1.1.9).

Festzuhalten gilt, daß Gesundheit nicht nur das „Fehlen von Krankheit" ist. Es wird zu Recht davon ausgegangen, daß der „Mensch nicht nur ein körperliches Wesen, sondern zugleich ein seelisches und soziales Wesen ist"[1] und daß auch das geistig-seelische sowie das soziale Wohlbefinden berücksichtigt werden muß. Diese ganzheitliche Betrachtungsweise des Menschen stellt eine sehr wesentliche Voraussetzung für das Verstehen der Gesundheitserziehung als Erziehungsprinzip (siehe 1.1.8, 1.1.9) dar.

1.1.2 Zivilisationskrankheiten

Waren es in früheren Zeiten vor allem die Infektionskrankheiten, die Gesundheit und Leben des Menschen bedrohten, so sind es heute Erkrankungen, die zu einem beträchtlichen Teil auf gesundheitsschädigendes Verhalten und auf schädliche Einflüsse der Umwelt zurückzuführen sind. Trotz enormen Aufwands an Personal und modernster medizinischer Technik bei immensen Kosten führte das Vordringen der sog. Zivilisationskrankheiten dazu, daß die Lebenserwartung der Männer im Vergleich zu den 50er Jahren wieder geringfügig zurückging, anstatt weiter anzusteigen. Bei den Frauen ist eine entsprechende Entwicklung zu erwarten.

Ausgaben für Gesundheit insgesamt 1986:
251,3 Mrd. DM (enthalten: vorbeugende und betreuende Maßnahmen, Behandlung, Krankheitsfolgeleistungen, Ausbildung medizinischen Personals, medizinische Forschung)

Zum Vergleich 1978: 165 Mrd. DM.
Angaben vom Statistischen Bundesamt.

Dabei waren die Voraussetzungen für eine gute Gesundheit noch nie so günstig wie heute. Die medizinische Versorgung und die Möglichkeiten der modernen Medizin befinden sich auf einem nie gekannten Niveau; das Nahrungsangebot ist reichlich und vielfältig; die tägliche Arbeit ist bei weitem nicht mehr so kräftezehrend wie früher; noch nie hatte der Mensch so viel Freizeit. Gemessen an diesen Bedingungen müßte unsere Gesundheit eigentlich weit besser sein, als sie tatsächlich ist.

Knapp 90 Prozent der Sterbefälle gehen auf 6 Todesursachen zurück (siehe Tab.), die im wesentlichen auf Erkrankungen beruhen, deren Entstehung durch gesundheitsschädigendes Verhalten eindeutig begünstigt wird. Eine im Jahre 1971 durchgeführte Repräsentativbefragung (im Auftrag der Bundeszentrale für gesundheitliche Aufklärung) ergab, daß bei nur 25 Prozent der erwachsenen Bevölkerung ein angemessenes Gesundheitsverhalten anzutreffen ist. Bei den restlichen 75 Prozent fanden sich jeweils eine oder mehrere Verhaltensweisen, die der Gesundheit abträglich waren.

---

[1] Affemann, R.: Erziehung zur Gesundheit
[2] Zeitschrift für Wirtschaft und Statistik, Heft 8/88

1.1.3 Theorie der Risikofaktoren

Das Entstehungsbild einer Erkrankung ist häufig sehr komplex und im einzelnen nur schwer durchschaubar. In vielen Fällen kommt es erst durch das Zusammenwirken mehrerer Faktoren zur Entwicklung der Krankheit (siehe 2.1).

Der Begriff des Risikofaktors entstand, als man durch umfangreiche Untersuchungen in den 50er und 60er Jahren (z. B. durch Langzeituntersuchungen in der amerikanischen Stadt Framingham, Framingham-Studie genannt) erkannte, daß es statistische Zusammenhänge zwischen Herzerkrankungen (vor allem Herzinfarkt) und bestimmten Faktoren gibt, die diese Erkrankungen offensichtlich fördern. Es zeigte sich, daß diese Risikofaktoren bei der Entstehung der Krankheit eine mitverursachende Rolle spielen, ohne daß sie zwangsläufig in jedem Falle zu der Erkrankung führen müssen.

Erfahrungsgemäß erkranken diejenigen, bei denen ein oder mehrere Risikofaktoren vorliegen, mit einer deutlich höheren Wahrscheinlichkeit als Personen, die diesen schädigenden Einflüssen nicht ausgesetzt sind. Das gleichzeitige Vorhandensein mehrerer Risikofaktoren führt zu einer besonders hohen Gefährdung (siehe Tab. S. 21 oben). In der folgenden Tabelle sind die wesentlichen Risikofaktoren und die Erkrankungen, die durch sie beeinflußt werden, aufgeführt.

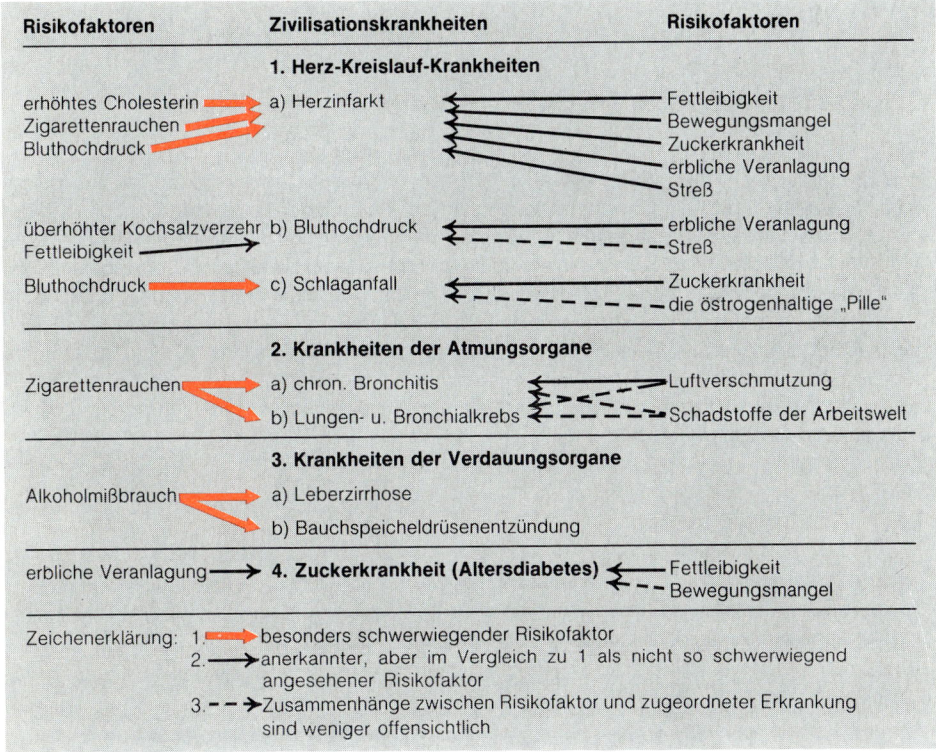

Die Tabelle auf Seite 12 zeigt, daß fast 90 % der Sterbefälle auf 6 Todesursachen zurückzuführen sind. Die zugrundeliegenden Erkrankungen oder Beschädigungen werden in hohem Maße durch gesundheitsschädigendes Verhalten beeinflußt.

Sterbefälle, gegliedert nach Todesursachen (Zahlen von 1986 für die Bundesrepublik)[1]:		
Todesursachen	Sterbefälle in %	
1. Herz-Kreislauf-Krankheiten	50,1 % davon	Herzinfarkt 11,4 %
2. Krebserkrankungen	21,8 % davon	Lungen- und Bronchialkrebs an der Spitze mit 3,7 % aller Todesursachen (16,9 % aller Krebstodesfälle)
3. Krankheiten der Atmungsorgane (ohne Krebserkrankungen)	6,7 % davon	Lungenentzündung 2,5 % Bronchitis 2,0 %
4. Unfälle und Selbstmord	4,6 % davon	Selbstmord 1,6 % Kraftfahrzeugunfälle 1,2 % Unfälle durch Sturz 1,2 %
5. Krankheiten der Verdauungsorgane (ohne Krebserkrankungen)	4,5 % davon	Leberzirrhose 1,8 % Magen- und Zwölffingerdarmgeschwür 0,4 %
6. Ernährungs- und Stoffwechselkrankheiten	2,0 % davon	Zuckerkrankheit 1,7 %
7. Psychische Krankheiten	2,0 %	
zum Vergleich: Infektionskrankheiten	0,7 %	

1.1.4 Herz-Kreislauf-Erkrankungen

Herz-Kreislauf-Krankheiten stehen mit fast 50 Prozent mit Abstand an der Spitze der Todesursachen. Sie entstehen in einem hohen Prozentsatz auf dem Boden einer Arteriosklerose, einer Verkalkung der arteriellen Blutgefäße. Gerade die den Herzmuskel versorgenden Herzkranzgefäße sind besonders anfällig für Arteriosklerose und stellen damit eine Schwachstelle im Gefäßsystem dar. Im Vordergrund steht daher auch die koronare Herzkrankheit, die sich im Gefolge einer Verkalkung der Herzkranzarterien (auch Koronararterien genannt) einstellt. Häufiges Zeichen sind Herzschmerzen, die vor allem bei körperlicher Belastung auftreten. Angina pectoris und Herzinfarkt stellen schwere Verlaufsformen der koronaren Herzkrankheit dar. 41 % der Todesfälle an Herz-Kreislauf-Erkrankungen entfallen auf diese Krankheitsgruppe und davon 56 % auf den Herzinfarkt (1978).

1.1.4.1 Arteriosklerose

Die Arteriosklerose oder Arterienverkalkung ist gekennzeichnet durch einen Elastizitätsverlust der betroffenen Arterien und eine sich verdickende Gefäßwand mit herdförmigen, verhärteten Auflagerungen, die zu einer Einengung des Gefäßbettes führen.

Der Entstehungsmechanismus der Arterienverkalkung ist heute trotz zahlreicher Untersuchungen noch nicht vollständig geklärt. Als erstes lassen sich zarte, herdförmige Ablagerungen (Fettstreifen) nachweisen, die sich bereits im jugendlichen Alter zu entwickeln beginnen. Diese ersten Veränderungen sind zunächst noch voll rückbildungsfähig. Im weiteren Verlauf, insbeson-

---

[1] Zahlenmaterial aus „Daten des Gesundheitswesens", Ausg. 1987, Bd. 151

dere beim Vorliegen bestimmter Risikofaktoren (siehe 1.1.5), kommt es an unterschiedlichen Stellen zur Schädigung der Gefäßinnenwand, wobei vor allem dem Cholesterin, vermutlich auch dem Nikotin, eine besondere Bedeutung zukommt. In die geschädigte Wand lagern sich Blutfette (LDL-Cholesterin, siehe 1.1.5.1) und Eiweißkörper ein, und es kommt zu einer Vermehrung von festen Faserstoffen. Auf den schließlich verkalkten Herden lagert sich bevorzugt thrombotisches Material (Fibrin, Blutplättchen) an, das bei weiterem Fortschreiten des Prozesses zu einer noch stärkeren Einengung des Gefäßbettes und im äußersten Fall zu einem Gefäßverschluß (Infarkt) führt.

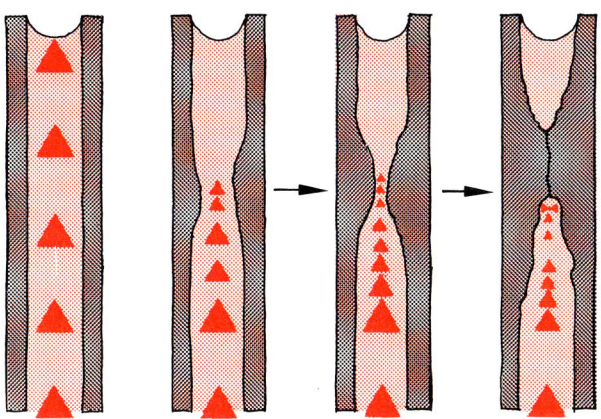

Die verschiedenen Stadien der Arterienverkalkung bis zum vollständigen Verschluß

Durch die zunehmende Verengung – oft sind eine oder mehrere Stellen im Gefäßverlauf besonders stark betroffen – kommt es zwangsläufig zu einer Minderdurchblutung des hinter der Verengung liegenden Gewebes. Die Folgen sind je nach Ort und Ausprägung Durchblutungsstörungen und damit Sauerstoffmangel des Herzens (koronare Herzkrankheit, Angina pectoris, Herzinfarkt), des Gehirns (Schlaganfall) und der Beine (Zeichen: vor allem Wadenschmerzen beim Gehen). Die genannten Folgeerscheinungen der Arteriosklerose stellen die späten Folgen einer oft jahrzehntelangen, beschwerdefreien Krankheitsentwicklung dar.

Risikofaktoren der Arteriosklerose:

1. erhöhter Cholesterinspiegel
2. Bluthochdruck
3. Nikotin
4. Zuckerkrankheit
5. familiäre, erbliche Belastung
6. Fettleibigkeit
7. Streß?

Die Gefahr einer Arteriosklerose steigt wesentlich, wenn zwei oder mehrere Risikofaktoren gleichzeitig vorhanden sind.

Auf die Ausprägung der Gefäßverkalkung haben auch das Lebensalter und das Geschlecht Einfluß. Unabhängig von sonstigen Risiken nehmen mit zunehmendem Alter arteriosklerotische Schädigungen zu.

Bei Frauen vor dem Klimakterium finden sich im Vergleich zu gleichaltrigen Männern erheblich seltener Gefäßveränderungen. So ist auch die Herzinfarktanfälligkeit von Frauen vor dem Klimakterium um etwa 75 Prozent geringer als bei Männern. Ein gewisser schützender Einfluß wird dabei den weiblichen Hormonen, insbesondere den Östrogenen, zugeschrieben (siehe 1.1.5.1).

1.1.4.2 Thrombose und Embolie

Bei der **Thrombose** (von griechisch thrombos = Klumpen) kommt es zu einer Verstopfung des betroffenen Blutgefäßes durch die Bildung eines festen Pfropfens geronnenen Blutes, Thrombus genannt. Dieser besteht aus miteinander verklumpten Blutplättchen (Thrombozyten) und Fibrin. Eine wesentliche Voraussetzung für die Bildung eines Thrombus ist die Schädigung der arteriellen oder venösen Gefäßinnenwand, z. B. durch Arteriosklerose oder durch eine Entzündung. Während die Arteriosklerose nur bei Arterien anzutreffen ist, treten Gefäßentzündungen häufiger an Venen auf, vor allem im Bereich der Beinvenen (Venenentzündungen oder Thrombophlebitis). Neben der Schädigung der Gefäßwand fördern auch eine Verlangsamung der Strömungsgeschwindigkeit oder Wirbelbildungen des Blutes die Entstehung einer Thrombose.

Eine erhöhte Gefahr venöser Thrombosen besteht generell nach Operationen, in der Schwangerschaft und nach der Geburt sowie bei längerer Bettlägerigkeit insbesondere älterer Menschen (die Verlangsamung des Blutstromes im Liegen spielt dabei eine Rolle). Grundsätzlich sind Fettleibige stärker thrombosegefährdet als Normalgewichtige. Ungünstig kann sich auch häufiges und lang anhaltendes Stehen oder Sitzen auswirken. Östrogenhaltige Verhütungsmittel können bei Frauen, vor allem wenn sie zu Venenerkrankungen (Venenstauungen, -entzündungen, -thrombosen v. a. im Bereich der Beine) neigen, das Thromboserisiko erheblich steigern.

Die genannten Risikofaktoren der Venenthrombose bekommen vor allem dann ein besonderes Gewicht, wenn eine erbliche Thromboseanfälligkeit besteht. Frauen haben ein eindeutig höheres Risiko als Männer.

Der Verschluß einer Vene durch einen Thrombus hat in der Regel eine Stauung im Zuflußgebiet des betroffenen Gefäßes zur Folge. **Beispiel:** starke Schwellung im Bereich des Knöchels und des Unterschenkels bei einer Thrombose der tiefen Beinvenen in Höhe der Kniekehle.

Die ärztliche Behandlung der häufigen tiefen Beinvenenthrombose besteht in einer frühzeitigen operativen Entfernung des Thrombus. Anstelle der Operation kann das Bein hochgelagert und ruhiggestellt werden. Gleichzeitig müssen zusätzlich gerinnungshemmende Medikamente gegeben werden, die in der Regel wieder zu einer allmählichen Auflösung des Thrombus führen.

Arterielle Thrombosen entwickeln sich mit Vorliebe in arteriosklerotisch veränderten Gefäßen, insbesondere im Bereich der Herzkranzarterien (siehe 1.1.4.1, 1.1.4.3, 1.1.4.4).

Bei jeder Thrombose besteht die Gefahr einer **Embolie** (griechisch emballo = wirf hinein). Dabei kommt es zur Loslösung des Blutgerinnsels von der Gefäßwand. Der losgelöste Thrombus (Embolus genannt) wird vom Blutstrom mitgerissen und bleibt an einer weiter entfernt liegenden Stelle des arteriellen oder venösen Stromgebietes stecken.

Ein Embolus beispielsweise, der aus der linken Herzkammer stammt, kann sich in Arterien des Gehirns (Folge: Schlaganfall), der Nieren, der Milz, des Darmes, der Arme oder Beine festsetzen. Die Folge ist ein Zelluntergang – in diesen Fällen „Infarkt" genannt – in dem jenseits des Verschlusses liegenden Gewebe, da das betroffene Gebiet ungenügend mit Blut und damit Sauerstoff versorgt wird. Begleitet wird der Infarkt oft durch einen plötzlichen, heftigen Schmerz.

Embolien des venösen Gefäßsystems werden in der Regel (Ausnahme: Venen des Pfortadersystems) über die große Hohlvene, den rechten Herzvorhof und die rechte Herzkammer in Lungenarterien und ihre Äste geschwemmt. Ursprungsort der meisten Lungenembolien (über 90 %) sind Bein- und Beckenvenen. Typische Beschwerden dieses von einer Sekunde zur anderen auftretenden Ereignisses sind plötzlicher Brustschmerz und Atemnot. In schweren Fällen kommt es durch akutes Herzversagen (plötzliche Überlastung der rechten Herzkammer) zum raschen Tod.

Fettembolie siehe 5.2.16.

Maßnahmen zur Vorbeugung von Venenerkrankungen

Menschen, die zu Venenerkrankungen neigen, sollten nach Möglichkeit keinen Beruf ausüben, in dem sie stundenlang stehen oder sitzen müssen. Auch Übergewicht und Fettleibigkeit sollten vermieden werden.

Neben diesen allgemeinen Grundsätzen sind vor allem folgende Maßnahmen zur Vorbeugung von Venenerkrankungen zu empfehlen, die ganz besonders bei bestehender Anfälligkeit beachtet werden sollten:

1. **Tägliche körperliche Bewegung.** Besonders günstig ist das Barfußgehen auf unebenem, natürlichem Boden. Durch die bei der Bewegung tätige „Muskelpumpe" (durch Betätigung der Wadenmuskulatur wird das venöse Blut aus den Beinen gewissermaßen in Richtung Herz „hochmassiert") werden Stauungen im Unterschenkelbereich vermieden.
2. **Vermeidung unnötig langen und häufigen Stehens oder Sitzens.**
3. **Tragen geeigneter, fester Stützstrümpfe** in Zeiten erhöhter Thrombosegefährdung, wie z. B. während der Schwangerschaft, nach der Geburt, nach Operationen, bei längerer Bettruhe (vor allem bei älteren Menschen).
4. **Vermeidung ungünstiger Schuhe.** Da Frauen ohnehin öfter an Venenerkrankungen leiden, wirken sich Schuhe mit hohem Absatz besonders nachteilig aus. Die Wadenmuskulatur kann dann ihre wichtige Pumpwirkung auf die Venen kaum noch ausüben.
5. Frauen, die zu Venenerkrankungen neigen, sollten nach Möglichkeit keine östrogenhaltigen Verhütungspräparate einnehmen. Die Einnahme der „Pille" verbietet sich bei Frauen, die bereits eine Thrombose hatten.

1.1.4.3 Angina pectoris

Bei der Angina pectoris (lateinisch angina = Enge, pectus = Brust) treten anfallsweise meist nur Minuten anhaltendes starkes Druck- und Beklemmungsgefühl hinter dem Brustbein sowie heftige Schmerzen in der linken Brustseite auf, die nicht selten auch in den linken Arm ausstrahlen. Schmerzursache ist ein akut auftretender Sauerstoffmangel des Herzmuskels. Dieser wird durch eine verminderte Durchblutung der durch Arteriosklerose und thrombotische Auflagerungen verengten Herzkranzarterien verursacht (siehe auch 1.1.4.1). Der Schmerzanfall wird zumeist durch Faktoren ausgelöst, die den Sauerstoffbedarf des Herzmuskels erhöhen, wie z. B. körperliche Anstrengung, Aufregungen, Rauchen, Hast, schweres Essen, Kälte. Die verengten Herzkranzarterien sind in diesen Situationen nicht mehr imstande, den erhöhten Sauerstoffbedarf des Muskelgewebes durch eine verstärkte Durchblutung zu decken. Die Folge ist ein „Sauerstoffmangel-Schmerz".

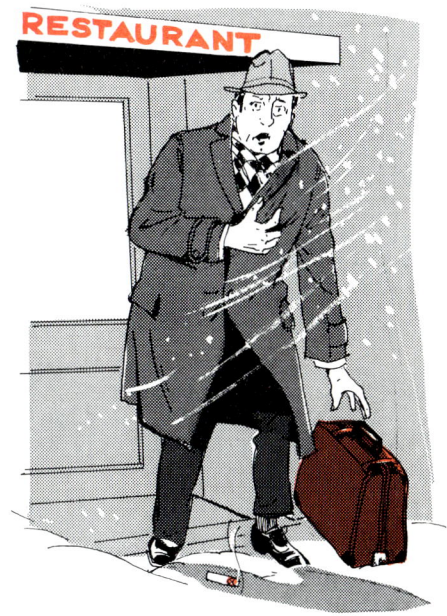

Häufige auslösende Ursachen einer Schmerzattacke bei Angina pectoris: schweres Essen, Rauchen, körperliche Anstrengung, Kälte

1.1.4.4 Herzinfarkt

Der Herzinfarkt (lat. infarcire = hineinstopfen) kann wie „ein Blitz aus heiterem Himmel" mit heftigstem, vernichtendem Schmerzgefühl hinter dem Brustbein und/oder in der linken Brusthälfte auftreten, verbunden mit Todesangst und Vernichtungsgefühl (gelegentlich kann der Schmerz allerdings auch völlig fehlen). Eine Schmerzausstrahlung in den linken Arm, zum Teil sogar bis in die linke Hand, ist häufig. Nicht selten treten Herzschmerzen schon Wochen, Monate oder Jahre vor dem eigentlichen Infarktereignis als Zeichen einer bestehenden koronaren Herzkrankheit auf.

Der Infarkt entsteht in den allermeisten Fällen auf dem Boden einer Verkalkung der Herzkranzgefäße (siehe 1.1.4.1). Zumeist durch eine Thrombose in einer arteriosklerotisch veränderten Herzkranzarterie (deutlich seltener: Embolie, Gefäßkrampf) kommt es zu ausgeprägter Minderdurchblutung und damit zu Sauerstoffmangel jenseits des Verschlusses. Die Folge ist der Untergang des betroffenen Herzmuskelgewebes.

Bei schweren Infarkten mit Untergang größerer Herzmuskelanteile tritt in vielen Fällen rasch der Tod ein. Todesursachen können Herzversagen durch Ausbleiben einer ausreichenden Pumpfunktion, relativ häufig auftretende schwere Rhythmusstörungen des Herzens mit der Gefahr des Herzstillstands oder ein infarktbedingter Riß der Herzmuskulatur (Herzruptur) sein.

Jeder Infarktkranke muß so schnell wie möglich auf einer Intensivstation behandelt werden. Die Lebenserwartung eines Infarktkranken, der den Infarkt überstanden hat, ist eingeschränkt. Sie wird verbessert durch Beseitigung bestehender Risikofaktoren.

Die Mehrzahl der Infarkte tritt zwischen dem 50. und 60. Lebensjahr auf. Männer erkranken häufiger als Frauen (siehe 1.1.4.1). Gerade beim Herzinfarkt bestehen eindeutige Zusammenhänge zwischen bestimmten Risikofaktoren und dem Erkrankungsrisiko. Eine besondere Bedeutung kommt in diesem Zusammenhang den Risikofaktoren Zigarettenrauchen, erhöhter Blutfettspiegel und Bluthochdruck zu (Herzinfarkt und Risikofaktoren siehe 1.1.5).

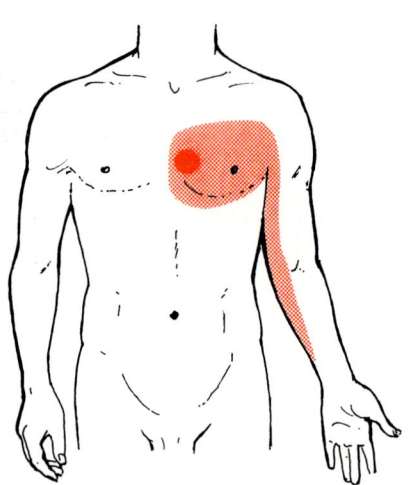

Typische Schmerzausstrahlung bei Herzinfarkt (Schmerzzentrum meist hinter dem Brustbein = roter Kreis)

1.1.4.5 Bluthochdruck

Der Bluthochdruck zählt zu den häufigsten Erkrankungen in den Ländern der westlichen Welt. Etwa 32 % der erwachsenen Bevölkerung der Bundesrepublik Deutschland weisen einen grenzwertigen oder eindeutig erhöhten Blutdruck auf (siehe folgende Tabelle). Bei Männern werden häufiger erhöhte Werte gemessen als bei Frauen. Nach der Untersuchung der Münchner Blutdruckstudie[1] ist der Anteil der Hochdruckkranken, die nichts von ihrer Krankheit ahnen, mit 45 % überraschend hoch.

---

[1] MEDIS Institut der GSF, 1981

Einteilung der Blutdruckwerte in normale, grenzwertige und erhöhte Werte (WHO-Kriterien) nach Geschlecht[1]:

	männl.	weibl.	gesamt
normal	60,6 %	73,7 %	67,5 %
grenzw.	21,7 %	15,6 %	18,5 %
erhöht	17,7 %	10,7 %	14,0 %

Die Tabelle der Münchner Blutdruckstudie (3400 Münchner zwischen 30 und 69 Jahren wurden nach Zufallskriterien ausgesucht und untersucht) zeigt, daß insgesamt 32,5 % der Untersuchten einen grenzwertigen oder erhöhten Blutdruck (18,5 % + 14,0 %) aufweisen.

Der arterielle Blutdruck setzt sich aus zwei Werten zusammen, dem zuerst genannten systolischen und dem zuletzt genannten diastolischen Wert. Der systolische Druck entsteht in der Auswurfphase des Herzens: das Herz zieht sich zusammen und wirft Blut in das arterielle Gefäßsystem aus; der Blutdruck ist folglich in diesem Moment am höchsten. Der diastolische Druck entsteht in der Erschlaffungs- oder Ruhephase des Herzens; in dieser Phase ist der Blutdruck am niedrigsten.

Die Weltgesundheits-Organisation WHO gibt für die Beurteilung des Blutdrucks folgende Empfehlungen:

Werte unter 140/90 mmHg (Millimeter-Quecksilbersäule) werden als normaler Blutdruck, Werte über 160/95 mmHg als erhöhter Blutdruck angesehen. Der Zwischenbereich wird als Grenzwert-Hochdruck bezeichnet.

In der Praxis sind die Empfehlungen nur bedingt brauchbar. So kann ein systolischer Wert von 120 mmHg für einen 70- bis 80jährigen unter Umständen zu niedrig sein. Bei jungen Erwachsenen können schon Blutdruckwerte von 140 mmHg zu hoch sein, insbesondere dann, wenn sie unter Ruhebedingungen gemessen werden. Bei übermäßig großem Armumfang (z. B. bei starker Fettleibigkeit oder sehr muskulösen Oberarmen) werden zu hohe Werte gemessen, die ohne Berücksichtigung der Oberarmstärke einen Bluthochdruck vortäuschen. Die „Deutsche Liga zur Bekämpfung des hohen Blutdrucks" hat daher empfohlen, folgende Blutdruckwerte als obere Normgrenze[1] des Erwachsenen (und älteren Jugendlichen) anzusehen:

1. Für den systolischen Blutdruck:	Zahl der Lebensjahre + 100, höchstens aber 160 mmHg
2. Für den diastolischen Blutdruck:	90 mmHg für alle Lebensalter

Die Hochdruckkrankheit stellt eine Regulationsstörung dar, bei der das feine Zusammenspiel von Gefäßweite (vor allem der kleinen und kleinsten Arterien), Blutmenge und Herzleistung gestört ist. Wenn sich beispielsweise die kleinen Arterien verengen oder wenn das Herz mehr Blut in den Kreislauf pumpt, steigt der Blutdruck an.

Nur in höchstens 10 % aller Fälle läßt sich die Ursache des erhöhten Blutdrucks feststellen (Ursachen können beispielsweise sein: Nierenerkrankungen, Hormonstörungen). Bei der Entstehung der Hochdruckkrankheit spielt eine erbliche Veranlagung eine nicht unwesentliche Rolle. Oft kommt es jedoch erst durch zusätzliche Umweltfaktoren zur Krankheitsentwicklung. In diesem Zusammenhang spielen die bei uns übliche **überhöhte Kochsalzzufuhr** und **Fettleibigkeit** nach heutiger Auffassung eine Rolle. Über eine Aktivierung des vegetativen Nervensystems kann sich auch häufiger **Streß** blutdrucksteigernd auswirken.

---

[1] Normale Blutdruckwerte bei Kindern und jungen Jugendlichen (s. 1.2.2 Herz- und Kreislaufsystem)

Nach einem zumeist über viele Jahre weitgehend beschwerdefreien Verlauf kommt es allmählich zu Folgeerscheinungen an Herz und Kreislauf. Hochdruck ist vor allem der Wegbereiter des **Schlaganfalles,** und er ist einer der drei wesentlichen Risikofaktoren für den **Herzinfarkt** (siehe Diagramm).

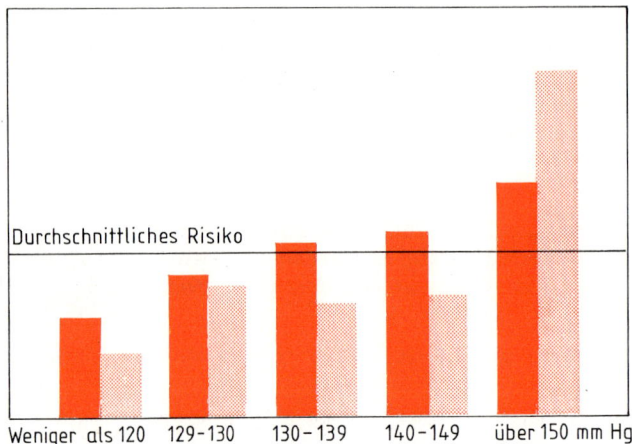

(Abb. nach American Heart Association „Heart Facts" 1978)

Das Risiko, einen **Herzinfarkt** (rote Säulen) bzw. einen **Schlaganfall** (gerasterte Säulen) zu erleiden, steigt in Abhängigkeit vom systolischen Blutdruckniveau.

Hochdruck im höheren Lebensalter kann Folge einer allgemeinen Gefäßverkalkung sein. Andererseits fördert er in ganz entscheidendem Maße die Entwicklung der Arteriosklerose. Diskutiert wird ein vermehrtes Einpressen von Cholesterin in die Arterienwand infolge des erhöhten Druckes.

Nicht zu vergessen sind die Auswirkungen der Dauerbelastung des Herzens, das jahrelang gegen einen erhöhten Druck in den arteriellen Gefäßen anzupumpen hat: rund 40 % der Hochdruckkranken sterben an einer Herzschwäche[1]. Als Spätfolge des unbehandelten Hochdrucks tritt nicht selten eine Nierenschädigung auf, die zu einem völligen Versagen der Nierenfunktion führen kann.

Der Bluthochdruck hat die Ausmaße einer **Volksseuche** erreicht. Diese Tatsache ist vielen von uns noch gar nicht bewußt geworden. Dabei läßt sich diese Erkrankung, die für viele verheerende Spätfolgen hat, – leichter als andere – lediglich durch einfache Blutdruckmessungen erkennen, und sie ist zudem in der Regel problemlos und gut zu behandeln.

Amerikanische Untersuchungen konnten zeigen, daß die Senkung des Blutdrucks – auch bei leichteren Formen des Hochdrucks – zu einer eindeutigen Verminderung des Risikos für Herz-Kreislauf-Krankheiten, zu denen auch der Schlaganfall zählt, führt.

Die Tatsache, daß fast jeder zweite Hochdruckkranke von seiner Erkrankung nichts weiß und daß heute nur etwa 20 % aller Hochdruckpatienten in wünschenswerter Weise behandelt werden (Ursache häufig: unregelmäßige Kontrollen und unregelmäßige Medikamenteneinnahme), macht deutlich, daß man der Erkrankung weit mehr Aufmerksamkeit widmen muß, als dies bisher der Fall war.

---

[1] Schliert, G., u. a. (Hrsg.): Risikofaktoren

Bei der Behandlung des Hochdrucks ist eine **Änderung der Lebensführung** von besonderer Bedeutung. Häufiger Streß, wie z. B. Ärger, Aufregung, aufreibendes Hasten und Hetzen, übertriebener Ehrgeiz, sollten vermieden werden. Ruhe und Ausgeglichenheit wirken sich entsprechend günstig auf den Blutdruck aus. Bei übergewichtigen Hochdruckkranken ist eine Gewichtsabnahme anzustreben. Grundsätzlich ist auch eine Kochsalzbeschränkung dringend zu empfehlen. Dabei sollte die tägliche Kochsalzaufnahme 5 g nicht überschreiten (üblich sind etwa 10 g). Dies läßt sich im allgemeinen erreichen, indem man alle konservierten und geräucherten Nahrungsmittel meidet, bei der Zubereitung und Einnahme der Speise nichts zusalzt und den Verzehr von Käse beschränkt (neuerdings gibt es als Kochsalzersatz Kaliumchlorid). Vermieden werden sollte auch Nikotin. Regelmäßige körperliche Betätigung (vor allem leichtes Ausdauertraining) wirkt sich ebenfalls günstig aus.

Nahrungsmittel mit besonders hohem Kochsalzgehalt (Angabe in mg pro 100 Gramm Ware):

Schinken, geräuchert, roh	2200 mg	Schmelzkäse (45 % Fett)	1260 mg
Schinken, gekocht	850 mg	Weichkäse (20 % Fett)	1250 mg
Speck, durchwachsen	1630 mg	Camembert (45 % Fett)	1150 mg
Mettwurst	1070 mg	zum Vergleich: Magerquark	36 mg
Salami	1185 mg	Corn-flakes	915 mg
Würstchen	750 mg	Sauerkraut	355 mg
Salzhering (gepökelt)	2550 mg	Gemüsekonserven	300 mg
Bismarckhering	950 mg	zum Vergleich: Karotten	37 mg
Aal, geräuchert	583 mg		

Während bei Grenzfällen diese Änderungen der Lebensführung ausreichend sein können, müssen in ausgeprägteren Fällen des Hochdrucks zusätzlich Medikamente eingenommen werden. Bei richtig behandeltem und gut eingestelltem Blutdruck lassen sich viele der Spätfolgen des Hochdrucks vermeiden.

Ohne die selbstverantwortliche Mithilfe des Patienten ist die Volksseuche Bluthochdruck nicht wirksam zu bekämpfen. Neben einer Früherkennung ist die Vorbeugung, die Vermeidung von Risikofaktoren, von entscheidender Bedeutung. Da es um die Änderung bestimmter Lebens- und Ernährungsgewohnheiten geht, könnte die Gesundheitserziehung einen wesentlichen Beitrag zur Bekämpfung des Hochdrucks leisten. Dadurch könnte Leiden verringert, Leben gerettet, Lebensjahre gewonnen und Arbeitskraft erhalten werden.

1.1.4.6 Schlaganfall

Rund 14 % aller Todesursachen gehen auf einen Schlaganfall zurück, der gehäuft erst im höheren Lebensalter auftritt. Die Erkrankung beruht entweder auf einer Mangeldurchblutung eines bestimmten Hirngebietes (etwa 85 % der Fälle) oder aber auf einer Blutung in das Gehirn (sogenannte Massenblutung, etwa 15 % der Fälle).

Die Mangeldurchblutung kann auf einen thrombotischen Hirnarterienverschluß – zum Teil auch auf den Verschluß einer Halsschlagader – auf dem Boden einer Arteriosklerose zurückzuführen sein (Hirninfarkt). Außerdem kann es im Versorgungsgebiet von arteriosklerotisch verengten, aber noch nicht völlig verschlossenen Hirnarterien – in bestimmten Situationen – jenseits einer Verengung zu einer akuten Mangeldurchblutung und damit zu einem Schlaganfall kommen:

Als Ursachen kommen ein plötzlicher Blutdruckabfall (z. B. durch Herzschwäche; zu starke blutdrucksenkende Medikamente) oder stärkerer Blutverlust in Betracht.

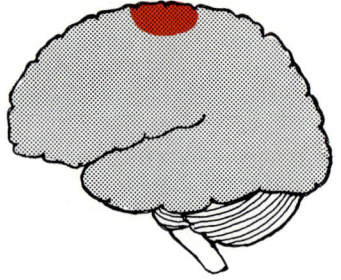

Ausfall eines Hirnbezirks durch Thrombose, Embolie, andere Ursachen einer arteriellen Minderdurchblutung oder aber durch eine Blutung in das Gehirn

Ein Hirninfarkt kann aber auch auf eine arterielle Embolie zurückgehen, die ihren Ausgang im linken Herzen (z. B. bei bestimmten Herzfehlern, Herzrhythmusstörungen, Herzinfarkt) oder im Bereich einer arteriosklerotisch veränderten Halsschlagader (Bildung kleinerer Thromben) hat.

Die Massenblutung in das Hirngewebe stellt die häufigste Komplikation eines langjährigen Bluthochdrucks dar, der nicht selten zu Wandschwächen im Bereich kleinerer Hirnarterien führt. An diesen Schwachstellen kann es schließlich zum Zerreißen der Gefäßwand und zur Blutung in das Hirngewebe kommen.

Durch den Schlaganfall kommt es zur Ausschaltung unterschiedlich großer Hirnanteile, die meist plötzliche Lähmungen – zum Teil auch Sprachstörungen, Bewußtlosigkeit oder Tod – zur Folge haben. Die Lähmungen sind zumeist teilweise, gelegentlich auch vollständig rückbildungsfähig.

Frühzeitigen gezielten krankengymnastischen Übungen, bei Sprachstörungen auch Sprechübungen mit einem Spezialsprachlehrer (Logopäde), kommt dabei eine große Bedeutung zu.

Die Lähmungen betreffen in der Regel nur eine Körperhälfte (z. B. treten bei einem Schlaganfall in der linken Hirnhälfte mit Befall der Bewegungszentren oder ihren Leitungsbahnen Lähmungserscheinungen der rechten Körperhälfte, z. B. des rechten Armes und Beines, auf). Die gelähmten Gliedmaßen sind anfangs schlaff und gehen erst später in das sogenannte spastische Stadium mit einem vermehrten Anspannungszustand der Muskulatur über.

Bedeutendster Risikofaktor des Schlaganfalles ist der **Bluthochdruck.** Schlaganfälle vor dem 65. Lebensjahr sind zumeist auf die Hochdruckkrankheit zurückzuführen. Einen gewissen negativen Einfluß übt vermutlich auch die Zuckerkrankheit aus. Ein erhöhter Cholesterinspiegel konnte als Risikofaktor nicht gesichert werden. Es hat den Anschein, daß auch östrogenhaltige Verhütungspräparate das Risiko eines Schlaganfalles bei einem Teil der Frauen erhöhen können.

1.1.5 Risikofaktoren der koronaren Herzkrankheit

Bei der koronaren Herzkrankheit und insbesondere bei ihrer schwersten Komplikation, dem Herzinfarkt, spielen bestimmte Risikofaktoren eine bedeutsame Rolle. Als besonders gefährdend haben sich das **Zigarettenrauchen,** der erhöhte **Cholesterin**spiegel sowie der **Bluthochdruck** (sogenannte Risikofaktoren erster Ordnung) erwiesen. Aber auch Fettleibigkeit, Zuckerkrankheit, Bewegungsarmut und häufiger Streß erhöhen, wie es scheint, das Risiko eines Herzinfarktes (Risikofaktoren zweiter Ordnung). Sicherlich spielt auch eine erbliche Veranlagung eine gewisse Rolle.

Die Wahrscheinlichkeit, an einem Herzinfarkt zu erkranken, steigt mit der Zahl der Risikofaktoren, vor allem der besonders gefährdenden drei Risikofaktoren erster Ordnung (siehe nachfolgende Tabelle).

Häufigkeit des Auftretens einer koronaren Herzerkrankung (KHK siehe 1.1.4) **bei Kombinationen von Risikofaktoren** (Nachuntersuchungen nach 6 Jahren bei Männern im Alter von 40 bis 59 Jahren nach Ergebnissen der amerikanischen Framingham-Studie):

Risikofaktoren-Kombination	Anzahl der untersuchten Personen	KHK-Fälle	Häufigkeit KHK-Fälle in %	Risiko für KHK höher um Faktor
keine Risikofaktoren	811	29	3,6	–
Hochdruck	186	17	9,1	2,5
erhöhtes Cholesterin	207	25	12,1	3,4
Hochdruck + erhöhtes Cholesterin	65	10	15,4	4,3

Quelle: Harding le Riche u. Nilner. Epidemiology as Medical Ecology. Livingstone, Edinburgh u. London 1971

1.1.5.1 Cholesterin als Risikofaktor

Zwischen der Höhe des Cholesterinspiegels und der Zahl der Herzinfarkte besteht ein eindeutiger Zusammenhang. Aus der folgenden Tabelle ergibt sich, daß Cholesterinwerte über 250 mg/100 ml beim Erwachsenen ein eindeutig erhöhtes Risiko darstellen (Normalwert beim Erwachsenen: bis 250 mg/100 ml). Bei etwa 15–20 % der erwachsenen Bevölkerung sind erhöhte Cholesterinwerte nachweisbar. Das Cholesterin begünstigt ganz entscheidend die Entstehung der Arteriosklerose. Bekanntlich stellen gerade die Herzkranzarterien eine besondere Schwachstelle dar.

Herzinfarkte pro 1000 Männer im Alter von 30 bis 59 Jahren innerhalb von 10 Jahren:

Cholesterin (mg/100 ml Serum)	Zahl der eingetretenen Herzinfarkte
unter 150	45
175 – 199	52
200 – 224	53
225 – 249	67
250 – 274	112
275 – 299	115
über 300	162

Quelle: Stamler et al: Coronary heart disease, Prev. Med. 1, 23 (1972)

Das Cholesterin setzt sich aus dem LDL- (Low Density Lipoprotein) und dem HDL-Cholesterin (High Density Lipoprotein) zusammen. Während das LDL die Arterienwand schädigt und leicht in sie eindringen kann, besitzt das HDL eine gewisse Schutzfunktion. Es ist in der Lage, das Eindringen des schädlichen LDL-Cholesterins in die Gefäßwand zu verringern und den Abbau bereits eingelagerten Cholesterins in gewissem Ausmaß zu fördern.

Erniedrigte HDL- sowie erhöhte LDL-Cholesterinwerte zeigen folglich eine verstärkte Arteriosklerosegefahr an. Zur Beurteilung dieses Risikos spielt somit das Verhältnis zwischen LDL- und HDL-Cholesterin eine entscheidende Rolle und ist noch aussagefähiger als die reine Bestimmung des Gesamtcholesterins im Blut.

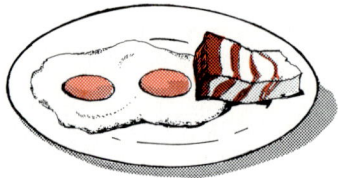

Erhöhtes Cholesterin als Risikofaktor

Das schützende HDL-Cholesterin ist von unterschiedlichen Faktoren abhängig. Hierbei werden gewisse Zusammenhänge zwischen den einzelnen Risikofaktoren deutlich:

Erniedrigte HDL-Spiegel im Serum findet man bei Zigarettenrauchern, Fettleibigen und Zuckerkranken. Andererseits führen regelmäßige körperliche Aktivität (vor allem Ausdauertraining wie Langlauf, Schwimmen usw.) und auch weibliche Geschlechtshormone (Östrogene) zu erhöhten HDL-Cholesterinwerten. Diese Östrogenwirkung erklärt wenigstens zum Teil die bei Frauen vor Eintritt des Klimakteriums deutlich geringere Zahl an Herzinfarkten.

1.1.5.2 Zigarettenrauchen als Risikofaktor

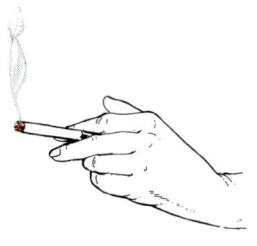

Zigarettenrauchen (siehe 6.1.4) ist der häufigste Risikofaktor des Herzinfarktes. Er findet sich bei etwa 40 % der Erwachsenen. Die Mechanismen, die die Arteriosklerose begünstigen, sind noch unzureichend geklärt. Diskutiert werden Schädigungen der Gefäßwand durch Nikotin und Kohlenstoffmonoxid sowie eine vermehrte Klebrigkeit der Blutplättchen (siehe 1.1.4.2).

Bei Rauchern findet man durchschnittlich höhere Cholesterinspiegel als bei Nichtrauchern sowie, wie schon erwähnt, erniedrigte Werte an schützendem HDL-Cholesterin.

Anzahl von Herzinfarkten auf jeweils 1000 Männer im Alter von 30 bis 59 Jahren innerhalb von 10 Jahren:

Rauchgewohnheit	Anzahl der Herzinfarkte
Nichtraucher	40
Exraucher	50
Pfeifen- oder Zigarrenraucher	50
10 Zigaretten täglich	66
20 Zigaretten täglich	83
über 20 Zigaretten täglich	131

Quelle: Stamler et al

Die Tabelle zeigt, daß bei Rauchern mit täglich 20 Zigaretten das Risiko eines Herzinfarktes bereits doppelt so hoch ist wie bei einem Nichtraucher. Ganz besonders gefährdet sind die starken Raucher mit einem täglichen Zigarettenkonsum von über 20.

1.1.5.3 Bluthochdruck als Risikofaktor

Der Hochdruck (siehe 1.1.4.5) zählt, wie schon erwähnt, zu den drei wichtigsten Risikofaktoren des Herzinfarktes. Daneben ist er der entscheidende Wegbereiter des Schlaganfalles. Bereits der milde diastolische Hochdruck zwischen 95 und 104 mmHg erhöht im Vergleich zu eher niedrigen Blutdruckwerten eindeutig das Herzinfarktrisiko (siehe nachfolgende Tabelle). Bei systolischen Blutdruckwerten oberhalb 150 mmHg ist das Risiko für einen Herzinfarkt etwa 2mal, das Risiko für einen Schlaganfall sogar 4mal höher als bei systolischen Werten unter 120 mmHg (siehe Tab. S. 18).

Anzahl von Herzinfarkten auf jeweils 1000 Männer im Alter von 30 bis 59 Jahren innerhalb vor 10 Jahren:	
Diastolischer Blutdruck (in mmHg)	**Anzahl der Herzinfarkte**
unter 75	45 (4,5 %)
75–84	52 (5,2 %)
85–94	87 (8,7 %)
95–104	99 (9,9 %)
105 und höher	188 (18,8 %)

Quelle: Stamler et al

1.1.5.4 Fettsucht als Risikofaktor

Der Ernährungsbericht 1980 der Deutschen Gesellschaft für Ernährung berichtet über eine Häufigkeit der Fettsucht in der Bundesrepublik Deutschland von 37 % bei Männern und 34 % bei Frauen.

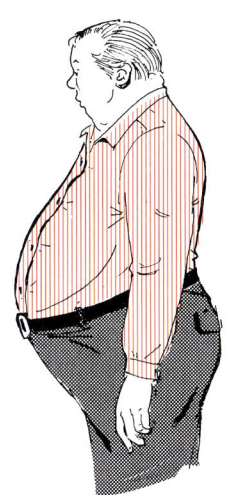

Fettleibigkeit als Risikofaktor

Definition:
  Normalgewicht nach Broca: Körpergröße in Zentimetern minus 100.
  Übergewicht: 10–19 % über dem Normalgewicht.
  Fettsucht: 20 % und mehr über dem Normalgewicht.

Bei Fettleibigen findet man gehäuft Risikofaktoren der koronaren Herzkrankheit wie Bluthochdruck, erhöhten Cholesterinspiegel und Zuckerkrankheit. Beim Fehlen dieser zusätzlichen Risikofaktoren stellen zumindest leichtes bis mäßiges Übergewicht und vermutlich auch eine mäßige Fettsucht kein eindeutig erhöhtes Risiko für koronare Herzerkrankungen, insbesondere den Herzinfarkt, dar.

Daneben treten bei der Fettsucht gehäuft Begleiterscheinungen auf wie Gallensteinleiden oder schmerzhafte Veränderungen der Wirbelsäule und der Gelenke. Für die erhöhte Komplikationsrate bei Operationen von Fettsüchtigen ist neben einer vermehrten Belastung von Herz und Kreislauf sowie Störungen der Atemfunktion auch ein erhöhtes Thromboserisiko verantwortlich zu machen.

1.1.5.5 Bewegungsmangel als Risikofaktor

Bewegungsmangel fördert die Entwicklung von Übergewicht. Menschen, die körperlich untätig sind, weisen außerdem häufiger ein ungünstiges Cholesterinmuster (erhöhtes LDL- und erniedrigtes HDL-Cholesterin) auf als körperlich gut trainierte. In jüngster Zeit konnte mehrfach nachgewiesen werden, daß Menschen mit guter körperlicher Leistungsfähigkeit (geeignet vor allem Ausdauertraining wie Langlauf) günstigere Cholesterinwerte und Cholesterinmuster aufweisen als untrainierte.

Regelmäßige körperliche Bewegung beeinflußt außerdem den Blutzuckerspiegel günstig (senkt die Blutzuckerwerte) und kann zur Blutdrucksenkung beitragen.

Faustregeln zur körperlichen Bewegung nach Hollmann[1]:

1. Zur Steigerung der Leistungsfähigkeit des Atmungs- und Herz-Kreislaufsystems sowie zum Abbau von Risikofaktoren sind in erster Linie Ausdauersportarten geeignet wie Laufen, Schwimmen, Radfahren, Ski-Langlauf und ähnliches.

2. Die Belastungsstufe muß so hoch sein, daß bei gesunden männlichen und weiblichen Personen unterhalb des 50. Lebensjahres Pulszahlen von mindestens 130/Minute (besser 150/Minute) erreicht oder überschritten werden. Die ununterbrochene Belastungsdauer sollte schließlich mindestens 10 Minuten betragen.

3. Wählt man als Sportart beispielsweise Dauerlauf, sollte es zu Beginn ein „Laufen, ohne zu schnaufen" sein. Dies ist dann der Fall, wenn man unterhalb der angegebenen Pulszahl bleibt bzw. sich noch unterhalten kann. Anfangs sollten Gehpausen eingelegt werden, auf die man mit zunehmendem Trainingseffekt immer mehr verzichten kann.

4. Die erste und am leichtesten registrierbare Trainingsanpassung ist die Abnahme der Pulszahl (und damit der Arbeit für das Herz) für eine bestimmte Leistung. Sie beginnt nach 8 bis 14 Tagen. Bei täglich durchgeführtem Training treten die wichtigsten Anpassungserscheinungen nach 4 bis 8 Wochen auf. Nach Einstellung des Trainings verliert sich dieser Trainingseffekt allerdings nach etwa derselben Zeit.

5. Die Mindesttrainingsanforderung für erwünschte und bleibende Stoffwechselwirkungen (auf den Blutzucker und auf das Cholesterin) scheint bei etwa 3 x 10 Minuten/Woche zu liegen.

---

[1] Schliert, G., u. a. (Hrsg.): Risikofaktoren

1.1.5.6 Streß als Risikofaktor (siehe 6.6)

Ein Zusammenhang zwischen Herzinfarkt und Streß ist wahrscheinlich. Sicher ist, daß seelische Belastungen und Aufregungen bei bestehenden Vorschädigungen der Herzkranzgefäße Angina-pectoris-Schmerzen und sogar einen Herzinfarkt auszulösen vermögen.

Über den Wirkungsmechanismus einer jahrelangen Streßeinwirkung bei der Entwicklung des Herzinfarktes besteht heute noch keine endgültige Klarheit. Eine Rolle spielen jedoch vermutlich die Auswirkungen des bei Streß vermehrt ausgeschütteten Hormons Adrenalin auf den Stoffwechsel (Blutzucker und Fettsäuren erhöht) und das Herz (schnellerer Herzschlag).

1.1.5.7 Zuckerkrankheit als Risikofaktor

Mit zunehmendem Wohlstand in den Industrienationen kam es auch zu einem deutlich vermehrten Auftreten dieser Stoffwechselerkrankung, die in Notzeiten vergleichsweise selten ist. Derzeit tritt sie bei 2–3 % der Bevölkerung auf. Die Häufigkeit nimmt mit steigendem Lebensalter zu.

Während beim Jugenddiabetes (siehe 4.2) ein Insulinmangel vorliegt, spielt bei der häufigeren Form der Zuckerkrankheit, dem sogenannten Altersdiabetes, eine Störung der Blutzuckerverwertung eine entscheidende Rolle. Neben einem genetischen Faktor – wobei nicht die Krankheit selbst, sondern nur die Veranlagung vererbt wird – ist beim Altersdiabetes das **Übergewicht** als Risikofaktor von besonderer Bedeutung. Dabei besteht eine enge Beziehung zwischen dem Ausmaß des Übergewichtes und der Diabeteshäufigkeit.

Die Zuckerkrankheit gilt als Risikofaktor der Arteriosklerose. Die Gefäßverkalkung verläuft beim Zuckerkranken schwerer und beginnt früher. Bevorzugt betroffen sind die Herzkranzarterien und die Hirnarterien. Zuckerkranke weisen häufiger als andere ein ungünstiges Cholesterinmuster auf. 50 % aller Diabetiker sterben an einem Herzinfarkt.

Ausreichende körperliche **Bewegung** senkt den Blutzuckerspiegel und trägt zur Gewichtsabnahme bei. Bewegungsmangel wirkt sich somit bei Menschen, die anlagemäßig zur Zuckerkrankheit neigen, ungünstig aus. Die angesprochenen Risikofaktoren der Zuckerkrankheit (Übergewicht und Fettsucht, Bewegungsmangel) resultieren alle mehr oder weniger aus der heute weithin üblichen Lebensweise. Sie sind somit grundsätzlich vermeidbar. Hierin liegt eine wesentliche Aufgabe der Gesundheitserziehung.

Risikofaktoren koronarer Herzerkrankungen bei Erwachsenen in der Bundesrepublik Deutschland (abgerundete Zahlen):

Rauchen	jeder 2.
Übergewicht	jeder 3.
erhöhte Blutfette	jeder 7.
Hochdruck	jeder 10.
Zuckerkrankheit	jeder 20.

Quelle: Wolff, G., Risikofaktoren für Herz u. Kreislauf, Therapiewoche 43, 4931 (1974)

1.1.6 Erkrankungen der Atmungsorgane

1.1.6.1 Chronische Bronchitis

Entzündliche Bronchialerkrankungen stellen zur Zeit die zweithäufigste Ursache für vorzeitige Berentung in der Bundesrepublik Deutschland dar und nehmen die erste Stelle der Krankheitsursachen bei Fehlen am Arbeitsplatz ein.

Nur kurz dauernde, virusbedingte entzündliche Erkrankungen der Bronchien (akute Bronchitis, siehe 3.3.3) treten häufiger bei Kindern und Jugendlichen als in späteren Lebensabschnitten auf, sind jedoch auch beim Erwachsenen ausgesprochen häufig.

Die chronische Bronchitis geht einher mit einer verstärkten Schleimabsonderung der Bronchialschleimhaut und fast täglichem Husten mit zähem, schleimig-glasigem, zum Teil auch eitrigem Auswurf. Von einer chronischen Bronchitis spricht man erst dann, wenn diese Krankheitserscheinungen seit mindestens zwei Jahren bestehen und jährlich mindestens drei Monate lang andauern. Bei der Entwicklung der Erkrankung spielt vermutlich eine erbliche Veranlagung eine gewisse Rolle.

Das **Rauchen** (siehe 6.1.4) stellt den bei weitem bedeutendsten Risikofaktor dar. 90 % der Betroffenen sind Raucher. Starke Raucher (über 25 Zigaretten täglich) sterben mehr als 20fach häufiger an den Folgeerkrankungen der chronischen Bronchitis (vor allem Versagen der Pumpfunktion der rechten Herzkammer, Lungenkrebs) als Nichtraucher.

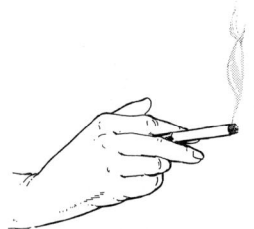

Der Zigarettenrauch enthält zahlreiche Reizsubstanzen, die die Produktion von Bronchialschleim anregen, die Funktion der Flimmerhärchen (siehe 3.1.3) zunächst hemmen und schließlich zerstören, Husten erzeugen und letztlich die Lungenbläschen schädigen.

Das Zigarettenrauchen ist der weitaus bedeutendste Risikofaktor der chronischen Bronchitis.

Auch die **Luftverschmutzung** spielt eine gewisse Rolle (vor allem das Schwefeldioxid). Bei kürzlich durchgeführten Untersuchungen (1981) im Ruhrgebiet wurde festgestellt, daß bei Kindern und alten Menschen die Bronchitishäufigkeit in einzelnen besonders gefährdeten Gebieten fast doppelt so hoch ist wie in sogenannten Reinluftgebieten. Plötzliche sehr starke Luftverschmutzungen (ausgeprägter Smog, siehe 6.4.1) können gerade bei älteren Menschen eine akute, zum Teil schwerwiegende Verschlechterung einer bereits bestehenden chronischen Bronchitis zur Folge haben.

Eine Reihe von Berufsgruppen, die bestimmte Stäube, Dämpfe oder Gase am **Arbeitsplatz** einatmen, sind deutlich stärker bronchitisgefährdet als die Durchschnittsbevölkerung. Zu den wichtigsten berufsbedingten Ursachen einer chronischen Bronchitis gehören Reizgase, wie z. B. Nitrosegase, Ozon oder Chlorgas. Bergleute sind durch langjähriges Einatmen gesundheitsschädigender Stäube ebenfalls besonders bronchitisgefährdet.

Im Vergleich zu den arbeitsplatzbedingten Schadstoffen und der Luftverschmutzung stellt jedoch das Rauchen die deutlich größere Gefährdung dar.

Bei naßkalter **Witterung**, die gehäuft zu Erkältungskrankheiten führt, kommen die genannten Risikofaktoren der chronischen Bronchitis besonders zur Wirkung.

1.1.6.2 Lungenkrebs

Der Lungen- und Bronchialkrebs stellt bei Männern die häufigste bösartige Tumorart dar (16 % aller Krebstodesfälle).

Das **Zigarettenrauchen** (siehe 6.1.4) hat ganz entscheidenden Anteil an der enormen Zunahme dieses Tumors. Abhängig von der Stärke und der Dauer des Rauchens sterben Raucher durchschnittlich etwa 10mal häufiger an Bronchialkrebs als Nichtraucher. Raucher, die mehr als 20 Zigaretten täglich rauchen, erkranken mit einer 30mal höheren Wahrscheinlichkeit.

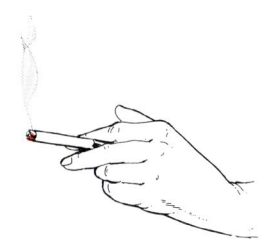

Das Zigarettenrauchen ist der bei weitem bedeutendste Risikofaktor beim Lungenkrebs.

Die **Luftverschmutzung** spielt eine deutlich geringere Rolle als das Rauchen. So wird das Risiko der Stadtbevölkerung, an einem Bronchialkrebs zu erkranken, mit 27 % höher als bei der Landbevölkerung eingestuft. Das Risiko eines starken Rauchers liegt dagegen 2000 % höher.

Als krebserzeugende Stoffe aus der **Arbeitswelt** im Zusammenhang mit Lungenkrebs spielen vor allem Asbest, Chrom und Arsenverbindungen sowie einige Teer- und Rußprodukte eine Rolle. Von den 197 in der Bundesrepublik im Jahre 1977 registrierten und anerkannten berufsbedingten Lungenkrebserkrankungen entfallen 57 % auf Asbest-, 25 % auf Chromat- und 8 % auf Arseneinwirkungen (Schätzungen über die Dunkelziffer liegen nicht vor).

1.1.7 Erkrankungen der Verdauungsorgane

1.1.7.1 Leberzirrhose

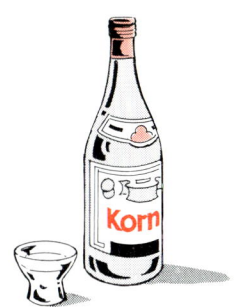

Übermäßiger Alkoholkonsum stellt den wesentlichen Risikofaktor der Leberzirrhose dar.

Die Häufigkeit alkoholbedingter Leberschäden nimmt seit Kriegsende in der Bundesrepublik Deutschland ständig zu: Im Jahre 1956 starben 13,7 von 100 000 Einwohnern an einer Leberzirrhose (rund 60 % der Fälle sind alkoholbedingt); 1986 waren es bereits 20,6 (1986 insgesamt 12 589 Todesfälle an Leberzirrhose). Männer sterben an dieser Krankheit – vor allem wegen des höheren Alkoholverbrauches – doppelt so häufig wie Frauen.

Als Folge eines Untergangs von Leberzellen kommt es zu bindegewebiger Narbenbildung der Leber. Infolge der fortschreitenden narbig-bindegewebigen Umwandlung der Leber tritt eine zunehmende Einengung der Pfortaderstrombahn ein. Die Folge ist ein erhöhter Druck in den Pfortadergefäßen, der in ausgeprägten Fällen eine massive Flüssigkeitsansammlung im Bauchraum zur Folge hat (Ascites). Durch die Verlegung von Blutgefäßen in der Leber staut sich das Pfortaderblut. Das unter erhöhtem Druck stehende Blut muß sich einen anderen Weg suchen und bildet sogenannte Umgehungskreisläufe aus. Bevorzugt ist der Abfluß des Pfortaderblutes über die Speiseröhrenvenen. Durch die starke Füllung und Überbeanspruchung der Speiseröhrenvenen bilden sich prallgefüllte Aussackungen (sogenannte Speiseröhren-Krampfadern oder Oesophagus-Varizen), die zu lebensbedrohlichen, spontanen Blutungen neigen. Die Oesophagus-Varizenblutung zählt zu den Haupttodesursachen bei Leberzirrhosekranken. Rund 30 % der Erstblutungen werden nicht überlebt. Todesursache bei Zirrhosekranken ist sehr oft auch ein Leberversagen. Bei ausgeprägter Vernarbung liegt nur noch wenig funktionsfähiges Lebergewebe vor, so daß in diesen sehr häufigen schweren Fällen stets die Gefahr eines Versagens der Leberfunktion (Entgiftung, Ausscheidung verschiedener Abbauprodukte, Produktion lebenswichtiger Eiweißstoffe, insbesondere von Gerinnungsfaktoren) besteht.

Ursache einer Leberzirrhose ist in etwa 60 % der Fälle langjähriger, übermäßiger **Alkoholkonsum** (siehe 6.1.1). Die Gefährdung beginnt beim Mann bei etwa 60 g reinem Alkohol täglich über Jahre (entspricht etwa ½ l Wein), bei Frauen bei 20–30 g (entspricht etwa ¼ l Wein täglich).

Zweithäufigste Ursache einer Leberzirrhose ist eine nicht ausgeheilte, chronisch aktive, virusbedingte Leberentzündung (Hepatitis-B sowie Non-A-Non-B-Hepatitis), die 20–25 % der Leberzirrhosen ausmacht.

Die **Virushepatitis** zählt zu den häufigsten Infektionskrankheiten. Grundsätzlich werden drei verschiedene Formen unterschieden: die Hepatitis A, auch infektiöse Gelbsucht genannt (siehe 3.4.5), die Hepatitis B und die im medizinischen Sprachgebrauch „Non-A-Non-B-Hepatitis" (weder A- noch B-Hepatitis) genannte Form, die mindestens so häufig wie die Hepatitis B ist und im Verlauf ähnlich wie diese zu bewerten ist (z. Z. ist es noch nicht möglich, die Non-A-Non-B-Hepatitis durch eine spezielle Blutuntersuchung rasch und sicher nachzuweisen, wie dieses bei den anderen Formen möglich ist).

Während die Hepatitis A durch Schmierinfektion, durch direkten Kontakt von Mensch zu Mensch oder durch verseuchte Nahrungsmittel übertragen wird, erfolgt die Infektion bei der Hepatitis B vorwiegend durch Blutübertragungen, aber auch durch mehrfache Verwendung von Injektionsnadeln (vor allem bei Drogensüchtigen) oder gelegentlich durch Fehler beim Einstechen des Ohrläppchens für Ohrringe.

Die Krankheitserscheinungen (siehe 3.4.5) sind bei allen Hepatitisformen weitgehend identisch. Während der akuten Krankheitsphase ist Bettruhe notwendig. Etwa 90 % der virusbedingten Leberentzündungen heilen spontan innerhalb von Wochen und Monaten aus. Etwa weitere 5 % der Erkrankungen heilen erst nach einigen Jahren (chronische Hepatitis). Bei den restlichen Fällen muß man trotz ärztlicher Behandlung mit der Entwicklung einer Leberzirrhose auf dem Boden einer chronisch aktiven Hepatitis rechnen.

Im Gegensatz zur Hepatitis B führt die infektiöse Gelbsucht (Hepatitis A) nicht zur Leberzirrhose.

1.1.7.2 Gallensteinleiden

Das Gallensteinleiden ist in den westlichen Industriestaaten weit verbreitet. Frauen sind doppelt so häufig betroffen wie Männer. Nachgewiesenermaßen spielt eine erbliche Veranlagung eine gewisse Rolle. Daneben begünstigen die folgenden Risikofaktoren die Gallensteinbildung: Fettleibigkeit, östrogenhaltige Verhütungsmittel, mehrere Schwangerschaften, Zuckerkrankheit sowie vermutlich auch eine fett- und cholesterinreiche Ernährung. Sowohl der Gallenfarbstoff wie auch das Cholesterin, die beide in der Gallenflüssigkeit konzentriert werden, stellen das Ausgangsmaterial für die Steinbildung in der Gallenblase dar.

Erst durch die Einklemmung eines Steines in den schmalen abführenden Gallengängen kommt es zu heftigen kolikartigen Schmerzen unterhalb des rechten Rippenbogens. Geht der Stein im Verlaufe der Koliken nicht von selbst ab, kommt es infolge einer Abflußbehinderung der Galle zu einer Gelbfärbung der Haut sowie zu hellem, entfärbten Stuhl.

Eine häufige Komplikation des Gallensteinleidens stellt die akute **Gallenblasenentzündung** dar, die fast nur bei Gallensteinträgern zu finden ist. Neben starken rechtsseitigen Oberbauchschmerzen, die zum Teil kolikartig sind, kommt es zu Fieber sowie häufig auch zu Übelkeit und Erbrechen.

Eine gewisse vorbeugende Bedeutung hat die Vermeidung bzw. der Abbau von **Übergewicht.** Günstig ist eine **fett-** und **cholesterinarme** und dabei **schlackenreiche Ernährung.**

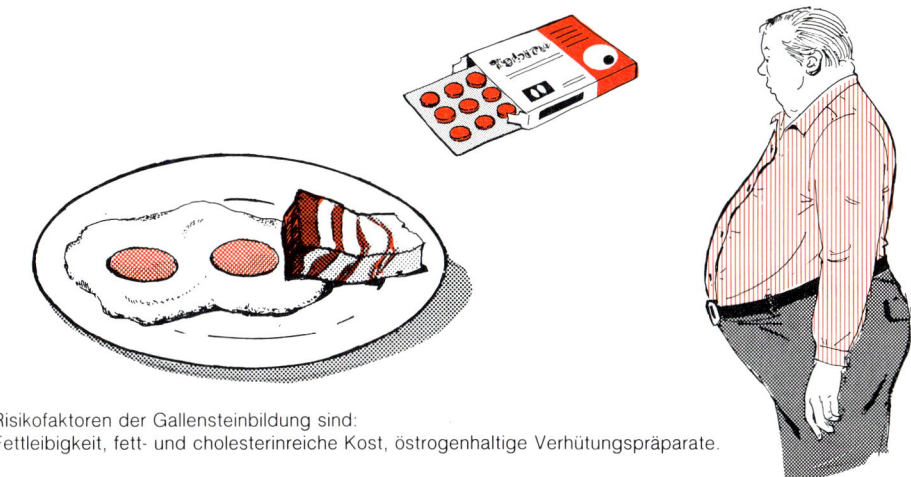

Risikofaktoren der Gallensteinbildung sind:
Fettleibigkeit, fett- und cholesterinreiche Kost, östrogenhaltige Verhütungspräparate.

1.1.7.3 Bauchspeicheldrüsenentzündung (Pankreatitis)

Alkoholmißbrauch stellt heute in der Bundesrepublik Deutschland die häufigste Ursache von Bauchspeicheldrüsenentzündungen dar. Häufiger und übermäßiger Alkoholgenuß begünstigt die Bildung eines eiweißreichen Bauchspeicheldrüsensaftes, der die Verstopfung der Ausführungsgänge begünstigt.

Neben Gallensteinen stellt übermäßiger Alkoholkonsum
den wesentlichen Risikofaktor der Bauchspeicheldrüsenentzündung dar.

Neben dem **Alkohol** spielen **Gallensteine** als Ursache der Pankreatitis eine ganz entscheidende Rolle. Durch eine steinbedingte Verstopfung des gemeinsamen Ausführungsganges von Gallenwegen und Drüsengang in den Zwölffingerdarm wird der Entzündungsprozeß in Gang gesetzt, wobei dem Aufstau von Verdauungsenzymen eine wesentliche Bedeutung zukommt. Die Bauchspeicheldrüsenentzündung geht mit starken, gürtelförmigen Oberbauchschmerzen einher. Schwere Entzündungen sind stets lebensbedrohlich.

Eine vorbeugende Wirkung hat die Vermeidung übermäßigen Alkoholgenusses sowie der Risikofaktoren des Gallensteinleidens.

1.1.8 Hintergründe gesundheitsschädigenden Verhaltens

Für seine gesundheitsschädigenden Verhaltensweisen und Gewohnheiten ist nicht nur der Betroffene selbst verantwortlich zu machen. Sie sind auch ein Produkt unserer Gesellschaft. Historische Wandlungen, die sich als Begleiterscheinung und Folge der Industrialisierung ergaben, haben zu einschneidenden Veränderungen im Ernährungs- und Bewegungsverhalten geführt. Außerdem hat die nervliche Belastung (Streß) stark zugenommen. Der Preis, den wir für unseren Wohlstand zahlen müssen, ist unter anderem eine verschmutzte und damit ungesunde Umwelt. Mögliche Spätfolgen sind zur Zeit nur schwer einschätzbar.

Der materielle Überfluß in unserer Gesellschaft hat durch ein Überangebot und eine breit angelegte Werbepsychologie neue Bedürfnisse geweckt, deren gewohnheitsmäßige Befriedigung zum Teil zur Selbstschädigung führt. Genannt seien hier vor allem Fehl- und Überernährung, Zigarettenrauchen, Alkohol-, Medikamenten- und Drogenmißbrauch.

Eine sehr wesentliche Rolle bei der Entstehung gesundheitlichen Fehlverhaltens spielt das in unserer vorwiegend materiell orientierten Gesellschaft entstandene und durch sie geförderte **Konsumverhalten.** Dieses ist geprägt durch eine Anspruchshaltung und zeigt Züge einer eher passiven Grundeinstellung. Das gilt auch für den Bereich der Gesundheit. Für viele ist Gesundheit – ohne daß dieses bewußt wird – ein Anspruch geworden, den sie durch die Krankenkassenbeiträge erworben zu haben glauben. Der Arzt, als der von der Gesellschaft dazu Beauftragte, ist für die Gesundheit zuständig und verantwortlich. Von ihm wird verlangt, daß er auftretende Schäden beseitigt. Trotz aller Kritik, die an der modernen Medizin heute vielfach geübt wird, sind die Erwartungen in ihre Möglichkeiten oft weit überspannt.

Die sich nicht erst im Erwachsenenalter entwickelnde Konsumhaltung begünstigt auch das **Suchtverhalten,** das in unserer Gesellschaft zu einem sehr ernsten Problem geworden ist. Der Wunsch nach möglichst rascher Bedürfnisbefriedigung, verbunden mit einer eher passiven Grundeinstellung, wirkt sich insbesondere dann suchtfördernd aus, wenn gleichzeitig eine durch Erziehung und Umwelt bedingte Störung der Persönlichkeitsentwicklung vorliegt.

Kindliche **Verhaltensstörungen,** vor allem solche, die über einen längeren Zeitraum bestehen bleiben, sind ein Hinweis auf Fehlentwicklungen der Persönlichkeit, die einer heilpädagogischen oder psychotherapeutischen Hilfe bedürfen. Bleibt diese Hilfe aus, so festigt sich die Störung der Persönlichkeitsentfaltung und begünstigt, abgesehen von seelischen (z. B. depressiven Verstimmungen) und leiblich-seelischen Störungen (sogenannte psychosomatische Störungen), wie schon erwähnt, die Entstehung von Suchtverhalten.

Streß stellt einen nicht unwesentlichen Risikofaktor bei der Entstehung von Herz-Kreislauf-Erkrankungen, insbesondere des Herzinfarktes und des Bluthochdrucks, dar. Er ergibt sich nicht nur aus einer beruflichen Überarbeitung oder aus einer Vielzahl verschiedener Umweltreize unseres technischen Zeitalters (z. B. Lärm, Fernsehen). Grundsätzlich stellt auch jede Art von Frustration, von Unzulänglichkeits- und Minderwertigkeitsgefühl, von untergründiger Depression auf die Dauer schädlichen Streß dar. Überhöhte Leistungsanforderungen an das Kind oder den Jugendlichen sowie ein Übermaß an Informationen sind ebenfalls streßauslösende Faktoren (sogenannte Stressoren). Besonders streßanfällig sind Menschen, bei denen es zu einer Störung der Persönlichkeitsentwicklung und damit zu einer Ich-Schwäche gekommen ist. Die negativen Auswirkungen des Stresses sind demnach nicht ausschließlich von den Stressoren, sondern auch von der Fähigkeit des einzelnen abhängig, dem Streß zu begegnen.

Die **Über-** und **Fehlernährung** hat ihre Wurzeln ebenfalls bereits in der Kindheit. Die Ausbildung von Ernährungsgewohnheiten beginnt schon mit der ersten Nahrungsaufnahme und verfestigt sich im Laufe der Kindheit durch die familiären Eßgewohnheiten. Bei stark Übergewichtigen spielen häufig zusätzlich auch seelische Faktoren eine erhebliche Rolle. Liegen seelische

Spannungszustände oder gar untergründige depressive Verstimmungen vor, kann übermäßiges Essen zu einer Ersatzbefriedigung werden. Bei Menschen, deren seelische Stabilität von einer reichlichen Nahrungszufuhr mitbestimmt wird, wird eine Abmagerungskur leicht zu unausgeglichener seelischer Stimmung führen. Auf längere Sicht ist in diesen recht häufig vorkommenden Fällen eine erfolgreiche Behandlung fast aussichtslos.

Bei Kindern stellen **Süßigkeiten** ein besonderes Problem der Fehlernährung dar. Reichlicher Süßigkeitenkonsum fördert neben häufig auftretender Zahnkaries bei vielen Kindern die Fettbildung. Übermäßiger Verzehr von Süßigkeiten stellt bei einem Teil der Kinder eine Ersatzhandlung dar und deutet auf seelische Ursachen hin.

Die geschilderten Beispiele für gesundheitliches Fehlverhalten zeigen, daß die unterschiedlichen Verhaltensweisen meist nicht isoliert vorkommen, sondern ein Gefüge von Fehlverhalten darstellen, in dem sich die einzelnen Verhaltensweisen gegenseitig beeinflussen und aufeinander einwirken. So findet man oft genug den Typ der Risikopersönlichkeit vor, bei der sich Risikoverhalten bereits durchgesetzt hat oder aber noch unter der Oberfläche verborgen ist, um zu einem späteren Zeitpunkt sichtbar zu werden. Ein Konzept der Gesundheitserziehung, das darauf abzielt, nur einzelne Verhaltensbereiche (z. B. Rauchen, Alkoholmißbrauch, Überernährung) isoliert anzugehen, wird – da es an der Oberfläche bleiben muß – nur begrenzten Erfolg haben können.

Begünstigt wird die Entwicklung und Verfestigung von Fehlverhalten durch Faktoren, die den einzelnen von außen beeinflussen. Fehlverhalten ist eng mit gesellschaftlich vermittelten gesundheitsschädigenden Verhaltensweisen verflochten (z. B. Rauchen und Alkoholkonsum als gesellschaftlich gebilligtes und – z. B. durch massive Werbung – gefördertes Konsumverhalten). Vorbeugende Maßnahmen dürfen somit nicht ausschließlich beim einzelnen ansetzen. „Verhaltensänderungen ohne Veränderungen in den gesellschaftlichen Institutionen, ohne Änderung gesellschaftlicher Normen und einer entsprechenden Gesetzgebung sind eine Utopie."[1]

Trotz des Wissens um gewisse Zusammenhänge zwischen gesundheitsschädigendem Verhalten und bestimmten Erkrankungen wird die eigene Verantwortung für die Gesundheit von vielen weitgehend verdrängt. In Anbetracht der vielseitigen Schädigungsmöglichkeiten, die unser tägliches Leben langfristig bietet, müssen wir lernen, daß Gesundheit – im Gegensatz zu früheren Zeiten, in denen der Mensch machtlos der schicksalhaft hingenommenen Krankheit gegenüberstand – zu einem beträchtlichen Teil auf eigenem Bemühen beruht.

1.1.9 Gesundheitserziehung als Ausweg?

Viele der heute im Vordergrund stehenden „Zivilisationskrankheiten" sind von der Medizin nur in beschränktem Maße zu behandeln, da sie im wesentlichen erst im Verlaufe vieler Jahre – ohne daß der Betroffene dies in der Regel bemerkt – entstehen und zu Schädigungen führen. Die aufgetretenen Schädigungen sind sehr häufig überwiegend selbstverschuldet und zumeist auch durch ärztliche Behandlung kaum mehr rückgängig zu machen. Die Möglichkeiten der Medizin sind somit gerade bei den heute so dominierenden „Zivilisationskrankheiten" sehr begrenzt. Daraus folgt, daß die Faktoren, die auf lange Sicht schleichend zu Schädigungen führen, sehr frühzeitig angegangen werden müssen. Da es sich hierbei vor allem um die Veränderung bzw. um das Erlernen von Einstellungen und Verhaltensweisen handelt, sind Erzieher und Pädagogen wie auch Politiker aufgerufen, gemeinsam mit Ärzten die von der Medizin allein nicht mehr zu bewältigenden Probleme anzugehen.

---

[1] Quack, L.: Überlegungen zur Wirksamkeit der Gesundheitserziehung

Die Gesundheitserziehung bemüht sich, Gesundheit zu erhalten und schon vorhandene Verhaltensweisen, aus denen sich eines Tages Erkrankungen entwickeln könnten, bei Erwachsenen, Jugendlichen und Kindern abzubauen. Die Wirksamkeit der bisherigen Maßnahmen ist erstaunlich gering, obwohl sich über 950 Organisationen um Gesundheit und Gesundheitserziehung bemühen. Im Mittelpunkt der Aktivitäten stand bisher zumeist die gesundheitliche Aufklärung, die Vermittlung von Wissen über die Schädlichkeit bestimmter Verhaltensweisen. Es hat sich längst herausgestellt, daß Gesundheitswissen allein nicht imstande ist, Veränderungen im Verhalten zu bewirken. Zu tief sind vielfach beim Erwachsenen und nicht selten auch schon beim Jugendlichen gesundheitliches Fehlverhalten verankert, als daß Vernunft und Einsicht Erfolg haben könnten. Auch teilweise angewandte Methoden des Verhaltenstrainings bei Erwachsenen (z. B. bei Rauchern und Fettleibigen) müssen dann von begrenztem Erfolg bleiben, wenn – was häufig der Fall ist – die bestehenden Fehlhaltungen (z. B. Überernährung, Rauchen, Alkohol und Drogenmißbrauch) eine Ersatzhandlung bzw. Ersatzbefriedigung darstellen und für die psychische Stabilität der Persönlichkeit bedeutsam sind.

Die bisher beim Erwachsenen so wenig erfolgreiche Gesundheitserziehung setzt ganz offensichtlich zu spät ein. Der Erwachsene ist nur noch „schwer erziehbar". Verhaltensweisen, die im Laufe der persönlichen Entwicklung zu einer Gewohnheit, zu einem Teil des Ich geworden sind, lassen sich nur äußerst schwer verändern. In der Kindheit, oft schon in den ersten Lebensjahren, liegen die Wurzeln gesundheitlichen Fehlverhaltens. Als notwendige Konsequenz ergibt sich, daß wir dringend eine Gesundheitserziehung brauchen, die ansatzweise bereits beim Kleinkind beginnen und beim Grundschulkind und Jugendlichen fortgesetzt werden müßte.

1.1.10 Gesundheitserziehung in Schule und Kindergarten

Die Gesundheitserziehung muß eingebettet sein in die allgemeine Erziehung des Kindes und Jugendlichen. Positive Werte wie Selbstverwirklichung, Selbstwertgefühl, Lebensfreude und Leistungsfähigkeit sollen oberstes Leitziel sein. Dazu gehört auch, für eine möglichst störungsfreie Entwicklung der Persönlichkeit Sorge zu tragen. Der Mediziner und Theologe Affemann schreibt dazu: „Jede Erziehung, die eine solche Persönlichkeitsbildung bewirkt, beugt gesundheitsschädigendem Verhalten vor. Sie ist – auch wenn sie nicht auf Krankheitsvorbeugung ausgeht – dennoch Gesundheitserziehung."[1]

In der Gesundheitserziehung sollte jedes Moralisieren vermieden werden, da es nur Abwehr hervorrufen würde. Zeigefingermethoden und die Erzeugung von Ängsten vor den möglichen Folgen gesundheitsschädigenden Verhaltens haben sich als völlig nutzlos erwiesen (z. B. sind auch die Schockplakate gegen das Rauchen und den Alkoholmißbrauch in ihrer Wirkung fragwürdig) und bewirken eher eine unbewußte Abwehrhaltung. Je stärker der Droh- und Schockcharakter der Information ist, desto wirksamer sind in der Regel auch die Verdrängungsmechanismen. Eine wirkliche Auseinandersetzung und Einsichten werden so unmöglich gemacht.

Selbstverständlich muß besonders die **Schule** ein gewisses Grundwissen vermitteln. Zusammenhänge zwischen gesundheitlichem Fehlverhalten und bestimmten Erkrankungen müssen insbesondere bei der Gesundheitserziehung von Jugendlichen sichtbar gemacht werden. Die Wissensvermittlung sollte jedoch nur die Basis und keinesfalls Mittelpunkt des Unterrichts sein.

Das Kind und der Jugendliche müssen sich persönlich betroffen fühlen. Sie müssen sich ihr eigenes Verhalten, ihre Handlungsmotive und Gewohnheiten bewußtmachen können, und sie sollten lernen, alternative Handlungen aufzuzeigen und zu übernehmen. In diesem Zusammen-

---

[1] Affemann, R.: Erziehung zur Gesundheit

hang bieten sich unter anderem Rollenspiele an. Es sollte deutlich werden, daß eine gesunde Lebensweise durchaus attraktiv sein und Spaß machen kann, daß die angestrebten Verhaltensweisen einen Gewinn an Wohlbefinden und Leistungsvermögen bringen können. Kinder und Jugendliche sollten erfahren, daß gesundheitsgerechtes Verhalten nichts mit ständigem Verzicht zu tun haben muß. Gesunde Lebensführung und Genußfähigkeit sind durchaus keine Gegensätze. Die Fähigkeit, (in Maßen) genießen zu können, stellt einen wesentlichen Bestandteil der Lebensqualität dar und sollte somit auch ein Ziel der Gesundheitserziehung sein.

Die Gesundheitserziehung im **Kindergarten** sollte soweit wie möglich frei von curricularen Auflagen bleiben und möglichst unaufdringlich sein. Eine Überforderung des nicht selten ohnehin schon strapazierten Kindes ist unbedingt zu vermeiden. Auf kognitives Lernen sollte weitgehend verzichtet werden. Beobachten, Nachahmen, einfaches Mitmachen, Gewöhnung und Vorbild stehen im Mittelpunkt. „Der Erzieher kann durch ein sensibles Aufgreifen der sich im Kindergarten-Alltag ergebenden Gelegenheiten Gesprächsthemen und Spielmotive in die tägliche Arbeit einflechten. Spielgelegenheiten müssen jedoch, auch wenn sie nicht aufgedrängt werden, vorbedacht und bereitgestellt werden, Spielmaterial muß zur Verfügung stehen. Bei eintretendem Interesse sollte vorsichtig vorstrukturiertes Material hinzugezogen werden."[1]

Gerade im Kindergartenbereich ist die enge Zusammenarbeit mit den Eltern eine wesentliche Voraussetzung für den Erfolg gesundheitserzieherischer Arbeit.

Auch Erzieher und Pädagogen sollten sich über ihr eigenes Gesundheitsverhalten klarwerden und versuchen, vorhandene gesundheitsschädigende Verhaltensweisen aufgeben, da sie anderenfalls kaum überzeugend sein können. Sie werden dabei feststellen, wie schwierig es sein kann, Vorbild zu sein und jahrelange Gewohnheiten zu ändern oder ganz aufzugeben.

Schwerpunkte der Gesundheitserziehung in der Schule:

1. Zusammenhänge zwischen gesundheitlichem Fehlverhalten und Krankheit
2. Konsumverhalten; Verdeutlichung der eigenen Verantwortung für die Gesundheit
3. Die Bedeutung der Werbung; Anleiten zur kritischen Betrachtung der Werbung
4. Grundlagen einer gesunden Ernährung, ernährungsabhängige Erkrankungen, Ernährungsverhalten, Ernährungserziehung
5. Alkohol- und Drogenmißbrauch; Rauchen
6. Umweltverschmutzung und Umwelterziehung
7. Grundlagen der Unfallverhütung und der Ersten Hilfe
8. Zusammenhänge zwischen körperlicher Leistungsfähigkeit und Gesundheit
9. Persönliche Hygiene (vor allem Kindergarten und Grundschule)
10. Zahngesundheitserziehung (vor allem Kindergarten und Grundschule)

Schwerpunkte der Gesundheitserziehung im Kindergarten:

1. Unfallverhütung
2. Körperliche Aktivität im Spiel
3. Vermittlung eines Körper- und Organbewußtseins
4. Zahngesundheitserziehung
5. Hygienische Fertigkeiten und Gewohnheiten
6. Gesunde Ernährung, Ernährungsverhalten
7. Umwelterziehung
8. Institutionen zur Erhaltung der Gesundheit: das Kind beim Arzt, Zahnarzt, im Krankenhaus
9. Vermittlung positiver Werte wie Lebensfreude, Selbstverwirklichung, Leistungsfähigkeit
10. Elternarbeit (z. B. die Themen: Rauchen, Alkohol, Ernährung, Zahngesundheit, Hygiene)

---

[1] E. O. Schorb, Vortrag Bad Neuenahr, 1979

Vermittlung eines Körper- und Organbewußtseins

Eine wichtige Voraussetzung für ein späteres Gesundheitsverhalten sind gewisse Grundkenntnisse schon des Vorschulkindes über seinen Körper. Im Entdecken gewinnt es sein erstes Körperbewußtsein, das eine wesentliche Grundlage für das zu entwickelnde Gesundheitsbewußtsein darstellt.

Die verschiedenen Organsysteme wie Herz-Kreislauf-System, Atmungssystem, Harnsystem, Verdauungssystem, Sinnessystem (hören, sehen, fühlen, riechen, schmecken) werden in einer anschaulichen und für das Kind verständlichen Art besprochen. Als Ergänzung zur kindgemäßen Darstellung der Aufgaben der verschiedenen Organsysteme wird die ungefähre Lage der Organe gezeigt (z. B. Herzschlag „abhorchen", Puls fühlen, Heben und Senken des Brustkorbes bei Atmung; die Kinder zeichnen den Körperumriß eines Kindes auf ein großes Blatt Papier und legen vom Erzieher vorbereitete „Organ-Schablonen" auf die richtige Stelle).

Wünschenswert wäre es, die einzelnen Organfunktionen nicht isoliert darzustellen, sondern allgemeine Zusammenhänge deutlich zu machen, z. B.: Zahngesundheit – gesunde Ernährung – Organbewußtsein (Aufgaben der Zähne und des Magen-Darm-Kanals) – Eßverhalten, Eßkultur, Eßhygiene – Folgen einer falschen Ernährung.

Anregungen zur weiteren Vertiefung

1. Was verstehen Sie unter „Gesundheit"? Diskutieren Sie die Definitionsversuche der WHO und des Mediziners Affemann.
2. Wie kam es zur Entwicklung der heute dominierenden Zivilisationskrankheiten? Welche gesellschaftlichen Veränderungen spielen dabei eine Rolle?
3. Wie entwickelt sich Ihrer Meinung nach Konsumverhalten? Welche Rolle könnte es bei der Entstehung gesundheitsschädigender Verhaltensweisen spielen?
4. Warum sind die Möglichkeiten der Medizin bei vielen der heute dominierenden Zivilisationskrankheiten begrenzt? Erläutern Sie dieses am Beispiel des Herzinfarkts.
5. Worin bestehen Ihrer Meinung nach die Möglichkeiten der Bekämpfung der Zivilisationskrankheiten? Ist dieses vor allem eine Aufgabe des Arztes?
6. Wer ist Ihrer Meinung nach in erster Linie für Ihre Gesundheit zuständig, der Arzt oder Sie selbst? Begründen Sie Ihre Antwort.
7. Vor welchen Zivilisationskrankheiten können Sie sich durch Ihr eigenes Verhalten in beträchtlichem Maße selbst schützen? Begründen Sie Ihre Antwort.
8. Beurteilen Sie Ihre eigene Lebensweise, und stellen Sie fest, welche Risikofaktoren Ihre Gesundheit auf lange Sicht gefährden könnten. Was könnten Sie tun, um evtl. bei Ihnen vorliegende Risikofaktoren abzubauen?
9. Beinhaltet eine gesunde Lebensführung den Verzicht auf viele angenehme Dinge des Lebens? Diskutieren Sie diese Frage.
10. Sehen Sie Zusammenhänge zwischen einer Erziehung, die eine weitgehend störungsfreie Persönlichkeitsentwicklung bewirkt, und der Gesundheitserziehung?
11. Beurteilen Sie die Wirksamkeit folgender „Methoden" bei der Gesundheitserziehung: Erzeugung von Ängsten vor den möglichen Folgen gesundheitsschädigenden Verhaltens; Beschränkung auf die Aufklärung (Wissensvermittlung) über die möglichen Folgen gesundheitlichen Fehlverhaltens.
12. Beurteilen Sie Aufgaben und Möglichkeiten des Erziehers bei der Gesundheitserziehung.
13. Wie beurteilen Sie die Bedeutung des Erziehers als Vorbild für die ihm anvertrauten Kinder und Jugendlichen? Welche Konsequenzen ziehen Sie aus Ihrer Antwort?
14. Welchen Stellenwert besitzt die „Elternarbeit" bei der Gesundheitserziehung?

1.2 Wachstum und Entwicklung

1.2.1 Äußere Einflüsse auf die Entwicklung des ungeborenen Kindes

Heute muß auf etwa 1000 gesunde Neugeborene mit 2 bis 3 Kindern gerechnet werden, die gröbere Fehlbildungen aufweisen. Mißbildungen können erblich bedingt sein. Häufig sind sie jedoch auf schädigende äußere Einflüsse zurückzuführen, die sich zu einem beträchtlichen Teil verhüten lassen.

Der mütterliche Organismus stellt die unmittelbare Umwelt des Ungeborenen dar. Umweltbedingungen, denen die Mutter ausgesetzt ist, aber auch bestimmte mütterliche Erkrankungen können Einfluß auf die Entwicklung des heranreifenden Kindes nehmen.

Im ersten Schwangerschaftsdrittel entwickeln sich nach einem genetisch gesteuerten, präzisen Zeitplan die verschiedenen Organe. Störungen dieser Organentwicklung können Mißbildungen zur Folge haben. Die Art einer Mißbildung wird in erster Linie durch den Zeitpunkt der Einwirkung eines schädigenden Einflusses (z. B. bestimmte Medikamente oder Krankheitserreger) bestimmt. Ein sich gerade formendes Organ ist für schädliche Einflüsse besonders anfällig. Nach Abschluß der eigentlichen Organentwicklung (etwa ab dem 4. Schwangerschaftsmonat) vollzieht sich die Reifung des Kindes vor allem durch Wachstum, fortschreitende Gestaltung und die Aufnahme bestimmter Organfunktionen.

Erkrankungen der Mutter

Toxoplasmose: Die durch einen weltweit verbreiteten einzelligen Parasiten (Toxoplasma Gondii) hervorgerufene Infektionskrankheit verläuft meist unbemerkt, ohne schwerere Krankheitserscheinungen. Obwohl sich bei etwa 70 % der Erwachsenen eine bereits erfolgte Auseinandersetzung mit dem Erreger nachweisen läßt, ist eine Erkrankung des ungeborenen Kindes selten. Voraussetzung für eine Infektion der Frucht ist eine meist stumm verlaufende Erstinfektion der Mutter in der Schwangerschaft. In einem solchen Fall liegt das Risiko, ein infiziertes Kind zu bekommen, bei 0,5 bis 1 %. Auf 10 000 bis 20 000 Geburten muß mit einem toxoplasmosegeschädigten Kind gerechnet werden.

Für die zutage tretenden Veränderungen ist der Zeitpunkt der kindlichen Infektion entscheidend. Im allgemeinen findet man schwere Schäden des Gehirns („Wasserkopf", Intelligenzdefekte) und der Augen.

Die Übertragung des Erregers erfolgt durch infizierten Katzenkot (Schmutzinfektion) oder durch den Verzehr infizierter, nicht genügend gekochter Speisen tierischer Herkunft (vor allem Tatar und rohes Mettfleisch von Rind und Schwein, aber auch rohe Eier und Milchprodukte). Werdende Mütter sollten daher weder rohes Fleisch noch andere ungekochte tierische Produkte zu sich nehmen und engen Kontakt mit Katzen möglichst meiden.

Angeborene Syphilis: Sofern die Frucht nicht schon im Mutterleib abstirbt, kommt es bei der unbehandelten Syphilis der Mutter häufig zu Erkrankungen innerer Organe des ungeborenen Kindes (Befall der Leber, des Skeletts, zum Teil auch der Lungen, Nieren und des Herzens). Nur etwa höchstens 20 % der Kinder kranker Mütter sind bei der Geburt als krank erkennbar. Häufig ist ein hartnäckiger, eitriger oder blutig-eitriger Schnupfen des Neugeborenen erster Hinweis für eine angeborene Syphilis. Infolge einer Zerstörung des Nasenrückens kann es zu einer sogenannten „Sattelnase" kommen. Nicht selten weisen auch typische Hautveränderungen des Neugeborenen (linsen- bis kirschgroße, prall mit hochinfektiösem Eiter gefüllte Blasen auf entzündlichem Grund) auf die Infektion hin.

Durch rechtzeitige Penicillinbehandlung der mütterlichen Infektion können ernste Schäden vom ungeborenen Kind abgewendet werden. Zur Früherkennung der Erkrankung sollte daher in der Frühschwangerschaft eine Blutuntersuchung zum Ausschluß der wieder häufiger gewordenen Syphilis (siehe 3.5.2) durchgeführt werden.

Röteln: Siehe 3.2.2

Zuckerkrankheit: Bei einer Zuckerkrankheit der Mutter kommt es gehäuft zu Tot- und Frühgeburten sowie häufiger als bei nicht Zuckerkranken zu Mißbildungen und Intelligenzdefekten. Dieses erhöhte Risiko für das Kind ist bei ärztlich gut überwachten und behandelten Diabetikerinnen deutlich geringer.

Medikamente und Schwangerschaft

Bekanntestes Beispiel einer arzneimittelbedingten Mißbildung ist das inzwischen verbotene Schlafmittel Thalidomid (Contergan®), das lange Zeit als völlig harmloses Medikament gegolten hatte. Abhängig vom Zeitpunkt der Einnahme des Präparates im ersten Schwangerschaftsdrittel traten bei einem Teil der Kinder charakteristische Fehlbildungen auf. Bei der Einnahme des Mittels zwischen dem 40. und 47. Schwangerschaftstag (6. bis 7. Schwangerschaftswoche) kam es vor allem zu Mißbildungen der Arme (z. B. Phokomelie, griech. phoke = Seehund, melos = Glied; Mißbildung, bei der die Hände an den Schultern ansetzen).

Die schädigende Wirkung einer Substanz nachzuweisen ist oft sehr schwierig, da bei weitem nicht alle Kinder, die im Schwangerschaftsverlauf einer schädigenden Substanz ausgesetzt sind, eine Fehlbildung entwickeln.

In Anbetracht der unzulänglichen Kenntnisse über die Einflüsse von Medikamenten auf die Entwicklung des ungeborenen Kindes muß jede Arzneimitteleinnahme während der Schwangerschaft äußerst kritisch betrachtet werden. Nur in medizinisch unbedingt notwendig erscheinenden Ausnahmefällen sollte eine Schwangere ein Medikament einnehmen. Bedenklich stimmt daher, daß fast 80 % der Schwangeren im ersten Schwangerschaftsdrittel mindestens ein Medikament – meist vorübergehend – zu sich nehmen. An der Spitze der häufig nicht ausdrücklich vom Arzt verordneten Arzneimittel, die während der Schwangerschaft eingenommen werden, stehen mit 36 % Schlaf-, Beruhigungs- und Schmerzmittel, die keinesfalls als vollkommen harmlos angesehen werden können.

Strahlen und Schwangerschaft

Jeder Mensch, auch das ungeborene Kind, ist einer natürlichen Strahlung (Erdstrahlung und kosmische Strahlung) ausgesetzt, die nicht im Verdacht steht, in irgendeiner Weise schädlich zu sein. Nach bisher vorliegenden Erkenntnissen besteht ebenfalls kein erhöhtes Risiko eines genetischen Schadens oder einer Fehlbildung, wenn die Mutter vor oder während der Schwangerschaft Röntgenstrahlen (z. B. Röntgenaufnahme der Lunge bei Verdacht auf Lungenentzündung) oder radioaktiven Strahlen (z. B. zur Darstellung der Schilddrüse) zu rein diagnostischen[1] Zwecken ausgesetzt ist. Ein geringfügig erhöhtes Leukämierisiko des Kindes bei diagnostischer Strahlenbelastung in der Schwangerschaft kann dagegen nicht mit Sicherheit ausgeschlossen werden. Eine Unterbrechung der Schwangerschaft ist jedoch wegen des insgesamt äußerst

---

[1] Zur Feststellung einer Erkrankung

gering erscheinenden Risikos nicht gerechtfertigt. Aus Vorsichtsgründen sollte dennoch eine Strahlenbelastung der werdenden Mutter zu diagnostischen Zwecken nur in medizinisch dringend notwendig erscheinenden Ausnahmefällen erfolgen.

Bei therapeutischer Anwendung von Strahlen (z. B. bei einer Krebserkrankung in der Schwangerschaft) ist die Strahlenbelastung unvergleichlich höher und würde eine Unterbrechung der Schwangerschaft dringend nahelegen, da Schädigungen des ungeborenen Kindes möglich sind.

Genußmittel und Schwangerschaft

Frauen mit regelmäßigem und sehr reichlichem **Kaffeekonsum** weisen eine etwas vermehrte Rate untergewichtiger Kinder (Mangelgeborene) auf. Mißbildungen werden nach reichlichem Kaffeegenuß während der Schwangerschaft nicht beobachtet.

Rauchen und Schwangerschaft (siehe 6.1.4)

Regelmäßiger und reichlicher **Alkoholgenuß** während der Schwangerschaft, vor allem im ersten Schwangerschaftsdrittel, kann beim Kind zu schwersten Schädigungen führen. Bereits 25 Gramm reiner Alkohol täglich – z. B. in ½ Liter Bier oder ¼ Liter Wein enthalten – müssen im Hinblick auf das ungeborene Kind als eindeutig zuviel angesehen werden. Gegen gelegentlichen, sehr mäßigen Alkoholgenuß unter Vermeidung hochprozentiger alkoholischer Getränke ist dagegen nichts einzuwenden. Alkoholbedingte Mißbildungen des sich entwickelnden Kindes zählen inzwischen zu den häufigsten vorgeburtlichen Schädigungen. Rund 40 % der Kinder von schweren Alkoholikerinnen kommen geschädigt zur Welt.

Wesentliche Merkmale der Alkoholkrankheit des Neugeborenen sind deutliches Untergewicht (durchschnittlich etwa 1200 g leichter als gesunde Kinder), ausgeprägte motorische und geistige Entwicklungsverzögerung (diese kann sich im Laufe der Jahre bei entsprechender Förderung bessern, so daß Bildungsfähigkeit gegeben sein kann) sowie bestimmte äußere Veränderungen (z. B. kleiner Hirnschädel, kleiner Unterkiefer, kurzer Nasenrücken, herabhängende Augenlider; siehe Abb.). In etwa 30 % der Fälle finden sich zusätzlich Herzfehler.

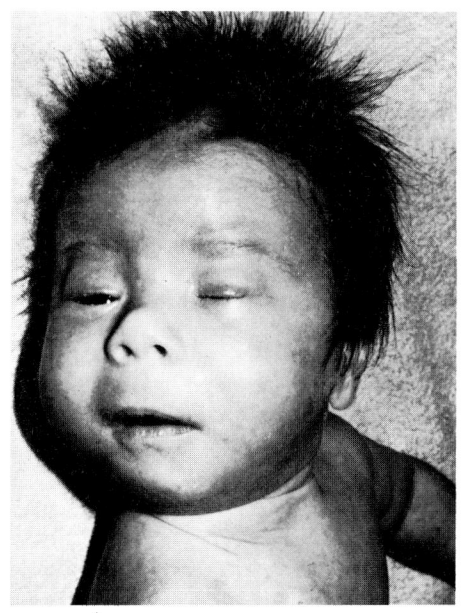

Schädigung des Kindes durch Alkoholmißbrauch der Mutter während der Schwangerschaft

Das mütterliche Alter

Bei sehr jungen werdenden Müttern (unter 17 Jahren) werden häufiger Frühgeburten (Geburten zwischen der 29. und 38. Schwangerschaftswoche) beobachtet. 60 bis 80 % aller Todesfälle in der Neugeborenenzeit gehen zu Lasten der Frühgeburt, die somit für das Kind ein hohes Risiko darstellt. Die Frühgeburtenrate liegt um so höher, je jünger die Mutter ist (Zahlen aus der Bundesrepublik Deutschland: Frühgeburtenrate bei Müttern bis zum Alter von 16 Jahren etwa 16 % gegenüber 6 bis 8 % bei erwachsenen Müttern). Neben den oft sehr stark belastenden seelischen Einflüssen spielt vermutlich der noch nicht immer voll ausgereifte mütterliche Organismus, insbesondere die zum Teil noch unterentwickelte Gebärmutter, eine entscheidende Rolle.

In den höheren mütterlichen Altersgruppen, etwa ab dem 35. Lebensjahr, steigt die Frühgeborenenrate wieder deutlich an, was besonders für die ältere Erstgebärende gilt. Das Risiko für das Kind wird außerdem durch eine altersabhängige Steigerung der Geburtskomplikationen erhöht.

Zusammenhänge zwischen Mongolismus und dem mütterlichen Alter siehe 4.6.1

Übergewicht der Mutter

Mehr als ¼ der Schwangeren sind übergewichtig, mehr als 10 % sind fettsüchtig (siehe 1.1.5.4). In Abhängigkeit vom Ausmaß des Übergewichts treten geburtshilfliche und andere Komplikationen häufiger auf. Die Totgeburtenrate und die Neugeborenensterblichkeit steigt mit zunehmendem Übergewicht der Mutter deutlich an und liegt bei Fettsüchtigen mehr als doppelt so hoch wie bei Normalgewichtigen. Auch die Aborthäufigkeit ist bei übergewichtigen Schwangeren gegenüber normalgewichtigen auf etwa das 2fache erhöht. Das so häufig zu findende Übergewicht stellt somit einen ernstzunehmenden Risikofaktor für den Schwangerschafts- und Geburtsverlauf dar.

Berufstätigkeit und Schwangerschaft

Besonders bei berufstätigen Müttern, die bereits ein oder mehrere Kinder haben, führt offensichtlich die Doppelbelastung von Beruf und Familie zu einer erhöhten Frühgeburtenrate. Berufliche Tätigkeiten, die häufiges und langes Stehen oder Gehen erfordern, schwere körperliche Arbeit sowie anhaltender beruflicher Streß (z. B. Akkordarbeit) wirken sich besonders nachteilig auf den Schwangerschaftsverlauf aus.

Unverträglichkeit des Rhesusfaktors

Beim Rhesusfaktor – benannt nach dem Rhesusaffen, an dessen roten Blutkörperchen der Faktor erstmals gefunden wurde – handelt es sich um ein besonderes Blutgruppenmerkmal (bestimmte Eigenschaft der Zellmembran roter Blutkörperchen), das bei 85 % der europäischen Bevölkerung zu finden ist (Rh-positiv). Bei 15 % ist demnach dieser Blutgruppenfaktor nicht (rh-negativ) vorhanden.

Zu einer Unverträglichkeit zwischen kindlichem und mütterlichem Blut kann es nur dann kommen, wenn die **Mutter rh-negativ,** das **Kind** dagegen **Rh-positiv** ist. Dieses Zusammentreffen ist bei etwa 13 % der Ehen grundsätzlich möglich (Mutter rh-negativ/Vater Rh-positiv). Tatsächlich sind jedoch nur etwa 5 bis 10 % der Kinder aus diesen Ehen durch eine Unverträglichkeitsreaktion gefährdet. Einer der Gründe hierfür ist, daß der Vater häufig heterozygot Rh-positiv ist (Merkmal Rh-positiv/rh-negativ, wobei Rh-positiv stets dominant ist). Die Wahrscheinlichkeit, ein Rh-positives Kind zu bekommen, beträgt bei rh-negativer Mutter und heterozygotem Vater somit 50 %.

Bei der Entbindung oder nach einem Spätabort (16. bis 28. Woche) gelangen größere Mengen kindlicher Rh-positiver roter Blutkörperchen in das mütterliche Blut. Die Mutter bildet im Verlaufe von 1 bis 3 Monaten Antikörper (siehe 3.1.3) gegen das kindliche Blut. Das erste Rh-positive Kind einer rh-negativen Mutter wird somit üblicherweise gesund geboren. Das zweite und jedes weitere Rh-positive Kind ist jedoch durch eine Blutgruppenunverträglichkeitsreaktion, die sich in einer Zerstörung kindlicher roter Blutkörperchen äußert, ernstlich gefährdet.

Hat eine rh-negative Mutter erstmals ein Rh-positives Kind geboren (oder durch einen Spätabort verloren), so versucht man durch die Injektion von menschlichem Anti-Rh-positivem Serum, die in den mütterlichen Kreislauf gelangten kindlichen roten Blutkörperchen zu eliminieren. Man hofft auf diese Weise, die Bildung mütterlicher Antikörper gegen kindliche rote Blutkörperchen zu verhindern.

1.2.2 Organentwicklung

Wir unterscheiden verschiedene Organsysteme des Organismus. Verdauungssystem, Atmungssystem, Kreislaufsystem und Ausscheidungssystem dienen letztlich dem Stoffwechsel, also der Aufnahme, Umsetzung und Verwertung der Nährstoffe. Das Bewegungssystem ermöglicht die Fortbewegung des Menschen, das Geschlechtssystem die Fortpflanzung. Daneben verfügt der Körper über ein Steuersystem, das sich aus dem Nervensystem und dem Hormonsystem zusammensetzt. Dieses Steuersystem stimmt das Zusammenwirken aller Organsysteme aufeinander ab.

Das Wachstum der Atmungs-, Kreislauf-, Verdauungs- und Ausscheidungsorgane verläuft annähernd parallel zum allgemeinen Körperwachstum. Das Nervensystem entwickelt sich dagegen in den ersten Lebensjahren sehr viel schneller, wächst dann aber langsamer als der übrige Körper. Die Fortpflanzungsorgane verändern sich während der frühen Kindheit kaum und entwickeln sich erst zu Beginn der Pubertät. Erst dann beginnen sie ihre Funktion aufzunehmen.

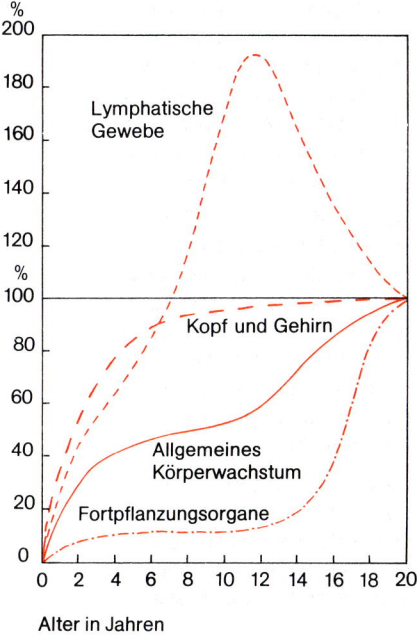

Die Grafik zeigt die unterschiedlichen Wachstumsverläufe der verschiedenen Organe.

Nervensystem

Das Nervensystem hat zusammen mit den Hormonen die Aufgabe, die Funktionen aller Teile des menschlichen Körpers aufeinander abzustimmen. Durch eine sinnvolle Koordinierung aller Organsysteme ermöglicht es dem Organismus, sich den inneren und äußeren Lebensbedingungen anzupassen.

Das Nervensystem gliedert sich in ein „Außenwelt-Nervensystem" und ein „Innenwelt-Nervensystem". Das Außenweltsystem regelt die Beziehungen des Organismus zur Umwelt. Reize aus der Umwelt werden von „Empfängern" (sogenannte Rezeptoren im Auge, im Ohr, in der Haut, in den Gelenken) aufgenommen, in elektrische Impulse umgewandelt und durch Nervenleitungen, die über das Rückenmark verlaufen, an das Gehirn weitergeleitet. Die Informationen aus der Umwelt werden dort durch ein kompliziertes Schaltsystem weiterverarbeitet. Das Gehirn antwortet auf die empfangenen Impulse, indem es „Befehle" an die verschiedenen Organe gibt, die eine angemessene Anpassung an die Umwelt ermöglichen. Die Wahrnehmung von Umweltreizen und die Anpassung des Organismus verlaufen in Sekundenbruchteilen.

Das **Innenweltsystem,** das sogenannte **„vegetative Nervensystem",** regelt Atmung, Kreislauf, Verdauung, Stoffwechsel und andere lebenswichtige Körperfunktionen. Es ermöglicht ein harmonisches Zusammenspiel der verschiedenen Organfunktionen. Das vegetative Nervensystem wird von einem Zentrum im Gehirn gesteuert. Dieses Steuerzentrum kann von dem übergeordneten Großhirn beeinflußt werden und ist auch psychischen Einflüssen zugänglich. Der Einfluß seelischer Faktoren auf das vegetative Nervensystem zeigt sich beispielsweise, wenn wir aufgeregt sind. Wir können dann mit Herzklopfen, Schwitzen, Blaßwerden oder auch mit Erröten reagieren.

Beim Neugeborenen sind die Funktionen des Nervensystems noch nicht voll entwickelt. Während lebenswichtige Anteile des Nervensystems (Rückenmark, verlängertes Rückenmark, Hirnstamm), die unter anderem die Steuerzentren für Atmung und Kreislauf enthalten, schon voll ausgebildet sind, ist das Großhirn wegen ungenügender Entwicklung der Nervenfasern noch unreif. Erst nach etwa zwei Jahren ist die Entwicklung so weit fortgeschritten, daß vom Großhirn gesteuerte gezielte Bewegungen möglich sind. Auch die vom Großhirn gesteuerte Kontrolle der Entleerung von Darm und Blase ist erst jetzt möglich, so daß diese Vorgänge vom Kind frühestens nach dem 2. Geburtstag willentlich beherrscht werden können.

Da beim Kleinkind die Funktionen der Hirnzentren und Nervenbahnen noch nicht voll entwickelt sind, sind die Koordination (siehe 6.2.4) und die Qualität der Willkürbewegungen (Bewegungen, die vom Willen beeinflußt werden können) mangelhaft. Typisch vor allem für das Kind in den ersten drei Lebensjahren sind die ungelenken und unharmonischen Bewegungen. Durch häufiges Wiederholen einer bestimmten Bewegungsaktion werden die Wege der Nervenbahnen eingeübt oder „gebahnt", so daß sich nach einer gewissen Zeit der Übung ein Bewegungsmuster ausbildet, das gekonnte, koordinierte Bewegungen erlaubt, die gleichermaßen von selbst (automatisch) ablaufen, wie z. B. das selbständige Essen mit einem Löffel, das Trinken aus einem Becher oder das Auffangen eines Balles.

Besonders wichtig für die Entwicklung der Hirnfunktion, gleich ob es sich um geistige oder körperliche Funktionen handelt, ist die Anregung durch entsprechende Reize aus der Umwelt. Durch die Formbarkeit des kindlichen Nervensystems im Säuglings- und Kleinkindalter lassen sich Leistungen und auch Störungen dieses Organsystems durch äußere Einflußnahme in starkem Maße beeinflussen.

Organsystem der Hormondrüsen

Neben dem Nervensystem sind auch die Hormone an der Steuerung der Lebensvorgänge im Organismus beteiligt. Die Hormone werden in speziellen Drüsen (Hirnanhangdrüse, Schilddrüse, Nebenschilddrüsen, Nebennieren, Bauchspeicheldrüse, Geschlechtsdrüsen) gebildet und bei Bedarf an das Blut abgegeben. Jedes der Hormone übt eine ganz bestimmte Wirkung auf Stoffwechselvorgänge, Wachstumsprozesse, Sexualvorgänge und Verhalten aus.

Die Fortpflanzungsorgane verändern sich während der frühen Kindheit kaum und entwickeln sich erst zu Beginn der Pubertät. Sie nehmen jetzt ihre Funktion auf und beginnen männliche (Bildungsort sind die Hoden) oder weibliche (Bildungsort sind die Eierstöcke) Geschlechtshormone zu bilden, die unter anderem für die Ausbildung der sekundären Geschlechtsmerkmale wie Scham- und Achselbehaarung, Brustentwicklung und Verbreiterung des Beckens beim Mädchen sowie Stimmbruch beim Jungen verantwortlich sind.

Die Hoden sollten spätestens im 2. Lebensjahr eindeutig im Hodensack liegen, andernfalls ist kinderärztliche Beratung nötig.

Sinnessystem

Gehör, Sehvermögen, Geschmacks- und Geruchssinn sind von Geburt an funktionstüchtig, entwickeln sich rasch und sind beim Vorschulkind bis auf das Gehör bereits voll ausgebildet. Letzteres ist erst mit etwa 8 Jahren ganz ausgereift.

Atmungssystem

Im Kleinkindalter wachsen Brustkorb, Zwerchfell und Atemmuskulatur (Zwischenrippenmuskeln) nur verhältnismäßig wenig. Das Kind bevorzugt in diesem Alter noch vorwiegend die Bauchatmung. Erst gegen Ende der Vorschulzeit beginnt sich langsam die Brustatmung durchzusetzen.

Im Alter von 3 bis 4 Jahren ist die Atmung des Kindes relativ flach, das heißt, ein nicht unbeträchtlicher Teil der eingeatmeten Luft erreicht die Lungenbläschen nicht und wird unverbraucht wieder ausgeatmet. Die ungenügende Atemtiefe ersetzt das Kleinkind (etwa 20–22 Atemzüge pro Minute) durch eine im Verhältnis zum älteren Kind beschleunigte Atmung.

Bereits das Vorschulkind atmet aufgrund der kräftiger gewordenen Atemmuskulatur tiefer und damit wirtschaftlicher, was sich auch in einer langsameren Atemfrequenz (etwa 18–20 Atemzüge pro Minute) bemerkbar macht.

Von großer Bedeutung für die Gesundheit und Widerstandsfähigkeit des Atmungssystems ist eine genügende Frischluftzufuhr, die am wirkungsvollsten durch ausreichende Bewegung im Freien erfolgt.

Atemwege, Harnsystem:
1 Luftröhre 4 Harnleiter
2 Lungen 5 Harnblase
3 Nieren 6 Harnröhre

Herz- und Kreislaufsystem

Besonders intensiv wächst das Herz zwischen dem 7. und 12. Lebensjahr. Mit zunehmendem Alter wird das Kind nicht zuletzt auch aufgrund der ansteigenden Herzgröße und der damit verbundenen wirtschaftlicheren Herzarbeit körperlich leistungsfähiger. Diese Tatsache ist unter anderem ablesbar an den mit zunehmendem Lebensalter abfallenden Pulsfrequenzen (von etwa 120 Herzschlägen pro Minute beim Säugling bis auf etwa 80 beim Jugendlichen) und den gleichzeitig ansteigenden Blutdruckwerten (von etwa 80/60 mm beim Säugling bis auf etwa 110/70 mm Quecksilbersäule mit 14 Jahren). Charakteristisch für das jüngere Kindergartenkind ist die relativ schnelle Erschöpfbarkeit des Herz-Kreislaufsystems.

Die Wärmeregulation, die über eine durch das Nervensystem vermittelte Eng- und Weitstellung der Blutgefäße der Haut erfolgt, ist beim Säugling und Kleinkind noch nicht voll entwickelt. Die Gefahr der Überhitzung im Sommer und der Unterkühlung im Winter ist daher beim Kindergartenkind größer als beim Schulkind (siehe 5.2.9).

Für eine gesunde Entwicklung des Herz-Kreislaufsystems ist eine ausreichende Bewegung an frischer Luft besonders wichtig. Ungenügend trainierte Organe können sich nicht voll entwickeln und bleiben leistungsschwach.

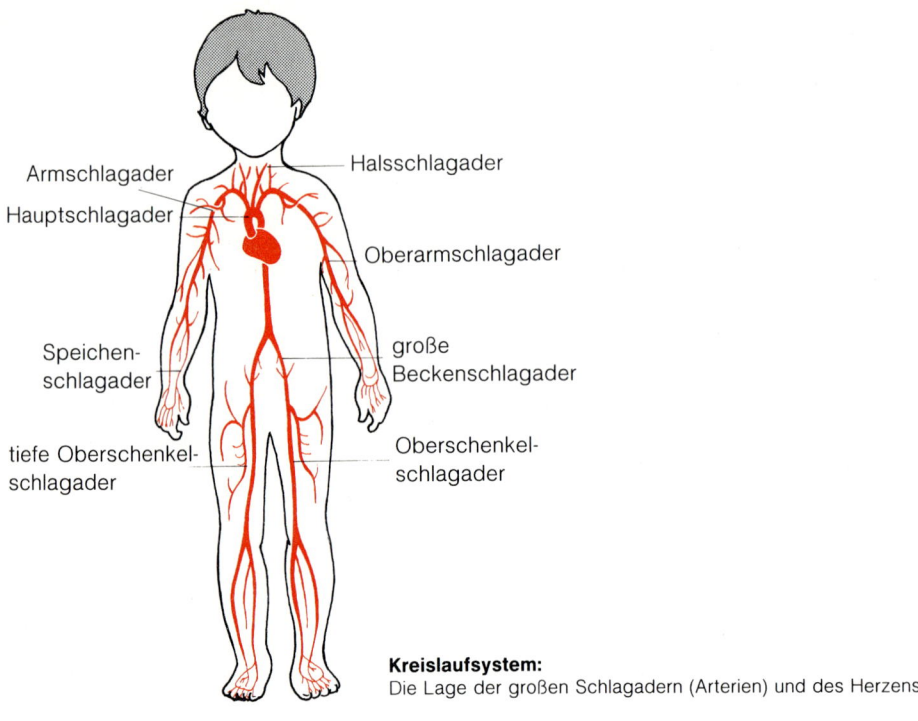

Kreislaufsystem:
Die Lage der großen Schlagadern (Arterien) und des Herzens

Verdauungssystem

Die Verdauungsorgane des Säuglings sind noch nicht voll ausgereift und daher leicht störanfällig. Er verträgt aus diesem Grund nur eine flüssig-breiige Kost. Außerdem müssen an die Säuglingsnahrung besonders hohe hygienische Anforderungen gestellt werden.

Mit Beginn des 2. Lebensjahres haben die Verdauungsorgane einen gewissen Reifezustand erreicht. Dies zeigt sich unter anderem daran, daß das Kleinkind sowohl größere Nahrungsmengen als auch eine größere Vielfalt an Speisen verträgt.

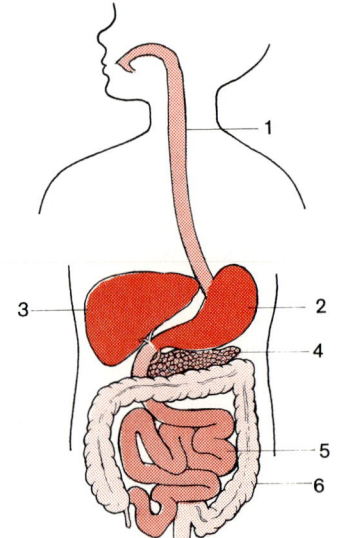

Verdauungssystem: 1 Speiseröhre   4 Bauchspeicheldrüse
                            2 Magen   5 Dünndarm
                            3 Leber   6 Dickdarm

Wenn im Laufe des 2. Lebensjahres die ersten Backenzähne erscheinen, sollte das Kind zu stärkerem Kauen angehalten werden. Magen und Darm können jetzt an schwerer verdauliche Speisen gewöhnt werden.

Im Vergleich zum Erwachsenen ist der Säuregehalt des kindlichen Magensaftes geringer. Die Säure des kindlichen Magens reicht daher oft nicht aus, um alle mit der Nahrung aufgenommenen Bakterien abzutöten. Hierin ist eine der Ursachen für die erhöhte Anfälligkeit des Kindes für bakterielle Magen-Darm-Erkrankungen zu sehen.

Die Muskelschichten der Darmwand sind beim kleinen Kind noch verhältnismäßig schwach entwickelt. Beim Vorschulkind treten als harmlos anzusehende Blähungen daher häufiger auf.

Zahnentwicklung siehe 6.5.1.

Harnsystem

In den Nieren zirkulieren täglich etwa 150 Liter „Primärharn", der aus dem Blut in die Nieren abgefiltert wird. Diese große Flüssigkeitsmenge ist erforderlich, um im Körper entstehende Abbauprodukte in Lösung zu bringen und aus dem Blutkreislauf in die Abflußwege der Nieren zu befördern. Die Nieren konzentrieren schließlich die auszuscheidenden Substanzen (durch Wasserentzug) so stark, daß sie mehr als 90% des im Primärharn enthaltenen Wassers wieder in den Blutkreislauf zurückgeben können.

Die Nieren Neugeborener sind – bezogen auf das Körpergewicht – fast doppelt so groß wie die Erwachsener. Durch die relativ großen Nieren ist es dem jungen Kind möglich, die im Vergleich zum Erwachsenen geringere Leistungsfähigkeit der Nierenfunktion auszugleichen. Die Ursache der geringeren Funktionstüchtigkeit kindlicher Nieren beruht auf dem verminderten Konzentrationsvermögen des Organs. Für die Ausscheidung der Harnsubstanzen benötigt der Organismus des Kindes daher eine relativ große Flüssigkeitsmenge. Dadurch erklärt sich unter anderem der im Vergleich zum Erwachsenen höhere Flüssigkeitsbedarf pro Kilogramm Körpergewicht (siehe 1.3.1) sowie das häufigere Wasserlassen des Kindes.

Anregungen zur weiteren Vertiefung

1. Auf welche Weise können durch Röteln in der Schwangerschaft hervorgerufene Mißbildungen wirksam verhütet werden?
2. Was könnte eine Schwangere tun, um die Wahrscheinlichkeit einer Übertragung des Toxoplasmose-Erregers möglichst gering zu halten?
3. Nehmen Sie häufiger nicht vom Arzt verordnete Medikamente (z. B. Schlaftabletten, Kopfschmerztabletten) ein? Wie würden Sie sich im Fall einer Schwangerschaft verhalten? Begründen Sie Ihre Antwort.
4. Wie beurteilen Sie die Auswirkungen des Zigarettenrauchens und eines häufigen Alkoholkonsums in der Schwangerschaft? Wie würden Sie sich im Falle einer eigenen Schwangerschaft verhalten?
5. Kennen Sie Ihre eigene Blutgruppe einschließlich Ihres Rhesusfaktors? Unter welchen Bedingungen könnte eine Gefährdung des Kindes bestehen?
6. Welche äußeren Faktoren, die eine erhöhte Gefährdung des Kindes mit sich bringen, sind durch die Schwangere selbst beeinflußbar?
7. Welche gesetzgeberischen Maßnahmen zum Mutterschutz kennen Sie?

1.2.3 Größe und Gewicht

Das **Längenwachstum** läßt eine gewisse Gesetzmäßigkeit erkennen, die sich an der Wachstumskurve (s. Abb.) ablesen läßt. Die Abbildung zeigt ein breites Band, das dem Normalbereich entspricht. Innerhalb des Normalbereiches können die Wachstumskurven von Kind zu Kind sehr unterschiedlich verlaufen. Abweichungen vom normalen Kurvenverlauf nach oben oder unten sollten Anlaß geben, einen Kinderarzt aufzusuchen.

Der Verlauf der Kurve läßt erkennen, daß das Säuglingsalter mit Abstand die Phase des schnellsten Wachstums ist. Am Ende des ersten Lebensjahres ist das Kind etwa um die Hälfte größer als bei der Geburt. Vom 3. bis 11. Lebensjahr wächst das Kind jedes Jahr um etwa 6 cm (5–7 cm).

Im Alter von etwa 4 bis 6 Jahren erfährt der Körper des Kindes einen „ersten Gestaltwandel". Es kommt zu einer Streckung der gesamten Gestalt. In der folgenden „vorpuberalen Phase" (7 bis 11 Jahre) verläuft die Entwicklung langsamer. Mit etwa 10 Jahren beim Mädchen und etwa 12 Jahren beim Jungen erfolgt in der frühen Pubertätsphase ein erneuter, ausgeprägter Wachstumsschub („zweiter Gestaltwandel"). Mit Beendigung der Geschlechtsreife ist das Längenwachstum beim weiblichen Geschlecht mit etwa 16 und beim männlichen mit etwa 18 Jahren abgeschlossen. Die endgültige Erwachsenengröße entspricht annähernd der doppelten Größe, die man mit zwei Jahren hatte.

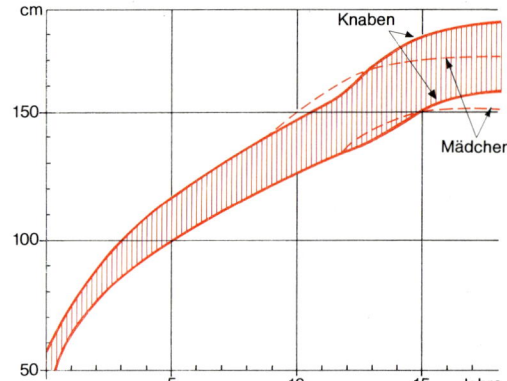

Normalwerte der Körperlänge. 94 % aller Kinder haben eine Länge, die innerhalb des schraffierten Bereichs liegt.

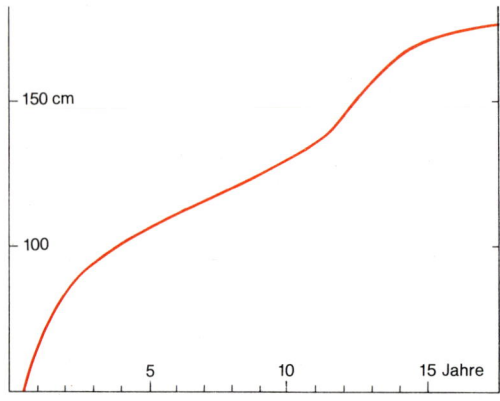

Die Wachstumskurve des einzelnen Kindes muß nicht genau den Verlauf der obigen Kurve nehmen. Es kommt lediglich darauf an, daß die Einzelkurve innerhalb des schraffierten Bereichs bleibt.

Normalgröße und Normalgewicht des Kindes:

Jahre	Jungen cm	kg	Mädchen cm	kg
1	76	10,4	75	9,8
2	88	13,0	86	12,0
3	97	14,5	96	14,3
4	105	17,0	104	16,5
5	112	19,2	111	18,6
6	118	21,5	118	21,1
7	124	24,0	124	23,6
8	129	26,4	130	26,3
9	135	29,6	135	28,9
10	140	32,4	140	32,5
11	145	36,0	147	36,6
12	150	40,0	153	41,5
13	156	44,2	158	46,0
14	163	50,2	162	52,5
19	177	67,9	166	58,0

Für die Feststellung des Normalgewichts müssen drei Faktoren berücksichtigt werden: die Körperlänge, das Lebensalter und das Geschlecht des Kindes. Entscheidender Faktor für die Festlegung des Normalgewichts ist die **Körperlänge.** Bei den Angaben handelt es sich um Mittelwerte aus verschiedenen Untersuchungen.

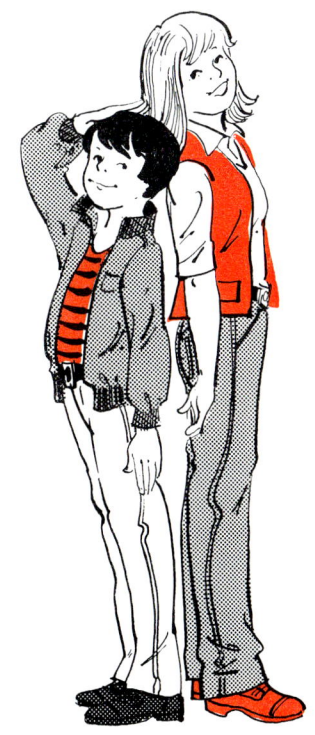

Die **Wachstumsgeschwindigkeit** und die endgültige Körpergröße hängen von verschiedenen Faktoren ab. Chronisch unterernährte Kinder sind kleinwüchsig. Überernährte Kinder dagegen sind nicht nur dicker, sondern in der Regel auch etwas größer als normal ernährte. Hormonstörungen können je nach Art der Erkrankung zu einem verzögerten oder auch zu einem beschleunigten Wachstum führen. Grundsätzlich sind Wachstumsgeschwindigkeit und endgültige Größe mit einem gewissen Spielraum erblich festgelegt.

Wachstumsverzögerungen (Kleinwuchs) im Kindes- und Jugendalter liegt nicht selten familiär bedingter Kleinwuchs zugrunde. In einem solchen Fall haben auch die Eltern des Kindes eine geringe Körpergröße. Ursache eines Kleinwuchses kann auch eine Verzögerung des Pubertätswachstumsschubs sein, der statt mit 12 Jahren erst mit 15 oder 16 Jahren erfolgt. In seltenen Fällen kann auch eine hormonelle Störung vorliegen. Eine Abklärung der zugrundeliegenden Ursache sollte in jedem Fall durch einen erfahrenen Kinderarzt erfolgen.

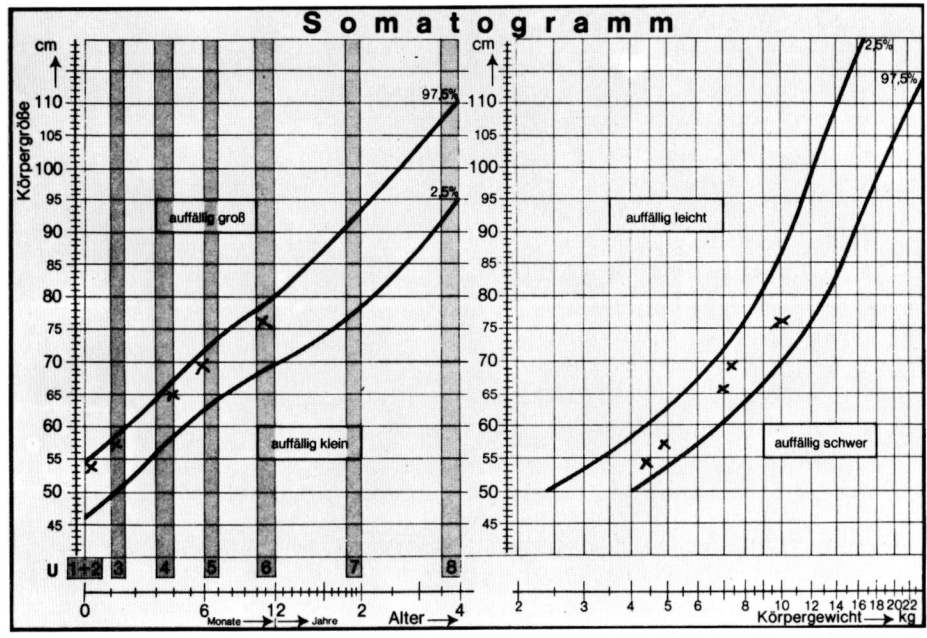

Auf der linken Bildhälfte werden Lebensalter und Körpergröße, auf der rechten Körpergewicht und Körpergröße in Beziehung gebracht. Der Bereich innerhalb der beiden dick ausgezeichneten Linien entspricht der Entwicklung des normalen Längenwachstums (links) beziehungsweise des normalen Körpergewichts (rechts).

Die Perioden raschen Wachsens stellen für den kindlichen Organismus eine besondere Belastung dar. Vor allem die zweite Streckung zu Beginn der Pubertät beeinträchtigt die Leistungsfähigkeit vieler Kinder und erklärt bis zu einem gewissen Grad manches schulische Versagen in der Mittelstufe.

Die Entwicklung des **Körpergewichts** geht der des Längenwachstums nicht immer parallel. In den Phasen der Streckung ist das Längenwachstum, in den Zeiten langsameren Wachstums die Gewichtszunahme verstärkt. Junge Säuglinge nehmen wöchentlich etwa 150 bis 200 g zu. Ab dem 6. Monat steigt das Gewicht nur noch um etwa 120 g pro Woche. Mit rund 1 Jahr hat sich das Geburtsgewicht verdreifacht. Vom 3. bis 11. Lebensjahr steigt das Körpergewicht des Kindes jährlich um etwa 2,5 kg (2–3 kg).

Wachstumsbeschleunigung (Akzeleration)

In den letzten 100 Jahren ist ein beschleunigtes Wachstum festzustellen. Während sich die Neugeborenengröße nur geringfügig verändert hat, ist das einjährige Kind um rund 5 cm und das fünfjährige bereits um etwa 10 cm größer als Gleichaltrige vor 100 Jahren. Die Wachstumsbeschleunigung fällt fast ausschließlich in die ersten 5 Lebensjahre. Der in der Kleinkindzeit gewonnene Vorsprung von etwa 10 cm bleibt während der gesamten Kindheit und Pubertät erhalten, so daß mit der „Akzeleration" auch eine Wachstumssteigerung von rund 10 cm verbunden ist.

Gleichzeitig mit der Akzeleration hat sich auch der Beginn der Pubertät um 2 bis 3 Jahre vorverlegt.

1.2.4 Körperlich-geistige Entwicklung

Beobachten Sie gerade in den ersten Lebensjahren Ihr eigenes oder das Ihnen anvertraute Kind mit besonderer Sorgfalt. Eine Abweichung von der normalen Entwicklung sollte Ihnen nicht entgehen. Durch die moderne Medizin ist es möglich, Behinderungen (siehe 4.6) zu vermeiden oder deutlich zu mildern. Voraussetzung ist jedoch, daß die Störung frühzeitig erkannt und behandelt wird. Denn nur in der frühen Kindheit können gestörte Funktionen noch entscheidend gebessert werden. Je rechtzeitiger eine Abweichung erkannt wird, desto eher kann eine Behandlung einsetzen, und um so günstiger sind die Aussichten auf Erfolg.

Wegen der großen Bedeutung der Früherkennung von Störungen in den ersten Lebensjahren sollten Eltern und Erzieher ausreichende Kenntnisse über die körperlich-geistige Entwicklung in den ersten Lebensjahren besitzen. An dieser Stelle kann nur eine kurze und unvollständige Zusammenstellung der frühkindlichen Entwicklung erfolgen.

Entwicklungsverlauf[1]

Neugeborenes: Typisch für das Neugeborene ist die allgemeine Beugehaltung der Finger, Zehen, Arme und Beine. Die durch die platzsparende Haltung im Mutterleib bedingte erhöhte Spannung der Beugemuskulatur dauert meist noch einige Wochen nach der Geburt an. In Rückenlage kann das Kind den Kopf noch nicht gerade halten, so daß dieser stets auf der Seite liegt.

1. Monat: Das Kind beginnt, aus der Bauchlage den Kopf für einige Sekunden anzuheben. Beim Hochziehen an den Händchen sinkt der Kopf noch nach hinten.

2. bis 4. Monat: Das Kind hebt in der Bauchlage den Kopf deutlich an und kann sich bereits kurzfristig auf die Unterarme stützen. Wird es zum Sitzen hochgezogen, bringt es den Kopf mit hoch und hält ihn aufrecht.

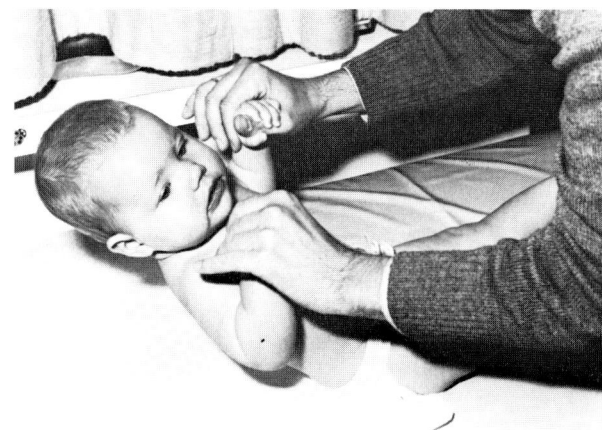

Der Säugling hebt beim Hochziehen
zum Sitzen den Kopf mit an
(4. Monat).

---

[1] Gilt nicht für frühgeborene Kinder. Insgesamt sind alle Altersangaben auch nur als ungefähre Richtschnur anzusehen.

Das Kind nimmt bereits von Geburt an Kontakt mit der Umwelt auf. Etwa am Ende des 3. Monats gibt es erste Lautäußerungen von sich, die sich wie Gurren oder Gurgeln anhören. Mit 4 Monaten lacht das Kind erstmals, wenn es geneckt wird.

5. bis 6. Monat: Das Kind kann sich jetzt vom Bauch auf den Rücken rollen. Es ist jedoch noch kein aktives Körperdrehen wie beim älteren Säugling, sondern mehr ein unerwartetes „Umkippen". Etwa im 6. Monat kann das Kind einen Gegenstand von einer Hand in die andere geben. Die Fähigkeit zum bewußten Loslassen eines Gegenstandes bedeutet den Sieg über den „primitiven" Handgreifreflex, der den Säugling in den ersten Monaten noch daran hindert, im richtigen Moment den Gegenstand loszulassen.

Nun „plaudert" der Säugling auch häufig, dabei wechselt er immer wieder Lautstärke und Tonhöhe.

7. bis 9. Monat: Etwa im 7. Monat kann sich das Kind vom Rücken auf den Bauch drehen. Mit 8 Monaten ist es im allgemeinen in der Lage, für mehrere Sekunden ohne fremde Unterstützung zu sitzen, wenn es in die Sitzstellung hochgezogen oder hingesetzt wurde. Mit etwa 9 Monaten kann der Säugling für einige Sekunden fest auf den Beinen stehen, wenn man ihn hinstellt und nur noch an den Händen festhält. Um den 8. Monat herum kann das Kind mit auffälliger Zurückhaltung oder gar Ängstlichkeit auf fremde Menschen zu reagieren beginnen. Dieses „Fremdeln" zeigt, daß es nun in der Lage ist, zwischen vertrauten und fremden Personen eindeutig zu unterscheiden.

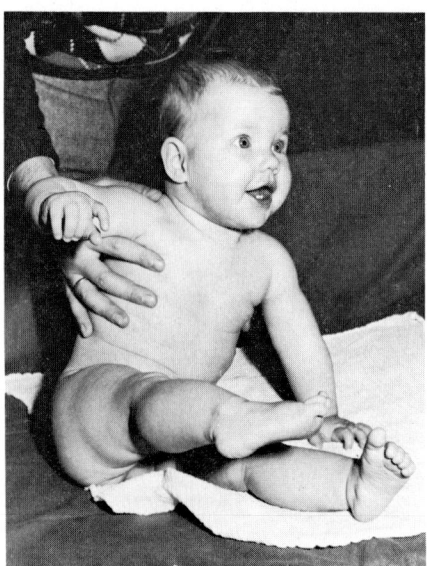

Bei der Vorsorgeuntersuchung
Der Arzt kippt das Baby leicht zur Seite. Er prüft dabei die Fähigkeit des Säuglings, sich mit dem Arm abzustützen, um sich vor dem Seitwärtsfallen zu schützen (8. Monat).

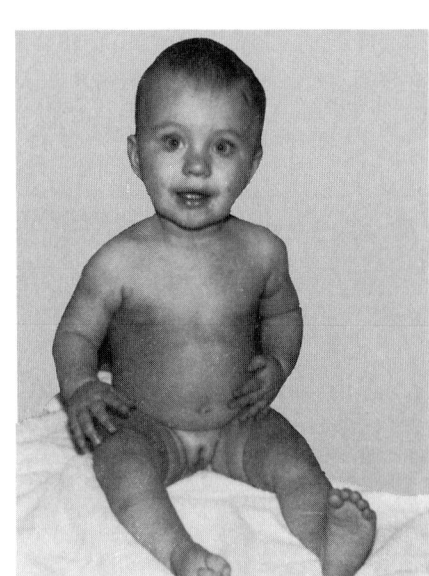

Etwa im 8. Monat kann der Säugling schon für einige Sekunden allein sitzen, wenn er hingesetzt wurde. Im 9. Monat kann er länger als 1 Minute frei und aufrecht sitzen.

10. bis 12. Monat: Im 10. Monat ist das Kind imstande, sich aus der Bauchlage selbständig aufzusetzen. Zwischen dem 10. und 11. Monat beginnt es zu krabbeln, sich an Möbelstücken hochzuziehen und seitwärts an ihnen entlang zu gehen. Am Ende des 1. Lebensjahres geht das Kind, wenn auch noch sehr unbeholfen, an der Hand des Erwachsenen. Zwischen dem 12. und 15. Monat fängt es im allgemeinen an zu „laufen".

2. bis 6. Lebensjahr: Die Körperbeherrschung, insbesondere das Laufen, wird stetig verbessert. Mit etwa 4 Jahren zeigt sich eine gesteigerte körperliche Aktivität und eine deutliche Wendigkeit in den Bewegungen. Der erste Gestaltwandel vom Kleinkind zum Schulkind geht mit einer auffallend verbesserten Koordination und Feinmotorik einher.

7. bis 12. Lebensjahr: Im Alter von etwa 8 bis 9 Jahren, einer ruhigeren Wachstumsperiode, tritt eine gewisse körperliche Stabilisierung ein. Zwischen 10 und 12 Jahren verfügt das Kind trotz einer gewissen Belastung durch das beschleunigte Wachstum meist über die beste körperliche Verfassung des ganzen Lebens. Zu keiner Zeit mehr ist der Mensch so gesund wie in dieser Altersphase.

Früherkennung[1]

Obwohl bei der gesamten Entwicklung des Kindes Schwankungsbreiten zu den angeführten Altersangaben durchaus als normal anzusehen sind, sollte das Kind einem Kinderarzt vorgestellt werden, wenn es zu den angegebenen Zeitpunkten folgende Fähigkeiten noch nicht beherrscht:

▶ Spätestens bis zur 13. Woche kann das Kind den Kopf im Sitzen (während der Erwachsene es an den Händen festhält) aufrecht halten.
  In den beiden ersten Lebensmonaten hält das Kind stets die Hand zur Faust geschlossen. Besteht die Fausthaltung über die 13. Woche hinaus, handelt es sich um einen auffälligen Befund, der der Abklärung bedarf.

▶ Spätestens mit 16 Wochen soll der Säugling aus der Bauchlage heraus den Kopf für mehr als 1 Minute hochhalten können.
  Bis zur 16. Woche sollte das Kind die Bezugsperson angelächelt haben.

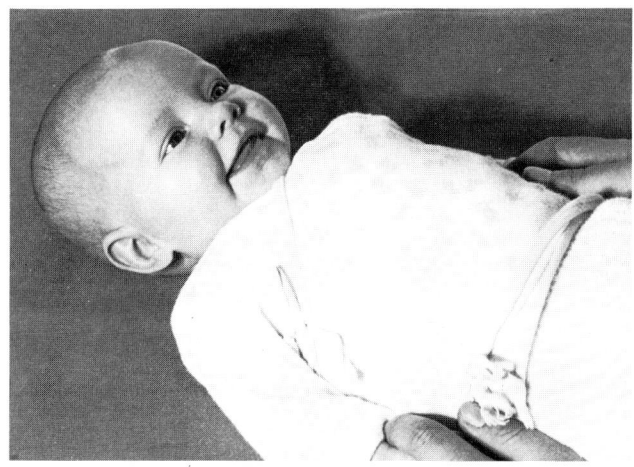

Spätestens bis zur 16. Woche sollte der Säugling die Bezugsperson angelächelt haben. Ein erstes, zaghaftes Lächeln zeigen viele Babys bereits im 2. Monat.

---

[1] Nach Angaben von Hellbrügge in „Die ersten 365 Tage im Leben eines Kindes", München/Zürich 1973.

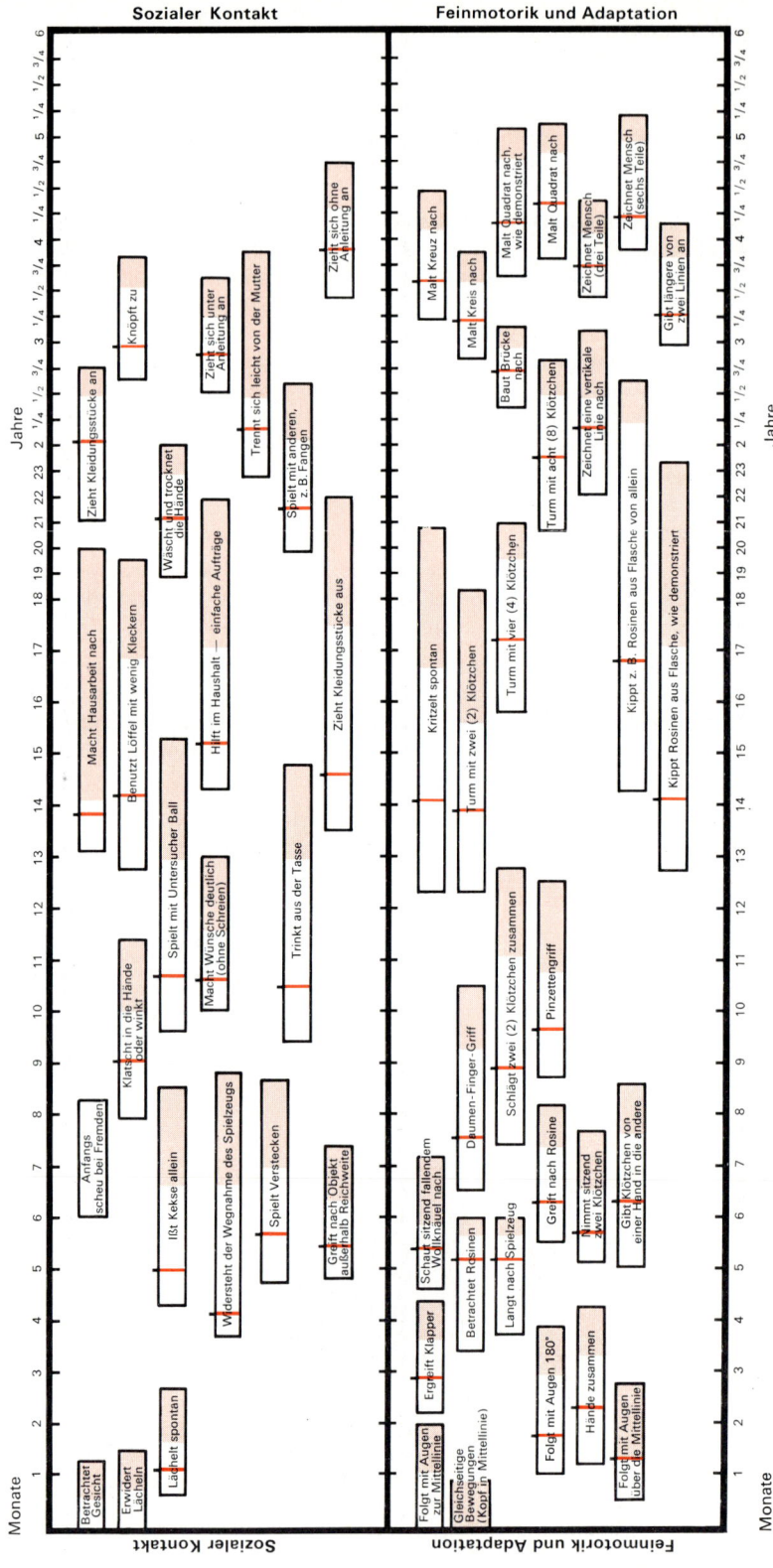

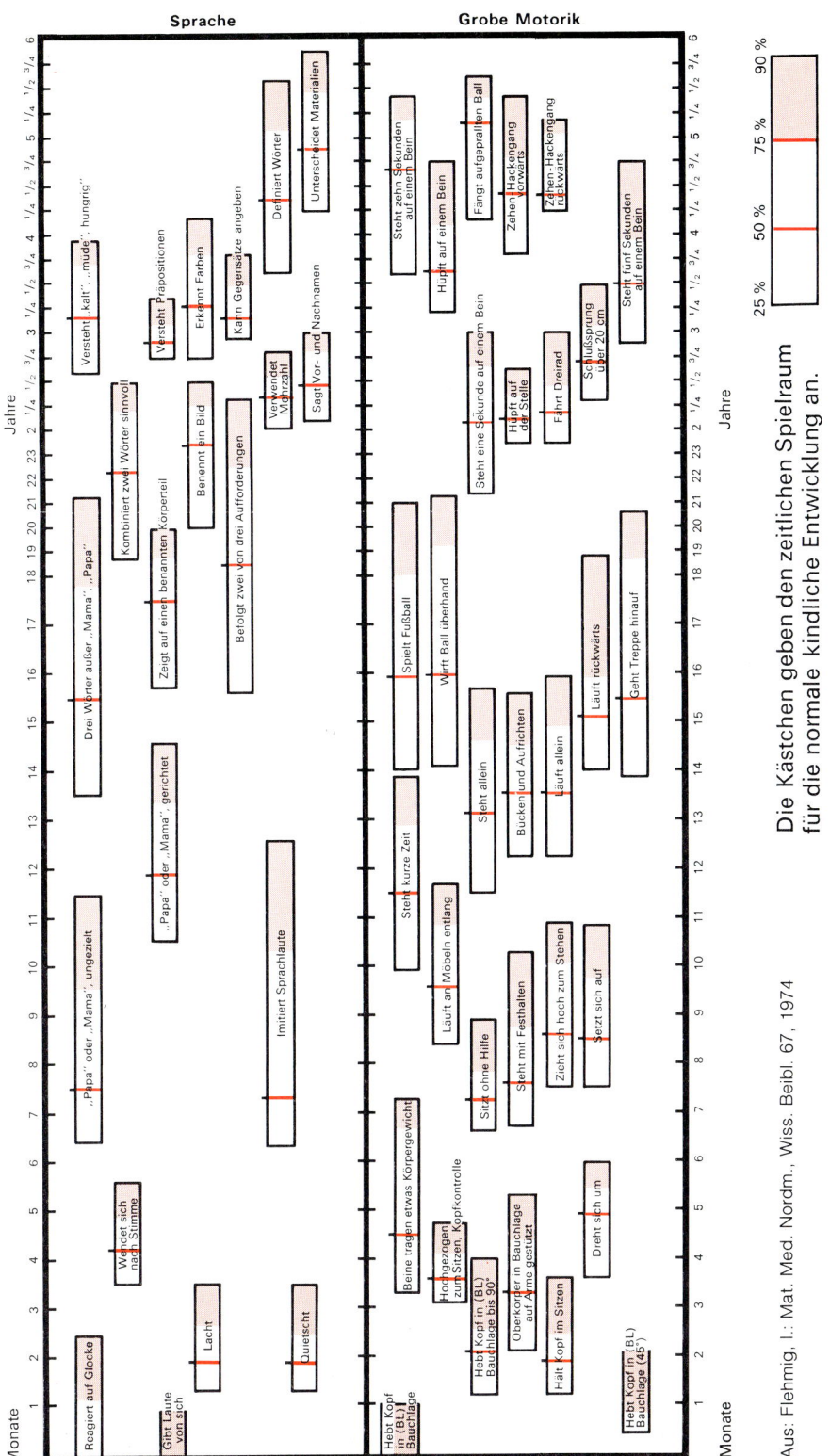

Die Kästchen geben den zeitlichen Spielraum für die normale kindliche Entwicklung an.

Aus: Flehmig, I.: Mat. Med. Nordm., Wiss. Beibl. 67, 1974

- Spätestens bis zur 26. Woche soll der Säugling auf Papierrascheln und ähnliche Geräusche mit einer deutlichen Kopfwendung reagieren.
- Bis zur 30. Woche sollte das Kind ein Spielzeug von einer in die andere Hand geben können.
- Bis zur 35. Woche soll das Kind mit den Beinen abfedern können (es geht in die Hocke und stößt sich durch Streckung des gesamten Körpers wieder hoch).
  Gegen Ende der 35. Woche sollte es sich vom Rücken auf den Bauch drehen können.
- Spätestens bis zur 40. Woche soll das Kind einzelne Silben (= Konsonant + Vokal, z. B. ga-ga, ba-ba) sprechen können.
- Wenn der Säugling nur auf den Fußspitzen steht oder wenn er bis zur 44. Woche noch nicht stehen kann (der Erwachsene hält es dabei an den Händen), empfiehlt es sich dringend, ihn einem Kinderarzt vorzustellen.
- Spätestens bis zur 48. Woche sollte das Kind sicher sitzen können. Bis zur 48. Woche soll es auch krabbeln können.
- Spätestens am Ende des 1. Lebensjahres sollte das Kind (mit Hilfe des Erwachsenen durch Festhalten an einer Hand) erste Schritte machen können. Es muß dabei die Beine von selbst anheben.
  In diesem Alter soll es vertraute Menschen von Fremden eindeutig unterscheiden können.

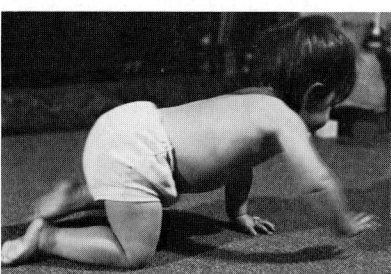

Mit 11 Monaten sollte das Kind koordiniert krabbeln können.

Am Ende des 1. Lebensjahres (11.–12. Monat) geht das Kind, wenn auch noch sehr unbeholfen, an der Hand des Erwachsenen. Am 1. Geburtstag können etwa 60% aller Kinder frei laufen. Nicht wenige beginnen erst zwischen dem 13. und 16. Monat mit dem freien Laufen.

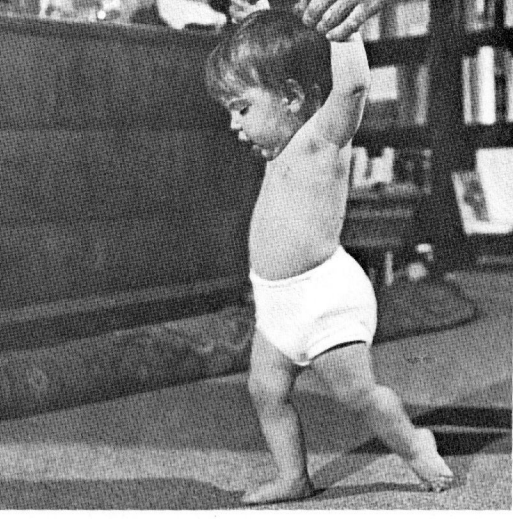

1.3 Allgemeine Faktoren zur Gesunderhaltung des Kindes und Jugendlichen

1.3.1 Ernährung

Auch in völliger Ruhe verbraucht der Mensch Energie, die für die Aufrechterhaltung der Organfunktionen benötigt wird. Bei körperlicher Betätigung und besonders in der Zeit des Wachstums werden zusätzliche Energien benötigt. Den „Brennstoff" verschafft sich der Körper durch die Verbrennung der in der Nahrung enthaltenen Nährstoffe Eiweiß, Fett und Kohlenhydrate. Der Energiegehalt der Nährstoffe wird seit dem 1. Januar 1978 in Joule berechnet[1].

Empfehlungen für eine wünschenswerte Energieversorgung von Kindern:[2]

Alter in Jahren	tägliche Energiezufuhr in Joule
1 – 3	4 200 – 5 900 kJ
4 – 6	6 300 – 7 500 kJ
7 – 9	7 100 – 8 400 kJ
10 – 12 Knaben	8 800 – 10 100 kJ
10 – 12 Mädchen	8 400 – 9 600 kJ
13 – 14 Knaben	10 100 – 11 800 kJ
13 – 14 Mädchen	9 200 – 10 900 kJ

Eiweiß ist als Aufbaustoff der Zellen lebenswichtiger Bestandteil der Nahrung. 1 Gramm davon liefert etwa 16 Kilojoule. Der empfohlene Eiweißgehalt der Nahrung beträgt rund 15% der täglichen Energiezufuhr. Der Bedarf soll je zur Hälfte durch Eiweiß tierischer (z. B. enthalten in Fleisch, Wurst, Fisch, Milch, Käse, Quark, Eiern) und pflanzlicher Herkunft (z. B. enthalten in Vollkornbrot und anderen Getreideprodukten, Kartoffeln, Hülsenfrüchten, Gemüse) gedeckt werden.

1 Gramm **Fett** liefert knapp 40 Kilojoule. Die Nahrung von Kleinkindern und Schulkindern sollte 35 bis 40% Fett enthalten. Dieser Nährstoff ist in fast allen Nahrungsmitteln in unterschiedlicher Konzentration enthalten – oft als „unsichtbares Fett" (z. B. in Fleisch, Wurst, Käse, Milch, Eiern) neben dem „sichtbaren Fett" (z. B. Butter, Margarine, Öl oder Schmalz). In der üblichen Nahrung sind sichtbare und unsichtbare Fette zu etwa gleichen Teilen vorhanden. Die tierischen Fette haben nur einen geringen Gehalt an den so wichtigen hochwertigen mehrfach ungesättigten Fettsäuren (ungesättigte Fettsäuren sind enthalten in Speiseöl und Margarine). Ein hoher Anteil gesättigter tierischer Fettsäuren an der täglichen Nahrung erhöht deutlich den Blutfettspiegel. Gerade bei Menschen, die anlagemäßig zu einem erhöhten Blutfettspiegel neigen, führt diese Form der Fehlernährung frühzeitig zu einer Verhärtung der arteriellen Blutgefäße (Arteriosklerose), die sehr häufig schwere Herz- und Kreislauferkrankungen, wie z. B. Herzinfarkt und Bluthochdruck, nach sich zieht.

---

[1] Der bisherigen Kalorie entsprechen etwa 4 Joule (1 Kilokalorie = 4,186 Kilojoule). Wer noch gewohnt ist, in Kalorien zu rechnen, muß die Kalorienzahlen mit 4 multiplizieren, um auf die entsprechende Zahl in Joule zu kommen (Beispiel: 100 Kalorien entsprechen etwa 400 Joule).

[2] Die in diesem Kapitel gegebenen Empfehlungen beziehen sich vorwiegend auf Untersuchungen von W. Droese und H. Stolley (siehe S. 57).

1 Gramm **Kohlenhydrat** liefert etwa 16 Kilojoule. Kohlenhydrate sollen etwa 50% der täglichen Energiezufuhr ausmachen. Da sie leicht verdaulich sind und vom Körper schnell in Energie umgesetzt werden können, sind sie für Kinder mit ihrem lebhaften Stoffwechsel besonders wichtig. Der Bedarf wird am besten durch solche Kohlenhydrate gedeckt, die zusätzlich wertvolle Vitamine und „Ballast- oder Schlackenstoffe" (unverdauliche Rohfasern, die durch Quellung ihre Masse erhöhen und so die Darmtätigkeit fördern – siehe auch ‚Verstopfung', 2.3.4) enthalten, wie z. B. Vollkornbrot, Graubrot, Haferflocken, Kartoffeln, frisches Gemüse und Obst. Vorwiegend aus Weißmehl oder Zucker bestehende Kohlenhydrate wie Teigwaren, Weißbrot, Konditoreiwaren oder Süßigkeiten enthalten vor allem „leere" Brennstoffe und führen leicht zu einer Verstopfung, da sie so gut wie keine Ballaststoffe enthalten. Je konzentrierter Kohlenhydrate aufgenommen werden (am konzentriertesten ist Zucker), desto weniger sättigen sie, obwohl ihr Energiegehalt sehr hoch ist. Reichlicher Verzehr von Süßigkeiten und Konditoreiwaren zwischen den Mahlzeiten bringt die Appetitregulation der Kinder durcheinander, so daß sie bei den Hauptmahlzeiten nur wenig Appetit haben. Bald danach stellt sich aber wieder Hunger ein, worauf erneut zu Süßem gegriffen wird. Statt der wichtigen Nähr- und Aufbaustoffe, die in den Hauptmahlzeiten enthalten sind, nimmt das „vernaschte Kind" vor allem wertlosen Zucker zu sich. Gleichzeitig fördert der reichliche Verzehr zuckerreicher Genußmittel – über das Stoffwechselhormon Insulin – die Fettbildung: Überschüssige Kohlenhydrate und Fette aus der Nahrung, die den Energiebedarf übersteigen, werden zu Körperfett aufgebaut.

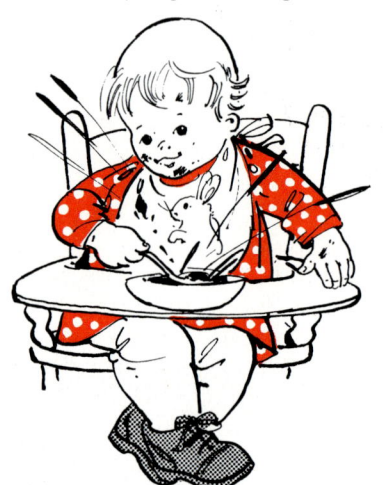

Mineralstoffe sind anorganische Bestandteile im menschlichen Organismus und in den Nahrungsmitteln. Sie werden auch **Mengenelemente** und **Spurenelemente** genannt.

Zu den **Mengenelementen** im engeren Sinne gehören Natrium, Kalium, Chloride, Magnesium, Calcium, Phosphor und Schwefel. Sie sind essentielle „Nahrungsbestandteile", die vom Organismus regelmäßig in geringen Mengen aufgenommen werden müssen (sie können nicht vom Körper selbst gebildet werden). Sie sind notwendig für die Aufrechterhaltung der Zellfunktionen, für die Erregbarkeit der Nerven-, Herz- und Muskelzellen, für Hemmung oder Aktivierung zahlreicher Stoffwechselvorgänge, und sie sind unentbehrliche Bausteine von Knochen und Zähnen. In der Regel werden Mengenelemente bei ausgewogener Ernährung in ausreichender Menge aufgenommen.

Andere anorganische Elemente kommen lediglich in Spuren im Organismus vor. Die Bedeutung dieser **Spurenelemente** (vor allem Eisen, Jod, Kupfer, Kobalt, Fluor, Zink, Selen) liegt insbesondere darin, daß sie Bestandteile von Hormon- und Enzymsystemen und an zahlreichen Stoffwechselvorgängen beteiligt sind. Bei Frauen kann es durch verstärkte Periodenblutungen zu Blut- und damit zu verstärkten Eisenverlusten (die roten Blutkörperchen enthalten Eisen) kommen. Da die Bundesrepublik Deutschland (nicht nur in Süddeutschland) Jodmangelgebiet ist, sind **Jodmangelzustände** relativ häufig. Sie sind eine wesentliche Ursache der bei uns so zahlreichen Schilddrüsenvergrößerungen (etwa jeder 10. Erwachsene hat eine vergrößerte Schilddrüse). Zum Ausgleich des Jodmangels ist grundsätzlich die Verwendung **jodierten Speisesalzes** zu empfehlen.

Vitamine (Vitamin A, B, C, D, E, K) sind in erster Linie Bestandteile von Enzymen und steuern wichtige chemische Reaktionen im Organismus. Mangelerscheinungen treten bei einer ausgewogenen Ernährung selten auf. Da der Vitamin-D-Bedarf wegen des raschen Wachstums im 1. Lebensjahr besonders hoch ist, erhalten Säuglinge üblicherweise täglich dieses Vitamin in Tablettenform.

Ballaststoffe sind unverdauliche pflanzliche Faserstoffe, die im Darm unter der Einwirkung von Flüssigkeit quellen. Sie regen die Darmtätigkeit an und verkürzen damit die Verweildauer des Speisebreis im Darm. Es gibt Hinweise dafür, daß eine verzögerte Darmpassage die Einwirkzeit von krebsauslösenden Substanzen im Darm verlängert. Der Zusammenhang zwischen einer verlängerten Darmpassagezeit und Dickdarmkrebs könnte damit erklärt werden. Eine ausreichende Ballaststoffaufnahme hat zudem einen gewissen cholesterinsenkenden Einfluß (s. 1.1.5.1).

Der Bedarf an lebenswichtigen **Vitaminen, Mineralien** und **Spurenelementen** wird durch eine abwechslungsreiche Mischkost, die frisches Gemüse und Obst enthält, ausreichend gedeckt. **Kochsalz** wird mit einer solchen Kost ebenfalls genügend aufgenommen, denn in vielen Nahrungsmitteln ist es bereits vorhanden. Fast immer wird im Haushalt zu stark gesalzen, so daß die meisten Menschen zuviel Salz zu sich nehmen. Bei Menschen, die zum Hochdruck neigen, fördert eine zu hohe Salzzufuhr diese Erkrankung entscheidend.

Kinder brauchen viel **Flüssigkeit.** Je jünger das Kind, desto größer ist – gemessen am Körpergewicht – der Flüssigkeitsbedarf. Das Kleinkind braucht (auf 1 kg Körpergewicht umgerechnet) etwa 3mal soviel Flüssigkeit wie ein Erwachsener. Rund die Hälfte des täglichen Bedarfs wird durch Getränke gedeckt. Die andere Hälfte ist in den verzehrten Nahrungsmitteln in versteckter Form enthalten (Kartoffeln oder Gemüse z. B. bestehen zu etwa 90% aus Wasser). Die getrunkene Flüssigkeit – im Kindergartenalter etwa ¾ bis 1 Liter pro Tag – sollte vorwiegend aus verdünnten Fruchtsäften oder Tee bestehen. Anregende Getränke wie Bohnenkaffee und schwarzer Tee sind für Kinder ungeeignet.

Zuckerhaltige Getränke wie unverdünnte Obstsäfte, Colagetränke oder Limonade – die Lieblingsgetränke vieler Kinder – sollen eine Ausnahme sein. Sie enthalten zwischen 1600 und 2800 Kilojoule pro Liter. Zucker- und kohlensäurehaltige Getränke beeinträchtigen den Appetit und können zudem bei empfindlichen Kindern zu Magen- und Darmbeschwerden führen (siehe 2.3.3, Bauchschmerzen).

Milch ist ein gesundes Nahrungsmittel und unentbehrlicher Bestandteil in der Ernährung des Kindes. Sie ist jedoch nährstoffreich und eignet sich somit nicht zum Durstlöschen. Reichlicher Milchgenuß ist unangebracht, da er nicht selten Ursache von Appetitlosigkeit ist und bei zu Übergewicht neigenden Kindern den Fettansatz fördern kann. Ernährungswissenschaftler empfehlen, die tägliche Menge an Milch – einschließlich der zum Kochen verwendeten Milch – im Kleinkindalter auf ¼ bis ½ Liter zu beschränken. Ein Teil davon kann in Form von Quark, Joghurt, Buttermilch oder anderen Milchspeisen zugeführt werden.

Übersicht über die tägliche Flüssigkeitsaufnahme von Klein- und Schulkindern (in Form von Milch, Fruchtsäften, Kräutertee, Malzkaffee, Suppen, Wasser):

Alter in Jahren	Flüssigkeitsaufnahme pro Tag
1 – 3	600 – 800 ml
4 – 6	700 – 900 ml
7 – 9	800 – 1000 ml
10 – 12	900 – 1100 ml

Die angegebene Trinkmenge pro Tag macht etwa die Hälfte des gesamten täglichen Flüssigkeitsbedarfs aus. Die andere Hälfte ist in den verzehrten Nahrungsmitteln enthalten.

Eine Ernährung, die vorwiegend tierisches Eiweiß in Form von Fleisch, Eiern oder Milch enthält, dafür aber wenig Brot, Kartoffeln, Gemüse und Obst, ist der Gesundheit des Kindes nicht förderlich. Diese scheinbar „kräftige Kost" ist zu einseitig und hat zur Folge, daß die Kinder blaß, aufgeschwemmt und verstopft sind. Sie sind weniger leistungsfähig und besonders infektanfällig. Viele Speisen der Erwachsenen haben für den Kindergeschmack einen zu hohen **Salz- und Gewürzgehalt**. Eine reichlich gesalzene Nahrung steigert außerdem den Durst und führt durch **vermehrtes Trinken kalorienreicher Getränke** zur Gewichtszunahme. Als Ersatz für Salz und scharfe Gewürze bieten sich Küchenkräuter an, die zudem wertvolle Vitamine und Spurenelemente enthalten. Manche Kinder entwickeln mit der Zeit eine Vorliebe für überwiegend süße, saure oder scharf gewürzte Speisen. Diesen Wünschen darf nicht zu sehr nachgegeben werden. Ist diese Vorliebe erst einmal zur Gewohnheit geworden, so verweigern diese Kinder vielfach Speisen, die nicht ihrer Geschmacksrichtung entsprechen. Diese Gewohnheit bringt die Gefahr, daß die Kost zu einseitig ist und daß bis ins hohe Alter unbegründete Abneigungen gegen bestimmte Speisen bestehen bleiben.

Das Stillen

Kinderärzte und Psychologen halten den engen körperlichen Kontakt zwischen Mutter und Kind beim Stillen im Hinblick auf die seelische Entwicklung des Kindes für sehr wichtig. Darüber hinaus ist die Muttermilch selbst der besten Flaschenmilch deutlich überlegen. Die Zusammensetzung der Muttermilch ist in bezug auf die Nährstoffe (Eiweiß, Fett, Kohlenhydrate) sowie auf den Gehalt an Vitaminen, Mineralien und Spurenelementen ganz auf den Bedarf des Säuglings abgestimmt. Der Fettgehalt der Muttermilch nimmt im Laufe der Monate zu und hat dadurch vermutlich einen regulierenden Einfluß auf das Sättigungsgefühl des Säuglings. Dies ist einer der Gründe (auch die Anstrengung des Saugens spielt wahrscheinlich eine Rolle) dafür, daß gestillte Säuglinge selten überernährt und damit übergewichtig sind.

Im Gegensatz zur Flaschenmilch enthält die Muttermilch sehr wichtige Schutzstoffe, unter anderem bestimmte Abwehreiweißstoffe (Schleimhaut-Antikörper vom Typ Immunglobulin A), die insbesondere vor den im Säuglingsalter so gefürchteten Darminfektionen schützen.

Jede stillende Mutter sollte wissen, daß die meisten Medikamente – ebenso wie Alkohol – in die Milch übergehen und dem Säugling unter Umständen schaden können.

Muttermilch und **Insektizide** siehe 6.4.4   Stillen und **Zahnentwicklung** siehe 6.5.5

Grundsätzliche Besonderheiten in der Ernährung des Säuglings, des Kleinkindes und des Schulkindes

Die Verdauungsorgane des Säuglings sind noch nicht voll ausgereift und daher leicht störanfällig. Er verträgt daher nur eine flüssig-breiige Kost. Außerdem müssen an die Nahrung des Säuglings besonders hohe hygienische Anforderungen gestellt werden.

Mit Beginn des 2. Lebensjahres haben die Verdauungsorgane einen gewissen Reifezustand erreicht. Dies zeigt sich unter anderem darin, daß das Kleinkind sowohl größere Nahrungsmengen als auch eine größere Vielfalt an Speisen verträgt. Nach der Säuglingszeit geht man auf eine festere Kost über. Würde man das Kind weiterhin vorwiegend mit Brei füttern, so wären Kaufaulheit und Appetitlosigkeit die Folge. Eine überwiegend aus Milchbrei bestehende Ernährung würde das Kind dick, blaß, blutarm und anfällig für Infektionskrankheiten machen.

Wenn im Laufe des 2. Lebensjahres die ersten Backenzähne erscheinen, wird das Kind zu stärkerem Kauen angehalten. Magen und Darm werden jetzt an schwerer verdauliche Speisen gewöhnt. Auf die industriell hergestellte Fertignahrung für Kinder kann zunehmend verzichtet werden. Das Kind erhält bereits viele Speisen, die für die ganze Familie gekocht werden. Fleisch,

Gemüse und Kartoffeln werden nicht mehr fein passiert, sondern fein geschnitten oder gequetscht angeboten. Auf schwer kaubare und schwer verdauliche Nahrungsmittel wie Hülsenfrüchte und Kohl sollte im 2. und teilweise auch im 3. Lebensjahr noch verzichtet werden. Zu vermeiden sind auch bestimmte Fleisch- (z. B. Wild, Hammel) und Fischsorten, die einen intensiven Eigengeschmack aufweisen. Ist eine vollständige Entfernung der Gräten bei Fischen nicht möglich, so verzichte man besser auf ein Fischgericht.

Grundsätzlich soll das Kleinkind keine aufgewärmten Speisen vom Vortag erhalten. Nur durch eine frisch zubereitete und abwechslungsreiche Mischkost wird der Bedarf des Kindes optimal gedeckt. Niemals darf man Spinat erneut aufwärmen, da sich hierbei Stoffe bilden können, die besonders für das Kleinkind schädlich sind.

Mit Beginn des Schulalters sind die Verdauungsorgane so weit entwickelt, daß das Kind die Kost des Erwachsenen gut verträgt. Erst mit etwa 14 Jahren aber sind sie voll ausgereift. Die größere Anfälligkeit der kindlichen Verdauungsorgane zeigt sich unter anderem darin, daß das Kind nach einer reichlichen Mahlzeit oder bei schwerverdaulichen Speisen leichter erbricht als Erwachsene (z. B. bei einem Kindergeburtstag mit reichlichem Verzehr von Kuchen mit Schlagsahne, Süßigkeiten und gleichzeitigem Trinken von Limonade).

Zur Rolle der Süßigkeiten siehe „Übergewicht und Fettsucht" (6.3) und „Zahngesundheit" (6.5).

Frühstück

Wichtig für Kindergarten- und besonders für Schulkinder ist ein ausreichendes, abwechslungsreiches Frühstück (Vorschläge finden sich in den unten angegebenen Broschüren)[1], das in Ruhe und möglichst gemeinsam mit der ganzen Familie eingenommen wird. Voraussetzung dafür ist, daß das Kind abends nicht zu spät ins Bett kommt, damit es am Morgen ausgeschlafen hat und früh genug aufstehen kann. Kinder, die „gut gefrühstückt" haben, nehmen für den Kindergarten oder die Schule als 2. Frühstück nur einen Apfel, eine Birne oder eine Banane und ein kleines belegtes Brot mit. Manche Kinder haben frühmorgens noch keinen oder nur wenig Appetit und verlassen ohne ausreichendes Frühstück das Elternhaus. Für sie ist die Mitnahme eines ausreichenden Frühstücks notwendig.

Untersuchungen haben ergeben, daß etwa ein Viertel der Kinder kein Frühstück in den Kindergarten oder in die Schule mitbringt. Nicht selten wird bereits den Kindergartenkindern anstelle des Frühstücks Geld mitgegeben. Die meisten kaufen sich dafür ein „süßes Frühstück", bestehend aus Bonbons, Schokolade, Kuchen, Limonade.

Beobachtungen von Erziehern und Lehrern zeigen, daß ein nicht unbeträchtlicher Teil der mitgebrachten Brote in den Papierkorb wandert, wenn es zuwenig abwechslungsreich ist, zuviel Fett enthält, zuwenig attraktiv ist oder wenn es zu reichlich ist. Als zweites Frühstück im Kindergarten oder in der Schule eignen sich eine bis höchstens zwei Scheiben Grau- oder Vollkornbrot, dünn mit Butter oder Margarine bestrichen und mit etwas Aufschnitt belegt. Kinder essen das Brot lieber, wenn eine Tomate, eine Möhre, eine Gurke oder Radieschen dabei sind. Mit einem frischen Salatblatt oder mit frischen Kräutern belegt, bleiben Wurstbrote saftiger.

---

[1] „Die kleine Lok, die alles weiß" (für Eltern und Kindergartenerzieher). Zu beziehen durch die Bundeszentrale für gesundheitliche Aufklärung, Köln.
„Die Ernährung des Kleinkindes und des Schulkindes" / W. Droese, H. Stolley (für Eltern, Erzieher und Lehrer); zu beziehen durch die Deutsche Gesellschaft für Ernährung, Frankfurt a. M., Feldbergstraße 28.
„Die Ernährung des Kleinkindes und des Schulkindes" / W. Droese, H. Stolley; aus: Der Kinderarzt, 9. Jg. (1978), Nr. 6, 7, 8, 9.
„Nährstoffbedarf gesunder Kinder – Probleme der Bedarfsdeckung durch Schulverpflegung" / W. Kübler; aus: Ernährungs-Umschau 22 (1975), Heft 12.

Wichtig ist auch die Verpackung des Frühstücks, das in Frischhaltebeuteln oder -behältern ansehnlich und frisch bleibt.

Ernährungs-Kritik

Trotz eines Überangebots an Nahrungsmitteln besteht nicht selten eine durch **Fehlernährung** bedingte „Mangelernährung". Allgemein werden zuviel tierisches Eiweiß, zuviel tierisches Fett (gesättigte Fettsäuren), zuviel Kochsalz, zuviel konzentrierte Kohlenhydrate (vor allem Zucker) und zuviel Nahrungszusatzstoffe (Konservierungsmittel, Farbstoffe) aufgenommen. Gleichzeitig werden häufig zuwenig pflanzliche Fette (ungesättigte Fettsäuren), zuwenig wertvolle Mineralstoffe (z. B. Magnesium, Kalzium) und Spurenelemente (z. B. Zink, Selen, Jod), zuwenig Vitamine (vor allem B-Vitamine) und zuwenig Ballaststoffe (unverdauliche pflanzliche Faserstoffe, die die Darmtätigkeit anregen) mit der Nahrung zugeführt. Die Folge ist eine hohe Zahl an Erkrankungen, die ernährungsbedingt oder zumindest teilweise ernährungsabhängig sind wie Zuckerkrankheit, Herzinfarkt, Bluthochdruck, Gicht, Karies, Krebs (vor allem Dickdarm-Krebs), Allergien, rheumatische Erkrankungen.

Als eine besonders gesunde Kostform gilt zunehmend die sogenannte **Vollwertkost.** Sie erfüllt die Forderungen an eine gesunde Nahrung am besten. Bei der Vollwerternährung erfahren die Lebensmittel ein möglichst geringes Maß an Verarbeitung (so naturbelassen wie möglich). Es handelt sich überwiegend um eine Kost mit mäßigen Anteilen an Eiern, Fleisch und Fleischprodukten. Stark herabgesetzt ist der Verbrauch von Auszugsmehl, raffiniertem Zucker und industriell verarbeiteten Fetten. Besonderer Wert wird gelegt auf Vollkorngetreide, Rohkost und kaltgepreßte pflanzliche Öle.

Ernährungserziehung

Wünschenswert wäre es, wenn die wichtigsten Grundsätze der Ernährung bereits im Kindergarten und später im Schulkindalter mit in die Ernährung einfließen könnten. Die dringend notwendige Veränderung der bisherigen Ernährungsgewohnheiten sollte sinnvollerweise schon im frühen Lebensalter beginnen.

In der Kindheit erworbene Ernährungsgewohnheiten werden in der Regel das ganze Leben über beibehalten. Eltern und Erzieher haben somit hinsichtlich des zukünftigen Ernährungsverhaltens eine große Verantwortung und zugleich eine unwiederbringliche Gelegenheit.

Die Mahlzeiten dürfen für das Kind nicht in Zwangsrituale ausarten. Jedes Kind sollte wissen, daß es essen darf, aber nicht essen muß. Ein Kind ißt in der Regel soviel, wie es braucht. Wenn es einmal wenig ißt, ist dies noch kein Grund zur Besorgnis. Der Appetit kann geringer sein, wenn es sich weniger bewegt als sonst oder wenn es seelische Dinge „verdauen" muß. Es ist für das Kind eine Zumutung, einen randvoll gefüllten Teller vorgesetzt zu bekommen, den es dann leeren soll. Statt dessen fülle man nur eine kleinere Portion auf den Teller und lasse das Kind gegebenenfalls nachfordern.

Den größten Einfluß auf das Ernährungsbewußtsein hat das tägliche Eßverhalten der Eltern. Die Kinder sollen unter der bewußten Anleitung der Eltern erfahren, welche Nahrungsmittel gesund und welche weniger gesund sind (siehe auch 6.3). Durch gelegentliche Mithilfe beim Zubereiten der Mahlzeit bekommen die Kinder ein unmittelbares Verhältnis zur Ernährung. Im Kindergarten können sie unter der Anleitung des Erziehers beispielsweise einen Obstsalat zubereiten. Ein Grundwissen über die Ernährung kann neben der täglichen praktischen Anschauung auch durch geeignetes Spielmaterial erworben werden. Mit Hilfe von Puzzlespielen, Bildtafeln, Suchspielen, Auswahlspielen (z. B. aus einer Reihe von Nahrungsmitteln die gesündesten und die gutschmeckenden, aber weniger gesunden heraussuchen lassen) – bei gleichzeitiger Erläuterung und

Begründung der Ergebnisse – erfahren die Kinder im Spiel die wichtigsten Grundsätze der Ernährung. Mit dem besonders wichtigen Thema über die Rolle der Süßigkeiten (siehe 6.5.3) können sie auch im Rahmen der Zahngesundheitserziehung konfrontiert werden.

Anregungen zur weiteren Vertiefung

1. Wie beurteilen Sie den häufigen Süßigkeitenkonsum bei Kindern und Jugendlichen? Welche Auswirkungen hat reichlicher Verzehr von Süßigkeiten auf die Appetitregulation?
2. Wie beurteilen Sie den Flüssigkeitsbedarf eines Kindes, insbesondere den des Kleinkindes? Welche Getränke sind empfehlenswert?
3. Wie beurteilen Sie das reichliche Salzen der Nahrung? Welche Auswirkungen auf das Durstgefühl hat Kochsalz? Welche Auswirkungen auf die Gesundheit kann jahrelanges gewohnheitsmäßiges starkes Salzen haben?
4. Welche Bedeutung hat Ihrer Meinung nach das Frühstück für das Kind wie auch für die ganze Familie? Durch welche Faktoren wird der Wert des Frühstücks häufig beeinträchtigt?
Welche Auswirkungen kann Ihrer Meinung nach ein in Eile „heruntergeschlungenes" Frühstück besitzen?
Wie bewerten Sie die Tatsache, daß ein Teil der Kinder morgens nicht frühstückt, und welche Nachteile ergeben sich häufig daraus?
5. Welche Grundsätze der Ernährungserziehung würden Sie bei einem Elternabend besprechen? Begründen Sie Ihre Antwort.

1.3.2 Schlaf

Der Schlaf stellt einen wichtigen Erholungsprozeß für den Körper dar. Je jünger ein Kind ist, um so größer ist die für die Erholung des Organismus notwendige Schlafdauer. Das Schlafbedürfnis der Kinder ist sehr verschieden. Große Unterschiede finden sich von einem Kind zum anderen, aber auch beim gleichen Kind von Tag zu Tag oder von einer Woche zur anderen. Das Neugeborene schläft durchschnittlich 18 bis 20 Stunden am Tag. In den ersten Lebenswochen liegt das Schlafbedürfnis bei etwa 16 Stunden. Der jüngere Säugling meldet sich meist einmal in der Nacht mit „Hungergeschrei". Man sollte dem natürlichen Bedürfnis des Kindes nachgeben und ihm Nahrung geben. Ein Tag-Nacht-Rhythmus ohne nächtliches Aufwachen stellt sich meist nach 3 bis 4 Monaten ein. Gegen Ende des ersten Lebensjahres kommt das Kind mit 13 bis 15 Stunden Schlaf aus. Der Schlafbedarf des Vorschulkindes und des Schulanfängers liegt bei 10 bis 12 Stunden.

Schlafbedarf in den verschiedenen Lebensaltern:

Alter	durchschnittlicher täglicher Schlafbedarf
Neugeborenes	19 – 20 Stunden
2 – 6 Monate	16 – 18 Stunden
1 Jahr	13 – 15 Stunden
2 – 3 Jahre	12 – 14 Stunden
4 – 6 Jahre	11 – 13 Stunden
10 Jahre	9 – 10 Stunden
15 Jahre	8 – 9 Stunden

Wie sich der Schlaf auf die Tageszeit verteilt, zeigen die Abbildungen, die aus Beobachtungen der Schlafzeiten von Kindern in Kinderheimen und Waisenhäusern erstellt worden sind. Die Zusammenstellung zeigt unter anderem, daß eine erhebliche Zahl von Kindern relativ früh erwacht. Das Bedürfnis nach einem Mittagsschlaf kann noch weit in das Schulalter hinein anhalten.

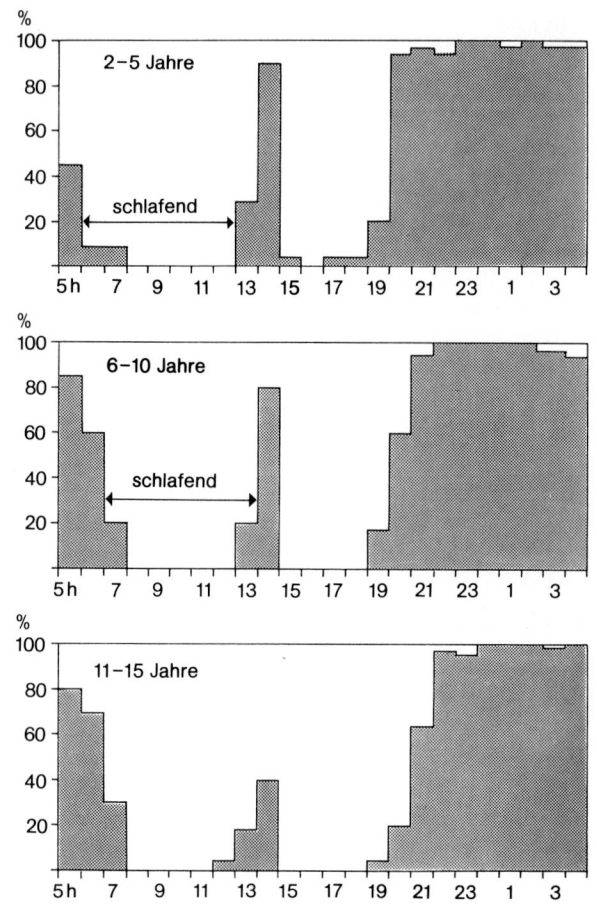

Verteilung der Schlaf- und Wachzeiten in verschiedenen Altersstufen:

Die grauen Säulen geben an, wieviel Prozent der Kinder zu den betreffenden Zeiten schlafend gefunden wurden.

Während die Zweijährigen mittags durchschnittlich 1½ bis 2 Stunden schlafen, halten die Fünfjährigen oft nur noch dreimal in der Woche einen Mittagsschlaf von etwa 1 Stunde Dauer. Nicht wenige Kleinkinder schlafen mittags überhaupt nicht.

Damit der Schlaf des Kindes nicht beeinträchtigt wird, empfiehlt es sich, das Abendessen nicht direkt vor dem „Zubettgehen", sondern eine halbe bis eine Stunde vorher einzunehmen.

Eine Reizüberflutung durch aufregende Fernseh- und Radiosendungen, eine laute (z. B. Straßenlärm) und hektische Umgebung und zu reichliches abendliches Herumtoben können sich nachteilig auf den Nachtschlaf des Kindes auswirken.

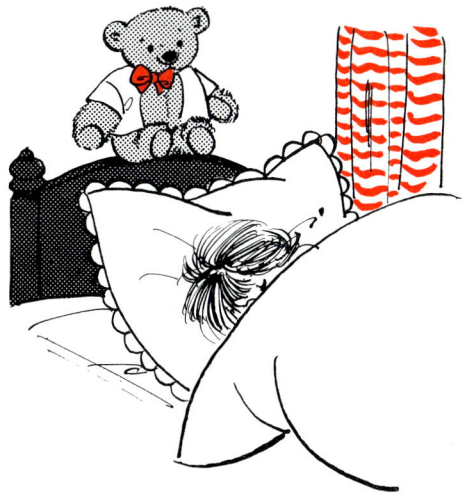

Überheizte und schlecht gelüftete Räume können ebenfalls den Schlaf beeinträchtigen. Daher ist in der Nacht stets für ein gut gelüftetes (vor dem Schlafengehen weit geöffnetes Fenster, in der Nacht Kippstellung des Fensters) und nicht zu warmes Kinderzimmer (Raumtemperatur 15 bis höchstens 18 °C) zu sorgen.

Anregungen zur weiteren Vertiefung
1. Welche Faktoren sind für einen erholsamen Schlaf von Bedeutung?
2. Wie viele Stunden schlafen Sie durchschnittlich pro Tag? Halten Sie Ihren Nachtschlaf für ausreichend?
3. Welche Folgen könnte länger anhaltender Schlafmangel für Kinder und Jugendliche/für Erwachsene haben?

1.3.3 Persönliche Hygiene

Die allgemeine Verbesserung der hygienischen Verhältnisse hat entscheidend dazu beigetragen, die Infektionskrankheiten erfolgreich zu bekämpfen. Dennoch kommen wir auch weiterhin täglich mit zahlreichen Krankheitserregern in Kontakt, die unter bestimmten Bedingungen (siehe 3.1.4) eine Erkrankung hervorrufen können. Eine sinnvolle persönliche Hygiene stellt gegen eine Anzahl von Infektionen einen gewissen Schutz dar und ist daher unbedingt notwendig. Hygienische Schutzmaßnahmen haben jedoch ihre Grenzen. Ein gewisser Kontakt mit Erregern läßt sich bei aller Hygiene niemals vermeiden und ist sogar für die Funktionsfähigkeit des körpereigenen Abwehrsystems erforderlich. Der kindliche Organismus hat sich mit den in seiner Umgebung vorkommenden Erregern auseinanderzusetzen, um mit der Zeit eine gewisse Widerstandsfähigkeit zu erwerben. Eine übertriebene Hygiene aus Angst vor Bakterien und Viren (z. B. tägliche Desinfektion der Türklinken; Einschränkung des Kontakts mit Spielkameraden; ständige Ermahnungen, sich nicht zu beschmutzen) ist unsinnig und kann zur Folge haben, daß ein Kind, das in einer derartigen Umgebung aufwächst, weit weniger widerstandsfähig und damit häufiger krank ist als andere Kinder. Außerdem wird ein solches Kind durch die ständigen Einschränkungen und Zwänge in seiner freien Entfaltung bedenklich behindert.

Körperhygiene

Verunreinigungen der Körperoberfläche bestehen aus Umweltschmutz und den Absonderungen der Haut selbst. Von der obersten Hautzone, der Hornschicht, werden abgestorbene Hautzellen in Form von verhornten Schuppen abgestoßen. Schweiß- und Talgdrüsen (Talg wird erst ab der

Vorpubertät produziert) überziehen die Hautoberfläche mit einem dünnen Film. Wäscht man die Verunreinigungen nicht regelmäßig ab, so werden sie durch auf der Haut lebende Bakterien zersetzt. Es entsteht der typische Körper- und Schweißgeruch. Bevorzugt sind Körperpartien mit vermehrter Feuchtigkeit wie Achselhöhlen, Analfalte und die Zwischenräume zwischen den Zehen. An diesen Stellen siedeln sich mit Vorliebe Hautpilze an.

Durch ihren Fettgehalt wird die Hautoberfläche wasserabstoßend. Ist die Haut fettarm, so dringen feinste Wassertröpfchen ein und verursachen eine unerwünschte Quellung der Hornschicht. Gleichzeitig kommt es zu einer Austrocknung der Haut. Neben dem dünnen „Fettmantel" (erst ab der Vorpubertät funktionsfähig) besitzt die Haut als weiteren Schutzmechanismus einen „Säuremantel". Dieser hat die wichtige Aufgabe, das Bakterienwachstum auf der Hautoberfläche zu hemmen.

Die wichtigste Aufgabe der **Hautpflege** ist die Reinigung der Körperoberfläche, die mit Wasser und Seife erfolgt. Kinder haben eine empfindlichere Haut als Erwachsene. Die Auswahl der richtigen Seife ist daher besonders wichtig. Einige Seifen wirken stark reizend, während andere sehr gut vertragen werden. Beim Waschen mit stark alkalischen Seifen kommt es durch freiwerdendes Alkali zu einer vermehrten Quellung der Haut, was eine verstärkte Austrocknung zur Folge hat. Hinzu kommt, daß alkalische Seifen vorübergehend den Säuremantel der Haut schädigen. Auch parfümierte Seifen und Badezusätze können den Säureschutz beeinträchtigen.

Um die Haut vor den Alkali-Wirkungen zu schützen, werden für die empfindliche Kinderhaut milde Seifen verwendet. Diesen sogenannten „Kinderseifen" (Hautschutzseifen) ist im Überschuß Fett zugesetzt. Da sie beim Reinigungsvorgang kein oder kaum Alkali abgeben, wird eine zu starke Entfettung der Haut vermieden. Sie sind geschmeidig und erzeugen zusammen mit Wasser einen cremeartigen, weichen Schaum. Noch milder als die „Kinderseifen" sind Hautreinigungsmittel auf Eiweißgrundlage, die aufgrund ihrer Zusammensetzung neutral bis schwach sauer reagieren.

Bei sehr empfindlicher Haut ist warmes Wasser besser verträglich. Sonst ist kaltes Wasser beim Waschen vorzuziehen, da es gleichzeitig die Durchblutung der Haut und die „Abhärtung" des Organismus fördert. Nach jedem Waschen ist der Seifenschaum mit reichlich Wasser zu entfernen und die Haut gründlich zu trocknen.

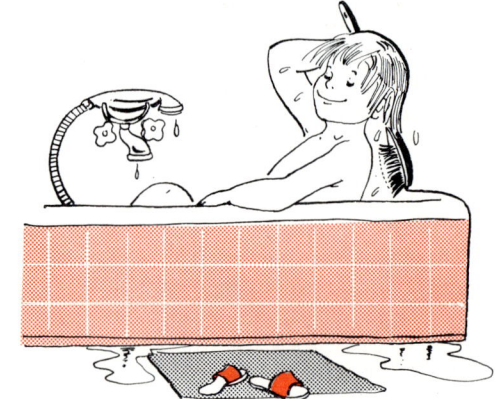

Hygiene in Gemeinschaftseinrichtungen

Besondere hygienische Maßnahmen sind in Gemeinschaftseinrichtungen notwendig, in denen viele Kinder zusammenkommen, wie z. B. in Kindergärten, Kinderheimen, Horten und Schulen. Gemeinschaftshandtücher sind in solchen Einrichtungen entschieden abzulehnen, da sie eine Brutstätte und Verteilerstation für Krankheitskeime sind. Wenn Sie noch Gemeinschaftshandtücher in Ihrem Kindergarten haben, sollten Sie darauf drängen, daß diese schnellstens durch einen elektrischen Händetrockner oder durch Papierhandtücher ersetzt werden. Im Gegensatz zum häuslichen Bereich ist in Gemeinschaftseinrichtungen der Boden täglich mit desinfizierenden Reinigungsmitteln feucht auszuwischen. Auch die Toiletten und die Waschbecken müssen täglich mit chemischen Reinigungsmitteln gesäubert werden.

Grundsätze der persönlichen Hygiene

Jedes Kind braucht für die persönliche Hygiene eigene Gegenstände wie Zahnbürste, auskochbare Waschlappen und Handtücher, Kamm, Haarbürste, Nagelreiniger und Nagelbürste. Grundsätzlich sollten je ein Waschlappen und ein Handtuch für die obere und die untere Körperhälfte in Gebrauch sein.

Kleinere Kinder, die viel herumtoben und reichlich schwitzen oder die noch nicht sauber sind, können täglich baden oder duschen. Grundsätzlich ist das Duschen dem Wannenbad vorzuziehen, da es den Kreislauf weniger belastet und hygienischer ist.

Vor jeder Mahlzeit, nach jedem Benutzen der Toilette, nach jedem Spielen auf dem Spielplatz – ganz besonders in der Sandkiste – sind die Hände gründlich mit Wasser und Seife zu reinigen. Gerade auf Kindertoiletten und in Sandkisten gelangen sehr viele Keime und häufig auch Wurmeier (siehe 3.6.3) an die Kinderhände.

Zum täglichen Waschen gehört auch eine gründliche Reinigung des Genitalbereiches. Kleine Jungen lernen, beim Waschen des Genitales die Vorhaut zurückzuziehen. Kleine Mädchen lernen, von vorn nach hinten und auch zwischen den Schamlippen zu waschen. Nach dem Stuhlgang sollen sie zur Vermeidung von Harnwegsinfekten durch Kotkeime den Po von vorn nach hinten abputzen.

Die Füße schwitzen stärker als der übrige Körper. Bei seltenem Strumpf- und Schuhwechsel und nur gelegentlichem Waschen werden Schweiß und Schmutz durch Bakterien zersetzt, so daß die Füße unangenehm riechen. Strümpfe und Schuhe sind daher täglich zu wechseln. Die Füße müssen jeden Tag gründlich mit Wasser und Seife gewaschen werden.

Die Fingernägel sollen täglich gereinigt und einmal wöchentlich kurzgeschnitten werden, da sich unter den Nagelrändern sonst zahlreiche Keime und vielfach auch Wurmeier ansammeln.

Die Haare des Kindes werden ein- bis zweimal in der Woche gewaschen. Häufigeres Waschen schadet nicht.

Die Ohrmuschel und die Haut hinter dem Ohr werden täglich mit Wasser und Seife gewaschen. Die Gehörgänge reinigen sich normalerweise selbst und sollten nicht täglich mit Seife gewaschen werden. (Das Ohrensekret ist ein Schutz gegen Bakterienwachstum). Wird „Ohrenschmalz" sichtbar, so wird es mit einem gedrehten Wattetupfer entfernt. Wegen der leichten Verletzbarkeit des Trommelfells darf man auf keinen Fall feste Gegenstände wie Streichhölzer, Haarklemmen oder ähnliches verwenden.

Bei Schnupfen sind Papiertaschentücher zu verwenden, die nach einmaligem Gebrauch wegzuwerfen sind.

Zahnpflege siehe 6.5.5.

Erziehung zu hygienischem Verhalten

Die Sauberkeitserziehung soll ohne jeden Zwang erfolgen. Das Kind muß von selbst feststellen können, daß es vorteilhaft ist, Urin und Stuhl nicht mehr in die Windel, sondern in das Töpfchen zu machen. Von Kind zu Kind gibt es in der Sauberkeitsentwicklung gewisse Unterschiede, ein Großteil ist jedoch spätestens mit drei Jahren „sauber". Nicht wenige Kinder werden aber erst im Alter von vier oder fünf Jahren auch nachts trocken. Durch das Abpassen von vermutlichen

Entleerungszeitpunkten und durch anschließendes Loben kann die Sauberkeitsentwicklung gefördert werden. Jede Art von Kritik oder Strafe ist dagegen zu unterlassen, da dies zu seelischen Konflikten beim Kind führen kann.

Bereits mit zwei Jahren können zwanglos aktive Hygienegewohnheiten angelernt und eingeübt werden, so daß im 3. Lebensjahr die wichtigsten Gewohnheiten eigenständiger Körperpflege bereits selbstverständlich geworden sind. Das dreijährige Kind sollte seine „Schmuddelphase" genießen und sich gern wieder saubermachen können.

Die im Laufe des Kleinkind- und Vorschulalters erworbenen hygienischen Fertigkeiten haben neben dem gesundheitsfördernden auch einen erzieherischen Wert, da sie dazu beitragen, die Selbständigkeit und die Eigenverantwortlichkeit des Kindes zu fördern.

Welche hygienischen Fertigkeiten und Verhaltensweisen kann man in den verschiedenen Altersstufen erwarten?

2 bis 4 Jahre:

▶ Unter Anleitung Hände und Gesicht waschen und abtrocknen.

▶ Unter Anleitung die Zähne putzen, das Haar kämmen und bürsten.

▶ Das Handtuch abnehmen und wieder aufhängen.

▶ Sich allein auf die Toilettenschüssel setzen und mit Hilfe der Erziehungsperson Toilettenpapier benutzen.

▶ Das Taschentuch benutzen können und wissen, daß man andere nicht anhusten oder anniesen darf.

4 bis 5 Jahre:

▶ In diesem Alter sollen die oben genannten Fertigkeiten und Verhaltensweisen für das Kind selbstverständlich geworden sein.

5 bis 6 Jahre:

▶ Das Kind ist jetzt in der Lage, sich unaufgefordert vor dem Essen und nach dem Spiel in der Sandkiste die Hände zu waschen.

▶ Auch die morgendliche und abendliche Körperreinigung sollte das Kind gegen Ende des Vorschulalters beherrschen.

Anregungen zur weiteren Vertiefung

1. Welche Gesichtspunkte der persönlichen Hygiene sollten bei Kindern und Jugendlichen beachtet werden? Worauf sollten Sie in Ihrem Arbeitsbereich besonders achten?
2. Welche hygienischen Fertigkeiten und Verhaltensweisen sollte ein 4- bis 5jähriges Kind weitgehend beherrschen?
3. Wie beurteilen Sie eine Überbetonung der Sauberkeitserziehung aus psychologischer und aus medizinischer Sicht?
4. Welche hygienischen Maßnahmen sind Ihrer Meinung nach in Gemeinschaftseinrichtungen erforderlich?

1.3.4 Bekleidung

Unsere Bekleidung hat die Aufgabe, die Wärmeregulation des Körpers zu unterstützen. Zu diesem Zweck muß sie den herrschenden Witterungsverhältnissen angepaßt sein.

Kinder müssen sich in ihrer Kleidung wohl fühlen. Sie darf nicht zu einem das Wohlbehagen störenden Wärme- und Feuchtigkeitsstau führen und muß daher luft- und schweißdurchlässig sein. Auf keinen Fall darf die Garderobe die Spiel- und Bewegungsfreude des Kindes einschränken. Ein allzu „herausgeputztes" Kind, das ständig achtgeben muß, daß es sich nicht schmutzig macht, fühlt sich beim Spiel gehemmt und kann sich nicht voll entfalten. Völlig falsch wäre es, ein Kind wegen verschmutzter Kleidung auszuschimpfen oder es gar zu bestrafen. Für die gesunde Entwicklung des Kindes ist es wichtig, daß es ausreichend herumtoben kann. Dabei muß man in Kauf nehmen, daß die Garderobe im Laufe des Tages schmutzig wird. Eine zweckmäßige Kinderkleidung muß strapazierbar, leicht zu waschen oder zu reinigen sein und darf nicht zu warm sein. Zu warm angezogene Kinder werden unlustig und reizbar und nehmen nur ungern an lebhaften, bewegungsreichen Spielen teil. Warme Oberbekleidung muß von den Kindern ohne Schwierigkeiten ausgezogen werden können. Dicke, langärmelige Unterhemden und lange Unterhosen sind für Kinder mit ihrem starken Bewegungsdrang ungeeignet. Sie schwitzen in diesen Kleidungsstücken schnell und fühlen sich unbehaglich.

Schmutzige Wäsche begünstigt das Auftreten von Hauterkrankungen. Die Unterwäsche sollte täglich oder mindestens jeden zweiten Tag gewechselt werden. Spätestens alle drei Tage sollten Oberhemden und Blusen frisch angezogen werden. Strümpfe müssen zur Verhütung von Fußgeruch und Schweißfußbildung täglich gewechselt werden. Da Wolle die größte Wasserbindungsfähigkeit von allen Geweben hat, werden Wollstrümpfe und -socken besonders bei Kindern empfohlen, die zur Schweißfußbildung neigen.

Bekleidung im Freien

Die Kleidung muß den Außentemperaturen angepaßt sein. Bei warmem Sommerwetter tragen die Kinder nur eine leichte Bekleidung wie Turnhemd, Bluse und ein kurzes Höschen. Bei intensiver Sonnenbestrahlung sollten zum Schutz gegen einen Sonnenbrand auch Schultern und Arme bedeckt sein. Der Kopf wird bei Hitze am besten durch einen Sonnenhut geschützt.

Im Winter besteht die zweckmäßige Kleidung aus lockeren und porenreichen Stoffen wie tierische Wolle und Baumwolle. Wenn es nicht gerade klirrend kalt ist, sollen die Kinder nicht von oben bis unten „warm eingepackt" herumlaufen. Sie schwitzen sonst zu schnell und reagieren leicht mit einer Erkältungskrankheit. Kinder, die viel herumtoben, brauchen in der kühleren Jahreszeit über dem Hemd und einem leichten Pullover oft nur einen Anorak. Ein Kind, das sich beim Aufenthalt im Freien nur wenig bewegt, muß dagegen wärmer angezogen werden. Besonders wichtig ist, daß die Füße stets warm und vor Nässe geschützt bleiben. Auch die Nierengegend, Ohren und Hände sind kälteempfindlich und vor Zug und Kälte zu bewahren.

Als Grundsatz darf gelten, daß man dem sich ausreichend bewegenden Kind immer ein Stück weniger anziehen soll, als man meint, anziehen zu müssen. Hat man jedoch den Eindruck, daß das Kind friert, ist es selbstverständlich wärmer anzukleiden. Säuglinge, die im Kinder- oder Sportwagen spazierengefahren werden, sind grundsätzlich wärmer anzuziehen als Kinder, die durch die Bewegung zusätzliche Wärme produzieren. Das Baby, das bei kühler Witterung ausgefahren wird, braucht zusätzlich zur warmen Kleidung eine Decke und eine warme Unterlage, wie z. B. einen mit Fell gefütterten Fußsack, der bis über die Hüften hinaufreicht.

Der beste Schutz gegen Regen ist nicht der Gummimantel, da dieser nicht luftdurchlässig ist. Am besten eignet sich ein imprägnierter Wollstoff, wie z. B. Loden. Gummistiefel sollten nur stundenweise beim Spiel draußen bei feuchtem Wetter getragen werden, denn zu häufiges Tragen von Gummischuhen kann zu einem Schweißfuß führen.

Bekleidung in geschlossenen Räumen

Feuchte Kleidung ist sofort zu wechseln. In der Wohnung werden grundsätzlich andere Schuhe als im Freien getragen. Nicht nur wegen des Schmutzes der „Straßenschuhe" ist dies empfehlenswert. Für den wachsenden Kinderfuß ist es gesünder, wenn er möglichst wenig in feste Schuhe eingezwängt ist. Zu Hause trägt das Kind daher am besten Wollsocken mit einer aufgenähten dünnen, weichen Ledersohle (Hüttenschuhe) oder ähnliches (Schuhe im Kindesalter siehe 6.2.2).

Beim Schlaf trägt das Kind unter dem Nachthemd oder dem Schlafanzug keine andere Bekleidung, wie z. B. Unterwäsche. Die Haut kann ihre Funktionen besser erfüllen, wenn der Schlafanzug locker anliegt.

Bekleidung beim Turnen

Beim Sport trägt das Kind grundsätzlich Turnbekleidung. Bei warmem Wetter genügen Turnhemd und Turnhose. Im Sommer bei entsprechend warmen Temperaturen sind Turnschuhe im Freien überflüssig, wenn der Sport auf gewachsenem Boden wie Rasen oder Sand stattfindet. Bei kühler Witterung eignet sich ein Trainingsanzug, den jedes Kind besitzen sollte.

Anregungen zur weiteren Vertiefung

1. Nennen Sie Grundsätze der Bekleidung im Freien (bei Hitze, bei Kälte, bei Regen) und in geschlossenen Räumen. Begründen Sie Ihre Antwort.
2. Nennen Sie einige Grundsätze für das Tragen von Kinderschuhen im Freien und in geschlossenen Räumen. Begründen Sie Ihre Antwort (siehe auch 6.2.2).
3. Lassen sich aus der Beantwortung der Frage 2 Konsequenzen für Ihren Arbeitsbereich ableiten?

1.3.5 Stärkung der Widerstandskraft

Erkrankungen der Atemwege (Erkältungskrankheiten, „grippale Infekte", siehe 3.3.1) sind die mit weitem Abstand häufigsten Krankheiten im Kindesalter. Sie treten vorwiegend in der kalten Jahreszeit auf. Die Ursache liegt jedoch nicht in den tiefen Außentemperaturen. Kinder (und Erwachsene) halten sich im Herbst und im Winter vorwiegend in oft zu stark erwärmten Wohnräumen auf. In den zentralgeheizten Zimmern sinkt die Luftfeuchtigkeit meist deutlich ab, was zu einer Austrocknung der Atemwegschleimhäute führt. Trockene Schleimhäute begünstigen das Auftreten eines Infektes (siehe 2.3.2).

Neben der geringen Luftfeuchtigkeit in den Wohnräumen führt der in der kalten Jahreszeit bei vielen Kindern anzutreffende Bewegungsmangel an frischer Luft zu einer erhöhten Anfälligkeit gegenüber Erkrankungen der Atemwege. Durch die mangelhaften Wechseltemperaturreize und die ungenügenden Bewegungsreize an frischer Luft ist der Stoffwechsel des kindlichen Organismus herabgesetzt und die Durchblutung, insbesondere auch die Durchblutung der Schleimhäute, vermindert. Die Abwehrfunktion der Schleimhäute der oberen Luftwege hängt in starkem Maße von deren Durchblutung ab. Bei nicht abgehärteten Kindern ist die Durchblutung bereits nach verhältnismäßig leichten Unterkühlungseinflüssen, wie z. B. durch kalte Füße, leicht eingeschränkt.

Bemerkenswert ist, daß Kinder, deren Eltern zu Hause rauchen, häufiger an Atemwegsinfektionen erkranken als Kinder von „Nichtrauchern". Das passive „Mitrauchen" beeinträchtigt die lokale Abwehrkraft der kindlichen Luftwege.

Die Stärkung der Widerstandskraft des Kindes hat zum Ziel, die Anpassungsfähigkeit des Organismus an die sich ständig verändernden Witterungsverhältnisse zu verbessern und dadurch die Anfälligkeit für Infekte zu vermindern.

Wie stärkt man die Widerstandskraft des Kindes?

▶ Eltern und Erzieher müssen dafür sorgen, daß die Kinder auch in der kälteren Jahreszeit ausreichend Bewegung an frischer Luft haben. Gesunde Kinder können auch bei feuchtem Novemberwetter, bei kaltem Winterwetter oder bei wechselhaftem Aprilwetter täglich ein paar Stunden an der frischen Luft verbringen. Nur selten gibt es einmal eine Witterung, bei der sie nicht draußen spielen und toben dürfen. Voraussetzung ist jedoch, daß sie dem Wetter entsprechend richtig angezogen sind (siehe 1.3.4).
Lediglich bei Nebel – insbesondere wenn er in der Großstadt auftritt – sollte das Kind in geschlossenen Räumen bleiben. Die staubgesättigten Nebeltröpfchen enthalten vor allem in Industriegegenden gelöste Chemikalien wie Stickstoffdioxid, die die Atemwege reizen und leicht zu einem Infekt der oberen Luftwege führen.

▶ Die Heizung im Kinderzimmer soll auch im Winter nachts fast abgedreht sein. Am Tage liegt die günstigste Raumtemperatur zwischen 20 und 22 °C, in der Nacht zwischen 15 und 18 °C.

▶ Die optimale Luftfeuchtigkeit in den Wohnräumen liegt zwischen 40 und 60 %. Diese Werte können während der Heizperiode durch im Handel erhältliche Luftbefeuchter, notfalls auch durch über die Heizkörper gelegte feuchte Handtücher erreicht werden.

▶ Wasser als Abhärtungsmittel darf nur sehr vorsichtig und differenziert bei Kindern angewendet werden. Morgens nach dem Aufstehen waschen sie Gesicht, Rumpf und Oberschenkel kurz kalt ab. Vom dritten Lebensjahr an kann beim Bad des Kindes ein wenig Abhärtung betrieben werden. Das Kind wird nach dem Bad mit Wasser abgeduscht, das um etwa 3 bis höchstens 4 °C unter der Körpertemperatur (Körpertemperatur zwischen 36,5 und 37 °C) liegt. Anschließend erfolgt ein kräftiges Warmfrottieren. Voraussetzung für diese Art der Abhärtung ist jedoch, daß das Kind Vergnügen daran hat. Gegen den Willen des Kindes sollte das abschließende kühle Abduschen nicht erfolgen. Viel Spaß haben die Kinder mit Rasensprengern. Bei warmem Sommerwetter können sie mehrmals am Tag für 10 bis 20 Minuten um den Sprenger herumtollen. Eltern und Erzieher haben darauf zu achten, daß sich die Kinder anschließend mit einem Frottiertuch gut abtrocknen.

▶ Auch in der kalten Jahreszeit müssen die Wohnräume täglich ausreichend gelüftet werden. In der Nacht soll durch einen Fensterspalt frische Luft in das Kinderzimmer gelangen können.

▶ In den Wintermonaten und im Frühjahr ist eine ausreichende Versorgung mit Vitaminen wichtig. Diese werden durch im Winter erhältliches frisches Gemüse und frisches Obst (vor allem Orangen, Pampelmusen) zugeführt.

Anregungen zur weiteren Vertiefung

1. Mit welchen Maßnahmen kann man in gewissem Umfang Erkältungskrankheiten vorbeugen?
2. Können Sie in Ihrem Arbeitsbereich zur Stärkung der Widerstandskraft und zur Vorbeugung von Erkältungskrankheiten bei den Ihnen anvertrauten Kindern und Jugendlichen beitragen?

1.3.6 Bewegung und Sport

Um leistungsfähig zu werden und sich optimal entwickeln zu können, benötigt der schnell wachsende Körper des Kindes äußere Reize, die ihm in gewissem Rahmen Leistung abverlangen. Ein den kindlichen Möglichkeiten angepaßter „Trainings"-Reiz regt das Wachstum an und steigert die Leistungsfähigkeit des wachsenden Organismus. Dieser braucht für seine Entwicklung kurze, häufige und nicht zu starke Reize. Eintönigen Dauerbeanspruchungen ist er nicht gewachsen.

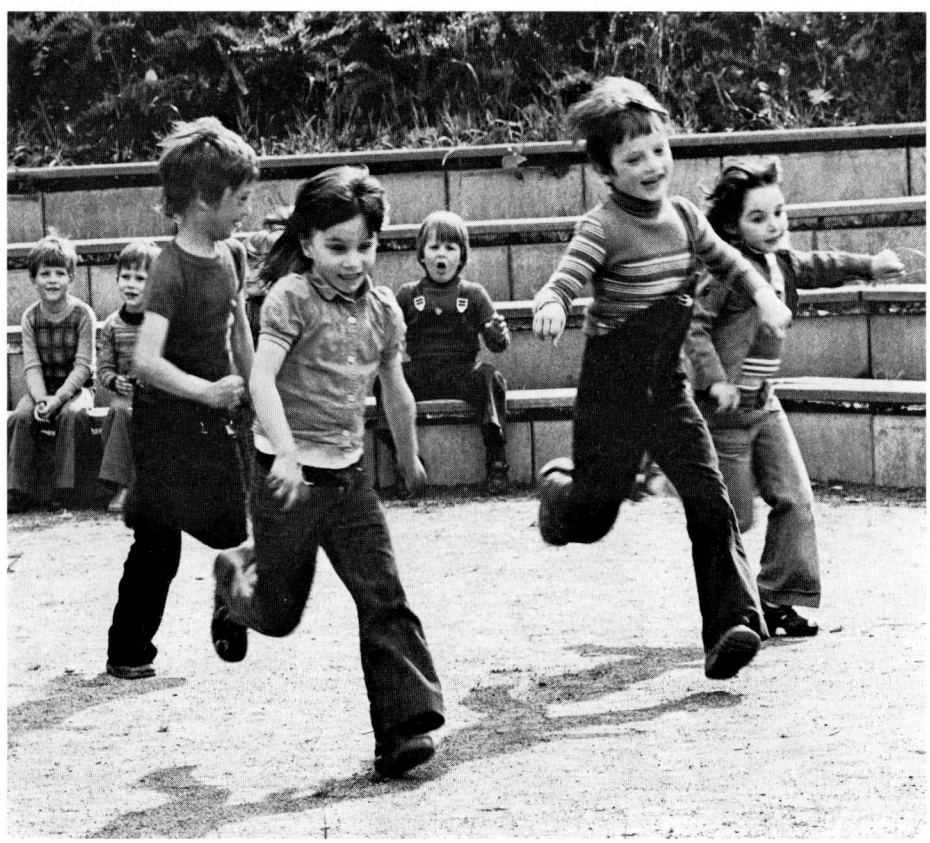

Ein Grundbedürfnis des Kindes: ausreichende Bewegung an frischer Luft

Im Kindesalter sind körperliche Leistungsschwächen zur Zeit auffallend häufig anzutreffen. Sie werden in erster Linie durch mangelnde Anforderungen an den kindlichen Organismus, das heißt durch mangelndes Körpertraining, hervorgerufen. Bei der Mehrzahl der Kinder sind sie Folge eines ungenügenden Bewegungs-, Spiel- und Leistungsangebots. Besonders Stadtkinder haben von frühester Kindheit an zu wenig Möglichkeiten, ihrem natürlichen Bewegungsdrang ungehemmt nachzugehen.

Unsere Kinder benötigen dringend eine Förderung ihrer körperlichen Entwicklung durch eine regelmäßige und sachgerechte körperliche Erziehung, die einen untrennbaren Bestandteil der Gesamterziehung darstellt. Es ist Aufgabe von Eltern und Erziehern, dem natürlichen Bewegungsdrang des Kindes ausreichend Spielraum zu verschaffen und durch ein altersentsprechendes Leistungsangebot behutsam zu lenken.

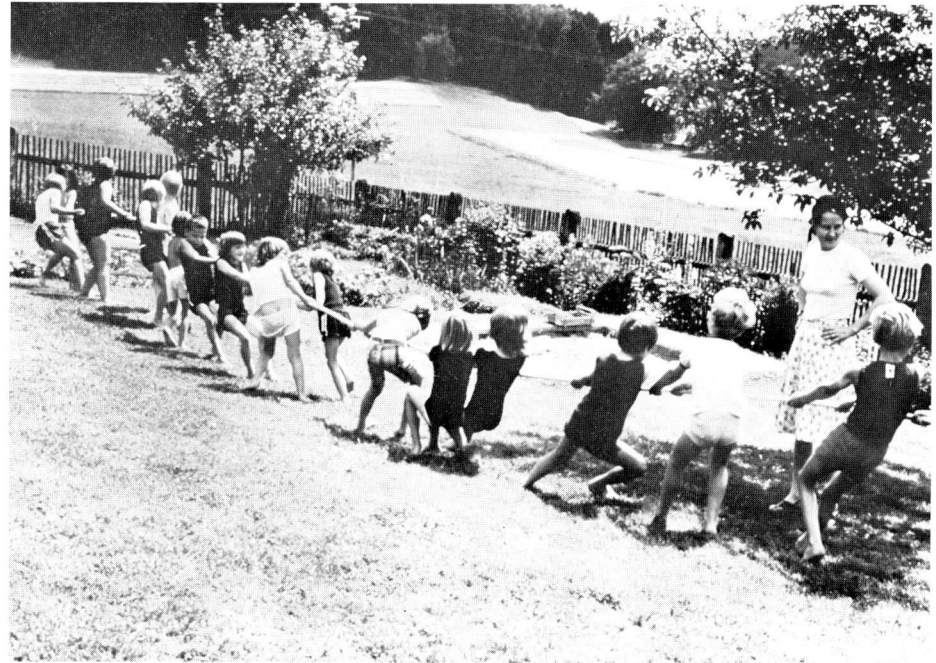

Bewegung in ihren verschiedensten Erscheinungsformen ist für die Gesamtentwicklung unserer Kinder von großer Bedeutung. Beim täglichen Spiel sollen sie ausreichend Gelegenheit zum Herumtollen haben und von sich aus die zahlreichen natürlichen motorischen Grundübungen ausführen, wie Gehen, Laufen, Springen, Hüpfen, Klettern, Kriechen, Werfen, Fangen und Balancieren. Wünschenswert sind im Sommer Bewegungsspiele auf dem Rasen, da die Kinder hier barfuß herumlaufen können. Im Winter ist eine ausreichende Bewegung durch Rodeln, Ski- und Schlittschuhlaufen wünschenswert (ab Ende des Vorschulalters). Bei Spaziergängen sollen sie uneingeschränkte Bewegungsfreiheit genießen dürfen (soweit es die Verkehrsverhältnisse zulassen). Das gleichmäßige Gehen der Erwachsenen ermüdet sie.

Regelmäßige körperliche Übungen steigern die allgemeine Leistungsfähigkeit des Kindes. Insbesondere üben sie einen deutlichen gesundheitsfördernden Einfluß auf das Herz-Kreislauf-System, auf die Stoffwechselvorgänge und auf den Bewegungsapparat aus. Sport im weitesten Sinne verbessert die motorischen Grundfähigkeiten wie Kraft, Schnelligkeit, Ausdauer, Geschicklichkeit, Reaktions- und Koordinationsvermögen.

Über die Förderung der körperlichen Entwicklung und Leistungsfähigkeit hinaus besitzt die sportliche Betätigung auch eine erzieherische Bedeutung. Sport kann dazu beitragen, die Persönlichkeitsentwicklung des Kindes zu fördern, indem Mut, Konzentrationsfähigkeit und der Wille zur Leistung gefördert werden. Gleichzeitig ist er imstande, durch das Mannschaftsspiel soziale Fähigkeiten wie Einordnung in die Gruppe, Unterordnung unter ein Gruppenziel, Bemühung um Leistung für die Gruppe, Hilfsbereitschaft und Fairneß zu fördern. Freude an der Bewegung und Erfolgserlebnisse wirken sich ebenfalls positiv auf das Gesamtverhalten des Kindes aus. Kinder, die sich im gemeinsamen sportlichen Spiel körperlich austoben können, sind häufig selbstsicherer, gelöster und freier in ihrem Wesen als solche, die einen ausgesprochenen Bewegungsmangel aufweisen.

Die körperliche Leistungsfähigkeit des Kindes nimmt von der Geburt bis zur Pubertät stetig zu. Diese Tatsache ist vorwiegend auf eine deutliche Verstärkung der Muskelkraft sowie auf eine zunehmende Leistungsfähigkeit der Lungen und des Herz-Kreislauf-Systems (siehe 1.2.2) zurückzuführen. So weist ein Junge mit 6 Jahren etwa 20 % und mit 10 Jahren etwa 40 % der männlichen Höchstkraft auf.

Aufgrund des unterschiedlichen Leistungsvermögens in den verschiedenen Lebensaltern muß der Sport dem Alter des Kindes angepaßt sein. Schon das Kleinkind kann sich spielerisch sportlich betätigen, beispielsweise schon Ski- und Eislaufen. Sport im weiteren Sinne kommt dem ausgeprägten natürlichen Bewegungsdrang des Kindergartenkindes entgegen. Er ist jedoch noch frei von Ehrgeiz und Wettkampf und soll lediglich ein Spiel sein, das Freude an der Bewegung vermittelt.

Im Unterschied zum Kleinkind will das Schulkind beim Sport auch Leistungen vollbringen. Es möchte sich beweisen und zeigen, was es kann. Das ältere Kind nimmt daher auch bereits an ersten Wettbewerben teil (z. B. in der Schule an den Bundesjugendspielen, im Verein an Vereins-, Kreis- oder Bezirksmeisterschaften). Vom Schulalter ab ist daher ein in vernünftigen Maßen betriebener Leistungssport zu begrüßen. Die Teilnahme des älteren Kindes und des Jugendlichen am Spitzen- oder Hochleistungssport ist dagegen äußerst problematisch und für Kinder grundsätzlich abzulehnen. Da beim Hochleistungssport fast immer nur eine einzige Sportart ausgeübt wird, kommt es nicht selten durch jahrelange einseitige Überbeanspruchungen zu Folgeschäden (unter anderem beim Gewichtheben, Geräteturnen, Rennradfahren) an dem noch wachsenden und damit anfälligen Körper des Kindes. Bevorzugt stellen sich nach einer gewissen Zeit Schädigungen im Bereich des Bandapparates und des Skeletts (z. B. Haltungsschäden, Bänderdehnungen und -risse) ein. Ein weiterer wichtiger Einwand gegen den Spitzensport bei Kindern ist, daß es vielfach zu einem übertriebenen Konkurrenzkampf kommt, der nicht selten dazu führt, Freude über den Mißerfolg des Konkurrenten zu empfinden. Das Kind lernt auf diese Weise durch den Sport Neid, Schadenfreude, Überheblichkeit, Angst und Isolation kennen. Die an sich sehr positive erzieherische Wirkung des Sports wird in einem solchen Fall in das Gegenteil verkehrt und kann dem Kind erheblichen seelischen Schaden zufügen.

Welche Sportarten sind für Kinder zu empfehlen?

Grundsätzlich soll ein Kind die Sportart betreiben, an der es am meisten Freude hat. Es kommt außerdem darauf an, daß die sportliche Disziplin nicht zu einseitig ist, sondern den ganzen Körper bewegt und möglichst viele Muskeln gleichmäßig beansprucht.

Ballspiele: Schon das Kleinkind hat Freude am Ballspiel. Es kann den Ball rollen, werfen, fangen, treten und wird damit in seiner Geschicklichkeit seiner Reaktions- und Koordinationsfähigkeit gefördert. Als Partner- und Mannschaftsspiel fördert es partnerschaftliches Verhalten und Einordnung in die Gruppe.

Schwimmen: Das Schwimmen zählt zu den gesündesten Sportarten überhaupt. Die meisten Schwimmvereine nehmen Kinder ab etwa 4 Jahren auf. In einigen Orten gibt es auch schon Schwimmkurse für ältere Säuglinge und jüngere Kleinkinder. Die Wassertemperatur muß für die ganz Kleinen über den üblichen Schwimmbadtemperaturen liegen (um 32 °C). Der zunächst spielerische Umgang mit Wasser schafft Vertrauen und zunehmende Sicherheit.

Turnen, Gymnastik: In größeren Sport- und Turnvereinen gibt es für Kleinkinder das Mutter-Kind-Turnen, bei dem die Kinder gemeinsam mit ihren Müttern „turnen": Die Übungen sollen spielerischen Charakter haben und den Kindern Spaß machen.

Ballett: Ballett stellt eine gute Bewegungsschulung dar und ist gleichzeitig ein intensives Körpertraining. Die begleitende Musik fördert außerdem Anmut in der Bewegung und musisches Empfinden. Voraussetzung für die Teilnahme am Ballettunterricht ist, daß das Kind Freude daran hat. Meist sind vor allem Mädchen an diesem Sport interessiert. In der Regel nehmen Ballettschulen Kinder ab 4 Jahren auf.

Voltigieren, Reiten: Beim Voltigieren turnen die Kinder am sich bewegenden Pferd. Neben der Körperbeherrschung lernt das Kind den Umgang mit Tieren sowie auch deren Pflege. Ab etwa 4 Jahren können Kinder in Reitschulen und -vereinen am Voltigieren teilnehmen. Das schulmäßige Reiten kann in der Regel mit 9 Jahren begonnen werden.

Skilaufen: Skilaufen ist sehr empfehlenswert, da es zu den wenigen Sportarten gehört, die den Kindern im Winter ausreichende Bewegung an frischer Luft verschaffen. Kinder ab 4 Jahren können in einem Ski-Kindergarten, den es in fast allen Wintersportorten gibt, den ersten Unterricht nehmen. Auch bei Kindern ist eine gute, das heißt sichere Ausrüstung wichtig.

Skilanglauf ist für jüngere Kinder weniger geeignet, da er Dauerleistungen fordert. Für das ältere Kind ist das Langlaufen dagegen sehr empfehlenswert.

Roll- und Schlittschuhlaufen: Diese Sportarten schulen Geschicklichkeit, Gleichgewichtssinn und Reaktionsfähigkeit und damit die Körperbeherrschung. Aus Sicherheitsgründen darf das Schlittschuhlaufen den Kindern nur auf Anlagen erlaubt sein, die durch die Gemeinde offiziell freigegeben wurden. Für das Rollschuhlaufen sind Bürgersteige verkehrsreicher Straßen ungeeignet. Viele Vereine haben Kleinkind-Abteilungen, in denen Kinder ab etwa 4 Jahren Aufnahme finden.

1.3.7 Tagesrhythmus, Ermüdung, Erholung

Der Mensch ist nicht zu jeder Tageszeit gleich leistungsfähig. Das Kind (wie auch der Erwachsene) weist bestimmte **tagesperiodische Schwankungen** seiner geistigen und körperlichen Leistungen auf. Es benötigt am frühen Morgen zunächst eine gewisse Anlaufzeit, bis es zwischen 9 und 12 Uhr eine Phase besonders hoher Leistungsbereitschaft zeigt. Diese sinkt um die Mittagszeit ab und erreicht zwischen 13 und 15 Uhr einen Tiefpunkt. Zwischen 16 und 18 Uhr steigt die Leistungsbereitschaft erneut an (Gipfel gegen 17 Uhr), erreicht jedoch den Vormittagsgipfel nicht mehr. Nach 18 Uhr gewinnen allgemeine Ermüdungserscheinungen zunehmend die Oberhand.

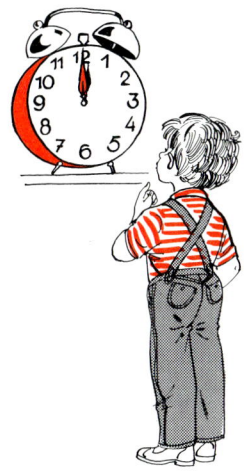

Am Beispiel der Rechengeschwindigkeit des Schulkindes lassen sich tagesperiodische Schwankungen geistiger Leistungen anschaulich darstellen. Gegen 8 Uhr liegt die Rechengeschwindigkeit noch verhältnismäßig niedrig, erreicht in den Vormittagsstunden zwischen 10

und 11 Uhr ihren ersten Höhepunkt, zeigt gegen 14 Uhr einen Tiefpunkt, steigt am Nachmittag wieder an und erreicht gegen 17 Uhr einen erneuten Höhepunkt, der jedoch unter dem Leistungsniveau des Vormittags liegt.

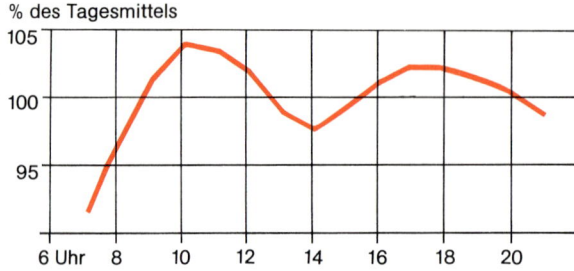

Tagesrhythmus der Leistungsfähigkeit, gemessen an der Rechengeschwindigkeit. 100 % = Tagesdurchschnitt

Je jünger das Kind ist, desto eher tritt das Leistungstief der Mittagszeit ein, und um so früher wird der Nachmittagsgipfel erreicht. Das Tief um die Mittagszeit ist beim Kleinkind zudem ausgeprägter als beim älteren Kind.

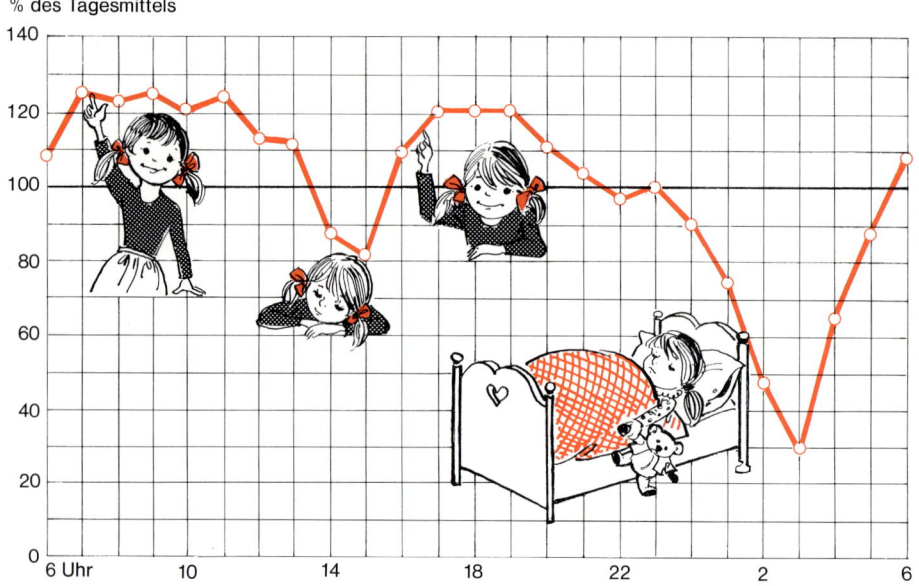

Tagesrhythmus der Leistungsbereitschaft des Kindes

Aus den biologischen Gesetzmäßigkeiten des Tagesrhythmus ergibt sich, daß leistungsintensive Tätigkeiten nach Möglichkeit in den Leistungsgipfel des Vormittags zu legen sind. Eltern und Erzieher sollten den Kindern in der Zeit des Mittagstiefs Zeit zum freien Spiel oder zum Mittagsschlaf lassen. Mit Hausaufgaben sollten die Kinder möglichst nicht vor 16 Uhr belastet werden.

Zur Vermeidung einer schnellen Ermüdung dürfen Eltern und Erzieher dem Kleinkind keine länger dauernden körperlichen, geistigen und gefühlsmäßigen Beanspruchungen abverlangen. Einseitige Belastungen geistiger oder körperlicher Art überfordern das Kind. Für kleinere Kinder ungeeignet sind daher Spiele und Tätigkeiten, die eine längere gespannte Aufmerksamkeit und eine hohe Konzentration erfordern oder die zu einer einseitigen körperlichen Belastung führen. Jede Einseitigkeit und Gleichförmigkeit soll vermieden werden. Es wäre beispielsweise nicht zu vertreten, wenn das Vorschulkind am Vormittag während der Hauptspielzeit in einer weitgehend gleichbleibenden Körperhaltung nur am Tisch malen oder basteln soll, ohne zwischendurch ausreichend Gelegenheit zum freien Spiel zu haben. Um eine vorzeitige Ermüdung durch einseitige Spiele oder Tätigkeiten zu vermeiden, muß das Kind genügend Möglichkeiten zur Abwechslung bekommen. Auf die Spieltätigkeit bezogen, bedeutet dies den Wechsel von bewegungsreichen und bewegungsarmen Spielen, von Spielen mit stärkerer und mit geringerer geistiger Beanspruchung.

Eltern und Erzieher sollten darauf achten, daß es im Spiel oder bei anderen Tätigkeiten niemals zu einer völligen Übermüdung des Kindes kommt, da die notwendige Erholungszeit sonst zu lange dauert. Es ist daher wichtig, eine **Erholungspause** einzulegen, bevor sich die ersten Ermüdungserscheinungen zeigen. Eine Pause besitzt den größten Erholungseffekt, wenn sie rechtzeitig eingelegt wird. Entscheidend für die Erholung ist nicht die lange Zeitdauer. Der Erholungswert einer langen Pause ist kaum höher als der einer kurzen. Viele kurze Pausen verhindern eine fortschreitende Ermüdung besser als wenige längere.

Der Erholungswert der Pause wird nicht nur von der Zeitdauer (etwa 10 Minuten), sondern auch von der Gestaltung mitbestimmt. Gerade bei Kindern werden Ermüdungserscheinungen am besten durch eine „aktive Pausengestaltung" abgebaut. Nicht das Nichtstun, sondern das „Anderstun" gewährleistet in erster Linie die Erholung. Nach einer Phase geistiger Anspannung führt die aktive Pause eine Entspannung durch körperliche Aktivität herbei. Am besten eignen sich dazu Bewegungsspiele mit bekannten Regeln und Inhalten. Zu vermeiden sind jedoch Spiele, bei denen die Kinder körperlich stärker belastet werden und ins Schwitzen geraten (z. B. Wettkampfspiele).

Anregungen zur weiteren Vertiefung

1. Haben Sie bei sich selbst / bei Kindern und Jugendlichen einen Tagesrhythmus der Leistungsfähigkeit festgestellt?
2. Welche Schlußfolgerungen lassen sich aus der Beantwortung der Frage 1 ableiten?
3. Wie sollte Ihrer Meinung nach die Pausengestaltung im Kindergarten / Hort / in der Schule geregelt sein?

1.3.8 Gesundheitskontrolle – Früherkennung

Der Beginn einer Erkrankung fällt vielen Eltern und Erziehern meist sehr bald am veränderten Verhalten und Aussehen des Kindes sowie an typischen allgemeinen Krankheitszeichen auf (siehe 2.2). Fast immer handelt es sich bei akut auftretenden Fällen um eine der im Kindesalter außerordentlich häufigen Infektionskrankheiten. Sie sind meist sehr bald vorbei und vergessen.

Anders steht es mit Erkrankungen, die man nicht unbedingt auf den ersten Blick als Krankheit erkennt oder deren Krankheitszeichen man fehldeutet. Bei einigen dieser Erkrankungen ist eine frühzeitige Erkennung von besonders großer Bedeutung, da nur durch eine rechtzeitige Behandlung spätere Schäden vermieden werden können.

Nimmt der Erzieher im Kindergarten oder im Hort mögliche Hinweise auf das Vorliegen einer beginnenden oder bereits bestehenden Störung wahr, sollte er seine Beobachtung umgehend den Eltern mitteilen und diesen zum Ausschluß einer Störung die Vorstellung des Kindes bei einem Arzt empfehlen.

Schielen (siehe 4.4.1)

Das Schielen ist früh erkennbar. Die Notwendigkeit einer frühzeitigen Behandlung wird jedoch häufig nicht erkannt. Oft erfolgen daher die erforderlichen Konsequenzen zu spät. Um eine Sehschwäche des schielenden Auges zu vermeiden, ist eine frühzeitige Behandlung von größter Wichtigkeit.

Weitsichtigkeit (siehe 4.4.1)

Nach längerem Nahsehen, wie z. B. beim Basteln oder Malen, klagt das Kind häufig über Kopfschmerzen und Augenbrennen. Kinder, die derartige Beschwerden äußern, sollten einem Augenarzt vorgestellt werden. Dieser wird bei Feststellung von Weitsichtigkeit eine Brille verschreiben, welche die Beschwerden beseitigt.

Kurzsichtigkeit (siehe 4.4.1)

Kurzsichtige Kinder kneifen häufig die Augenlider zusammen, um weiter entfernte Dinge (z. B. Fernsehbilder, Geschriebenes auf der Tafel) ein wenig schärfer sehen zu können. Ein Test auf Kurzsichtigkeit: Testbild des Fernsehapparates, der 5 m entfernt stehen soll, beschreiben lassen. Bei Verdacht auf einen Sehfehler ist das Kind einem Augenarzt vorzustellen, der bei Bestätigung einer Kurzsichtigkeit eine Brille verschreibt.

Schwerhörigkeit (siehe 4.4.2)

Hochgradige Hörstörungen wie Taubheit und starke Schwerhörigkeit fallen der Umgebung meist relativ bald auf. Bei nur leichter oder mittelgradiger Schwerhörigkeit dagegen gleichen die Kinder ihre Hörschwäche durch eine besondere Aufmerksamkeit, durch Ablesen vom Mund oder durch Kombinieren verstandener Wort- und Satzteile verhältnismäßig gut aus. Diese Kinder fallen allenfalls als zerstreut, verträumt, unfolgsam oder uninteressiert auf. Erst wenn diese Kinder in die Schule kommen, geraten sie in Schwierigkeiten, da sie vieles nicht richtig verstehen und dem Unterricht daher nur ungenügend folgen können. Immer wieder kommt es vor, daß einige dieser Kinder trotz normaler Intelligenz schließlich in Sonderschulen landen.

Ein erster Verdacht auf das Vorliegen einer Hörstörung besteht, wenn das Kind im ersten Lebensjahr noch keine Reaktion auf Geräusche oder Stimmen zeigt oder wenn es bis zum 18. Lebensmonat noch keine deutliche Sprachentwicklung über die Lallperiode hinaus erkennen läßt.

Bei Verdacht auf eine Schwerhörigkeit sollten die Eltern unverzüglich einen Facharzt für Hals-Nasen-Ohrenkrankheiten aufsuchen.

Anfallskrankheiten (siehe 4.5)

Während ein sogenannter „großer epileptischer Anfall" sofort Veranlassung gibt, das Kind einem Arzt vorzustellen, ist dies bei den „kleinen Anfällen" häufig nicht der Fall. Bei der häufigsten und zugleich unauffälligsten Anfallsform im Kindesalter, den „Absencen", ist das Kind für nur wenige Sekunden „abwesend" und nicht ansprechbar. Es unterbricht seine Tätigkeit kurzfristig, behält die eingenommene Stellung jedoch bei. Vielfach werden diese sich oft wiederholenden Bewußtseinspausen verkannt und mit Unaufmerksamkeit, Gedankenabwesenheit oder Verträumtheit erklärt.

In 30 bis 40 % der Fälle werden diese kleinen Anfälle vor oder während der Pubertät von den wesentlich schwerwiegenderen großen epileptischen Anfällen abgelöst. Eine frühzeitige medikamentöse Behandlung kann heute eine solch ungünstige Entwicklung fast immer verhüten. Ein frühzeitiges Erkennen durch Eltern, Kindergartenerzieher oder Lehrer ist daher außerordentlich wichtig. Beim geringsten Verdacht auf „Absencen" sollte das Kind einem Kinderarzt vorgestellt werden.

Zuckerkrankheit (siehe 4.2)

Ein Kind, das ständig Durst hat und dementsprechend viel trinkt und gleichzeitig sehr oft und sehr reichlich Wasser lassen muß, sollte von einem Arzt auf das Vorliegen einer Zuckerkrankheit untersucht werden. Ein zusätzlicher Hinweis kann neu auftretendes Bettnässen sein. Typisch ist außerdem eine allmähliche Gewichtsabnahme trotz ausreichender Ernährung. Es ist wichtig, diese Krankheitszeichen richtig zu deuten, da es bei einem weiteren Fortschreiten der Erkrankung unbemerkt zu einer tiefen, lebensbedrohlichen Bewußtlosigkeit (Koma) kommen kann. Typisch ist in einem solchen Fall neben einer Benommenheit ein obst- oder acetonähnlicher Atemgeruch.

Bei einem mit Insulin behandelten Diabetiker-Kind besteht unter bestimmten Bedingungen (siehe 4.2) die Gefahr eines zu niedrigen Blutzuckerspiegels. Erste Hinweise sind plötzliches starkes Hungergefühl, Schwächegefühl, Benommenheit. Durch die sofortige Aufnahme von Kohlenhydraten in Form von Traubenzucker, Brot oder Schokolade läßt sich ein solcher Zustand in wenigen Minuten beseitigen.

Wie bei einigen anderen Stoffwechselerkrankungen ist auch bei der Zuckerkrankheit eine Früherkennung durch einen von einem Arzt durchgeführten Test möglich. Diese Tests sind bei Kindern zu empfehlen, die diabetische Eltern und/oder Geschwister haben und somit ein erhöhtes Krankheitsrisiko aufweisen.

Haltungsschwächen, Haltungsschäden (siehe 6.2)

Haltungsschwächen sind Ausdruck einer allgemeinen Leistungsschwäche der Muskulatur, insbesondere der Haltemuskulatur. Die häufigste Form der Haltungsschwäche, der Rundrücken, ist gekennzeichnet durch eine gewohnheitsmäßig schlechte Haltung mit nach vorn gesunkenen Schultern, einem vermehrt gerundeten Rücken, einem in sich zusammengesunkenen Rumpf und einem vorstehenden Bauch. Die Haltungsschwäche ist daran erkennbar, daß sich die Kinder zwar aus ihrer schlechten Haltung voll aufrichten können, die Aufrichtung des Rumpfes aber wegen rascher Ermüdung der Haltemuskulatur nur kurz durchhalten können und daher schnell wieder in die ursprüngliche Ruhehaltung zurücksinken.

Bei längerem Bestehen und Fortschreiten der Haltungsschwäche kann sich mit der Zeit ein Haltungsschaden, eine „Haltungskrankheit", entwickeln. Ein aktives Aufrichten der Wirbelsäule gelingt dann nicht mehr.

Zur Vorbeugung beziehungsweise Beseitigung von bestehenden Haltungsschwächen haben sich ausreichende körperliche Bewegung sowie ein spezielles Haltungsturnen als wirksam erwiesen.

Fußschwächen, Fußschäden (siehe 6.2)

Die Ruhehaltung des Fußes äußert sich in einer Fußsenkung, das heißt in einer leichten Knickstellung der Ferse nach außen und einer leichten Abflachung des Längs- und Quergewölbes. Wird diese Haltung aufgrund einer Muskel- und Bänderschwäche ständig eingenommen, so entwickelt sich als Ausdruck einer Haltungsschwäche des Fußes ein Knicksenkfuß. Später, im

Erwachsenenalter, geht der Knicksenkfuß nach einer nicht mehr rückgängig zu machenden Erschlaffung des Bandapparates nicht selten in einen echten „Plattfuß" (Knick-Plattfuß) über, der die Endausprägung des Haltungsschadens am Fuß darstellt.

Eine der wesentlichen Ursachen für die Häufigkeit von Fußschwächen ist das frühe und häufige Tragen fester Schuhe bereits im Kleinkindalter, wobei vor allem den nichtpassenden Schuh eine entscheidende Schuld trifft. Damit sich der Kinderfuß gesund entwickeln kann, muß seine Muskulatur gekräftigt werden. Diese Kräftigung ist nur möglich, wenn die entsprechenden Muskeln beansprucht und belastet werden. Voraussetzung dafür ist eine ausreichende Bewegungsfreiheit des Fußes. Je seltener der Fuß in Schuhen eingeengt wird, um so freier, kräftiger und gesünder wird er sich entwickeln.

Organleistungsschwächen (siehe 6.2)

Organleistungsschwächen beruhen vorwiegend auf einem Mangel an körperlichen Leistungsanforderungen, hervorgerufen durch ungenügende Bewegung an frischer Luft. Die Schwäche des Atmungs- und Kreislaufsystems steht dabei im Vordergrund. Das betroffene Kind zeigt einen Mangel an körperlicher Leistungsfähigkeit sowie nicht selten seelische Auffälligkeiten, bedingt durch eine Hemmung seiner freien Entfaltung. Häufig findet man bei körperlich leistungsschwachen Kindern auch eine besondere Anfälligkeit für Infekte der Atemwege.

Kennzeichen der Organleistungsschwäche ist ein schon bei verhältnismäßig geringer Belastung frühzeitiger allgemeiner Leistungsabfall. Dieser ist erkennbar an einem im Vergleich zu gleichaltrigen, leistungsfähigen Kindern raschen Puls schon bei geringer körperlicher Belastung sowie an einer langen Erholungszeit nach Beendigung der Belastungsphase. Durch ausreichendes, altersgemäßes, ungehemmtes Bewegungsspiel an frischer Luft können Organleistungsschwächen verhindert oder behoben werden.

Behinderungen (siehe 4.6)

Durch die moderne Medizin ist es möglich, viele Behinderungen zu vermeiden oder wenigstens deutlich zu mildern. Voraussetzung ist allerdings, daß die Störung frühzeitig erkannt und behandelt wird. Denn nur in der frühen Kindheit können gestörte Funktionen entscheidend gebessert werden. Je eher die Behinderung oder drohende Behinderung erkannt wird, desto günstiger sind in den meisten Fällen die Aussichten auf Erfolg.

Eine intensive Überwachung der Schwangeren vor und während der Geburt macht die schwangerschafts- oder geburtenbedingten Schädigungen heute weitgehend vermeidbar. Durch genetische Beratung von Familien, in denen erbliche Krankheiten bestehen oder vermutet werden, durch Früherkennung von Störungen des Schwangerschaftsverlaufs aufgrund einer regelmäßigen, optimalen Überwachung sowie durch laufende Vorsorgeuntersuchungen des Säuglings und Kleinkindes können viele Behinderungen rechtzeitig vermieden werden.

Zahnerkrankungen (siehe 6.5)

Milchzähne haben unter anderem die Aufgabe, den Platz für die bleibenden Zähne im Kiefer freizuhalten. Daher muß jeder Zahn so lange erhalten werden, bis der bleibende Zahn durchbricht. Geht ein Milchzahn vorzeitig durch Karies verloren, können unregelmäßig und schief stehende Zähne die Folge sein. Die unregelmäßige Stellung von Zähnen und Kiefern, die auch durch gewohnheitsmäßiges Lippenbeißen, Zähneknirschen, Lutschen an Fingern, Bettzipfeln und unzweckmäßigen Schnullern (besonders wenn das Lutschen über das 2. Lebensjahr hinaus gewohnheitsmäßig fortgesetzt wird) entstehen kann, fördert wiederum die Entstehung von Karies, da sich für die Zahnbürste unzugängliche Stellen bilden. Zahnstellungsstörungen begünstigen auch entscheidend die Entstehung der Parodontose.

Eine gründliche und regelmäßige Zahnpflege, eine gesunde Ernährung, die Gabe von Fluoriden zur Kariesvorbeugung sowie regelmäßige Zahnarztkontrollen sind notwendig, um Zahnerkrankungen vorzubeugen.

Hinweis (Symptom)	Verdacht, der durch eine ärztliche Untersuchung ausgeschlossen werden soll	Maßnahme
Schielen		Vorstellung bei einem Augenarzt
Kopfschmerzen und Augenbrennen	Weitsichtigkeit	Vorstellung bei einem Augenarzt
häufiges Zusammenkneifen der Augenlider	Kurzsichtigkeit	Vorstellung bei einem Augenarzt
auffallende Zerstreutheit, Verträumtheit, Uninteressiertheit, schulische Leistungsschwäche	Schwerhörigkeit	Vorstellung bei einem Hals-Nasen-Ohren-Arzt
auffallend häufige Unaufmerksamkeit, Gedankenabwesenheit, Verträumtheit	kleine Anfälle vom Absencen-Typ	Vorstellung bei einem Kinderarzt oder einem Neurologen
auffallend starker und häufiger Durst, häufiges und reichliches Wasserlassen, eventuell neu auftretendes Bettnässen	Zuckerkrankheit	Vorstellung bei einem Arzt
Benommenheit, obst- oder acetonähnlicher Geruch	Gefahr einer lebensbedrohlichen Bewußtlosigkeit (Koma) bei einer unbehandelten Zuckerkrankheit	sofortiger Notfalltransport ins nächste Krankenhaus
bei einem mit Insulin behandelten Diabetiker-Kind: plötzliches starkes Hungergefühl, Schwächegefühl, Benommenheit, kein Obstgeruch	Unterzuckerung des Blutes	sofortige Aufnahme von Kohlenhydraten in Form von Traubenzucker, Schokolade oder Brot

2 Das kranke Kind

2.1 Allgemeine Bedingungen für die Entstehung von Krankheiten

Oft sind Krankheiten auf bestimmte faßbare Ursachen zurückzuführen, die zum großen Teil aus der den Menschen umgebenden Umwelt stammen. Damit diese Faktoren tatsächlich zu einer Erkrankung führen, muß jedoch in vielen Fällen eine gewisse Krankheitsbereitschaft des Organismus hinzukommen.

2.1.1 Krankheitsursachen

Krankheitserreger, wie Bakterien, Viren oder Pilze, Hitze, Kälte, Giftstoffe, mechanische Einwirkungen, wie Druck, Zug oder Verdrehung, sind Faktoren aus unserer **Umwelt,** die zu Erkrankungen führen können.

Auch Störungen der **sozialen Umwelt,** der sozialen Beziehungen des Menschen, wie Kontaktarmut, Vereinsamung, ständige Frustrationen und andere psychische Dauerbelastungen, können Krankheitserscheinungen zur Folge haben (z. B. ein Magengeschwür). Eine ganz besondere Bedeutung haben bestimmte **Lebensgewohnheiten** als Krankheitsursachen gewonnen. Hier sind in erster Linie falsche und übermäßige Ernährung, Rauchen, Alkohol und Rauschmittelmißbrauch, Streß und Bewegungsmangel zu nennen.

Neben diesen **aus der Umwelt an uns herangeführten** krankmachenden Faktoren kann die Ursache für eine Erkrankung auch im Körper selbst angelegt sein. In diesem Zusammenhang kommen als Krankheitsursachen alle **genetischen Defekte** (Erbdefekte) in Frage, die so schwerwiegend sind, daß sie durch die Regulationsmechanismen des Organismus nicht mehr ausgeglichen werden können.

2.1.2 Krankheitsbereitschaft (Disposition)

In vielen Fällen führt eine Krankheitsursache allein noch nicht zum Ausbruch einer Erkrankung. Oft kommt es erst durch das Zusammentreffen einer oder mehrerer Krankheitsursachen mit einer gewissen Krankheitsbereitschaft des Organismus – Disposition genannt – zum Entstehen einer Krankheit. Die Krankheitsbereitschaft ist als Ausdruck einer Schwächung oder Störung der Regulationssysteme bzw. der Abwehrkräfte des Organismus anzusehen.

Beispiel:

Während einer Grippewelle erkranken bei weitem nicht alle Menschen, die mit den Krankheitserregern in Kontakt kommen. Die Krankheitsursache (Grippeviren) allein genügt also oft nicht, damit eine Erkrankung hervorgerufen wird. Es sind vor allem Kinder, alte Menschen sowie durch andere Erkrankungen geschwächte Kranke, die bei einer Grippewelle zur Grippe neigen (disponieren).

Genetische Disposition

Eine Erkrankung kann direkt aus einer genetischen Störung entstehen. Andererseits können genetische Faktoren die Reaktion des Organismus auf äußere Krankheitsursachen negativ beeinflussen. In solchen Fällen zeigt der betroffene Organismus eine Krankheitsbereitschaft für bestimmte Erkrankungen. Der Anteil genetisch disponierender Faktoren an der Entstehungsgeschichte von Krankheiten ist bisher allerdings noch nicht in vollem Umfange erforscht.

Geschlecht als disponierender Faktor

Bei einer Reihe von Krankheiten hat man feststellen können, daß sie entweder häufiger beim männlichen oder aber beim weiblichen Geschlecht auftreten.

Beispiel:

Harnwegsentzündungen treten bei Mädchen deutlich häufiger auf als bei Jungen.

Lebensalter als disponierender Faktor

Einige Erkrankungen treten in bestimmten Lebensabschnitten gehäufter auf, wobei das Kindesalter sowie das hohe Lebensalter hervorzuheben sind.

Beispiel:

Im Kindergarten und in der Schule kommen Kinder in besonders hohem Maße mit Erregern bestimmter Infektionskrankheiten in Kontakt. Im Vordergrund stehen Infektionen der Atemwege sowie „Kinderkrankheiten".

Die seelische Verfassung als disponierender Faktor

Es ist auffällig, daß Menschen, die starken seelischen Belastungen ausgesetzt sind, mehr zu Erkrankungen neigen als sonst. Die Gründe hierfür sind noch nicht genau erforscht. Starke seelische Belastungen können die Abwehrlage des Organismus negativ beeinflussen. Diese körperlich-seelischen Wechselbeziehungen machen sich bereits bei Säuglingen und Kleinkindern bemerkbar.

Bestehende Krankheiten als disponierende Faktoren

Durch bestehende Krankheiten kann die Abwehrlage des Organismus herabgesetzt sein, so daß das Eindringen von Krankheitserregern erleichtert ist.

Beispiel:

Die Zuckerkrankheit begünstigt verschiedene Entzündungskrankheiten, wie z. B. Harnwegs- und Nierenentzündungen.

Lebensgewohnheiten als disponierende Faktoren

Gesundheitsschädigende Lebensgewohnheiten (siehe 6.1) können je nach Ausmaß Ursachen von Krankheiten sein oder als disponierende Faktoren die Entstehung bestimmter Krankheiten begünstigen.

Unterernährung als disponierender Faktor

Unterernährung beeinflußt entscheidend die Abwehrsysteme des Organismus, die zu ihrer Funktionsfähigkeit auf eine ausreichende Eiweiß- und Vitaminzufuhr angewiesen sind. So ist es nicht verwunderlich, daß Infektionskrankheiten und Seuchen besonders häufig in Hungergebieten auftreten.

Klima, Wetterlagen und Jahreszeiten als disponierende Faktoren

Ältere Menschen leiden mehr unter wetterabhängigen Beschwerden als jüngere. Aber bereits Säuglinge und Kleinkinder leiden unter dem Wetter. Viele Kinder werden bei Wetterumschwüngen müde und schlapp. Sie klagen häufig über Kopfschmerzen oder Kopfdruck. Aufmerksamen Eltern und Erziehern fällt nicht selten auf, daß die Kinder gereizt, mißmutig, quengelig oder weinerlich sind. Größere Kinder können ausgesprochen streitsüchtig sein und wenig Interesse am Spiel zeigen.

2.2 Allgemeine Veränderungen des Kindes bei Ausbruch einer Erkrankung

Die meisten Erkrankungen treten nicht plötzlich von einer Minute zur anderen auf. Sie kündigen sich vielmehr durch zum Teil sehr allgemeine Veränderungen an. Aufmerksame Eltern und Erzieher, die das Kind genau kennen, werden bereits diese allerersten Anzeichen bemerken.

Vielfach kündigt sich eine Erkrankung zuerst durch ein **verändertes Verhalten** des Kindes an. Sonst lebhafte und fröhliche Kinder werden still, mißmutig, quengelig oder weinerlich und zeigen wenig Lust zum Spielen. Meist hat das eine Krankheit „ausbrütende" Kind keinen Appetit und läßt das Essen stehen (bei Säuglingen Trinkunlust). Ein blasses Gesicht, Augenringe und glanzlose Augen sind bereits deutlichere Hinweise, daß das Kind nicht in Ordnung ist. Die genannten Veränderungen müssen jedoch nicht immer Hinweise auf eine sich anbahnende Erkrankung sein. Wenn sich das Kind nicht wohl fühlt, kann auch etwas anderes dahinterstecken: Bekommt es ausreichend Schlaf? Hat es genug Bewegung an frischer Luft? Ist die Ernährung richtig? Hat das Kind möglicherweise seelische Probleme?

Zu den Veränderungen im Verhalten des Kindes treten sehr bald verschiedene **allgemeine Krankheitszeichen,** die sehr uncharakteristisch sind und keinen eindeutigen Hinweis auf eine bestimmte Erkrankung geben. Sie sind als Allgemeinreaktionen zu werten, mit denen der Körper auf eine Schwächung oder Störung seiner Funktionen durch unterschiedliche Krankheitsursachen reagiert. In den meisten Fällen wird es eine fieberhafte Infektionskrankheit sein, die sich auf diese Weise ankündigt.

Häufige allgemeine Krankheitszeichen, die in unterschiedlicher Kombination und Ausprägung unmittelbar den eigentlichen typischen Krankheitszeichen (z. B. rötliche Flecken bei Masern) vorausgehen, sind: Fieber, Mattigkeit und Abgeschlagenheit, Teilnahmslosigkeit, Appetitlosigkeit, Kopfschmerzen, Bauchschmerzen, Gliederschmerzen, Übelkeit, Erbrechen, Durchfall, Verstopfung.

Typischerweise gehen den „Kinderkrankheiten" bestimmte allgemeine Krankheitszeichen voraus:

Keuchhusten: Leichter Husten (bereits ansteckend)

Masern: Husten; entzündete, tränende Augen; Fieber über 39 °C (bereits ansteckend)

Mumps: Ohren- oder Halsschmerzen; Kopfschmerzen (bereits ansteckend)

Windpocken: Leichtes Unwohlsein mit leichtem Fieber; kleine blaßrote Flecken (bereits ansteckend)

Scharlach: Hohes Fieber mit Schüttelfrost, Halsschmerzen (bereits ansteckend)

2.3 Häufige allgemeine Krankheitszeichen und Hausmittel zu ihrer Behandlung

2.3.1 Fieber

Fieber ist keine Krankheit, sondern (in den allermeisten Fällen) die Reaktion des Körpers auf eine Infektion. Von erhöhter Temperatur spricht man bei Temperaturen zwischen 37,4 °C und 38 °C, von leichtem Fieber zwischen 38 °C und 38,5 °C. Werte zwischen 38,5 °C und 39,5 °C gelten als mäßiges, Werte über 39,5 °C als hohes Fieber.

Bei einem gesunden Kind schwankt die Körpertemperatur in gewissen Grenzen. Im allgemeinen ist sie abends etwas höher als morgens (Normalwerte: 36,5 °C–37,3 °C). Wenn das Kind getobt hat, kann die Temperatur bis auf 37,7 °C ansteigen. Bei Kleinkindern sind diese als normal anzusehenden Temperaturschwankungen ausgeprägter als bei älteren Kindern. Vor allem Säuglinge sind noch nicht in der Lage, wie das ältere Kind die Körpertemperatur ausreichend zu regulieren. Bei starker Erwärmung durch intensive Sonnenbestrahlung oder zu warme Bekleidung steigt ihre Körpertemperatur an, bei stärkerer Abkühlung sinkt sie unter den Normalwert. Auch ein Durstzustand kann bei Neugeborenen und Säuglingen Fieber auslösen (Durstfieber).

Temperaturen über 38 °C sind in jedem Fall krankheitsverdächtig. Die Höhe der Temperatur ist kein Maßstab für die Schwere der Erkrankung. Kinder mit Schnupfen oder Erkältungskrankheiten haben oft über 39 °C Fieber, ohne dabei schwer krank zu sein.

▶ Eine medikamentöse Fieberbekämpfung mit **fiebersenkenden Kinderzäpfchen** ist erst dann zu empfehlen, wenn die Temperatur eine bestimmte Höhe (39–39,5 °C) erreicht hat oder wenn das Kind unter der zu hohen Körpertemperatur leidet (Glieder- und Muskelschmerzen, Schlaflosigkeit).

▶ Ein sehr wirksames und bewährtes Mittel zur Fiebersenkung sind abkühlende, **naßkalte Wadenwickel.** Handtücher oder Windeln taucht man in kaltes Wasser, drückt sie aus, bis sie nicht mehr tropfen, und umwickelt dann die Unterschenkel mit einem feuchtkalten Tuch. Nach etwa 10–15 Minuten werden die Wickel erneuert (insgesamt 3- bis 4mal). Diese Wickelkuren sind gegebenenfalls mehrmals am Tag möglich.

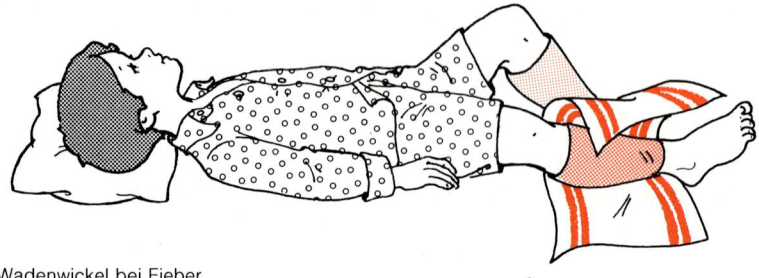

Naßkalte Wadenwickel bei Fieber

▶ Da fiebernde Kranke viel Flüssigkeit verlieren und daher an Durst leiden, gibt man ihnen **viel zu trinken.** Sehr gut eignen sich Tee oder Vitamin-C-haltige Apfelsinen- oder Zitronensäfte unter Zusatz von Traubenzucker.

▶ Neigt ein Kind zu Fieberkrämpfen (siehe 4.5.2), kann man das Fieber – neben Zäpfchen – zusätzlich durch **abkühlende Bäder** senken. Wadenwickel wären in diesem Fall nicht ausreichend. Man beginnt ein abkühlendes Bad mit einer Wassertemperatur, die etwa 2 °C unter der Fiebertemperatur liegt. Durch Zugießen kalten Wassers wird das Bad allmählich weiter abgekühlt. Anschließend muß das Kind mit warmen Handtüchern trockengerieben und zurück in das vorgewärmte Bett gelegt werden.

2.3.2 Schnupfen, Husten, Heiserkeit, Halsschmerzen

Leider gibt es bis heute gegen Schnupfen und Erkältungskrankheiten – meist handelt es sich dabei um Virusinfekte – keine wirklich wirksamen Medikamente. Die meisten Erkältungskrankheiten holt man sich nicht draußen bei schlechtem Wetter, sondern in der Zeit der Heizperiode in geschlossenen Räumen. In zentralgeheizten Räumen sinkt die Luftfeuchtigkeit bis auf 20 oder 30 % ab. Die Schleimhäute der Atemwege aber benötigen für ihre wichtige Abwehraufgabe (siehe 3.1.3) einen Feuchtigkeitsgehalt der Luft zwischen 40 und 60 % (bei einer Zimmertemperatur von 21–23 °C). Bei niedrigeren Werten trocknen sie aus.

▶ Dieser so schädlichen trockenen Luft wirkt man am besten mit einem elektrischen **Luftbefeuchter** (Prinzip: Verdampfer, Verdunster, Zerstäuber) entgegen. Besitzt man keinen Luftbefeuchter, kann man im Erkrankungsfall vorübergehend auch feuchte Handtücher über die Heizkörper legen. Wasserverdunstungsgefäße an den Heizkörpern reichen in keinem Fall aus. Zur Kontrolle empfiehlt sich ein Hygrometer.

▶ Das **Inhalieren** von heißem Wasserdampf – versetzt mit bestimmten pflanzlichen Ölen – wirkt sich bei Schnupfen, Reizhusten, Entzündungen im Hals- und Rachenbereich sowie bei Entzündungen der Stirn- und Kieferhöhlen günstig aus. Man kocht etwa 1 ½ Liter Wasser auf, fügt Kamillen- oder Eukalyptusextrakt hinzu und gießt die heiße Flüssigkeit in einen Topf. Diesen stellt man auf einen Stuhl oder Tisch (wegen der Verbrühungsgefahr nicht im Bett inhalieren). Das kranke Kind beugt sich über die Schüssel und atmet den Dampf durch Mund und Nase ein. Der Abstand zwischen Gesicht und Wasser sollte so weit sein, daß der heiße Dampf noch gut erträglich ist. Um den Dampf zu konzentrieren, sollte das Kind unter einem genügend großen Handtuch inhalieren.

▶ Bei Säuglingen und Kleinkindern ist das **Dampfbett** am besten geeignet: Auf einem Stuhl neben dem Bett „köchelt" auf einem Kocher ein Topf mit Wasser unter Zusatz pflanzlicher Öle. Damit das kranke Kind genügend Dampf bekommt, empfiehlt es sich, ein Bettlaken über Stuhl und Bett auszubreiten. In der Zeit der Dampfinhalation sollte das Kind nicht allein gelassen werden. Die Anwendung kann 2- bis 3mal täglich für etwa 15 Minuten erfolgen.

▶ **Heiße Brustwickel** sind gut wirksam bei Reizhusten. Man tränkt ein Handtuch mit so warmem Wasser, daß man es auf der Innenseite des Armes noch gut vertragen kann. Dann wird das Tuch leicht ausgedrückt, über die Brust gelegt und mit einem Frottiertuch abgedeckt (Dauer etwa 20 Minuten). Anschließend ist das Kind gut abzutrocknen.

▶ Auch der **trockene Brustwickel** ist zu empfehlen. Die Brust des Kindes wird mit einer Salbe, die oben erwähnte pflanzliche Öle enthält, eingerieben. Darüber wird ein Handtuch gelegt. Die nach Eukalyptus oder Kamille riechenden Salben verdunsten und erleichtern dem Kind das Atmen und mildern den Hustenreiz.

2.3.3 Schmerzen: Kopfschmerzen, Bauchschmerzen, Ohrenschmerzen

Kopfschmerzen sind bei Kindern gar nicht so selten. Erst Kinder ab etwa 3 Jahren jedoch sind in der Lage, den Ort der Schmerzen richtig anzugeben. Jüngere Kleinkinder sind bei Kopfschmerzen unruhig und reizbar. Sie runzeln häufig die Augenbrauen und greifen sich immer wieder in die Haare.

Kopfschmerzen, die nicht mit Fieber einhergehen, sind meist nicht durch eine sich anbahnende Infektionskrankheit verursacht. Aufregung, Übermüdung (Schlafmangel), Überforderung in der Schule, schlechte Luft oder zu wenig Bewegung an der frischen Luft sind in diesen Fällen häufig die Ursache. Auch zuviel Sonne kann ein Grund sein. Klagt das Kind häufiger über Kopfschmerzen, kann auch ein bisher nicht erkannter Sehfehler dahinterstecken. In solchen Fällen hilft eine Brille schlagartig. Eine echte Migräne kommt bereits im Kindesalter vor und kann in einigen Fällen die Ursache heftiger Kopfschmerzen sein.

Fieberhafte Infektionskrankheiten gehen häufig mit Kopfschmerzen einher. Infektionen im Kopfbereich führen besonders oft zu Kopfschmerzen: z. B. Mittelohrentzündungen, Hals- und Mandelentzündungen, Kiefer- und Stirnhöhlenentzündungen, Hirnhautentzündungen. Aber auch jeder andere hoch fieberhafte Infekt kann Kopfschmerzen bereiten.

▶ Dem Kleinkind kann man ein **Kinder-Fieberzäpfchen** geben, das auch gegen Schmerzen wirksam ist. Etwas ältere Kinder können eine **halbe Schmerztablette** erhalten. Anschließend sollte das Kind eine halbe Stunde ruhen. Wenn die Kopfschmerzen stärker werden oder mit Fieber oder Erbrechen einhergehen, ist der Arzt hinzuzuziehen.

Bauchschmerzen können die verschiedensten Ursachen haben. Kleine Kinder sind noch nicht in der Lage, einen Schmerz genau zu lokalisieren. Sie empfinden Schmerzen im Bauchraum fast immer in der Nabelgegend. Sie klagen auch dann über Bauchschmerzen, wenn sich die Erkrankung gar nicht im Bauchraum abspielt.

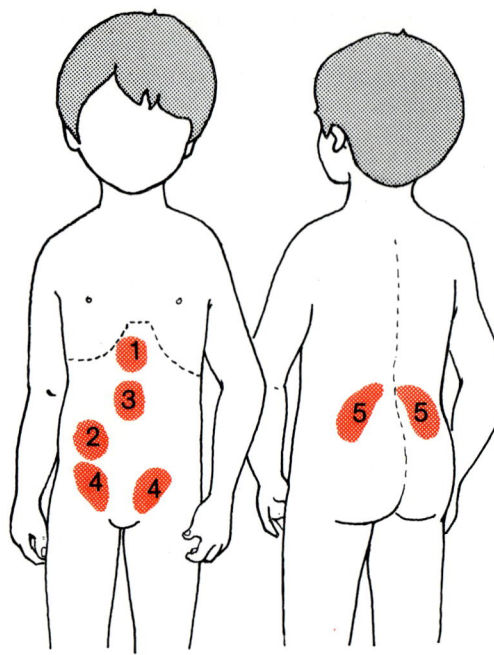

Die verschiedenen Schmerzpunkte im Bereich des Ober-, Mittel- und Unterbauches sowie im Rücken

1. Üblicher Schmerzbeginn bei Blinddarmentzündung.
2. Hauptschmerzpunkt bei fortgeschrittener Blinddarmentzündung.
3. Schmerzen in der Nabelgegend sind die häufigsten aller Leibschmerzen. Die Ursachen können sehr unterschiedlich sein.
4. Schmerzlokalisation bei einem Eingeweidebruch.
5. Schmerzen an dieser Stelle des Rückens kommen meist von den Nieren.

In den meisten Fällen erweisen sich die Bauchschmerzen als Zeichen einer relativ harmlosen Störung. Oft steckt eine Verstopfung dahinter. Vielleicht kündigt sich eine Durchfallerkrankung oder eine Magenverstimmung an. Auch übermäßiges Trinken von Limonade und anderen kohlensäurehaltigen Getränken – besonders dann, wenn viel Obst dazu gegessen wird (das Obst quillt dann im Magen) – kann zu Leibschmerzen führen.

Heftige kolikartige, in der Nabelgegend empfundene Bauchschmerzen treten hin und wieder bei Kleinkindern auf. Häufiger sind sie jedoch bei jüngeren Schulkindern. Aus vollem Wohlbefinden heraus treten diese Nabelkoliken attackenartig und mitunter so heftig auf, daß sich die Kinder vor Schmerzen krümmen. Meist handelt es sich um vegetativ labile Kinder.

Auch häufige Angstzustände, deren Ursache meist familiäre oder schulische Probleme sind, können sich wie beim Erwachsenen in Bauchschmerzen äußern.

Viele Infektionskrankheiten gehen mit Leibschmerzen einher. Grippale Infekte, Masern, Scharlach, Lungenentzündungen, Mandel- und Rachenentzündungen können ebenso zu im Bauchraum empfundenen Schmerzen führen wie Harnwegserkrankungen oder Mittelohrentzündungen.

Blinddarmentzündungen (siehe 3.4.4) sind bei kleinen Kindern selten die Ursache von Bauchschmerzen. Bei Schmerzen im Nabelbereich, Druckschmerz im rechten Unterbauch, leichtem Fieber und Erbrechen ist jedoch an diese Erkrankung zu denken und sofort der Arzt zu rufen. In diesem Fall darf das Kind wegen der möglicherweise bevorstehenden Operation weder etwas essen noch etwas trinken und sollte bis zum Eintreffen des Arztes auch keine fiebersenkenden und/oder schmerzstillenden Mittel bekommen.

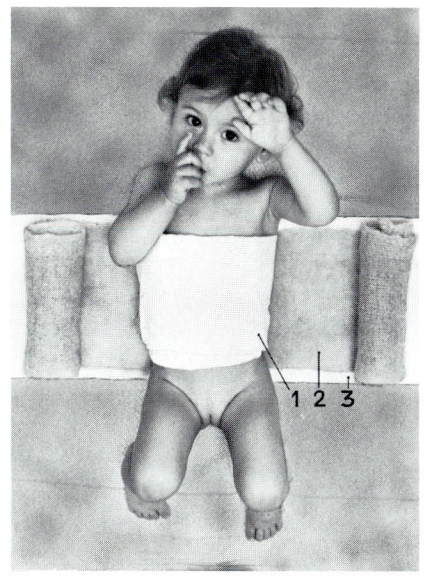 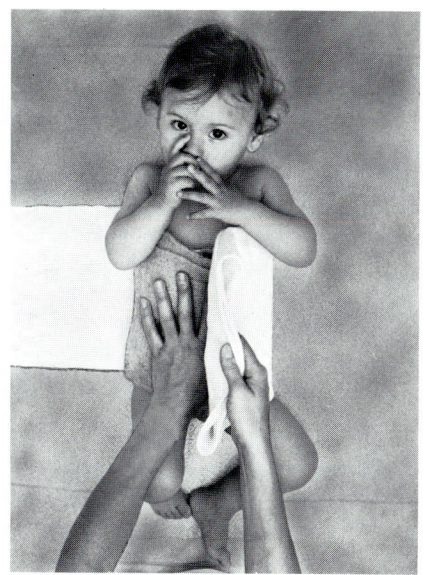

Feuchtwarme Leibwickel bei Bauchschmerzen

1. Feuchtes Leinentuch, 2. Zwischenlage aus einem Frotteehandtuch, 3. Wolltuch oder Badehandtuch

▶ **Feuchtwarme Leibwickel** eignen sich durch ihre entspannende Wirkung gut zur Linderung der Bauchschmerzen. Auf den Bauch wird ein etwa 40 °C warmes, feuchtes Tuch gelegt und ein Frottiertuch darübergebreitet.

▶ Gut eignet sich auch eine **Wärmflasche,** die in ein Handtuch gewickelt ist. Wegen ihres Gewichts sollte die Wärmflasche nur halb mit etwa 50 °C warmem Wasser gefüllt sein. Um Verbrühungen zu vermeiden, muß der Verschluß so fest verschlossen sein, daß das Kind ihn nicht öffnen kann.

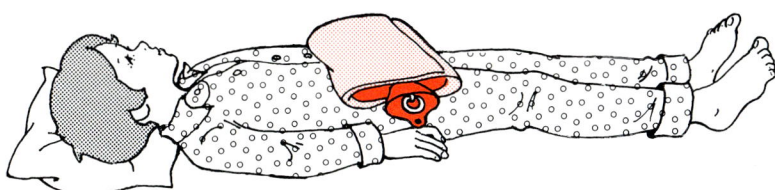

Wärmflasche zur Linderung von Leibschmerzen

Ohrenschmerzen bei Kindern sind meist Zeichen einer Mittelohrentzündung. Daher ist stets der Arzt aufzusuchen. Zur kurzfristigen Linderung der Schmerzen eignet sich die Anwendung trockener Wärme. Zu diesem Zweck kann man heiße Leinsamen oder zerdrückte heiße Kartoffeln in einen Leinenbeutel füllen und auf das schmerzende Ohr legen.

2.3.4 Verstopfung

Von einer Verstopfung spricht man, wenn ein Kind weniger als alle 2 bis 3 Tage Stuhlgang hat und der Stuhl in Form fester, trockener Kotballen entleert wird. Das Absetzen des Stuhls ist erschwert und bereitet Schmerzen. In vielen Fällen ist die Verstopfung auf eine falsche Ernährung zurückzuführen. Auch seelische Gründe (z. B. eine „Sauberkeitsdressur" oder andere Fehler in der Erziehung), eine zu geringe Flüssigkeitsaufnahme, zu wenig Bewegung an der frischen Luft oder manchmal auch ein kleiner Riß am After, der beim Stuhlgang Schmerzen bereitet, können als mögliche Ursache in Frage kommen. Eine scheinbare Verstopfung wird häufig während einer fieberhaften Erkrankung beobachtet. Sie ist auf die wegen der Appetitlosigkeit nur geringe Nahrungsaufnahme zurückzuführen.

▶ Durch vermehrtes **Trinken,** mehr **Bewegung** sowie durch eine **schlackenreiche Kost** sollte man versuchen, die Verstopfung ohne die Hilfe von Abführmitteln zu beseitigen. Die Umstellung auf eine schlackenreiche Ernährung (siehe 2.4.6) ist fast immer erfolgreich.

Abführmittel sollten nur auf Anraten des Arztes gegeben werden. Über einen längeren Zeitraum eingenommen, können sie die Verstopfung noch steigern und unter Umständen zu einer chronischen Dickdarmentzündung führen.

2.3.5 Durchfall

Hauptursachen dieser recht häufigen kindlichen Gesundheitsstörung sind Infektionen des Magen-Darm-Kanals oder eine falsche Ernährung (z. B. Überfütterung mit einer stark fett- und kohlenhydratreichen Kost). Auch fieberhafte Infekte, wie z. B. grippale Infekte, Entzündungen des Rachens oder der Mittelohren, Bronchitis, Lungenentzündung, Harnwegsentzündungen, können zu Durchfall führen. Beim Säugling sind ernährungsbedingte Durchfälle wegen seines empfindlichen Darmsystems besonders häufig. Gestillte Kinder sind jedoch weniger anfällig. Wenn die Mutter viel Obst oder Obstsäfte zu sich nimmt oder viel raucht, kann auch das Brustkind ernährungsbedingte Durchfälle bekommen.

Gefährlich wird Durchfall, wenn er mit Fieber und Erbrechen einhergeht. Durch die häufigen wäßrigen Stühle und die Flüssigkeitsverluste bei Fieber und Erbrechen verliert der Körper sehr viel Wasser und Salze. Besonders Kinder unter 2 Jahren sind in solchen Fällen lebensbedrohlich gefährdet und gehören sofort in die Hand eines Arztes. In fortgeschrittenen Fällen ist nur die sofortige Intensivbehandlung in einem Krankenhaus lebensrettend.

Hinweise: siehe 2.4.6, „Ernährung des kranken Kindes"

2.3.6 Erbrechen

Erbrechen ist besonders bei Kleinkindern sehr häufig. Es wird ausgelöst durch eine Reizung des Brechzentrums im Gehirn. Die Ursachen sind sehr vielfältig, in den meisten Fällen aber harmloserer Natur.

Erkrankungen des Magen-Darm-Kanals gehen in der Regel mit Erbrechen einher. Erbrechen kann auch zu Beginn oder im Verlauf eines fieberhaften Atemwegsinfekts, einer Harnwegsentzündung oder einer anderen Infektionskrankheit (z. B. Scharlach) auftreten. Plötzliches Erbrechen kann Ausdruck einer Erkrankung des Gehirns und seiner Häute oder Zeichen einer akuten Vergiftung sein. Bei Schädelverletzungen weist Erbrechen auf eine Gehirnerschütterung hin.

Bei sensiblen älteren Kindern kann das Übergeben Ausdruck einer unbewußten Protestreaktion gegen den Zwang zum Essen sein. Ängstliche Kinder können aus Angst vor einer zu erwartenden unangenehmen Situation mit Brechreiz reagieren. Andere Kinder erbrechen regelmäßig während einer Autofahrt, was als harmlos anzusehende Reaktion auf ein empfindliches Gleichgewichtsorgan anzusehen ist.

Erbrechen kann auch die Folge einer Überladung des Magens sein. Wenn sich beispielsweise das Kind am Tag zuvor bei einem Kindergeburtstag den Magen mit Kuchen, Schokolade und vor allem mit stark fetthaltigen Speisen wie Schlagsahne oder Eiscreme „vollgeschlagen" hat, ist als Ursache ein verdorbener Magen wahrscheinlich.

Häufiges Erbrechen kann zu ernsten Gesundheitsstörungen durch hohe Wasser- und Salzverluste führen. Daher ist eine ausreichende Flüssigkeits- und Salzzufuhr besonders wichtig.

Hinweise: siehe 2.4.6, „Ernährung bei Erbrechen"

2.4 Pflege des Kindes

2.4.1 Grundsätzliche Hinweise

Ein krankes und hoch fieberndes Kind muß im Bett bleiben. Die körperliche Ruhe und die gleichbleibende Wärme unterstützen die Abwehrkräfte des Körpers. Das Krankenbett sollte in einem möglichst ruhigen und gut zu lüftenden Zimmer stehen. Die Raumtemperatur sollte während der Heizperiode etwa 21 bis 23 °C betragen. Wärmer sollte das Zimmer vor allem bei fieberhaften Erkältungskrankheiten nicht sein, da sonst die Schleimhäute der Atemwege austrocknen und Erreger von Atemwegsinfektionen nicht mehr erfolgreich abwehren können. Ein Luftbefeuchter in beheizten Räumen beugt dieser Gefahr vor.

Wenn sich das Kind im Bett hinsetzen möchte, sollte es einen leichten Pullover tragen. Zu warme Kleidung kann besonders bei fiebernden Kindern zu einer ungünstigen Wärmestauung und damit zu einer Erhöhung des Fiebers führen. Deshalb ist auch ein dickes Federbett bei Fieber unangebracht.

Wenn kein Bett-Tisch zur Verfügung steht, kann man ein breites Brett zwischen zwei Stuhllehnen legen oder notfalls auch ein großes stabiles Tablett nehmen. Auf diese Weise kann das etwas größere Kind bequem essen und – wenn das Fieber nachgelassen hat – spielen.

Auch beim kranken Kind ist die tägliche Körperpflege, wie Waschen, Zähneputzen, Kämmen, unerläßlich. Das Nachthemd oder der Schlafanzug sollten möglichst täglich gewechselt werden. Ist das Kind naßgeschwitzt, wird es mit einem feuchten Waschlappen abgewaschen, gut abgetrocknet und mit einem frischen Schlafanzug versehen. Wenn der Kranke – vor allem bei der Entfieberung – vermehrt schwitzt, muß auch das Bettlaken erneuert werden, gegebenenfalls sogar nachts.

Mehrmals am Tag sollte das Zimmer gründlich gelüftet werden, damit die Lunge ausreichend Frischluft bekommt. In dieser Zeit muß das Kind gut zugedeckt sein. Zugluft ist zu vermeiden.

Klingen die Krankheitserscheinungen ab, braucht das Kind noch eine gewisse Zeit der Schonung. In der Regel zeigt es durch seine wiederkehrende Aktivität, daß die Krankheit überstanden ist. In dieser Erholungsphase sollte das Kind nicht gezwungen werden, im Bett zu bleiben. Es darf, wenn es will, aufstehen, sollte aber anfangs die Wohnung noch nicht verlassen.

2.4.2 Fiebermessen

Das Thermometer sollte während der Krankheit in einem Glas mit einer milden, kalten Desinfektionslösung stehen. Vor dem Messen sollte es kurz unter kaltem Wasser abgespült und dann abgetrocknet werden. Anschließend wird die Quecksilbersäule bis auf etwa 36 °C heruntergeschlagen.

Beim Säugling und beim Kleinkind ist die Messung im Po **(rektale Messung)** am einfachsten und am genauesten. Die Spitze des Thermometers wird mit etwas Creme bestrichen und dann vorsichtig in den After geschoben. Während der Messung sollte das Kind in Seitenlage mit angezogenen Knien oder aber in Rückenlage (die Füße werden dabei festgehalten, siehe Abb.) liegen.

Beim Säugling und Kleinkind ist das Thermometer mit zwei Fingern locker festzuhalten. Nach 2 bis 3 Minuten kann die Temperatur abgemessen werden.

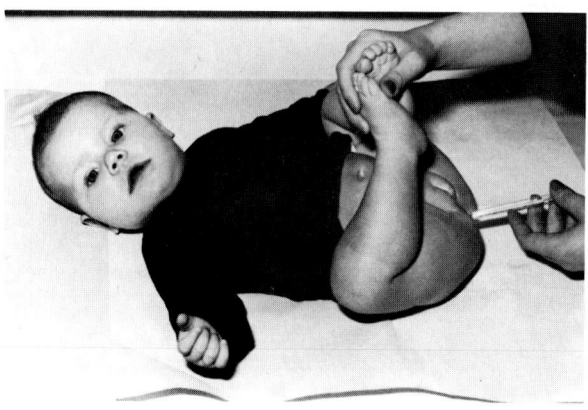

Fiebermessen beim Säugling

Das Thermometer wird mit der einen, die Füße des Kindes werden mit der anderen Hand festgehalten.

Bei der Messung in der Achselhöhle **(axillare Messung)** sollte das Thermometer etwa 10 Minuten stecken bleiben. Das Ergebnis ist ungenauer als bei der rektalen Messung. Die festgestellte Temperatur liegt um etwa 5 Teilstriche niedriger als im After (z. B. rektal: 39 °C, axillar: 38,5 °C).

Bei großen Kindern (ab etwa 10 Jahre) kann die Temperatur auch im Mund gemessen werden **(orale Messung)**. Voraussetzung ist ein peinlich sauberes Thermometer. Die Thermometerspitze wird hierbei unter die Zunge geschoben. Nach etwa 3 Minuten kann abgelesen werden. Die

Genauigkeit entspricht etwa der der rektalen Methode. Dem Kind sollte vor dem Messen gesagt werden, daß es das Thermometer wegen der Gefahr des Zerbrechens nicht mit den Zähnen, sondern nur mit den Lippen halten soll.

Wenn die gemessene Temperatur dem Arzt mitgeteilt wird, sollte man ihm sagen, ob sie im After, in der Achselhöhle oder im Mund gemessen wurde. Ist die Temperatur zwei Tage lang unter 38 °C geblieben, kann man mit dem Messen aufhören.

2.4.3 Pulszählen

Der Puls wird am besten an der Unterarmschlagader gefühlt, die im Rhythmus des Herzschlags pulsiert. Man fühlt den Puls mit dem Zeige- und Mittelfinger an der Innenseite des Handgelenks in Verlängerung des Daumens.

Die durchschnittliche Pulszahl in Ruhe beträgt beim Neugeborenen 120 Schläge pro Minute, im 2. Halbjahr um 110, mit drei Jahren um 100, mit acht Jahren um 90 und mit zwölf Jahren um 80 pro Minute. Erhöhte Pulszahlen findet man bei schreienden Kindern, bei körperlicher Anstrengung, bei Aufregung und bei fieberhaften Erkrankungen.

Pulsfühlen:
Innenseite des Unterarmes in Verlängerung des Daumens

2.4.4 Atmung

Die Atmung läßt sich bei kleineren Kindern am besten beurteilen, indem man auf die Bewegung des Bauches achtet (bei Kleinkindern überwiegt noch die Bauchatmung).

Der Säugling atmet etwa 40mal in der Minute, Zweijährige etwa 25mal, Fünfjährige etwa 20mal, Jugendliche und Erwachsene 14- bis 18mal pro Minute. Eine beschleunigte Atmung wird unter anderem bei Fieber beobachtet.

Zeichen einer beginnenden Atemnot ist eine schnelle und angestrengte Atmung. Eine sich verstärkende Atemnot macht sich zusätzlich durch bewegte Nasenflügel beim Einatmen, leicht bläuliche Lippen und Unruhe bemerkbar. Schon bei den ersten Zeichen der Atemnot ist sofort der Arzt zu verständigen.

2.4.5 Erbrochenes, Urin, Stuhl

Bei Verdacht auf eine Vergiftung (z. B. durch Medikamente, Pilze, giftige Beeren) und andere unklare Ursachen sollte Erbrochenes für den Arzt aufgehoben werden.

Beim Urin sollte man besonders auf die Farbe achten und diese bei Auffälligkeit dem Arzt mitteilen.

Beispiele:

*Bei **rotem bis orangerotem Urin** können Blutbeimengungen, aber auch Rote Bete, Rhabarber oder die Einnahme bestimmter Medikamente (einige Schmerz- und Fiebermittel) Ursache der Verfärbung sein.*

***Bräunlichen Urin** sieht man vor allem bei Fieber (mehr gelbbraun) sowie bei Gelbsucht.*

***Gelblich-trüben Urin** sieht man unter anderem bei Entzündungen der Harnwege. Die Trübung entsteht durch den Eitergehalt des Urins.*

Beim Stuhl ist auf Beschaffenheit (fest, breiig, wässerig), Farbe und Beimengungen (Blut, Schleim, Würmer) zu achten. Auffälligkeiten sind dem Arzt mitzuteilen.

Beispiele:

***Dunkler bis schwarzer Stuhl** kann durch eisenhaltige Medikamente, Spinat, aber auch durch verschlucktes Blut oder Blutungen im Magen und in den oberen Dünndarmabschnitten entstehen (Teerstuhl).*

***Hellen bis weißlichen Stuhl** findet man häufig bei Gelbsucht, oft jedoch auch bei Säuglingen, die gestillt oder mit der Flasche ernährt werden.*

***Hellrotes Blut im Stuhl** stammt aus den untersten Darmabschnitten. Ursachen können unter anderem Hämorrhoiden oder ein schmerzhafter Schleimhautriß am After sein.*

2.4.6 Die Ernährung des kranken Kindes

Ein krankes Kind hat meist nur wenig oder gar keinen Appetit. Daher sollte man sich nach seinen Wünschen – auch Sonderwünschen – richten. Die Mahlzeiten sind in häufigeren kleinen Portionen anzubieten und sollten appetitlich hergerichtet sein. Ein krankes Kind muß in der Regel viel trinken. Strohhalme sind sehr beliebt und animieren vielleicht mehr zum Trinken. Durch Obstsäfte und Obst läßt sich die wichtige reichliche Zufuhr von Vitamin C decken.

Ernährung bei Fieber

Fiebernde Kinder haben keinen Appetit. Man darf sie auf keinen Fall zum Essen zwingen. Da sie während einer fieberhaften Erkrankung viel Flüssigkeit verlieren, muß man ihnen viel zu trinken geben. Am besten eignen sich Tee und Obstsäfte, denen man Traubenzucker zusetzt.

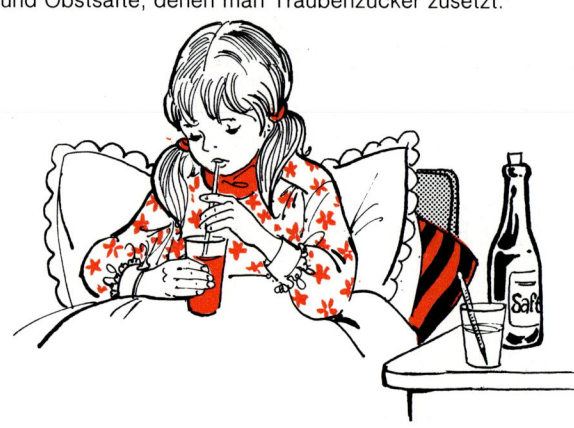

Das fiebernde Kind muß reichlich trinken.

Ein fieberndes zwei- bis fünfjähriges Kind sollte am Tag mindestens 1 Liter Flüssigkeit in Form von gesüßtem Tee oder Fruchtsäften zu sich nehmen (keine Milch!). Wegen ihres Salz- und Mineralstoffgehaltes (beides geht bei Fieber vermehrt verloren) ist auch eine gesalzene, fettarme Hühner- oder Rindfleischbrühe gut geeignet.

Anfangs kann der Vitamin- und Energiebedarf durch geschlagene Banane, geriebene Äpfel, Zwieback, gedünstetes Obst, Quarkspeise, später durch Milchbrei, Eigelb, mageres Fleisch und Kartoffelbrei gedeckt werden. Bei dieser Form der Ernährung sollte man den Kindern alle 2 bis 3 Stunden kleinere Mahlzeiten anbieten.

Ernährung bei Durchfall

Ziel der Diät bei Durchfällen ist die Normalisierung des Wasser- und Salzhaushaltes sowie die Entlastung und Ruhigstellung von Magen und Darm.

Bei Säuglingen sollte sofort eine 12- bis 24stündige Nahrungspause eingelegt werden. In dieser Zeit bekommen sie lediglich mit Traubenzucker gesüßten schwachen schwarzen Tee, dem Salz zugesetzt ist. Beim Kleinkind und beim älteren Kind hat sich außerdem die Gabe von gequirlten Colagetränken und Salzstangen gut bewährt. Diese Maßnahme wirkt kreislaufstabilisierend. Zusätzlich sind roh geriebene Äpfel, geschlagene Bananen oder eine Karottensuppe bzw. Frühkarotten (Babykost) oder eine andere „Heilnahrung" zu empfehlen, da sie stopfend wirken. Am 2. und 3. Tag kann die Nahrung durch Kartoffel- und Karottenbrei, Magerquark und Zwieback ergänzt werden.

Ernährung bei Erbrechen

Um den Magen zu entlasten, bekommt das Kind am ersten Tag lediglich Flüssigkeit in Form von häufigen kleineren Portionen Tee (mindestens 1 Liter dünnen schwarzen Tee, Pfefferminztee, Fencheltee oder Kamillentee), der mit Traubenzucker gesüßt ist. Wegen der bei Erbrechen auftretenden Salzverluste sollte dem Tee außerdem etwas Salz zugesetzt sein. Auch Salzstangen dürfen angeboten werden.

Am 2. Tag kann mit leichter Kost begonnen werden, am besten zunächst in Form von Schleimsuppen (am einfachsten mit gebrauchsfertigem Trockenschleim oder Haferschleim zubereitet). Anschließend kann Rührei mit Kartoffel- und Karottenbrei, Grießbrei, Magerquark, Apfelkompott, geschlagene Banane in den Speiseplan aufgenommen werden.

Zu vermeiden sind hartgekochte Eier, in Fett Gebratenes, scharfe Gewürze, blähende Gemüsesorten, frisches Obst, rohes Stein- und Kernobst.

Ernährung bei Verstopfung

Die bei uns übliche schlackenarme Kost – eine Ernährung, die wenig unverdauliche Rohfasern, dafür aber viel Weißmehl und Zucker enthält – ist eine der Hauptursachen der Verstopfung, da sie zu einer verlangsamten Darmpassage führt. Eine schlackenreiche und damit ballastreiche Kost, die die Darmtätigkeit fördert, ist bei Verstopfung fast immer erfolgreich.

In diesem Sinne wirken sich getrocknete oder pürierte Pflaumen oder Feigen sowie Leinsamen und Nüsse günstig auf die Verdauungstätigkeit aus. Statt Vollmilch ist vorübergehend Joghurt oder Sauermilch vorzuziehen.

Die tägliche Nahrung sollte viel Salat, rohes Gemüse und frisches Obst enthalten. An die Stelle von Weißbrot oder Brötchen sollte Vollkornbrot treten. Der Verzehr von viel Weißmehl und Zucker enthaltenden Lebensmitteln wie Nudeln, Konditoreiwaren oder Süßigkeiten sollte stark eingeschränkt werden.

2.4.7 Das Kind im Krankenhaus

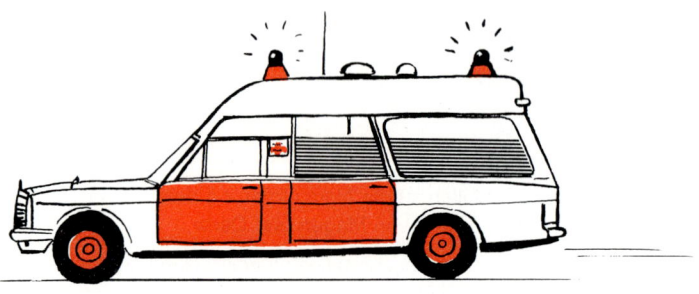

Jedes Jahr müssen etwa 400 000 Kinder ins Krankenhaus. Ein beträchtlicher Teil kommt das erste Mal in einer Notsituation und damit völlig unvorbereitet dorthin. Viele Kinder werden mit der seelischen Belastung, die damit verbunden ist, nicht ohne weiteres fertig. Nach einer amerikanischen Untersuchung (Melamed, USA 1985) benötigen etwa ein Drittel aller Kinder, die im Krankenhaus waren, anschließend fachkundige Hilfe wegen deutlicher psychischer Auffälligkeiten: zum Teil monatelang andauernde Verhaltensstörungen wie nächtliche Unruhe und Angstzustände, Schlafstörungen, Bettnässen, besondere Ängstlichkeit oder Aggressivität, Rückfall in kleinkindhaftes Verhalten (sog. regressive Verhaltensweisen).

Eine Trennung von der gewohnten Umgebung und von den Eltern stellt ein einschneidendes Erlebnis dar und wirkt vor allem auf das unvorbereitete Kind oft wie ein Schock. Die negativen Reaktionen der Kinder werden durch verschiedene Faktoren wesentlich beeinflußt. Neben dem **Grad der Beeinträchtigung** durch die Krankheit selbst ist die **Reife des Kindes** (Lebensalter) und die **Begegnung durch die Umgebung** (Eltern, Ärzte und Krankenschwestern, Kontakte zu anderen kranken Kindern, Besuchsregelung, räumliche Umgebung) von Bedeutung.

Das Kleinkind

Die stärksten psychischen Reaktionen auf das Erlebnis „Krankenhaus" finden sich im Alter von sechs Monaten bis zu vier Jahren. Vor dem sechsten Lebensmonat hat nach RUTTER[1] noch keine endgültige Bindung stattgefunden (eine Auffassung, die verbreitet, jedoch umstritten ist). Zwischen dem 6. Monat und dem 4. Lebensjahr bildet sich diese Bindung aus, und daher bewirkt in dieser Zeit schon eine kurzfristige Trennung ein Gefühl der Angst (Trennungsangst) und des Verlassenseins. Die negativsten Auswirkungen zeigen sich im zweiten Lebensjahr.

Neben dem Schockerlebnis der Trennung von der Mutter und der gewohnten familiären und räumlichen Umgebung bedeuten Krankheit verbunden mit Krankenhausaufenthalt für das Kleinkind, das gerade lernt und erfährt, selbständig zu werden (z. B. selbständig an- und auskleiden, essen usw.), die plötzliche Aufgabe oft hart umkämpfter Ziele und Rechte. Dadurch

---
[1] RUTTER, M.: Journal of Child Psychology and Psychiatry 22, 1981

entwickeln sich nicht selten gerade bei vier- bis fünfjährigen Kindern Rückfälle in kleinkindhaftes Verhalten (Regression).

Ein Krankheitsbewußtsein im Sinne einer Bedrohung des Ichs besteht bei Kleinkindern noch nicht. Die Ängste beziehen sich daher vor allem auf die Trennung von der Familie und der gewohnten Umgebung. Ab etwa dem fünften Lebensjahr beginnt das Kind, die Notwendigkeit medizinischer Maßnahmen einzusehen und kann damit die Erlebnisse besser verarbeiten als in den Jahren zuvor.

Das Schulkind

Je älter und selbständiger ein Kind ist, desto leichter wird es die Krankenhauszeit unbeschadet überstehen. Mit etwa 7 Jahren, je nach Intelligenz und Entwicklungsstand, haben die Kinder meist keine Probleme mehr, die Rolle von Schwestern und Ärzten und die medizinischen Maßnahmen zu verstehen und zu akzeptieren. Etwa ab dem Schulalter beginnt das Kind, über seine Krankheit nachzudenken und unter Umständen Angst vor der Krankheit zu empfinden. Es wird sich dessen bewußt, daß seine Krankheit nicht nur Unwohlsein und Beschwerden erzeugt, sondern – in bestimmten Fällen – auch gefährlich und gelegentlich sogar lebensbedrohlich sein kann. Die Angst vor der Trennung von der Familie tritt in diesem Alter deutlich zurück.

Ab dem sechsten bis siebten Lebensjahr sind die Kinder in der Regel auch in der Lage, sich auf Unangenehmes angemessen vorzubereiten. Diese Fähigkeit ist hilfreich für die Verarbeitung der Situation, denn unerwartete Bedrohung (Streß) ist deutlich belastender als erwarteter Streß.

Durch familiäre Geborgenheit kann das Kind die Krankenhaus- und Krankheitserlebnisse besser verkraften. Wichtig ist auch die Schaffung und Aufrechterhaltung eines positiven Vertrauensverhältnisses zwischen Arzt und Familie. Wünschenswert ist, daß Ärzte und Schwestern sich als „Freunde des Kindes" verstehen und in der Lage sind, Vertrauen zu bilden.

Ohne Zweifel benötigen Kleinkinder im Alter bis zu etwa vier bis fünf Jahren auch im Krankenhaus ihre Mutter. Einige Kinderkliniken bieten inzwischen zumindest für besondere Fälle die Möglichkeit der Mitaufnahme von Müttern dieser Altersstufe an. Gleiches gilt auch für todkranke und vor allem sterbende Kinder. Auch die bewußtlosen Kinder benötigen ihre Mutter, unabhängig vom Lebensalter (z. B. Kinder im „Zucker-Koma" oder nach einer schweren Schädelverletzung). Im Aufwachstadium erkennt ein bewußtloses Kind das Gesicht seiner Mutter früher als das einer ihm wenig bekannten Pflegeperson.

Unsinnig und unter Umständen für das Kind sogar nachteilig ist jedoch das Ansinnen mancher Mütter, mitaufgenommen zu werden, wenn die Kinder bereits das Schulalter erreicht haben (bis auf die obengenannten Ausnahmen).

In den ersten Tagen bis zur Eingewöhnung leidet das Kind unter der Trennung von zu Hause besonders stark. Gerade in dieser Anfangszeit sollte ein Elternteil, besonders bei Kindern bis zu fünf Jahren, möglichst lange beim Kind sein. Da die ganztägige Anwesenheit eines Elternteils nur selten möglich sein wird, ist wenigstens der tägliche Besuch im Krankenhaus anzustreben. Insbesondere in stark belastenden Situationen (z. B. unmittelbar vor und nach Operationen) sollten die Eltern anwesend sein, damit das Kind sich nicht verlassen fühlt.

Die Tatsache, daß Verhaltensauffälligkeiten nach einem Krankenhausaufenthalt häufig sind, macht deutlich, daß eine angemessene Vorbereitung auf einen Krankenhausaufenthalt notwendig ist. Untersuchungen haben gezeigt, daß eine altersgerechte Vorbereitung zu einer stärkeren Mitarbeit der Kinder, einem geringeren Schmerz- und Beruhigungsmittelverbrauch, einer schnelleren Entlassung und weniger Verhaltensproblemen führt.

Möglichkeiten der Vorbereitung

Nicht nur das kranke, sondern auch das gesunde Kind sollte frühzeitig auf einen möglichen Krankenhausaufenthalt vorbereitet werden. Eltern hätten die Möglichkeit, mit ihren Kindern einen Besuch im Krankenhaus zu machen, wenn dort ein ihnen bekanntes Kind liegt (allerdings erst in der Besserungsphase). Erzieher im Kindergarten könnten mit ihrer Gruppe einen Besuch im nächstgelegenen Krankenhaus machen. Die Eltern sollten vorher von diesem Vorhaben unterrichtet werden, damit sie parallel zum Erzieher mit ihren Kindern über dieses Thema sprechen können. Einige Tage vor dem Besuch spricht der Erzieher mit seiner Gruppe über die Themen „Kranksein" und „Krankenhaus", um sie auf das neue Erlebnis vorzubereiten. Jedes Kind kennt den Zustand des Krankseins und ist schon einmal von einem Arzt untersucht worden, so daß alle einen Beitrag zum Thema „Kranksein" leisten können. Bei der weiteren Besprechung erfährt man die unterschiedlichsten Vorstellungen über das Krankenhaus und kann gegebenenfalls falsche Vorstellungen korrigieren. Kinder, die bereits einen Krankenhausaufenthalt hinter sich haben, können über ihre Eindrücke und Erfahrungen berichten. Diese werden anschließend gemeinsam besprochen.

Neben dem Gespräch kann der Erzieher die Kinder Rollenspiele spielen lassen (krankes Kind, Arzt, Krankenschwester). Das Kind übt sich dabei auch in der Patientenrolle, was sich positiv auf eine spätere tatsächliche Rolle als Patient auswirken kann. Nach Besuch der Kindergartengruppe im Krankenhaus werden die Eindrücke und Erlebnisse gemeinsam besprochen.

Durch Gespräche, Rollenspiele und den Besuch eines Kinderkrankenhauses wird dem Kind ein wenig die Angst vor dem ihm unbekannten und vielleicht bedrohlich erscheinenden Krankenhaus genommen.

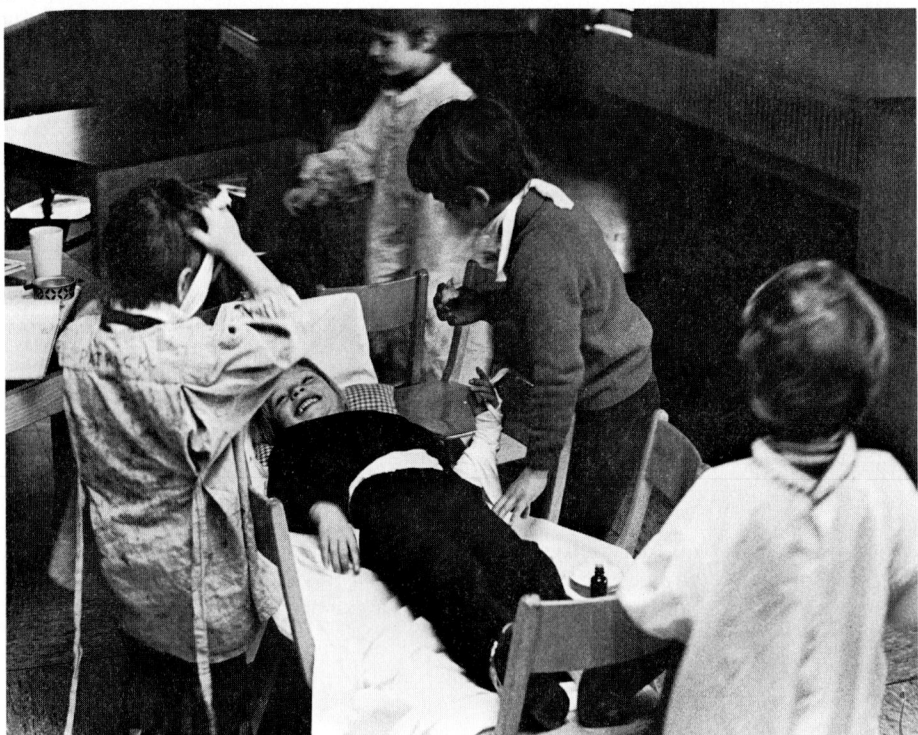

Kranksein als Spiel

Über den besten Zeitpunkt der Vorbereitung vor einer geplanten Krankenhausaufnahme gehen die Meinungen auseinander. Nach neueren Erkenntnissen scheint eine ausführliche Information am Abend vor einer Operation grundsätzlich zu einer Verminderung der Angst beizutragen, während die frühzeitige Vorbereitung schon eine Woche vorher nur bei älteren Kindern (Schulkindern) die erwünschte Wirkung zeigt. Bei Kindern unter sieben Jahren führt sie eher zu einer Steigerung der Angst.

Wenn Ihr Kind ins Krankenhaus muß[1]

▶ Schon bevor Ihr Kind mit dem Krankenhaus selbst in Berührung kommt, soll es wissen, was das ist. Angst vor Krankheit, Arzt oder Klinik darf gar nicht erst aufkommen. Geben Sie Ihrem Kind das Gefühl, daß Sie es nie verlassen werden. Verschweigen Sie Ihrem Kind nicht, daß es auch Unangenehmes und Schmerzen erleben kann.

▶ Wenn möglich, sehen Sie sich vorher zusammen mit Ihrem Kind das Krankenhaus und die Station an; sprechen Sie mit den Schwestern. Ihr Kind ist dann nicht mehr so ängstlich, weil es die Umgebung und die Pflegeperson schon kennt. Verniedlichen Sie nichts, übertreiben Sie auch nichts. Notlügen und falsche Versprechungen belasten das Vertrauensverhältnis.

▶ Bereits bei der Aufnahme ist es wichtig, daß Sie sich mit der zuständigen Schwester und mit der Kindergartenerzieherin in Verbindung setzen und sie über Ihr Kind informieren (Eigenarten des Kindes, Lieblingsspeisen usw.). Bringen Sie möglichst Ihr Kind selbst ins Bett. Dies hilft dem Kind bei der Angstbewältigung.

▶ Lassen Sie sich am Operationstag nicht wegschicken. Betreuen Sie Ihr Kind möglichst vor der Operation. Begleiten Sie es bis an die Tür der OP-Räume, und seien Sie beim Aufwachen aus der Narkose dabei. Bestehen Sie darauf, während unangenehmer Behandlungen bei Ihrem Kind bleiben zu können.

▶ Bevor Sie Ihr Kind besuchen, überlegen Sie sich gut, wie Sie ihm begegnen. Es liegt auch an Ihnen, ob Ihr Kind den Krankenhausaufenthalt angstvoll erlebt oder ob es ihn ohne größeren Schaden übersteht. Es ist verständlich, daß Sie Angst und Kummer empfinden. Versuchen Sie dennoch, ruhig und zuversichtlich zu wirken.

▶ Regelmäßige Besuche sind auf jeden Fall besser als unregelmäßige Besuche, d. h. lieber täglich wenigstens eine Stunde intensiv das Kind besuchen als einen Tag nicht kommen. Wenn allerdings tägliche Besuche aus zwingenden Gründen unmöglich sind, müssen Sie dies dem Kind offen sagen. Eine vertraute Tante oder Großmutter kann Sie dann vertreten.

Allzuviel Verwandtenbesuch ist unnötig und belastet das Kind nur.

▶ Eine wehleidige Begrüßung macht es Ihrem kranken Kind nicht leichter. Zeigen Sie Ihrem Kind ruhig Mitgefühl, wenn es Schmerzen hat, aber bedauern Sie es nicht zu sehr. Vielleicht hat es Angst in der ungewohnten Umgebung. Die Ruhe indessen, die Sie ausstrahlen, gibt ihm Sicherheit.

▶ Während der Besuchszeit richtet sich Ihr Verhalten ganz nach dem Befinden des Kindes. Bei Schwerkranken: nur still dasein, Händchen halten, beruhigen. Wird Ihr Kind lebhafter, überlegen Sie, was es tun kann, damit es ihm nicht langweilig wird: Vorlesen, Bilderbücher betrachten, Malen, Ausschneiden, Spiele machen.

---

[1] Auszüge aus dem gleichnamigen Merkblatt des Aktionskomitees „Kind im Krankenhaus" e. V.

▶ Der Kontakt zu den Schwestern gehört unbedingt dazu. Unterstützen Sie die Schwester bei der Pflege; wenn möglich, füttern Sie Ihr Kind, setzen es aufs Töpfchen, legen es trocken und waschen es.

▶ Am schwierigsten ist der Abschied zu meistern. Bereiten Sie Ihr Kind liebevoll auf den Abschied vor. Es verträgt keinen plötzlichen Aufbruch des Besuches. Am besten sagen Sie ihm etwa 10 Minuten vor Ablauf des Besuches, daß Sie bald gehen müssen. Versichern Sie ihm, daß Sie morgen wiederkommen – aber nur, wenn Sie Ihr Versprechen auch halten können! Wenn Ihr Kind beim Abschied weint, denken Sie daran, daß Tränen eine befreiende Wirkung haben und für Ihr Kind ein Ventil sind, mit seinem Kummer fertigzuwerden. Die Heftigkeit des Abschiedsschmerzes schwindet erfahrungsgemäß nach kurzer Zeit.

Man kann dem Kind den Abschied dadurch erleichtern, daß man ihm sein Mitbringsel, hübsch verpackt, erst beim Weggehen gibt. Das tröstet und lenkt ab.

Praktische Hinweise:

Viele Kinder haben keinen Nachttisch. Nähen Sie für kleinere Spielsachen eine Tasche aus festem Stoff oder Bast und binden diese am Kinderbett fest. So kann das Kind jederzeit spielen.

Selbstgemachte Kalender, an denen das Kind die voraussichtliche Dauer des Aufenthaltes ablesen kann, sind eine nützliche Hilfe. Großes Blatt nehmen, in bunte Quadrate einteilen, mit Zahlen versehen; jeden Tag kann das Kind ein Feld durchstreichen. Für Kinder, die verbundene Hände haben oder auf dem Rücken liegen müssen: Sie freuen sich über ausgeschnittene Autos, Puppen usw., die am Bett befestigt werden können. Auch geeignet bei Infektionskrankheiten, denn die Papiersachen können weggeworfen werden.

Bitte keine Spielsachen mit Knöpfen, ablösbaren Metall-, Plastik- oder Holzteilen, Spangen etc. mitbringen; Kinder stecken diese in den Mund, Nase, Ohren, den Gips und andere Verbände.[1]

2.4.8 Die Erziehung während der Erkrankung

Die Erziehung während der Erkrankung stellt ein besonderes Problem dar. Das kranke Kind ist besonders empfindlich und liebebedürftig. Die Pflegeperson sollte möglichst oft im Zimmer und stets in Rufweite sein. In der Phase der Besserung, die für das Kind meist sehr langweilig ist, sollte sie sich intensiv durch Vorlesen, Erzählen und ähnlichem mit dem Kind beschäftigen. Fernsehen als Zeitvertreib ist abzulehnen, da es die notwendige Ruhe beeinträchtigen würde. Wichtig für ein krankes Kind, besonders wenn es schwer krank ist, ist eine Ruhe und Zuversicht verbreitende Pflegeperson, die mit ihrer Ausstrahlung den Willen des Kindes, gesund zu werden, stärkt. Gerade diese innere Einstellung des Kranken zur Krankheit ist für den weiteren Verlauf von Bedeutung.

Erzieherisch besonders problematisch sind Kinder, die längere Zeit krank sind (z. B. Keuchhusten) oder die unter einer chronischen Erkrankung leiden. Durch ihre Krankheit sind sie besonderen Belastungen ausgesetzt, die nicht ohne Auswirkungen auf ihr Verhalten bleiben.

---

[1] Literatur zur Vorbereitung auf das Krankenhaus: „Ich bin jetzt im Krankenhaus" / Becker, Niggemeyer, Photobilderbuch ab 5 Jahren. Otto Maier Verlag, Ravensburg 1972

Bei diesen Kindern besteht die Gefahr, daß sie durch zuviel Bemitleidung und Verwöhnung Fehlhaltungen entwickeln. Auch eine zu große Besorgnis und Behütung von seiten der Eltern und Erzieher kann sich negativ auswirken, da sich die Kinder eingeengt fühlen und in die Stellung eines Außenseiters geraten können. Gerade bei chronisch kranken Kindern ist es wichtig, frühzeitig ihre Selbständigkeit zu fördern und ihnen ein distanzierteres Verhältnis ihrer Krankheit gegenüber zu vermitteln, damit sie nicht auf diese fixiert werden.

2.5 Medikamente und Hausapotheke

Medikamente sind wirksame Waffen im Kampf gegen Krankheiten. Die Wirkungen der in ihnen enthaltenen Substanzen beruhen alle auf chemischen Reaktionen mit körpereigenen oder den Körper schädigenden Substanzen (z. B. Bakterien). Arzneimittel werden meist nur in geringer Dosis (Milligramm-Bereich, bei einigen Mitteln bis zu wenigen Gramm) verabreicht. In höherer Dosierung besitzen sie in der Regel Giftwirkung. Doch auch die übliche Behandlungsdosis vieler Medikamente kann zu störenden oder gar schädigenden Nebenwirkungen führen. Entscheidend für Auftreten und Intensität von Nebenwirkungen bestimmter Arzneien sind die eingenommene Menge, die Zeitdauer der Einnahme sowie eine gewisse individuelle Empfindlichkeit des Patienten gegenüber den Medikamentenwirkungen. Aus diesen Gründen sollen für den Gebrauch von Arzneimitteln folgende Grundsätze beachtet werden:

Geben Sie dem Kind kein Mittel, ohne vorher den Arzt zu fragen. Halten Sie sich genau an die vom Arzt verordnete Dosierung, an die vorgeschriebenen Zeitabstände und die Gesamtdauer der Einnahme.

Vor Gebrauch eines Medikaments sollte man den Beipackzettel gründlich studieren. Er unterrichtet unter anderem über Verwendungszweck, Eigenschaften, Anwendungsweise und mögliche Nebenwirkungen des Mittels sowie z. T. über Haltbarkeit und Aufbewahrung.

Nicht verwendete Reste eines Präparates sollten bei einer späteren Erkrankung – auch wenn es sich anscheinend um dieselbe Krankheit handelt – nicht ohne ärztliche Anweisung gegeben werden.

Da auch Medikamente nicht unbegrenzt haltbar sind, sollte man von Zeit zu Zeit nachsehen (einmal im Jahr ist ausreichend), bei welchen Mitteln das Verfallsdatum erreicht ist. Die aussortierten Medikamente dürfen auf keinen Fall im Küchenmülleimer landen. Es kommt oft genug vor, daß die von Natur aus neugierigen Kinder alte Medikamente im Mülleimer finden, sie für bunte Bonbons halten und sich durch Naschen ernsthaft in Gefahr bringen. Müllbeutel, die aussortierte Medikamente enthalten, sollten zumindest fest zugebunden und anschließend sofort in den Müllcontainer geworfen werden. Am besten ist es jedoch, überalterte Medikamente einem Apotheker zu geben.

Wenn Sie einem kranken Kind Medikamente geben müssen, versuchen Sie, ihm zu erklären, warum diese so wichtig sind. Nehmen Sie die Erkrankung zum Anlaß, vor den Gefahren von heimlich genommenen Tabletten zu warnen. Weisen Sie darauf hin, daß man sehr krank werden kann, wenn man sie wie Bonbons ißt.

Häufig werden bei Kindern Medikamente in Form von **Zäpfchen** verschrieben. Vor der Verabreichung sollte das Kind Stuhlgang gehabt haben. Anschließend legt man es mit leicht angezogenen Knien auf die Seite. Unter Überwindung des Schließmuskels wird das Zäpfchen schnell in den Darm eingeführt. Die Gesäßhälften werden für ein paar Sekunden leicht zusammengepreßt, so daß sich das Kind an das Fremdkörpergefühl gewöhnt und das Zäpfchen nicht wieder hinausdrückt.

Tabletten kann man zerdrücken und mit etwas Flüssigkeit oder einem Löffel Brei hinunterschlucken lassen. **Säfte und Tropfen** gibt man auf einen Löffel und läßt Flüssigkeit nachtrinken. Medikamente sollten jedoch nicht unter das Essen gemischt, in der Babyflasche oder in einem Glas Flüssigkeit aufgelöst werden. Oft ißt das Kind nicht alles auf oder trinkt das Glas nicht ganz aus. Außerdem bleiben immer Tablettenreste auf dem Teller oder im Glas zurück, so daß der Kranke die verordnete Arznei nur unvollständig aufnimmt.

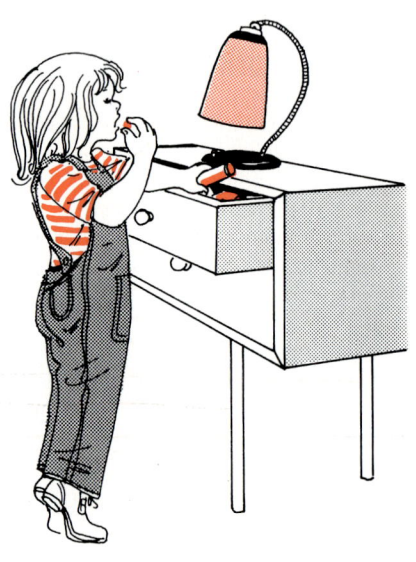

Alle Medikamente gehören in eine verschließbare, kindersichere **Hausapotheke,** die so angebracht werden muß, daß sie für Kinder unerreichbar ist. Schubladen oder Kästen sind daher nur sehr bedingt geeignet. Arzneimittel sollen stets kühl und trocken aufbewahrt werden. Daher darf die Hausapotheke weder der prallen Sonne noch Wasserdampf ausgesetzt sein. Im Schlafzimmer ist sie daher günstiger angebracht als in der Küche oder im Bad. Die Telefonnummer des Hausarztes, des nächsten Krankenhauses und der nächsten Giftinformationszentrale (siehe Anhang) sollten deutlich sichtbar vermerkt sein.

Die **Hausapotheke des Kindergartens** sollte im Zimmer der Leiterin untergebracht sein. Die Leiterin und die übrigen Erzieher müssen über den Inhalt informiert sein. Die Hausapotheke der Einrichtung dient in erster Linie zur Ersten Hilfe, nicht zur Krankenbehandlung. Sie sollte folgendes enthalten:

10 Mullbinden (4–8 cm breit)
Heftpflaster (in verschiedener Größe)
4 sterile Verbandspäckchen (in versch. Größen)
Wundschnellverband (in versch. Größen)
Verbandswatte
3 Brandwundenverbandstücher
2 Dreieckstücher
1 Verbandsschere, 1 Splitterpinzette, Sicherheitsnadeln
Wunddesinfektionsmittel
1 Fieberthermometer
Kohletabletten, leichte Schmerztabletten, Salbe gegen Insektenstiche
Brandgel, Salbe gegen Prellungen oder Verstauchungen
Desinfektionsmittel
1 Paket Monatsbinden

Die **Hausapotheke im Heim oder im eigenen Hause** sollte zusätzlich enthalten:

Wärmflasche
Kamillen-, Fencheltee
Franzbranntwein, Hustensaft (ohne Codein)
vom Arzt verordnete Medikamente.

Grundsätze, die bei der Pflege der Hausapotheke beachtet werden sollten:

Die Hausapotheke immer gut verschlossen halten.

Medikamente, deren Verwendungszweck unklar ist (fehlende Packung, fehlender Beipackzettel), sowie fleckige und rissige Tabletten müssen vernichtet werden.

Eingetrocknete Salben entfernen.

Bei Zweifeln, ob Medikamente noch zu verwenden sind, sollte man diese dem Apotheker zeigen.

Verfallsdatum beachten, das auf manchen Packungen aufgedruckt ist.

Schraubenverschlüsse fest verschließen, damit sie von Kinderhand nicht geöffnet werden können.

Rostige Scheren und Sicherheitsnadeln aussortieren.

Fleckiges und verstaubtes Verbandsmaterial vernichten.

Entnommenes Material sofort wieder ersetzen.

Mindestens einmal im Jahr sollte die Hausapotheke auf ihre Vollständigkeit kontrolliert werden.

Anregungen zur weiteren Vertiefung

1. Welche äußeren Faktoren können Ihrer Meinung nach die Entstehung einer Erkrankung begünstigen? Welche dieser Faktoren lassen sich durch den einzelnen beeinflussen und sind somit grundsätzlich vermeidbar?
2. Nennen Sie erste allgemeine Anzeichen einer beginnenden Erkrankung eines Kindes.
3. Nennen Sie einige Grundsätze bei der Ernährung des kranken Kindes (bei Fieber, Durchfall, Erbrechen, Verstopfung).
4. Wie könnte man Ihrer Meinung nach ein Kind auf den Aufenthalt im Krankenhaus vorbereiten? Nennen Sie Möglichkeiten der Vorbereitung in der Praxis des Kindergartenalltags.
5. Erläutern Sie die Problematik der Erziehung eines chronisch kranken Kindes und Jugendlichen.
6. Nennen Sie Grundsätze der Verabreichung von Arzneimitteln. Worauf sollte vor der Einnahme eines Medikamentes geachtet werden?
7. Welche Grundsätze sind bei der Einrichtung und der Pflege einer Hausapotheke zu beachten?

3 Erregerbedingte Krankheiten

3.1 Grundlagen

Unter erregerbedingten Krankheiten versteht man Erkrankungen, die im wesentlichen durch die Vermehrung von Erregern im Organismus entstehen. Sie müssen aber nicht übertragbar sein.

3.1.1 Was ist eine Infektion?

Von einer Infektion spricht man, wenn lebende Krankheitserreger in den Körper eindringen und sich dort vermehren, was eine Abwehrreaktion des befallenen Organismus hervorruft. Je nach Abwehrlage kommt es zu unterschiedlich ausgeprägten Krankheitserscheinungen. Häufig fehlen sogar Krankheitszeichen, obwohl eine Infektion durchgemacht wird. In einem solchen Fall spricht man von einer stummen Infektion. Infektion bedeutet also nicht immer Erkrankung.

Nach dem Eindringen der Erreger in den Körper vergeht meist eine gewisse Zeit, in der noch keine Krankheitszeichen vorhanden sind. In dieser Phase vermehren sich die Erreger im Organismus. Diesen Zeitraum von der Ansteckung bis zum Ausbruch der Krankheitserscheinungen nennt man **Inkubationszeit**.

Gegen Ende der Inkubationszeit, das heißt Stunden bis Tage vor dem Ausbruch der eigentlichen Krankheitserscheinungen, tritt oft ein **Krankheitsvorstadium** mit uncharakteristischen Allgemeinerscheinungen auf wie Fieber, Kopfschmerzen, Bauchschmerzen, Abgeschlagenheit, Husten, Übelkeit oder Erbrechen.

Infektionen werden vor allem durch Bakterien und Viren hervorgerufen. Aber auch tierische Einzeller und bestimmte Pilzarten können Ursache einer übertragbaren Erkrankung sein.

3.1.2 Krankheitserreger

Bakterien

Die Größe dieser aus einem einzigen zellähnlichen Körper bestehenden Kleinstlebewesen beträgt bis zu wenigen tausendstel Millimetern. Unter günstigen Ernährungs- und Temperaturbedingungen können manche Arten alle 20 Minuten ihre Zahl durch Zellteilung verdoppeln. Durch bald einsetzenden Nahrungsmangel und ihre eigenen giftigen Stoffwechselprodukte werden diesem explosionsartigen Wachstum jedoch Grenzen gesetzt.

Unzählige Bakterienarten befinden sich in großer Zahl im Erdboden, in der Luft, an Gegenständen und sogar im Körper. Sie besitzen wichtige Aufgaben, z. B. bei der Zersetzung abgestorbener organischer Substanzen. Nur eine relativ kleine Zahl von Bakterienarten ist in der Lage, in unserem Körper Erkrankungen hervorzurufen. So gelangen beispielsweise giftige Stoffwechselprodukte (sogenannte Bakterien-Toxine), die der Erreger produziert, in das Blut und die Gewebe und führen zu Krankheitserscheinungen.

Viren

Sie sind die kleinsten aller Krankheitserreger. 40 000 nebeneinandergelegt ergeben einen Millimeter. Mehr als 500 verschiedene Arten hat die medizinische Forschung bisher entdeckt. Ein typisches Virus sieht aus wie eine stachlige Kugel. Das Erbmaterial im Innern wird aus Nukleinsäuren (DNS, RNS) gebildet. Umgeben wird dieser gefährliche Kern durch eine Eiweißhülle, die mit dünnen Haftarmen versehen ist, um sich mit ihrer Hilfe an eine Körperzelle zu heften.

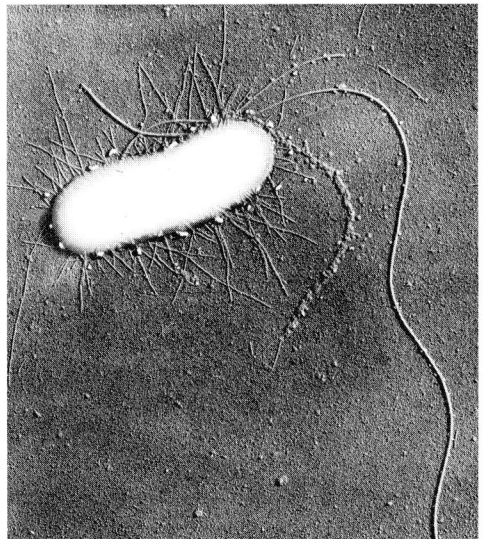

Elektronenmikroskopische Aufnahme eines Bakteriums vom Typ E. Coli, das natürlicherweise im menschlichen Darm vorkommt und häufig für Harnwegsinfekte verantwortlich ist. Das abgebildete Bakterium hat eine Länge von etwa 3/1000 mm.

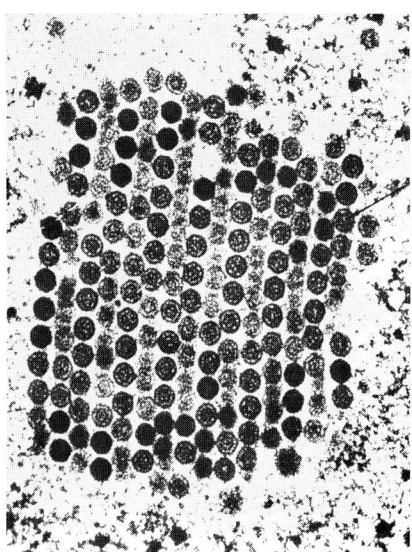

Die elektronenmikroskopische Aufnahme zeigt **Adenoviren,** die als Erreger von Erkältungskrankheiten weit verbreitet sind. Der Durchmesser eines solchen Virus beträgt rund 7 hunderttausendstel Millimeter.

Das Virus bewegt sich an der Grenze zwischen Belebtem und Unbelebtem. Außerhalb des Körpers ist es ein totes Stück Materie. Es kann wie ein Staubkörnchen in seltenen Fällen sogar über Jahre herumliegen. Im Gegensatz zum Bakterium besitzt es keinen Stoffwechsel, produziert also auch keine Giftstoffe. Auch zur Teilung ist es nicht befähigt. So braucht es keine Nahrung und kein Wasser.

Aktiv wird das Virus erst, wenn es in den Körper gelangt. In wenigen Stunden kann es bis zu 20 000 Nachkommen haben. Ziel der Virusattacke sind die Körperzellen.

Sie setzen sich an den Gewebezellen fest und injizieren ihr Erbmaterial in das Zellinnere. Das Virus-Erbmaterial baut sich nun in das zelleigene Erbmaterial des Zellkerns ein und entreißt diesem die Kommandogewalt über die Zelle. Die Zelle erhält den Befehl, nur noch Virusmaterial

(Erbsubstanz + Eiweißhülle) zu produzieren. Ist eine große Zahl Viren neu gebildet worden, platzt die Zelle, und die freigewordene neue Virusgeneration sucht sich neue Opfer unter den Zellen der Umgebung.

Es gibt aber auch Viren, die nicht sofort die Kommandogewalt über die Zelle an sich reißen. Sie bleiben lange Zeit stumm, können aber unter bestimmten Bedingungen (Schwächung der Körperabwehr) die Krankheit neu aufflackern lassen.

Beispiel:
Viren des Typs Herpes haben auf diese Weise fast 80 % der Erwachsenen dauerhaft infiziert. Der Typ Herpes simplex beispielsweise sitzt vor allem im Mund- und Lippenbereich. Etwas zuviel Sonne kann bei empfindlichen Menschen das Virus wieder aktiv werden lassen; es entstehen die typischen Herpesbläschen.

3.1.3 Abwehrmechanismen des Körpers

Zur Krankheitsabwehr hat der Organismus im Laufe der Evolution verschiedene Mechanismen entwickelt, die dafür sorgen sollen, daß

– organismusfremde Bestandteile nicht in das Körperinnere eindringen können,
– bereits eingedrungene Substanzen vernichtet oder unwirksam gemacht werden,
– eine eingetretene Schädigung möglichst schnell wieder behoben wird.

Ohne diese Schutzmechanismen wäre ein Überleben nicht möglich.

Sekretstrom und Flimmerhärchenbesatz

Die Schleimhaut der Atemwege trägt auf ihrer dem Hohlraum zugewandten Oberfläche feinste Flimmerhärchen. Die Schleimhautzellen produzieren ständig flüssige Sekrete. So transportiert ein beständiger Sekretstrom die von der Schleimhaut aufgefangenen Partikel wie Bakterien oder Schmutzteilchen in Richtung Rachen, wo sie verschluckt werden, in die Verdauungswege gelangen und dort abgetötet und ausgeschieden werden.

Ist die Schleimhaut der Luftwege und damit ihre selbstreinigende Wirkung gestört (z. B. durch Schwefeldioxidgas in verschmutzter Luft oder durch jahrelanges starkes Rauchen), so treten häufiger Schleimhautentzündungen der Luftwege (Bronchitis) und Lungenentzündungen auf, da eingedrungene Bakterien vermehrt in den Atemwegen haften bleiben, sich dort vermehren und so zu Entzündungen führen.

Husten und Niesen sind unwillkürlich ausgelöste Reflexe, deren eigentliche Aufgabe es ist, die Atemwege von Fremdkörpern oder von vermehrten Schleimansammlungen zu befreien.

Säureproduktion

Saure Flüssigkeiten wirken auf viele Bakterien zerstörend.

Säureproduktion im Magen: Weniger wirksam ist das saure Magenmilieu z. B. gegen Salmonellen (Erreger von Typhus und Paratyphus), besonders wenn der Mageninhalt durch Speisebrei oder Flüssigkeit verdünnt ist.

Milchsäureproduktion in der Scheide: Natürlicherweise vorkommende Milchsäurebakterien in der Scheide sind für das saure Scheidenmilieu verantwortlich. Erhöhte Entzündungsgefahr der Geschlechtswege besteht vor allem dann, wenn die Milchsäure durch Bluteiweiß neutralisiert wird, was bei starken menstruellen Blutungen, nach Abort oder Entbindung der Fall ist.

Saurer Urin: Der saure Urin verhindert ebenfalls das Wachstum vieler Mikroorganismen in den Harnwegen. Ebenso spielt der Spül- und Verdünnungseffekt des Urins eine wichtige Rolle bei der Entfernung von Bakterien, die in den Harntrakt eingedrungen sind. Daher muß bei einer Infektion durch vieles Trinken stets dafür gesorgt werden, daß durch große Urinmengen eine gute Selbstreinigungswirkung der Harnwege erreicht wird.

Milch- und Fettsäureproduktion: Milchsäure in den Sekreten der Schweißdrüsen und Fettsäuren der Talgdrüsen der Haut, des Gehörganges („Ohrenschmalz") und der Vorhaut des Penis hemmen das Wachstum vieler Bakterien und Pilze. Deshalb kommt es vor allem dort zu Pilzinfektionen, wo keine Talgdrüsen zu finden sind: an den Fußsohlen, Fußkanten und der Haut zwischen den Zehen. Ständige Nässe der Haut begünstigt ebenfalls das Entstehen von Infektionen mit Pilzen durch Verdünnung von Schweiß und Talg.

Entgiftung eingedrungener chemischer Substanzen

Arzneimittel und chemische Substanzen, die in das Körperinnere eingedrungen sind, können durch den Organismus entgiftet werden. Dieser biologisch äußerst bedeutsame Entgiftungsvorgang findet in den Zellen der Leber durch chemischen Umbau der Substanzen statt.

Entzündung

Die Entzündung kann als eine lokale Abwehrantwort gegen Zellschäden verschiedener Ursache (z. B. durch Bakterien) verstanden werden. Das Ziel der entzündlichen Reaktion ist die **Wiederherstellung des geschädigten Gewebes.** Bei Schädigungen kleineren Ausmaßes kommt es meist zu einer vollständigen Wiederherstellung des untergegangenen Gewebes durch das Nachwachsen neuer Zellen. Bei größeren Schädigungen kann jedoch das zerstörte Gewebe nur durch ein bindegewebiges Ersatzgewebe – eine Narbe – ersetzt werden. Eine Entzündung ist durch Rötung, Wärme, Schwellung, Schmerz an der Entzündungsstelle zu erkennen. Die kleinen Blutgefäße im Entzündungsgebiet erweitern sich und sind erhöht durchlässig, was eine verstärkte Durchblutung (daraus ergibt sich die Röte und die Wärme) und eine Schwellung (durch ausgetretene Blutflüssigkeit in das Gewebe) zur Folge hat. Der Entzündungsschmerz ist auf eine Reizung feiner Nervenfasern im Entzündungsgebiet zurückzuführen.

Das biologische Gleichgewicht der Bakterienflora

Beim Gesunden ist die Zusammensetzung der natürlicherweise in Mund, Rachen und Dickdarm vorkommenden unschädlichen Bakterien relativ konstant, d. h., es liegt ein biologisches Gleichgewicht der Bakterienflora vor. In diesem Milieu können schädliche Bakterien und Pilze normalerweise nur schwer überleben. Da die unschädlichen Bakterien Säuren und Stoffwechselprodukte bilden, die für die eingedrungenen Erreger zumeist giftig sind, können die ortsfremden Bakterien in der Regel nicht überleben.

Bei Störung dieses Gleichgewichtes, z. B. durch eine virusbedingte Erkältung im Rachenbereich, durch eingenommene Antibiotika (Medikamente gegen Bakterien) oder durch häufigen Gebrauch von Abführmitteln, können sich Krankheitskeime festsetzen und zu Infektionen führen.

Abwehr eingedrungener Erreger

Ist ein Erreger in den Körper eingedrungen (in das Blut oder in das Gewebe) und vermehrt sich in ihm, antwortet der Organismus mit Gegenmaßnahmen.

Weiße Blutkörperchen – auch Freßzellen genannt – kreisen eingedrungene Bakterien ein, nehmen sie in ihr Zellinneres auf und verdauen sie. Diese Abwehrreaktion ist unspezifisch, das heißt, sie verläuft bei jeder Erregerart in gleicher Weise.

Daneben gibt es eine spezifische Abwehrreaktion, die Immunreaktion, die besonders für die Abwehr von Viren von zentraler Bedeutung ist. Dringen Mikroorganismen in den Körper ein, so bildet unser Abwehr- oder Immunsystem Abwehrkörper aus Eiweiß, die spezifisch gegen die jeweils eingedrungene Erregerart gerichtet sind. Diese körpereigenen Abwehreiweiße werden **Antikörper** genannt. Sie heften sich an die Eindringlinge und verhindern auf diese Weise deren Vermehrung und weitere Ausbreitung im Körper, oder aber sie reagieren mit den Giftstoffen von Bakterien (Toxine) und heben so deren Giftwirkung auf.

Antikörper werden nicht nur bei einer Erkrankung gebildet. Die Auseinandersetzung des Immunsystems mit dem eingedrungenen Erreger kann auch ohne Krankheitserscheinungen in Form einer stummen Infektion erfolgen. Ist die Immunität in dieser Form erworben worden, so spricht man von **stiller Feiung,** die durch eine gute allgemeine Abwehrlage des Organismus zu erklären ist.

Beim ersten Kontakt mit einem Erreger kommt die Antikörperbildung meist erst dann voll in Gang, wenn sich die Erkrankung bereits in einem fortgeschrittenen Stadium befindet. Hat das Immunsystem aber einmal mit einem Erreger Kontakt gehabt und mit Antikörperbildung reagiert, so zeigt es bei einem erneuten Kontakt mit demselben Erreger eine wirkungsvolle Sofortreaktion (immunologisches Gedächtnis des Immunsystems). Der Betroffene erkrankt nicht oder nur noch sehr leicht.

Beispiel:

Ein Kind kommt erstmals mit Masernviren in Kontakt und erkrankt, da es noch keine Antikörper gegen die Erreger bilden konnte. Ein erneuter Kontakt im späteren Lebensalter führt nicht zu einer Erkrankung, da die eingedrungenen Masernviren durch die rasche Bildung von Masernantikörpern in kurzer Zeit vernichtet werden.

Hat der Organismus in ausreichender Zahl Antikörper gegen einen Erreger gebildet, so besitzt er ihm gegenüber eine erworbene Widerstandsfähigkeit oder **Immunität.** Die erworbene Immunität geht allerdings bei vielen Krankheiten bald wieder verloren. Sie kann Monate, Jahre, bei den Kinderkrankheiten sogar ein Leben lang anhalten.

Antikörper können auch von der Mutter auf das Ungeborene übertragen werden, so daß das Neugeborene in den ersten Lebensmonaten vor Infektionen geschützt ist, gegen die die Mutter Antikörper besitzt. Dadurch ist zu erklären, daß Neugeborene in den ersten 3 bis 6 Monaten in der Regel auch dann nicht an Kinderkrankheiten erkranken, wenn sie bereits Kontakt mit dem Erreger hatten (Ausnahme: Keuchhusten).

Natürliche Resistenz

Trotz fehlender Immunität muß der Kontakt mit Krankheitserregern nicht zu einer Erkrankung führen. Ursache ist in einem solchen Fall eine natürliche Widerstandsfähigkeit gegen den Erreger, die man als Resistenz bezeichnet. Die natürliche Resistenz beruht auf verschiedenartigen allgemeinen Abwehrmechanismen (z. B. Säureproduktion, Sekretstrom der Bronchialschleimhaut, bestimmte Bestandteile der Blutflüssigkeit). Von Mensch zu Mensch gibt es zum Teil erhebliche individuelle Resistenzunterschiede gegenüber den verschiedensten Krankheitserregern. Aus diesem Grunde erkranken nicht alle Infizierten gleich schwer.

Die Widerstandsfähigkeit des einzelnen ist zeitlichen Schwankungen unterworfen und von bestimmten äußeren Bedingungen abhängig. Resistenzmindernd wirken unter anderem länger andauernder Hunger, Unterkühlung, körperliche und seelische Erschöpfung, bestehende Krankheiten und das höhere Lebensalter (Disposition, siehe 2.1.2). Bedingungen dieser Art begünstigen das Ausbrechen einer Infektionskrankheit.

3.1.4 Ausbreitung übertragbarer Krankheiten

Infektionsquellen und Übertragungsmöglichkeiten

Infizierte Menschen und Tiere stellen die wichtigsten Infektionsquellen dar, von denen eine Infektion ihren Ausgang nimmt. Bedingung für eine Ansteckung ist, daß der Infizierte den Erreger ausscheidet. Dabei können sowohl Kranke als auch Gesunde zur Infektionsquelle werden.

Ein Gesunder kann andere Menschen anstecken, wenn er eine stumme Infektion durchmacht (z. B. bei Röteln, Kinderlähmung, Scharlach), wenn er sich in der Inkubationszeit bestimmter ansteckender Krankheiten befindet (z. B. Masern, Mumps, Windpocken) oder wenn er Dauerausscheider ist. Dauerausscheider sind Personen, die nach überstandener Krankheit die Erreger – oft lebenslang – ausscheiden (z. B. Typhus, Paratyphus).

Die Erreger können den Körper über Kot, Urin, Speichel, Schweiß, Erbrochenes oder Eiter verlassen und bei Kontakt mit einem anderen Menschen zu einer Infektion führen (Schmutz- und Schmierinfektion).

In der Regel werden die Krankheitskeime durch das gleiche Organsystem ausgeschieden, durch das sie aufgenommen worden sind. Mit der Atemluft aufgenommene Erreger scheidet der Kranke meist wieder über die Atemluft aus (z. B. Masern, Keuchhusten, Grippe). Dabei gelangen die Erreger in unsichtbaren Speicheltröpfchen beim Sprechen, Husten oder Niesen in die Luft und können bis zu 2 Meter weit direkt auf andere Menschen übertragen werden (Tröpfcheninfektion). Erreger, die durch keimhaltige Hände (häufigste Art der Kontaktinfektion) oder über keimhaltige Nahrung (Lebensmittelinfektion) in den Mund gelangen, werden verschluckt und gelangen in das Verdauungssystem. Krankheiten wie Typhus, Paratyphus, Kinderlähmung oder infektiöse Gelbsucht werden auf diese Weise übertragen. Der Stuhl dieser Kranken ist äußerst ansteckend.

Neben der direkten Übertragung von Erregern durch Mensch oder Tier kann eine Ansteckung auch indirekt erfolgen durch mit Absonderungen des Infizierten verunreinigte Wäsche, Handtücher, Kleider, Betten, Eß- und Trinkgeschirr, durch infizierte Lebensmittel (z. B. Typhus), infiziertes Trinkwasser oder durch Einatmen in der Luft befindlicher Erreger (z. B. Masern, Windpocken, Mumps, Keuchhusten). Durch Husten oder Sprechen gelangen sie in die Raumluft und können durch Luftzug in andere Zimmer, über Flure oder Luftschächte selbst in andere Stockwerke gelangen. Die Erreger (besonders die Erreger von Scharlach, Diphtherie, Ruhr, infektiöser Gelbsucht) setzen sich auf Gegenständen oder auf dem Fußboden ab, von dem sie durch Ausfegen erneut hochgewirbelt werden (daher in Kindergärten oder Heimen stets feucht auswischen).

Ausbreitung übertragbarer Krankheiten

Übertragbare Krankheiten können in sehr unterschiedlicher Ausbreitung und Häufigkeit auftreten. Einige Krankheiten treten lediglich vereinzelt auf **(sporadisches Auftreten)**, wie z. B. der Wundstarrkrampf. Von einer Seuche oder **Epidemie** spricht man, wenn plötzlich zahlreiche Personen gleichzeitig von einer Infektionskrankheit befallen werden. Einige Erreger sind in der Lage, innerhalb weniger Monate große Teile der Erde zu durchwandern und Millionen Menschen zu infizieren **(Pandemie)**. Nachdem die Pocken durch die Impfung und die Cholera durch eine wirksame Hygiene unter Kontrolle gebracht worden sind, ist es heute das Grippevirus, das – begünstigt durch den modernen Reiseverkehr – in Abständen von jeweils mehreren Jahren durch Länder und Kontinente zieht (z. B. Hongkonggrippe). Die vom Erreger eingeschlagenen Wege sind dabei meist mit den internationalen Verkehrswegen (Luft, Wasser, Land) identisch. Da die Reisezeiten stets kürzer als die Inkubationszeiten sind, werden so oftmals von bereits angesteckten Personen ahnungslos Erreger eingeschleppt.

Viele leicht übertragbare Erreger sind ständig in der Bevölkerung verbreitet (Durchseuchung, endemisches Vorkommen), so daß ständig Erkrankungen zu verzeichnen sind. Je stärker die Verbreitung eines Erregers in der Bevölkerung ist, um so eher hat der Mensch Gelegenheit, sich schon in den ersten Lebensjahren mit dem Erreger auseinanderzusetzen und Immunität zu erlangen. Es erkranken somit meist Kinder im Vorschul- und Schulalter, während Erwachsene aufgrund ihrer in der Kindheit erworbenen Immunität verschont bleiben.

Die Ausbreitung eines Krankheitserregers und die Erkrankungshäufigkeit sind zum Teil sehr unterschiedlich. Infektionen wie Masern oder Pocken führen bei fast allen infizierten Personen zu einer Erkrankung (etwa 95 %). Bei den meisten anderen Infektionskrankheiten ist jedoch die stumme Infektion und damit die stille Feiung wesentlich häufiger. So erkranken durchschnittlich von 100 angesteckten Personen bei Keuchhusten 60, bei Diphtherie 20, bei Scharlach 10 und bei Kinderlähmung lediglich eine Person.

Begünstigt wird die weite Verbreitung bestimmter Erreger durch eine dichte Bevölkerung. Je dichter die Bevölkerung und je häufiger die Kontakte untereinander, um so früher besteht die Möglichkeit einer Infektion. In einem sozial sehr ungünstigen städtischen Milieu ist durch die dort gegebene erhöhte Infektionsmöglichkeit (schlechte Hygiene, enges Zusammenleben) das Erkrankungsalter früher als in sozial günstiger Umgebung.

Treten wegen fehlenden Kontakts mit dem Erreger – weil er durch hygienische Maßnahmen oder durch Impfungen seltener geworden ist – weniger Erkrankungen auf, so steigt das Durchschnittsalter der Erkrankten an. Die Häufigkeit der Erkrankungen im Kindesalter nimmt ab, und es erkranken häufiger Jugendliche und jüngere Erwachsene, bei denen es dann zu besonders schweren Krankheitsverläufen kommen kann. Diese Entwicklung zeigt sich bereits bei mehreren Kinderkrankheiten. Auch bei der Kinderlähmung ist diese Entwicklung zu erwarten. Durch die Schluckimpfung ist der Polioerreger in der Bevölkerung selten geworden, so daß bereits eine größere Zahl ungeimpfter Kinder keine Immunität besitzt und sie ohne Impfung auch nicht erwerben wird. Diese wegen der mangelhaften Impffreudigkeit immer größer werdende Gruppe Ungeimpfter ist bei Kontakt mit Polioerregern der Gefahr einer Erkrankung ausgesetzt und trägt – auch wenn zunächst nur wenige ernsthaft erkranken – zur erneuten Verbreitung dieser gefährlichen Krankheit bei.

Zum Ausgleich einer fehlenden natürlichen Immunisierung durch Krankheit oder stille Feiung hat daher die **Schutzimpfung** eine große Bedeutung erhalten.

3.1.5 Schutzimpfungen

Schutzimpfungen nehmen in der Verhütung und Bekämpfung übertragbarer Krankheiten eine zentrale Stellung ein. Impfungen können die Ausbreitung von Krankheiten, wie z. B. Pocken oder Kinderlähmung, eindämmen. Wir dürfen uns jedoch nicht in Sicherheit wiegen. Wenn die Bevölkerung nicht mehr so häufig an Schutzimpfungen teilnimmt, treten wieder Infektionskrankheiten auf, die man schon ausgerottet glaubte.

Eine Impfung sollte grundsätzlich nur dann vorgenommen werden, wenn das Kind gesund ist. Besondere Vorsicht ist bei Kindern geboten, die früher an einem Ekzem litten oder die eine Allergie haben. Impfhindernisse stellen neben Durchfall (v. a. bei der Polio-Schluckimpfung) und Infektionskrankheiten (bei Kindern meist fieberhafte Atemwegsinfekte) auch schwerere, langdauernde Krankheiten (z. B. Erkrankungen des Herzens, der Nieren, der Leber und des Blutes) dar, bei denen die allgemeine Abwehrlage herabgesetzt ist.

Der Abstand zwischen 2 Impfterminen sollte mindestens einen Monat betragen. Nach Impfungen sind als Nebenerscheinungen leichtes Fieber und Abgeschlagenheit möglich, was aber als normal anzusehen ist. Sollten jedoch stärkere Nebenwirkungen wie hohes Fieber (über 39 °C) mit Kreislaufstörungen (Schwindel, Benommenheit) oder Krämpfe auftreten, ist sofort der Arzt zu verständigen.

Schutzimpfungen werden durchgeführt an öffentlichen Terminen der Gesundheitsämter, bei Impfterminen von Krankenkassen, privaten Organisationen und Betrieben sowie vom Hausarzt. Während die Schluckimpfung gegen Kinderlähmung und die Diphtherie/Tetanus-Kombinationsimpfung kostenlos vom Gesundheitsamt angeboten werden, müssen die übrigen, ebenfalls sehr wichtigen Impfungen, aus eigener Tasche bezahlt werden (in Bayern werden alle Impfungen des Impfplanes von der Krankenkasse bezahlt).

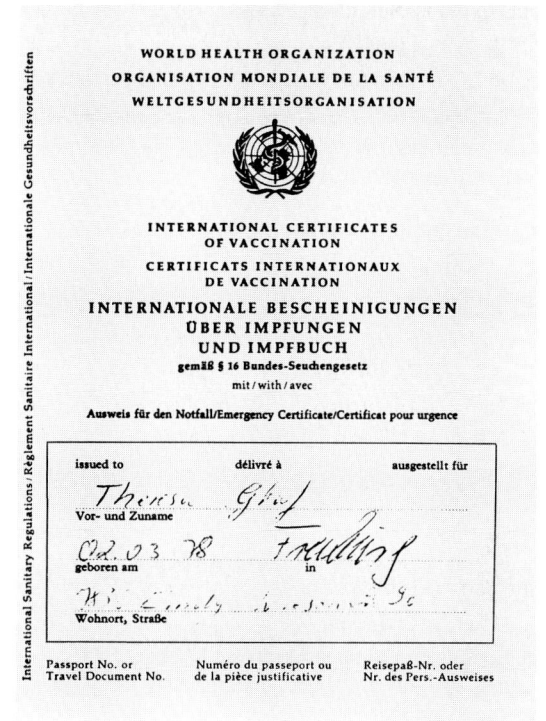

Impfpaß des Kindes

Die Kosten liegen zwischen 20 und 30 DM pro Impfung. Alle durchgeführten Impfungen werden in einen Impfpaß eingetragen.

Eine Infektion in Form einer Erkrankung oder einer stummen Infektion kann den Organismus durch die Bildung körpereigener Abwehrstoffe – durch Immunität also – wenigstens vorübergehend vor einer weiteren Erkrankung durch denselben Erreger schützen. Daneben kann Immunität auch durch Impfung erworben werden.

Bei der **passiven Impfung** spritzt der Arzt Serum (Blutflüssigkeit), das bereits Antikörper gegen den Erreger oder sein Gift (Toxin) enthält. Das antikörperhaltige Serum wird aus menschlichem oder tierischem Blut gewonnen, das über einen hohen Antikörpergehalt verfügt. Die passive Immunisierung verhindert den Ausbruch der Erkrankung oder mildert bei einer bereits ausgebrochenen Krankheit den Verlauf. Diese Art der Impfung hat den Vorteil der Sofortwirkung. Ein Nachteil ist jedoch die kurze Wirksamkeit von allenfalls wenigen Wochen, da die übertragenen Antikörper schnell abgebaut werden. Bei den Schutzimpfungen wird das Prinzip der **aktiven Impfung** angewandt. Der Organismus wird mit unschädlich gemachten Erregern oder Erregerprodukten (abgeschwächte lebende Erreger, abgetötete Erreger, entgiftete Erregertoxine) in Kontakt gebracht, die das Immunsystem zur Bildung körpereigener Antikörper veranlassen. Der Vorteil der aktiven Immunisierung ist die jahrelange Wirksamkeit. Durch eine Wiederauffrischungsimpfung nach 5 bis 10 Jahren wird ein Nachlassen des Infektionsschutzes vermieden. Im Gegensatz zur passiven Impfung ist die Schutzimpfung bei bereits eingetretenen Infektionen unwirksam, da die im Organismus angeregte Antikörperbildung erst nach 10 bis 14 Tagen voll wirksam wird.

Tuberkulose-Schutzimpfung

Der günstigste Zeitpunkt der Impfung gegen Tuberkulose ist in den ersten 8 Tagen nach der Geburt. Der meist gut verträgliche Impfstoff schützt für mindestens 5 Jahre vor einer Erkrankung.

Obwohl die Tuberkulose zu einer seltenen Krankheit geworden ist, befürwortet ein Teil der Kinderärzte dennoch die Impfung, da sie sicher vor der so gefährlichen tuberkulösen Hirnhautentzündung schützt.

Mehrfachimpfung gegen Diphtherie, Tetanus und Keuchhusten (DPT-Impfung)

Die Mehrfachimpfung gegen Diphtherie, Keuchhusten (Pertussis) und Wundstarrkrampf (Tetanus) besteht aus drei im Abstand von 4 Wochen aufeinanderfolgenden Einzelimpfungen (Grundimmunisierung). Die erste Impfung sollte im 4. Lebensmonat erfolgen.

Obwohl die Diphtherie selten geworden ist, ist die Impfung wegen der Heimtücke dieser Krankheit weiter zu empfehlen.

Besonders wichtig ist der Schutz gegen den sehr seltenen Wundstarrkrampf, da bei dieser Erkrankung die Sterblichkeit sehr hoch ist (60 %). Zur Zeit sterben in der Bundesrepublik an dieser Erkrankung mehr Menschen als an Diphtherie, Scharlach und Kinderlähmung zusammen. Eine Auffrischungsimpfung sollte spätestens 10 Jahre nach der letzten Wiederauffrischung erfolgen.

Da die Keuchhustenimpfung nur unzulänglich wirksam ist und mit zum Teil starken Nebenwirkungen und Komplikationen belastet ist, ist sie zur Zeit nicht zu empfehlen. In den letzten Jahren kam es zu mehr Impfkomplikationen als zu ungünstigen Keuchhustenverläufen bei Ungeimpften. Impfen sollte man hingegen bei gefährdeten Säuglingen mit chronischen Herz- und Lungenerkrankungen sowie bei Säuglingen, die in ungünstigen sozialen Verhältnissen mit mehreren Geschwistern aufwachsen. Impfungen nach dem 2. Lebensjahr sollten nicht durchgeführt werden.

Schluckimpfung gegen Kinderlähmung (Poliomyelitis)

Die Schluckimpfung gegen Kinderlähmung besteht aus 3 Teilen. Die erste Impfung sollte am besten schon im 4. Monat erfolgen, die zweite im 6. Monat und die dritte im Laufe des 2. Lebensjahres. Die Verträglichkeit dieses sehr wirksamen Impfstoffes ist ausgezeichnet.

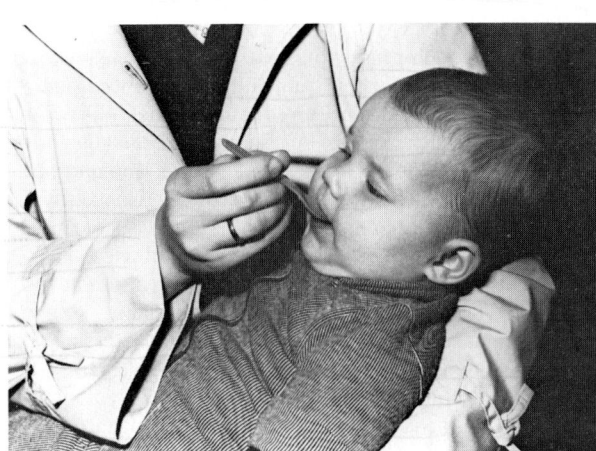

Schluckimpfung gegen Kinderlähmung bereits beim jungen Säugling (ab 3 Monate)

Die Impfung gegen Kinderlähmung ist dringend zu empfehlen, da durch das Nachlassen der Impfbeteiligung eine Impflücke bei Kleinkindern entstanden ist, die die Gefahr eines erneuten Ansteigens der Krankheit heraufbeschwört. Auch Erwachsene bis zum 40. Lebensjahr sollten nach der Grundimmunisierung, die grundsätzlich in jedem Lebensalter möglich ist, spätestens alle 10 Jahre eine Auffrischungsimpfung vornehmen lassen.

Masern – Mumps – Kombinationsimpfung

Die sehr wirksame und gut verträgliche Kombinationsimpfung gegen Masern und Mumps sollte im 15. Lebensmonat erfolgen (grundsätzlich ist sie vom 15. Monat ab in jedem Alter möglich). In einigen Fällen kann es zu einer leichten fieberhaften Erkrankung – den nicht ansteckenden „Impfmasern" – kommen. In Einzelfällen ist auch Fieber über 39 °C möglich (Arzt rufen!).

Die Masernimpfung wird heute neben der Schluckimpfung gegen Kinderlähmung als die wichtigste Impfung im Kindesalter angesehen. Die Masernerkrankung ist keineswegs als harmlos anzusehen, da schwere und schwerste Komplikationen an den Lungen, an den Ohren und am Gehirn auftreten können.

Auch die erst seit 1976 mögliche Impfung gegen Mumps wird als wichtig angesehen, da auch bei dieser Erkrankung Komplikationen auftreten können. Durch die Impfung können Entzündungen der Hirnhäute und der Hoden (bei Jugendlichen und Erwachsenen) vermieden werden.

Krankheit	Inkubationszeit	Ansteckungsfähigkeit	Zulassung nach Krankheit
Keuchhusten	meist 7 Tage (7–21 Tage)	bis zu 3 Wochen nach Beginn des Krampfhustens	etwa 4 Wochen nach Beginn des Krampfhustens
Kinderlähmung	meist 12 Tage (6–21 Tage)	3 Wochen	frühestens 3 Wochen nach Krankheitsbeginn
Masern	meist 14 Tage (10–21 Tage)	vom Beginn des Vorstadiums bis zum Abblassen des Hautausschlags	nach Abklingen der Krankheitserscheinungen
Mumps	meist 18 Tage (12–26 Tage)	2 bis 3 Tage vor Krankheitsbeginn für insgesamt 1 bis 3 Wochen	nach Abklingen der Krankheitszeichen, frühestens nach 10 Tagen
Röteln	meist 18 Tage (14–21 Tage)	etwa 1 Woche	nach Abklingen des Hautausschlags
Scharlach	2–8 Tage	bis zu 3 Wochen (bei nicht behandelten Fällen)	nach Penicillinbehandlung und Abklingen der Krankheitszeichen zwischen dem 7. und 10. Tag
Windpocken	14–21 Tage	etwa 1 Woche	nach Abklingen der Krankheitszeichen, frühestens nach 10 Tagen
Diphtherie	2–5 Tage	bis zu 2 Wochen	frühestens nach 14 Tagen nach Abklingen der Krankheitszeichen
epidemische Gelbsucht	bis zu 6 Wochen	vom Beginn der Krankheitszeichen für meist 2–4 Wochen	frühestens 4 Wochen nach Abklingen der Krankheitszeichen (bei normalen Laborwerten)
Verlausung	Vermehrung der Läuse wenige Tage nach Übertragung	solange Läuse oder Nissen nachweisbar	nach erfolgreicher Entlausungsbehandlung

Impfplan[1]

Zeitpunkt	Vorsorgetermin	Art der Impfung	Anmerkungen
Neugeborene	U 2	TBC-Schutzimpfung	besonders bei erhöhter Ansteckungsgefahr
4. Monat	U 4	1. Impfung gegen Diphtherie und Tetanus (DT) 1. Schluckimpfung gegen Kinderlähmung 1. HIB	Impfung gegen Keuchhusten (Pertussis) im DPT-Impfstoff für Säuglinge mit chronischen Lungen- und Herzkrankungen oder in ungünstigem sozialen Milieu 3 Impfungen jeweils kombiniert mit der DT-Impfung als DPT-Impfung nur in den ersten 2 Jahren
6. Monat	U 5	2. Impfung gegen Diphtherie und Tetanus 2. Schluckimpfung gegen Kinderlähmung 2. HIB	wenn Nebenwirkungen wie schrilles Schreien, hohes Fieber oder Krämpfe auftreten, weitere Keuchhustenimpfungen unterlassen
15. Monat	U 6	Masern – Mumps – Lebendimpfung	
Ende 2. Lebensjahr	U 7	Auffrischungsimpfung Diphtherie und Tetanus 3. Schluckimpfung gegen Kinderlähmung 3. HIB oder 1. HIB	wenn 1. HIB nach dem 18. Lebensmonat erfolgt, ist nur eine Impfung notwendig
6./7. Lebensjahr		Nachholimpfungen Diphtherie, Tetanus, Kinderlähmung-Schluckimpfung	
10. Lebensjahr		Auffrischungsimpfungen gegen Tetanus und Kinderlähmung	
12. Lebensjahr		Röteln-Lebendimpfung	für Mädchen (vor Eintritt der Geschlechtsreife)
Impfungen gegen Tetanus und Kinderlähmung alle 10 Jahre wiederholen			

Pockenschutzimpfung

Heute sollte kein Kleinkind mehr ohne besonderen Anlaß (Reiseimpfung) gegen Pocken geimpft werden. Durch die erfolgreichen Maßnahmen der Weltgesundheitsorganisation gilt diese gefürchtete Krankheit zur Zeit als fast ausgerottet. Das Erkrankungsrisiko ist somit derart gering, daß die zum Teil erheblichen Nebenwirkungen dieser Impfung auf keinen Fall mehr in Kauf genommen werden dürfen. Neben der üblichen vorübergehenden Belastung eine Woche nach der Impfung (Fieber, Krankheitsgefühl, Entzündung der Impfstelle) kann es zu teilweise lebensbedrohlichen Gehirnentzündungen kommen. Aus all diesen Gründen wurde deshalb die allgemeine Impfpflicht bei Pocken aufgehoben.

Rötelnimpfung

Röteln sind eine an sich harmlose Kinderkrankheit. Tritt die Infektion jedoch in der Frühschwangerschaft auf, so können – selbst bei nur geringfügigen Krankheitszeichen – schwerste **Mißbildungen** des Kindes die Folge sein (besonders an Gehirn, Herz, Sinnesorganen). Daher wird die gut verträgliche Impfung bei Mädchen vor Erreichen der Geschlechtsreife (11 bis 12 Jahre) empfohlen. Eine Frau im gebärfähigen Alter, die noch nicht sicher Röteln hatte, sollte sich

---

[1] Nach dem Impfplan der Deutschen Gesellschaft für Sozialpädiatrie

unbedingt impfen lassen. Besonders anzuraten ist die Impfung jüngeren Frauen, die häufig mit Kindern in Kontakt kommen, wie Erzieherinnen und Lehrerinnen. Soll eine Frau gegen Röteln geimpft werden, so darf sie auf keinen Fall schwanger sein oder innerhalb von drei Monaten nach der Impfung schwanger werden.

Weitere Impfungen

Die Schutzimpfung gegen **Scharlach** ist überflüssig geworden, da die Erkrankung durch die gute Behandlungsmöglichkeit mit Penicillin zu einer harmlosen Infektion geworden ist.

Die **Tollwutschutzimpfung** wird lediglich nach einer möglichen Infektion durchgeführt. Bei Verdacht auf eine Infektion ist sie unentbehrlich.

In Abständen von jeweils wenigen Jahren kommt es immer wieder zum gehäuften Auftreten schwerer Grippeviruserkrankungen. Gefährdet sind vor allem alte Menschen und durch andere Erkrankungen bereits geschwächte Menschen jeden Alters. Diesen in besonderem Maße Gefährdeten ist die **Grippeschutzimpfung** unbedingt zu empfehlen. Die Impfung schützt allerdings nicht gegen harmlose grippale Infekte. Eine Infektion mit **HIB** (Haemophilus Influenzae B) kann besonders bei Kindern unter 5 Jahren zu eitrigen Hirnhautentzündungen führen. Ca. 5 % der Erkrankungen verlaufen tödlich.

3.1.6 Bundesseuchengesetz und Meldepflicht

Beim Auftreten folgender übertragbarer Krankheiten (Auswahl der wichtigsten Krankheiten) im Kindergarten oder ähnlichen Einrichtungen ist das zuständige Gesundheitsamt zu benachrichtigen (Meldepflicht, § 48 BSG):

Diphtherie, Scharlach, Kinderlähmung, infektiöse Gelbsucht, übertragbare Hirnhautentzündung, Wundstarrkrampf, Tuberkulose, Typhus, Paratyphus, Ruhr. Bei Kinderlähmung, Ruhr, Tuberkulose, Typhus, Paratyphus und anderen Salmonellenerkrankungen ist bereits der Krankheitsverdacht meldepflichtig.

§ 45 BSG:
„Personen, die an einer meldepflichtigen übertragbaren Krankheit oder an ansteckender Borkenflechte, Keuchhusten, Krätze, Masern, Mumps, Röteln, Windpocken erkrankt oder krankheitsverdächtig sind, dürfen die Räume der Schule oder des Kindergartens nicht betreten und nicht an Veranstaltungen dieser Einrichtungen teilnehmen. Diese Regelung gilt so lange, bis nach dem Urteil des behandelnden Arztes oder des Gesundheitsamtes eine Weiterverbreitung der Krankheit nicht mehr zu befürchten ist. Entsprechendes gilt im Falle der Verlausung. Ausscheider (ein Ausscheider ist eine Person, die Krankheitserreger dauernd oder zeitweilig ausscheidet, ohne krank oder krankheitsverdächtig zu sein) dürfen nur mit Zustimmung des Gesundheitsamtes und unter Beachtung der vorgeschriebenen Schutzmaßnahmen die Räume des Kindergartens oder der Schule betreten und die zugehörigen Einrichtungen benutzen."

Personen, in deren Wohngemeinschaft eine meldepflichtige übertragbare Krankheit aufgetreten ist, dürfen die Einrichtungen nur mit Zustimmung des Gesundheitsamtes und unter Beachtung der vorgeschriebenen Schutzmaßnahmen besuchen.

Treten bestimmte nicht meldepflichtige übertragbare Krankheiten in einem Kindergarten, einem Heim oder einer Schule gehäuft auf (bei etwa 10 % der Kinder), so sind auch diese Erkrankungen zu melden: Dies gilt für Erkrankungen wie Keuchhusten, Masern, Mumps, Röteln oder Windpocken. Unter Umständen veranlaßt das Gesundheitsamt die vorübergehende Schließung der Einrichtung.

3.1.7 Maßnahmen des Erziehers oder Lehrers

Elterninformation

Der Erzieher hat dafür zu sorgen, daß die Richtlinien des Bundesseuchengesetzes eingehalten werden. Wird ein Kind mit einer ansteckenden Krankheit wie Keuchhusten, Masern, Mumps, Windpocken, Röteln, Krätze, Borkenflechte, Verlausung oder einer anderen übertragbaren Krankheit trotz Erkrankung (bei leichterem Verlauf mit geringen Krankheitserscheinungen ist dies durchaus möglich) von den Eltern in den Kindergarten geschickt, so hat der Erzieher umgehend dafür zu sorgen, daß das Kind zurück in das Elternhaus kommt. Ist dies nicht möglich, so ist das Kind von den übrigen Kindern fernzuhalten. Notfalls ist es bis zur Rückkehr der Eltern im Leiterinnenzimmer unterzubringen. Die Eltern des Kindes sollten von dem Erzieher über die geltenden Richtlinien und die möglichen Folgen ihres Verhaltens aufgeklärt werden. Diese Informationen sind den Eltern möglichst frühzeitig, zum Beispiel bei einem Elternabend, zugänglich zu machen. Den Eltern sollte klargemacht werden, daß sie in jedem Fall den Arzt hinzuziehen müßten, der zu entscheiden hat, wann das erkrankte Kind wieder in den Kindergarten gehen darf.

Raumhygiene

Da manche Erreger über längere Zeit wie Staub herumliegen können (z. B. die Erreger von Scharlach, Diphtherie, Ruhr, Salmonellenerkrankungen, infektiöser Gelbsucht), sollten die Räume im Kindergarten und im Heim unter Zusatz eines Desinfektionsmittels (oft bereits in Reinigungsmitteln enthalten) feucht ausgewischt werden – keinesfalls ausfegen! Teppichböden sollten mit einer Teppichshampooniermaschine gesäubert werden. Das Staubwischen in den Räumen sollte ebenfalls mit Hilfe eines Reinigungsmittels erfolgen.

Eine wichtige krankheitsvorbeugende Bedeutung hat die Erziehung der Kinder zu hygienischem Verhalten (siehe 1.3.3). Auch die Stärkung der Widerstandsfähigkeit des kindlichen Organismus trägt zur Krankheitsvermeidung bei (siehe 1.3.5).

3.2 Kinderkrankheiten

Zu den sogenannten Kinderkrankheiten zählen Masern, Röteln, Scharlach, Windpocken, Mumps, Keuchhusten, Diphtherie und Kinderlähmung. Die meisten Erreger dieser Erkrankungen (Viren, Bakterien) sind in der Bevölkerung weit verbreitet. Aus diesem Grunde kommen Kinder frühzeitig mit ihnen in Kontakt und stecken sich an. Da diese Krankheiten eine im allgemeinen lebenslange Immunität hinterlassen, erkrankt man nur einmal im Leben. Daher bleiben die Erkrankungen zumeist auf das Kindesalter beschränkt. Grundsätzlich aber können auch Erwachsene erkranken, die wegen fehlenden Kontakts mit dem Erreger noch keine Immunität besitzen. Säuglinge erkranken nur sehr selten an Kinderkrankheiten, da sie in den ersten Lebensmonaten noch über Abwehrstoffe der Mutter verfügen (Ausnahme: Keuchhusten) – vorausgesetzt, die Mutter hat sich mit der Krankheit bereits früher einmal auseinandergesetzt.

3.2.1 Masern

Masern sind eine der ansteckendsten Krankheiten, die wir kennen. 90 % aller Kinder erkranken bis zum 6. Lebensjahr. Bereits ein kurzer Kontakt zu einem Erkrankten über eine Entfernung von einigen Metern kann ausreichen, um das Masernvirus – durch Luftzug oder durch Tröpfchen beim Sprechen oder Husten – zu übertragen. Fast jeder, der erstmals mit den Erregern in Konflikt kommt, erkrankt. Die Inkubationszeit beträgt bis zum Auftreten der ersten Krankheitserscheinungen etwa 10 Tage, bis zum Auftreten der Hauterscheinungen etwa 14 Tage. Die Zeit der höchsten Ansteckbarkeit beginnt mit dem Fieberanstieg etwa 4 Tage vor Ausbruch des Hautausschlags und endet etwa eine Woche später.

Vorstadium: Die Erkrankung beginnt mit Fieber (um 39 °C), starkem Husten, Schnupfen, Bindehautentzündung des Auges sowie allgemeinem Krankheitsgefühl. Die Nase läuft, das Gesicht ist gedunsen, die Augen sind gerötet und tränen. Die Kinder sind lichtempfindlich. Die Erkrankung läßt an eine starke Erkältung denken. Bereits in dieser Krankheitsphase sind die Kinder ansteckend. Am zweiten oder dritten Tag treten im Mund an der Innenseite der Wangen weißliche kalkspritzerartige, stecknadelkopfgroße Flecken (Koplische Flecken) auf, die nur bei Masern auftreten.

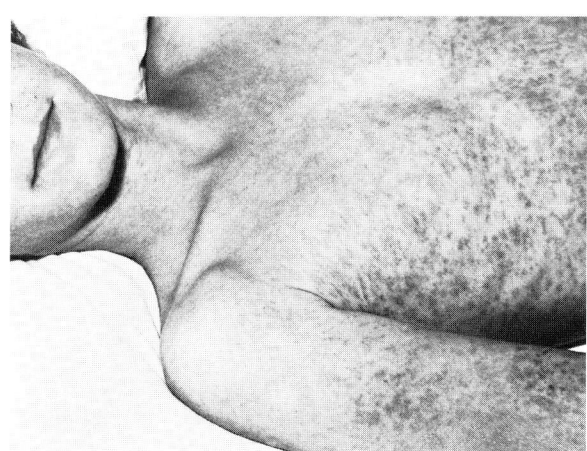

Masern:
Die rötlichen Flecken, die ineinander übergehen können, sind 3 bis 6 mm groß und leicht erhaben.

Stadium des Hautausschlags: Nach 3 bis 5 Tagen Vorkrankheit beginnt der Hautausschlag hinter den Ohren und breitet sich in wenigen Stunden auf dem Kopf und im Gesicht aus. Die rötlichen Flecken, die ineinander übergehen können, sind 3 bis 6 mm groß und leicht erhaben. Innerhalb von 2 Tagen greifen sie auf den übrigen Körper über. Das Fieber, das gegen Ende des Vorstadiums häufig absinkt, steigt mit der Ausbreitung des Ausschlags erneut an, nicht selten auch über 40 °C. Die Halslymphknoten sind geschwollen. Das Kind klagt über Hals- und Augenschmerzen. Es ist appetitlos und wirkt apathisch. Nach etwa 3 Tagen verschwindet der Hautausschlag wieder in derselben Reihenfolge, wie er gekommen war. Gleichzeitig fällt das Fieber ab, und das Kind fühlt sich wesentlich wohler. Oft bleiben nur für einige Zeit (bis zu 14 Tagen) schwachbraune Flecken zurück.

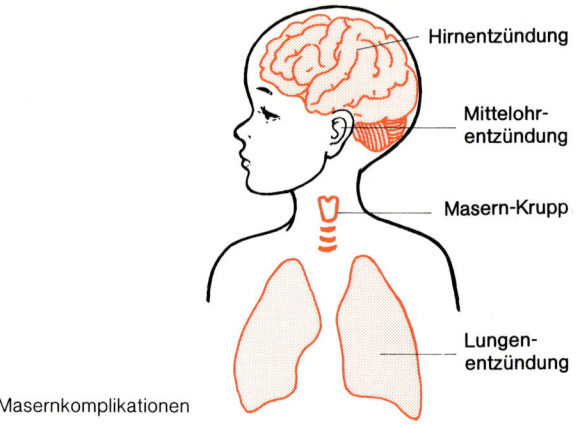

Masernkomplikationen

Komplikationen wie Lungenentzündungen und Mittelohrentzündungen treten bei Masern häufiger auf. Seltener sind der zu Beginn des Ausschlags auftretende gefährliche Masern-Krupp (Krupp, siehe 3.3.6) und die ebenfalls sehr gefährliche Masern-Hirnentzündung.

Neben der Verabreichung der vom Arzt verordneten Medikamente sollte für reichliche Flüssigkeitszufuhr gesorgt werden. Das Krankenzimmer sollte wegen der Augenempfindlichkeit abgedunkelt werden. Wegen der Gefahr einer Lungenentzündung ist das Zimmer gut zu lüften (keine Zugluft). Zwei Wochen nach Krankheitsbeginn kann das Kind bei komplikationslosem Verlauf wieder in den Kindergarten oder in die Schule gehen.

3.2.2 Röteln

Röteln – eine Virusinfektion – gehören zu den leichtesten Infektionskrankheiten im Kindesalter. Vorwiegend ältere Kinder und Jugendliche erkranken. Sehr häufig verläuft die Infektion stumm oder so unscheinbar, daß sie gar nicht bemerkt wird. Die Ansteckbarkeit beginnt 1 bis 2 Tage vor Erscheinen des Hautausschlags und endet spätestens mit dessen Abblassen.

Die Erkrankung beginnt mit flüchtigen Allgemeinerscheinungen wie leichtem Fieber und leichtem Husten. Ein bis zwei Tage später beginnt der Hautausschlag hinter den Ohren und im Gesicht und greift dann rasch auf den Körper über. Die entstehenden Flecken sind hellrot und etwa linsengroß. Sie sind nach wenigen Tagen wieder verschwunden. Wegen des stets leichten und komplikationslosen Verlaufs bei Kindern erübrigen sich besondere Behandlungsmaßnahmen.

Röteln und Schwangerschaft: Erkrankt eine Frau in der Frühschwangerschaft (die ersten 3 Monate) an Röteln, so besteht die Gefahr von Mißbildungen beim Kind. Auch eine stumme Infektion kann zu Mißbildungen führen. Bei Infektionen nach dem 3. Monat ist das Kind weniger gefährdet.

Wird das Kind von der Mutter angesteckt, so tritt meist eine Kombination typischer Schädigungen auf: angeborene Blindheit, Taubheit, Herzfehler und Hirnschäden. Jedes Mädchen im Alter von 12 bis 13 Jahren sollte daher die Röteln bereits durchgemacht haben (man sollte Mädchen

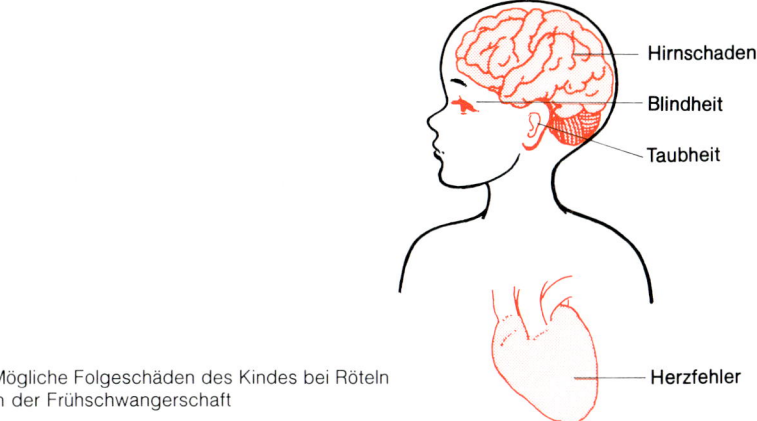

Mögliche Folgeschäden des Kindes bei Röteln in der Frühschwangerschaft

unter 12 Jahren vor einer möglichen Ansteckung keinesfalls schützen) oder aktiv geimpft sein. In Fällen einer Gefährdung kann der Arzt besondere Abwehrstoffe spritzen, die die Gefahr von Mißbildungen beim Kind herabsetzen.

Als besonders gefährdete Personengruppen gelten Lehrerinnen und Erzieherinnen, denen eine Rötelnschutzimpfung dringend empfohlen wird.

3.2.3 Scharlach

Scharlach befällt meist Kinder zwischen dem 5. und 10. Lebensjahr. Der Erreger dieser meldepflichtigen Krankheit (Streptokokken-Bakterien) wird in der Regel durch direkten Kontakt oder durch infizierte Tröpfchen übertragen. Die Erkrankten sind bis zu 3 Wochen ansteckend und müssen in dieser Zeit von anderen Kindern isoliert werden. Bei dem jetzigen milden Verlauf der Erkrankung können die Kinder aber oft schon nach 14 Tagen wieder den Kindergarten oder die Schule besuchen.

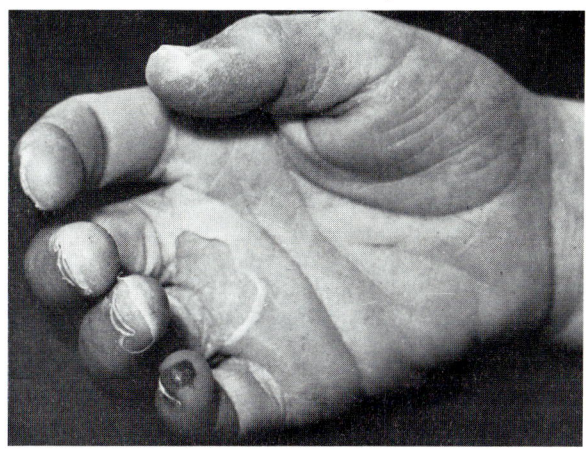

Scharlach:

Spätestens gegen Ende der 1. Krankheitswoche beginnt sich die Haut zu schälen.

Die Erkrankung – eine besondere Form der Mandelentzündung – beginnt plötzlich mit hohem Fieber, Erbrechen, Kopfschmerzen und starkem Halsweh. Die Rachenschleimhaut ist stark gerötet, die Mandeln sind eitrig entzündet, und die Lymphknoten im Kieferwinkel sind schmerzhaft geschwollen. Nach Abstoßen des anfangs weißlichen Zungenbelags treten die vergrößerten Geschmacksknospen der stark geröteten Zunge deutlich hervor (Himbeerzunge).

Etwa 24 Stunden nach Krankheitsbeginn kommt es zu einem in der Regel das Gesicht aussparenden hellroten Hautausschlag, der mit seinen dichtstehenden kleinsten Knötchen wie feinstes Sandpapier aussieht. Spätestens gegen Ende der ersten Krankheitswoche beginnt sich die Haut zu schälen.

Die früher häufigen und ernsten Komplikationen an Herz und Nieren treten heute praktisch nicht mehr auf. Durch die sehr wirksame Penicillinbehandlung kommt es in der Regel zu einem milden Krankheitsverlauf. Durch frühzeitige Penicillinbehandlung der Kontaktpersonen wird die weitere Ausbreitung der Krankheit verhindert. Die ohnehin nicht sehr zuverlässige Schutzimpfung ist bei den guten Behandlungsmöglichkeiten nicht empfehlenswert.

3.2.4 Windpocken

Windpocken gehören zu den ansteckendsten Krankheiten überhaupt. Die Krankheitserscheinungen beginnen 2 bis 3 Wochen nach der Ansteckung. Das erkrankte Kind ist bereits einen Tag vor Krankheitsbeginn für 8 bis 10 Tage ansteckend. Das Windpockenvirus wird durch direkten Kontakt mit dem Kranken oder durch infizierte Tröpfchen übertragen. Der Erreger kann durch offene Türen mit dem Luftzug (daher Windpocken) bis zu 10 Meter Entfernung weitergetragen werden. Allerdings ist das Virus außerhalb des Körpers nur kurz lebensfähig (weniger als 20 Minuten).

Die Erkrankung beginnt mit einem leichten Unwohlsein für ein bis zwei Tage. Dann kommt es recht plötzlich am ganzen Körper – auch im Gesicht und auf der Kopfhaut – zum Auftreten juckender Flecken und Knötchen (2 bis 3 mm groß), die sich schnell in Bläschen verwandeln.

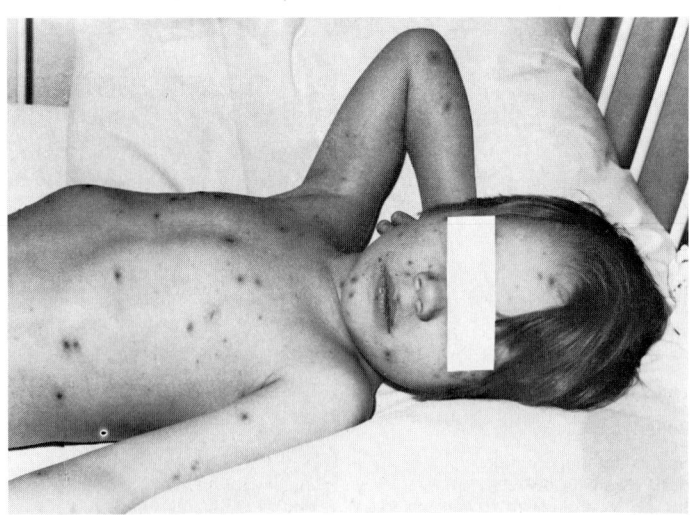

Windpocken

Diese platzen bald und bilden Krusten, die nach etwa einer Woche ohne Narbenbildung abfallen. Leichtes Fieber (bis 38 °C) ist möglich.

Durch Zerkratzen der juckenden Bläschen kann es zu einer eitrigen bakteriellen Zusatzinfektion kommen, die Narben hinterläßt. Daher sollten die erkrankten Kinder kurze Fingernägel haben und locker anliegende, weiche Kleidung tragen, die den Juckreiz mildert. Ebenso sollte Überwärmung vermieden werden, da diese den Juckreiz verstärkt. Im allgemeinen verläuft diese relativ harmlose Kinderkrankheit ohne nennenswerte Komplikationen.

3.2.5 Mumps (Ziegenpeter)

Die Erkrankung tritt meist zwischen dem 5. und 15. Lebensjahr auf. Das Mumpsvirus wird von der entzündeten Ohrspeicheldrüse in den Speichel ausgeschieden und durch Tröpfchen beim Sprechen oder Husten verbreitet. Etwa die Hälfte aller Mumpsinfektionen verläuft ohne Krankheitserscheinungen, hinterläßt aber bleibende Immunität. Die infizierten Kinder sind bereits einige Tage vor Krankheitsbeginn bis zum Abklingen der Schwellung vor dem Ohr ansteckend.

Die Erkrankung beginnt mit einer zunächst einseitigen entzündlichen Schwellung der Ohrspeicheldrüse. Die Kinder klagen über Schmerzen beim Kauen, in den Ohren oder beim Bewegen des Kopfes. Durch eine Miterkrankung der Bauchspeicheldrüse können zusätzlich Appetitlosigkeit und Bauchschmerzen entstehen. In 75 % der Fälle folgt ein bis zwei Tage später die Schwellung der anderen Seite. Die Körpertemperatur ist im allgemeinen etwas erhöht (bis 38 °C).

Durch die ausgeprägte Schwellung der Ohrspeicheldrüse – die sich vor dem Ohr befindet – bekommt das Kind eine dicke Backe. Die Ohrläppchen stehen ab. Im allgemeinen geht nach einigen Tagen die Schwellung zurück, und die Krankheit ist überstanden.

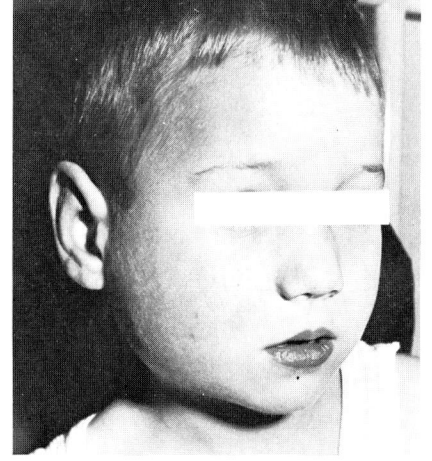

Mumps: Rechtsseitige Schwellung der Ohrspeicheldrüse

Die häufigste Komplikation im Kindesalter ist eine fast immer gutartig verlaufende Hirnhautentzündung (in etwa 30 % aller Mumpserkrankungen). Eine weitere Komplikation – die schmerzhafte Schwellung der Hoden – tritt frühestens mit dem Beginn der Pubertät auf. Nachfolgende Unfruchtbarkeit ist möglich. Sehr selten kann es bei Mädchen während und nach der Pubertät zu einer Eierstockentzündung mit Fieber und Bauchschmerzen kommen. Diese spielt aber als Ursache einer Unfruchtbarkeit der Frau keine Rolle.

Die erkrankten Kinder sind für etwa 2 Wochen vom Beginn der Erkrankung an von anderen Kindern fernzuhalten. Bereitet das Kauen Schmerzen, so sollte flüssige oder breiige Kost gegeben werden. Für ausreichende Flüssigkeitszufuhr ist zu sorgen.

3.2.6 Keuchhusten

Diese sehr ansteckende Erkrankung, die ihren Sitz in den Atemwegen hat, zeigt in den letzten Jahren einen milderen Verlauf. Die gefürchteten Komplikationen sind seltener geworden. Je jünger das Kind, desto schwerwiegender kann die Erkrankung auch heute noch verlaufen. Besonders gefährdet sind Säuglinge. Aus diesem Grund muß jedes hustende Kind den Kontakt mit einem Säugling meiden. Am häufigsten erkranken Kinder zwischen 2 und 5 Jahren. Die Keuchhustenbakterien werden praktisch ausschließlich durch das Einatmen keimhaltiger Hustentröpfchen übertragen. Ansteckungsgefahr besteht vom ersten Husten an. Das erkrankte Kind muß – vom Beginn der Erkrankung an gerechnet – für mindestens 5 Wochen den Kontakt mit anderen Kindern meiden.

Bei einem voll ausgeprägten Keuchhusten lassen sich 3 Krankheitsstadien unterscheiden. Im **ersten Stadium** besteht ein leichter trockener Husten, der nach und nach stärker wird und sich auch nachts in Form ununterdrückbarer Hustenanfälle einzustellen beginnt. Im **zweiten Stadium** kommt es zur Häufung plötzlicher Hustenattacken, in deren Verlauf das Gesicht des Kindes rot anläuft, so daß man den Eindruck hat, es würde ersticken. Nach dieser Serie kurzer, harter Hustenstöße folgt eine erlösende, laut hörbare ziehende Einatmung. Oft folgt gleich darauf der nächste Hustenanfall, bis es schließlich zum Herauswürgen eines zähen Schleims kommt. Erst dann spürt das Kind Erleichterung. Auf dem Höhepunkt dieses Stadiums, das etwa 2 Wochen anhalten kann, kommt es zu täglich 15 bis 20 Anfällen, die besonders auch nachts auftreten. Fieber besteht nicht. Im **dritten Stadium** werden die Hustenanfälle seltener und leichter. Insgesamt dauert die Erkrankung 5 bis 8 Wochen. Eine alte Volksregel sagt: „Drei Wochen kommt er, drei Wochen steht er, drei Wochen geht er." Bei nervösen und sensiblen Kindern können die Hustenanfälle viele Wochen lang anhalten, obwohl die eigentliche Erkrankung vorüber ist und keine Ansteckungsgefahr mehr besteht. In solchen Fällen spielen seelische Gründe eine entscheidende Rolle.

Komplikationen sind besonders bei Kindern unter 2 Jahren nicht selten. Die schwerste – allerdings seltene – Komplikation ist eine lebensbedrohliche Schädigung des Gehirns. Weniger schwerwiegende Komplikationen sind Lungenentzündungen und Mittelohrentzündungen.

Das erkrankte Kind sollte häufigere kleine Mahlzeiten bekommen. Viel frische Luft (offenes Fenster! Kind entsprechend warm zudecken) und besonders Klimawechsel wirken sich oft günstig aus. Heiße Brustwickel lindern den Hustenreiz. Der Arzt verschreibt in der Regel Antibiotika. Die seelische Verfassung und die erzieherische Führung spielen im Verlauf der Erkrankung eine wichtige Rolle. Zuviel Bemitleidung und Verwöhnung scheinen das Fortbestehen hustenartiger Krankheitszeichen noch lange nach dem eigentlichen Ende der Erkrankung zu begünstigen.

Befindet sich ein Säugling in der Familie eines Keuchhusten-Kindes, sollte dieser vorbeugend neben Antibiotika auch eine passive Impfung gegen Keuchhusten erhalten.

3.2.7 Diphtherie

Die einst so gefürchtete, heute noch meldepflichtige Kinderkrankheit ist aufgrund der Schutzimpfung selten geworden und verläuft nicht mehr so schwer wie früher. Das Diphtheriebakterium wird durch Tröpfchen übertragen. Am häufigsten erkranken Kinder zwischen dem 2. und 6. Lebensjahr. Die meisten Infektionen verlaufen ohne Krankheitserscheinungen (etwa 80 %).

Das Krankheitsbild hängt vom Sitz der Infektion ab, die im Rachen, im Kehlkopf oder in der Nase ablaufen kann. Auf den Gaumenmandeln und den weiteren Orten der Infektion bilden sich auf den Schleimhäuten zusammenhängende weißliche Beläge, die beim Abstreifen zu Blutungen führen. Das erkrankte Kind macht einen sehr geschwächten Eindruck. Typisch ist ein süßlich-fader Mundgeruch. Die Temperatur ist normal oder leicht erhöht. Besonders heimtückisch ist die Infektion des Kehlkopfes, die zum lebensbedrohlichen Diphtherie-Krupp (Krupp, siehe 3.3.6) führen kann. Dabei kommt es zu zunehmender Atemnot bis zum Ersticken.

Die Giftstoffe der Diphtheriebakterien können bei schwerem Verlauf zu gefährlichen Komplikationen am Herzen und an den Nerven führen. Wegen der Heimtücke dieser Erkrankung muß frühzeitig ein Arzt hinzugezogen werden. Schon bei Diphtherieverdacht wird ein Antitoxin (Antikörper gegen das Bakteriengift) gespritzt. Wichtig ist absolute Bettruhe. Die Schutzimpfung ist auch weiterhin sehr zu empfehlen.

3.2.8 Kinderlähmung (Poliomyelitis)

Dank der Schluckimpfung ist die Krankheit ausgesprochen selten geworden. Aufgrund der deutlich nachlassenden Impfbeteiligung sind vor allem Kinder der ersten 6 Lebensjahre derzeit nicht ausreichend geimpft. Sollte diese Tendenz anhalten, so ist in den nächsten Jahren mit kleineren Epidemien zu rechnen. Erwachsene, die keine Abwehrstoffe gegen das Poliovirus besitzen, können besonders schwer erkranken. Etwa ein Fünftel der Polioerkrankungen betrifft Erwachsene. Die Übertragung des Erregers erfolgt in erster Linie von Mensch zu Mensch, zumeist durch Berühren erregerverschmutzter Hände durch den Mund. Für die Ansteckung ist ein relativ intensiver Kontakt nötig, wie er in der Familie, im Kindergarten und in der Schule gegeben ist. Das erkrankte Kind ist etwa 3 Wochen lang ansteckend. Der Stuhl dieser Kinder ist für mehrere Wochen hochinfektiös.

Die Erkrankung beginnt grippeähnlich mit plötzlichem Fieber, Kopfschmerzen, Hals- und Leibschmerzen. Häufig kommt es auch zu Erbrechen. Dieses Anfangsstadium dauert 2 bis 3 Tage. Oft schließt sich eine fieberfreie Phase von ein bis zwei Tagen an, in der die Erkrankten scheinbar wieder gesund sind.

Anschließend stellen sich unter Fieberanstieg erneut Krankheitserscheinungen ein wie Erbrechen, steifes Gefühl im Bereich des Nackens und der Wirbelsäule, Berührungsempfindlichkeit der Haut sowie Muskelschmerzen. Zwischen dem 2. und 4. Tag dieser Krankheitsphase kann es zu schlaffen Lähmungen kommen, die besonders das Bein betreffen. In besonders schweren Fällen besteht Lebensgefahr. Die Erkrankung kann in jedem der geschilderten Stadien stehen bleiben und verläuft somit oft unerkannt unter dem Bild einer Grippe. Die überwiegende Mehrzahl der Infektionen verläuft milde und unbemerkt.

Sollte ein Kind in einer Zeit gehäufter Polioerkrankungen grippeähnliche Krankheitserscheinungen mit Fieber und schweren Muskelschmerzen zeigen, ist sofort der Arzt zu rufen. Das Kind sollte sich in den kommenden Wochen nicht körperlich anstrengen.

3.3 Erkrankungen der Atemwege

Infektionen der Atemwege (gesamter Bereich, den die eingeatmete Luft durchströmt: von der Nase über den Rachen und die Bronchien bis in die Lungenbläschen) sind die mit Abstand häufigsten Erkrankungen im Kindesalter. Obwohl diese Infektionen meist mit stärkeren Krankheitserscheinungen verlaufen als im Erwachsenenalter, sind sie in der Regel nicht schwerwiegend und bedürfen vielfach keiner besonderen ärztlichen Behandlung.

3.3.1 Erkältungskrankheiten (grippale Infekte)

Erkältungskrankheiten (auch grippale Infekte genannt wegen grippeähnlicher Krankheitserscheinungen) sind im Kindesalter ausgesprochen häufig. Anfällige Kinder haben im Kindergartenalter – besonders in der kühlen Jahreszeit – oft alle 1 bis 2 Monate eine solche Erkrankung. In den meisten Fällen liegt eine Virusinfektion vor. Begünstigende Faktoren wie „Erkältung" (Unterkühlung, Durchnässung), Übermüdung, übermäßiges Heizen (Austrocknung der Schleimhäute), passives Mitrauchen in der Familie setzen die Abwehrkraft der Atemwegsschleimhäute herab und erleichtern so das Entstehen eines Virusinfekts. Häufig erfolgt auch eine unmittelbare Ansteckung durch Erkrankte, besonders durch direktes Anhusten und Anniesen.

Typische Krankheitserscheinungen sind Husten, Schnupfen, Halsschmerzen, Rötung des Rachens, Anschwellen der Gaumenmandeln und Fieber, das auch bei sonst harmlosem Verlauf auf 39 °C und mehr ansteigen kann.

Während des Infekts sollten die Kinder reichlich trinken. Fiebersenkende Zäpfchen sollten erst bei Temperaturen über 39 °C gegeben werden. (Vorbeugende Maßnahmen siehe 1.3.5).

Bronchitis

Von akuter Bronchitis spricht man bei einer Infektion der Luftröhre und ihrer Verästelungen (Bronchien). Häufig sieht man eine Bronchitis nach schweren Erkältungen, bei Grippe, Masern und Keuchhusten. Die Kinder leiden unter starkem Husten. Die Temperatur ist erhöht. Nach einigen Tagen wird beim Husten ein schleimiges, manchmal eitriges Sekret ausgeworfen.

Bewährt haben sich bei der Behandlung – neben ärztlich verordneten Medikamenten – Inhalationen mit Kamilleextrakt, heiße Milch mit Honig sowie Brustwickel (siehe 2.3.3).

Mittelohrentzündung

Die Entzündung des Mittelohrs ist eine sehr häufige Krankheit im Kindesalter. Eine Vergrößerung der Rachenmandel begünstigt das Entstehen der Erkrankung. Fast immer hat das Kind einen Schnupfen oder eine Erkältungskrankheit, die den Weg für eine Entzündung des Mittelohrs bahnt. Der Zusammenhang wird verständlich, wenn man weiß, daß die Luftwege mit dem Mittelohr über die Ohrtrompete in Verbindung stehen, so daß eine Infektion der oberen Luftwege in das Ohr aufsteigen kann.

Zeichen einer Mittelohrentzündung sind Ohrenschmerzen, Fieber, Kopfschmerzen. Die Kinder fassen immer wieder an das erkrankte Ohr. Ein Druck auf den vorderen Ohrknorpel verstärkt die Schmerzen. Ist durch die Infektion ein kleines Loch im Trommelfell entstanden, kommt es unter Nachlassen der Schmerzen zum Ausfluß gelblicher, trüber, übelriechender Flüssigkeit aus dem Gehörgang (Ohrlaufen).

Das erkrankte Kind ist unbedingt dem Arzt vorzustellen, um zu vermeiden, daß das Hörvermögen eingeschränkt wird (Übergreifen der Entzündung auf das Innenohr) oder daß die Eiterung auf benachbarte Knochen übergreift.

Polypen (Wucherungen der Rachenmandel)

sind grundsätzlich von der Mandelentzündung zu unterscheiden. Bei vielen Kindern im Alter von 2 bis 5 Jahren findet sich eine Vergrößerung der Rachenmandel (im Bereich der oberen Hinterwand des Rachens). Oft besteht gleichzeitig eine Vergrößerung der Gaumenmandeln.

Die betroffenen Kinder haben eine näselnde Sprache und atmen durch den stets geöffneten Mund, da die Nasenatmung durch die vergrößerte Rachenmandel behindert ist. Typische Zeichen zeigt das schlafende Kind: Es hält den Mund geöffnet und schnarcht. Durch die behinderte Nasenatmung wird die eingeatmete Luft nicht genügend angewärmt und gesäubert (Grobfilterung der eingeatmeten Luft in der Nase), was häufige Atemwegsinfekte und eine Neigung zu Mittelohrentzündungen zur Folge hat. In den meisten Fällen bilden sich die Wucherungen im Laufe des Kindesalters von selbst zurück. Bei deutlicher Ausprägung und Infektneigung ist zu einer (harmlosen) operativen Entfernung zu raten, die allerdings erst nach dem 3. Lebensjahr durchgeführt wird.

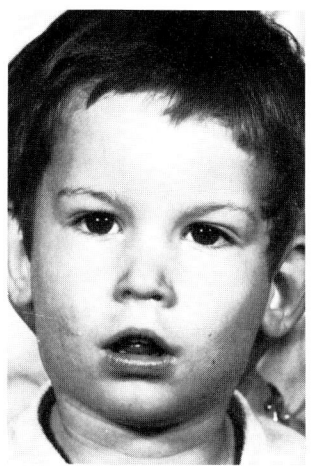

Typisch bei vergrößerten Rachenmandeln (Polypen) ist der stets geöffnete Mund.

3.3.2 Grippe

Die von einer großen Zahl verschiedener Grippeviren hervorgerufene Erkrankung beginnt nach einer ein- bis dreitägigen Inkubationszeit mit schnell ansteigendem Fieber (bis 40 °C) und Schüttelfrost, Rücken- und Gliederschmerzen. Wenig später treten Halsschmerzen und ein quälender, trockener Husten hinzu. Die Erkrankung dauert bis zu einer Woche.

Bei schwerem Verlauf (Hinzuziehen des Arztes) kann es zu Komplikationen durch nachfolgende bakterielle Infektionen kommen (Lungenentzündung, Mittelohrentzündung, Grippe-Krupp).

Da die Erkrankung sehr ansteckend ist, sollten die übrigen Familienmitglieder – mit Ausnahme der Pflegeperson – möglichst den Kontakt mit dem kranken Kind meiden.

3.3.3 Mandelentzündung (Angina)

Die eitrige Mandelentzündung ist eine entzündliche bakterielle Erkrankung der Gaumenmandeln (beidseits neben dem Zäpfchen). Die geröteten und geschwollenen Mandeln sind mit weißlichen, eitrigen Stippchen bedeckt. Unter hohem Fieber schwellen die Halslymphknoten an. Der Hals ist gerötet und schmerzt beim Schlucken. Die Zunge ist belegt. Häufig haben die Kinder starken Mundgeruch. Einige Kinder leiden zusätzlich unter Erbrechen und Bauchschmerzen.

Da bei einer unbehandelten eitrigen Mandelentzündung gelegentlich schwere Folgeerkrankungen (an Herz, Nieren, Gelenken) auftreten, ist in jedem Fall der Arzt zu rufen. Kalte, feuchte Halswickel werden von manchen Kindern als angenehm empfunden. Mundspülung und Gurgeln mit Kamillen- oder Pfefferminztee ist zu empfehlen. Die Nahrung sollte breiig bis flüssig sein.

Immer wiederkehrende eitrige Entzündungen (**chronische Mandelentzündung**) führen zu einer Vergrößerung der narbig zerklüfteten und Eiter enthaltenden Mandeln. Kinder mit einer solchen chronischen Angina sind infektanfällig und leiden häufiger als andere Kinder unter Infekten der Atemwege. Da die chronisch entzündeten Mandeln einen ständigen Eiterherd darstellen, der zu schweren Folgeerkrankungen führen kann, ist zu einer Operation zu raten.

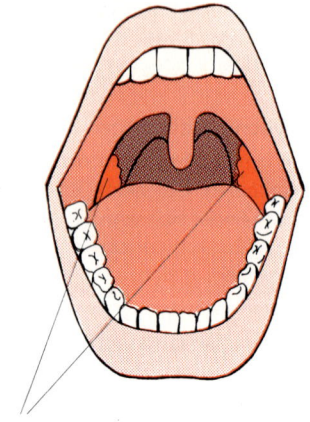

Die Gaumenmandeln (Tonsillen)

3.3.4 Lungenentzündung (Pneumonie)

Eine Lungenentzündung entsteht meist im Anschluß an einen Infekt der oberen Luftwege. Die Infektion breitet sich von den entzündeten Bronchien (Luftröhrenverzweigungen) auf die Lungen aus. Der Husten des Kindes wird stärker. Atmung und Puls sind beschleunigt (normal im Kindesalter: 20–25 Atemzüge pro Minute, Puls 90–100 pro Minute in Ruhe). Das unruhig erscheinende Kind hat Fieber und leidet unter Atemnot (Zeichen: schnelle Atmung, bewegte Nasenflügel beim Einatmen, leicht bläuliche Lippen, Unruhe). Die Fenster sollten weit geöffnet werden (keine Zugluft, gut zudecken), damit das Kind genügend frische Luft bekommt. Durch halb sitzende Haltung im Bett wird die Atmung erleichtert. Der Arzt ist bei den ersten Anzeichen eines Verdachts auf Lungenentzündung zu rufen.

3.3.5 Tuberkulose

Auf der Welt sterben jährlich noch etwa 4 Millionen Menschen an der Tuberkulose. In den Industriestaaten geht die Erkrankung ständig weiter zurück, was auf Verbesserungen der allgemeinen Lebensbedingungen, der Hygiene und vor allem auch auf die guten medikamentösen Behandlungsmöglichkeiten zurückzuführen ist. Während vor 100 Jahren im Deutschen Reich jährlich rund 200 von 100 000 Einwohnern an dieser Erkrankung starben, sind es gegenwärtig in der Bundesrepublik Deutschland nur noch 1,3 (1983 insgesamt 802 Todesfälle).

Die Zahl der jährlichen Neuerkrankungen liegt dagegen weit höher. So erkrankten insgesamt im Jahre 1985 16 973 Menschen an Tuberkulose, davon 1408 Kinder und Jugendliche. Gut ⅓ der Erkrankten hatte eine offene und damit eine ansteckende Lungentuberkulose. 10 bis 15 % der Schulabgänger (vor 30 Jahren waren es noch etwa 70 %) haben sich bereits mit der Tuberkulose auseinandergesetzt, wobei allerdings die wenigsten sichtbar erkrankten.

Die Tuberkulose ist trotz relativ weniger tödlich verlaufender Erkrankungen weiterhin eine der wichtigsten Infektionskrankheiten.

Über die Bronchien gelangen die Erreger in die Lungenbläschen. Nach der Ansteckung bildet sich ein Lungenherd (selten kann auch einmal der Darm zuerst befallen sein), auch Primärherd genannt. Auf dem Lymphwege kommt es zu einem Mitbefall der Bronchiallymphknoten. Lungenherd und Lymphknotenbefall werden als Primärkomplex bezeichnet. In den meisten Fällen heilt die Erkrankung, die nur bei einem Teil der Kranken zu eher uncharakteristischen Krankheitserscheinungen (Fieber um 38 °C, Müdigkeit, Appetitlosigkeit, kaum Husten) führt, in diesem Stadium auch ohne Behandlung spontan aus.

In schwereren Fällen kommt es zur Einschmelzung des Tuberkuloseherdes und zur herdförmigen Zerstörung der Bronchialwand. Damit bekommen die Erreger Zugang zu den Bronchien und können weitere Teile der Lunge infizieren. Der Kranke leidet in diesem Stadium unter schwerem Krankheitsgefühl, Fieber, Husten und zum Teil auch Atemnot. Die Tuberkulose ist jetzt offen und damit hochgradig ansteckend.

Bei massiver Infektion oder bei schlechter Abwehrlage kann der Organismus die Erstinfektion (durch Abwehrzellen) nicht mehr abkapseln, und es besteht die Gefahr einer Streuung in die Blutbahn mit dem Befall weiterer Organe (z. B. Befall der Knochen, der Nieren, der Hirnhäute).

Besonders gefährlich ist die Tuberkulose für Säuglinge. Bei ihnen ist die Abwehrlage noch vergleichsweise schwach. Sie erkranken daher eher, und der Verlauf ist häufig schwerwiegender als im späteren Lebensalter. Besonders gefürchtet ist die Miterkrankung der Hirnhäute (tuberkulöse Meningitis). Viele Kinderärzte empfehlen daher die Tuberkulose-Schutzimpfung beim Neugeborenen.

Die Behandlung der Tuberkulose besteht in einer mehrmonatigen Medikamenteneinnahme. Bei offener Lungentuberkulose ist eine vorübergehende Isolierung des Kranken notwendig. Durch Röntgenreihenuntersuchungen sollen möglichst viele unentdeckte Tuberkulosekranke, die die häufigste Infektionsquelle darstellen, erkannt und einer Behandlung zugeführt werden.

3.3.6 Kehlkopf-Krupp

Meist erkranken besonders veranlagte Kinder unter 3 Jahren. Im Anschluß an einen leichten Husten oder eine Erkältungskrankheit kann es in kürzester Zeit – fast immer nachts – zu bedrohlich erscheinenden Krankheitszeichen kommen.

Das Kind wacht plötzlich unter bellendem Husten auf. Die Atmung ist schnell und angestrengt und wird von einem lauten, pfeifenden Geräusch (beim Einatmen) begleitet. Sollte das Kind – als Zeichen einer sich verstärkenden Atemnot – bläuliche Lippen bekommen, so besteht Lebensgefahr. Es muß sofort in eine Klinik gebracht werden.

Ursache der Erkrankung ist eine meist von Viren hervorgerufene entzündliche Schwellung der Kehlkopfschleimhaut, die eine lokalisierte Einengung der Atemwege zur Folge hat. Meist klingen die Erscheinungen – ohne lebensbedrohlich geworden zu sein – nach Stunden bis Tagen ab.

Sollte ein Kind mit Atemnot und dem erwähnten Geräusch beim Einatmen zusätzlich Schluckstörungen haben, so daß Speichel aus dem offenen Mund läuft, besteht aufgrund einer entzündlichen Schwellung des Kehldeckels Erstickungsgefahr. Bei diesem im Vergleich zum Kehlkopf-Krupp selteneren Krankheitsbild ist nur die sofortige Einweisung in ein Krankenhaus lebensrettend.

3.4 Andere häufigere erregerbedingte Krankheiten

3.4.1 Hirnhautentzündung (Meningitis)

Bei dieser Erkrankung liegt eine akute Entzündung der Hirnhäute (die Hirnhäute umhüllen das Gehirn) vor, die meist als Folge einer bakteriellen (z. B. eitrige Mittelohrentzündung) oder viralen Infektion (z. B. Mumps, Masern, Grippe) entsteht.

Die Krankheit beginnt plötzlich mit hohem Fieber, Kopfschmerzen, Erbrechen. Der Säugling und das junge Kleinkind reagieren häufig mit Krämpfen und Berührungsempfindlichkeit. Auffallend beim Säugling ist eine vorgewölbte Fontanelle. Typisch ist eine schmerzhafte Nackensteife: Die Erkrankten können mit dem Mund die angezogenen Knie nicht erreichen (Kniekuß-Versuch). Jede Bewegung des Kopfes tut weh. Da die Erkrankung sehr schwer verlaufen und auf das Gehirn übergreifen kann, ist die Einweisung in ein Krankenhaus erforderlich.

3.4.2 Erkrankung der Nieren und Harnwege

Bakterielle Infektionen der Blase und des Nierenbeckens faßt man unter dem Begriff „Harnwegsinfektionen" zusammen. In vielen Fällen ist auch eine Niere mitbeteiligt. Mädchen erkranken deutlich häufiger als Jungen (im Verhältnis 6:1). Die höhere Gefährdung der Mädchen ist auf die kürzere Harnröhre (Verbindung von der Blase nach außen) zurückzuführen. Dadurch können Bakterien (meist Darmbakterien) leichter in die Harnblase aufsteigen und zu einer Entzündung führen. Begünstigend wirkt eine Unterkühlung des Unterleibes durch nasse Füße, zu dünne Kleidung oder zu langen Aufenthalt im Wasser.

Harnwegsentzündungen können – besonders bei Säuglingen und jungen Kleinkindern – ohne typische Krankheitszeichen verlaufen. Fieber, Appetitlosigkeit (Trinkunlust) und Blässe lassen an andere Erkrankungen denken. Bei etwas älteren Kindern stehen folgende Beschwerden im Vordergrund: Sie klagen über häufigen Harndrang, Brennen beim Wasserlassen und oft über Schmerzen in der Blasen- und Nierengegend (s. Abb. S. 84). Ein Kind, das zu häufigen Harnwegsinfekten neigt, sollte auch bei fehlenden Beschwerden regelmäßig ärztlich kontrolliert werden.

Die Gefahr gehäufter Harnwegsinfekte besteht in einer begleitenden **Mitentzündung der Nieren** (Pyelonephritis), die neben Fieber und Krankheitsgefühl auch zu Schmerzen im Nierenbereich (ein- oder beidseitig) führen. Bei unvollständiger Ausheilung der Infektion oder bei immer wiederkehrenden Harnwegsinfekten mit begleitender Entzündung der Nieren besteht die Gefahr einer schweren Nierenschädigung, die sogar zum Verlust der Nierenfunktion (siehe 4.7) führen kann.

Menschen, die zu gehäuften Harnwegsinfekten ohne oder mit Nierenbeteiligung neigen, sollten durch reichliches Trinken (täglich etwa 2½ bis 3 l bei Jugendlichen und Erwachsenen) für eine vorbeugend wirkende gute „Spülung" der Harnwege sorgen. Grundsätzlich müssen in diesen Fällen, insbesondere im Kindes- und Jugendalter, Abflußhindernisse im Bereich der Harnwege durch den Arzt ausgeschlossen werden.

Während der unter Umständen wochenlangen Behandlung mit Antibiotika[1] (lange Antibiotikagabe, da die Infektion zu Rückfällen neigt) sollten die Kranken reichlich trinken, um eine gute Spülung der Harnwege zu erreichen. Wichtig ist das Warmhalten des Körpers. Die Kinder sollten im akuten Krankheitsstadium weder barfuß laufen noch schwimmen (kein Seeurlaub!).

3.4.3 Brechdurchfall (Gastroenteritis)

Die Erkrankung wird durch erregerinfizierte Lebensmittel oder verdorbene Nahrung hervorgerufen. Bei Gemeinschaftsverpflegung können plötzlich – nach einer Inkubationszeit von 4 bis 48 Stunden – zahlreiche Personen gleichzeitig erkranken. Der Brechdurchfall beginnt schlagartig mit Fieber, starkem Erbrechen, Bauchschmerzen sowie häufigen dünnen bis wässerigen Durchfällen.

Wegen der besonders bei kleinen Kindern nicht ungefährlichen großen Flüssigkeitsverluste muß das erkrankte Kind viel trinken (z. B. viele kleine Portionen Tee mit Traubenzucker, dazu Salzstangen). Die vom Arzt verordnete Diät ist genau einzuhalten. Kleinere Stuhlproben sind für den Arzt aufzuheben, damit diese bei Verdacht auf eine bakterielle Infektion zur Abklärung an ein Hygiene-Institut geschickt werden können.

Sollte ein Säugling oder Kleinkind häufiger erbrechen und gleichzeitig starken Durchfall haben, so ist unbedingt sofort der Arzt zu rufen. Durch die hohen Wasser- und Salzverluste ist das Leben des Kindes bedroht. In solchen Fällen ist die Einweisung in eine Klinik notwendig.

Unter den bakteriellen **Nahrungsmittelvergiftungen** ist die Infektion mit **Salmonellen,** von denen es mehr als 1500 verschiedene Arten gibt, die häufigste. Fleischkonserven und Gefrierfleisch (z. B. Hähnchen), eipulverhaltige Süßspeisen, Enteneier und Milchprodukte sind bevorzugt befallen. In den warmen Sommermonaten treten gehäuft Salmonelleninfektionen auf, deren Inkubationszeit 12 bis 24 Stunden beträgt. Die Krankheitserscheinungen klingen innerhalb von 2 bis 5 Tagen ab.

Beim vergleichsweise eher seltenen Typhus (bereits der Verdacht ist meldepflichtig), auf den hier nicht näher eingegangen werden soll, handelt es sich um eine schwere Salmonelleninfektion mit einem ganz bestimmten Salmonellentyp (Salmonella typhi).

Ähnliche Krankheitsbilder wie die Salmonelleninfektion können auch durch den Genuß von Nahrungsmitteln entstehen, in denen sich andere Keime, wie z. B. bestimmte Staphylokokken-Bakterien (Erkrankungsbeginn 2 bis 5 Stunden nach der Mahlzeit), massiv vermehrt haben. Die durch Staphylokokken und deren Giftstoffe ausgelösten Brechdurchfälle klingen zumeist innerhalb eines Tages ab.

3.4.4 Blinddarmentzündung (Appendicitis)

Fälschlicherweise heißt die Erkrankung Blinddarmentzündung; denn nicht der Blinddarm ist entzündet, sondern lediglich der Wurmfortsatz (siehe Abb. S. 84). Der Wurmfortsatz ist ein Anhängsel des Blinddarmes und liegt im rechten Unterbauch.

Die Blinddarmentzündung, an der Schulkinder häufiger erkranken als Kindergartenkinder, beginnt mit Übelkeit (manchmal auch Erbrechen), Verstopfung und bohrenden Leibschmerzen in der Mitte des rechten Unterbauches oder um den Nabel herum. Beim Husten und Lachen verstärkt sich der Schmerz. Häufig werden im Liegen das rechte Bein oder beide Beine angezogen, da dadurch der Schmerz etwas nachläßt. Die Körpertemperatur ist erhöht, allerdings selten über 39 °C. Auffällig ist der Unterschied zwischen axillar (unter der Achsel) und rektal (im After) gemessener Temperatur, der etwa 1 °C betragen kann (z. B. 37,5 °C axillar und 38,5 °C rektal).

---

[1] Antibiotika (s. 3.4.2): Medikamente gegen Bakterien

Gefährlich ist das Platzen des vereiterten Wurmfortsatzes, da eine lebensbedrohliche Bauchfellentzündung entstehen kann. Deshalb muß bei den ersten Verdachtsmomenten einer Blinddarmentzündung sofort der Arzt gerufen werden. Das Kind ist ins Bett zu bringen. Es darf nichts essen und nichts trinken, damit es im Falle einer Operation einen leeren Magen hat. Vor der ärztlichen Untersuchung sollten keine Schmerz- oder Beruhigungsmittel gegeben werden, da dadurch für den Arzt das Krankheitsbild verschleiert werden kann.

Die „Blinddarmentzündung" ist nicht übertragbar, ist aber erregerbedingt (im Darm vorhandene Bakterien beginnen sich plötzlich zu vermehren).

3.4.5 Infektiöse Gelbsucht (Hepatitis)

Die infektiöse Gelbsucht – eine virusbedingte Entzündung der Leber – tritt im Kindesalter verhältnismäßig häufig auf. Die sehr ansteckende Krankheit wird durch Schmierinfektion (besonders auf Toiletten durch fäkale Verschmutzung; Stuhl und Urin sind hochinfektiös), durch direkten Kontakt von Mensch zu Mensch oder durch verseuchte Nahrungsmittel übertragen. Die Inkubationszeit beträgt 2 bis 6 Wochen. Die Erkrankung beginnt mit allgemeinen Krankheitserscheinungen wie Übelkeit, Erbrechen, Bauchschmerzen, Abgeschlagenheit. Das Fieber kann bis 39 °C ansteigen. Nach wenigen Tagen wird der Stuhl heller (grau bis weißlich). Der Urin färbt sich dunkel (bierbraun). Die Leber ist vergrößert und druckempfindlich. Die bei Erwachsenen oft bestehende Gelbfärbung der Haut und der Augenbindehaut fehlt bei Kindern häufig. Die recht langwierige Erkrankung zieht sich meist über mehrere Wochen hin.

Bei Auftreten der infektiösen Gelbsucht in Gemeinschaftseinrichtungen wie Kindergärten, Heimen oder Schulen sind kranke oder krankheitsverdächtige Kinder sofort zu isolieren. Da es sich um eine meldepflichtige Krankheit handelt, ist umgehend das Gesundheitsamt zu informieren, das bei den Kontaktpersonen eine passive Impfung vornimmt. Außerdem wird eine Raum- und besonders Toilettendesinfektion durchgeführt.

Zur Behandlung erkrankter Personen ist ein Krankenhausaufenthalt notwendig.

3.4.6 Wundstarrkrampf (Tetanus)

Der Erreger des Wundstarrkrampfs (ein Bakterium) hält sich mit Vorliebe in der Erde auf. Auch im Straßenstaub und im Pferdemist kommt er gehäuft vor. Schon durch kleinste Wunden kann er in die Haut eindringen und unter für ihn günstigen Lebensbedingungen am Wundort (vor allem in Quetschwunden) zu einer lebensgefährlichen Erkrankung führen. Besonders gefährlich sind mit Erde oder Straßenstaub verschmutzte Wunden, Verletzungen im Pferdestall und Bißwunden durch Tiere.

Etwa 50 % der unbehandelten Fälle enden mit dem Tode (etwa 100 Todesfälle pro Jahr in der Bundesrepublik Deutschland). Das vom Erreger gebildete Gift führt nach einer Inkubationszeit von meist 1 bis 2 Wochen zu ausgeprägten Dauerkrämpfen und endet in schweren Fällen mit dem Erstickungstod.

Einen sicheren Schutz vor einer Erkrankung bietet die Schutzimpfung (siehe 3.1.5). Liegt die letzte Impfung länger als ein Jahr zurück (im Impfpaß nachsehen), ist das verletzte Kind zum Arzt zu bringen, der eine Auffrischungsimpfung vornimmt. Ist ein Kind noch nie gegen Tetanus geimpft worden, wird eine passive Impfung zusammen mit der ersten aktiven Impfung verabreicht. Die aktive Impfung muß nach 4 Wochen wiederholt werden.

3.4.7 Tollwut

Infektionsquelle sind tollwütige Tiere, in den meisten Fällen Waldtiere wie Fuchs, Reh, Eichhörnchen oder Kaninchen. Von den Haustieren erkranken am ehesten Hund und Katze. Durch Biß, Kratzen oder Berührung (auch toter Tiere) wird der infektiöse Speichel übertragen. Ohne sofortige Behandlung stirbt ein Infizierter nach schweren Krampfzuständen.

Schon beim geringsten Kontakt mit einem möglicherweise tollwütigen Tier muß sofort geimpft werden, da sonst jede Hilfe zu spät kommt. Mit zutraulichen Waldtieren spielende Kinder müssen schnellstens geimpft werden, da sie sich eventuell infiziert haben könnten. Bei Waldspaziergängen müssen die Kinder eindringlich vor der Berührung zutraulicher, kranker oder toter Tiere gewarnt werden.

3.4.8 Mundfäule (Stomatitis aphthosa)

Nach einer Inkubationszeit von 3 bis 7 Tagen bilden sich auf der Mund- und Rachenschleimhaut zahlreiche Bläschen, die sich rasch zu kleinen Geschwüren entwickeln. Zumeist besteht dabei hohes Fieber. Unangenehm ist ein fauliger Mundgeruch. Da die Geschwüre sehr schmerzhaft sind, bereitet die Nahrungsaufnahme erhebliche Schmerzen. Nach etwa 7 Tagen beginnen die Geschwüre, die durch eine Infektion mit dem Herpes simplex-Virus verursacht werden, ohne Narbenbildung abzuheilen.

3.4.9 Soor

Beim Soor handelt es sich um eine Erkrankung mit einem Hefepilz (Candida albicans), der natürlicherweise in der Mundschleimhaut vorkommt. Eine schwere Allgemeinerkrankung oder eine länger dauernde Antibiotika-Behandlung begünstigen die Soorentstehung.

Beim Soor der **Mundschleimhaut** finden sich weiße, an Milchreste erinnernde, nicht abwaschbare Beläge auf Wangenschleimhaut und Zunge. In schweren Fällen (bei schlechter Abwehrlage) kann der Pilzbefall auf die Schleimhaut der Speiseröhre, des Darmes oder der Bronchien übergreifen.

Ein Soor der **Haut** entwickelt sich vorzugsweise in der Genital- und Analregion in Form von dicht nebeneinanderstehenden, rotbraunen, stecknadel- bis linsengroßen Papeln.

Zur Behandlung werden das Pilzwachstum hemmende Medikamente, die zum Teil auch eingepinselt werden, gegeben.

3.5 Geschlechtskrankheiten

Unter Geschlechtskrankheiten versteht man eine kleine Gruppe von Infektionskrankheiten, die im Gesetz zur Bekämpfung der Geschlechtskrankheiten genannt sind:

Tripper (Gonorrhoe) Ulcus molle (weicher Schanker)
Syphilis (Lues, harter Schanker) venerische[1] Lymphknotenentzündung

Diese Erkrankungen werden fast ausschließlich beim Geschlechtsverkehr übertragen. Daneben gibt es Erkrankungen, die ebenfalls beim Geschlechtsverkehr übertragen werden, jedoch nicht zu den Geschlechtskrankheiten gerechnet werden. Zu diesen gehört vor allem die bei der Frau häufiger vorkommende Scheidenentzündung durch Trichomonaden (einzellige Geißeltierchen).

Während das Ulcus molle und die venerische Lymphknotenentzündung in der Bundesrepublik Deutschland außerordentlich selten sind, kommen durch die starke Verbreitung der Pille und durch häufig wechselnden Geschlechtsverkehr die Syphilis und vor allem der Tripper immer häufiger vor. Besonders auffallend ist die starke Zunahme des Trippers unter Jugendlichen.

Für den behandelnden Arzt, der grundsätzlich der Schweigepflicht unterliegt, besteht im Falle der Geschlechtskrankheiten eine Meldepflicht, jedoch ohne Namensnennung. Zur Namensnennung ist er nur dann verpflichtet, wenn sich der Erkrankte der ärztlichen Behandlung entzieht.

3.5.1 Tripper (Gonorrhoe)

Schon vor Auftreten der ersten Krankheitserscheinungen kann jemand, der sich mit Trippererregern (Bakterien vom Typ der Gonokokken) angesteckt hat, Ansteckungsquelle für andere Geschlechtspartner sein.

Beim **Mann** kommt es etwa 2 bis 3 Tage nach der Ansteckung zu einer Entzündung der vorderen Harnröhre mit Juckreiz und Brennen besonders beim Wasserlassen und zu einem eitrigen, rahmigen grüngelblichen Ausfluß der Harnröhre. Zeichen einer Ausbreitung auf die hintere Harnröhre sind häufiger und schmerzhafter Harndrang, vermehrte Gliedversteifung und ungewollte Samenergüsse. Die frühzeitige Behandlung ist besonders wichtig, weil sich die Entzündung auf weitere Anteile des Geschlechtsorgans ausbreiten und zur Unfruchtbarkeit des Mannes führen kann.

Bei der **Frau** verläuft der Harnröhrentripper meist milder als beim Mann. Aus diesem Grunde wird die Infektion leicht übersehen, so daß sich eine auf die Gebärmutter und die Eileiter ausdehnende aufsteigende Entzündung entwickeln und die Ursache einer späteren Unfruchtbarkeit sein kann. Zu Beginn kommt es eventuell zu verstärktem gelblichen Ausfluß aus Harnröhre und Scheide. Erst bei Fortschreiten der Erkrankung mit Befall der hinteren Harnröhre (meist nicht vor der 2. Woche) stellen sich auffälligere Symptome ein wie vermehrter Harndrang und Brennen beim Wasserlassen. Wegen des oft beschwerdearmen Verlaufs ist eine infizierte Frau mit häufig wechselndem Geschlechtspartner, ohne es zu wissen, oft die Quelle immer neuer Infektionen.

Durch die Behandlung mit Penicillin wird der Tripper in wenigen Tagen wirkungsvoll zum Verschwinden gebracht. Der Erkrankte muß bis zur endgültigen Heilung jeden Geschlechtsverkehr meiden, da sonst die Ansteckung des Partners erfolgt. Andernfalls macht er sich strafbar.

Kondome, die den direkten Hautkontakt verhindern, sind der sicherste Schutz vor dem Tripper. Gründliches Waschen der Geschlechtsteile mit Wasser und Seife vor und nach dem Verkehr bietet zwar einen begrenzten Schutz gegen die Syphilis, nicht aber gegen den Tripper.

---

[1] von Venus, Göttin der Liebe

Der Tripper kann in seltenen Fällen auch beim kleinen Mädchen auftreten. Er wird durch infizierte Waschlappen oder Handtücher übertragen. Neugeborene können bei der Geburt durch die infektiöse Mutter eine schwere Tripperinfektion der Augenbindehaut bekommen, die noch vor 60 Jahren die häufigste Ursache der Erblindung darstellte. Da heute bei jedem Neugeborenen als wirksame Vorbeugung ein Tropfen einer 1%igen Silbernitratlösung in jedes Auge geträufelt wird (Credé'sche Prophylaxe), ist diese Neugeboreneninfektion des Auges so gut wie ausgestorben.

3.5.2 Syphilis (Lues, harter Schanker)

Die Syphilis griff seit Ende des Mittelalters bis zum Anfang dieses Jahrhunderts seuchenartig in Mitteleuropa um sich. Sie ist wegen ihrer gefürchteten Spätfolgen die gefährlichste Geschlechtskrankheit. Die Erreger, ein bakterienähnliches Gebilde (Treponema pallidum), wird vor allem beim Geschlechtsverkehr übertragen, indem er durch feinste Haut- und Schleimhautrisse in das Gewebe eindringt. In seltaneren Fällen kann eine Ansteckung jedoch auch durch einen Kuß von Mund zu Mund erfolgen.

Etwa 3 Wochen nach der Ansteckung entwickelt sich an der Ansteckungsstelle – meist an den Geschlechtsteilen, gelegentlich auch am After (bei Homosexuellen), an der Lippe oder im Mund – ein hochgradig ansteckendes, schmerzloses, hartes **Geschwür.** Nach weiteren 2 bis 3 Wochen kommt es (bei einem Geschwür an den Geschlechtsorganen) zu einer schmerzlosen Schwellung der Leistenlymphknoten.

Manchmal wird dieses erste Stadium übersehen, und die Erkrankung wird erst im zweiten Stadium etwa 8 Wochen nach der Ansteckung als fleck- oder knötchenförmiger, nicht juckender **Hautausschlag** sichtbar, der über den ganzen Körper verteilt ist. Diese Erscheinungen, die schubweise mit einem Kommen und Gehen der Krankheitserscheinungen verlaufen können, bilden sich nach einiger Zeit auch ohne jede Behandlung zurück. Es folgt ein jahrelanges Stadium scheinbarer Heilung. Ist bisher keine Behandlung erfolgt, so treten schließlich Jahre nach dem zweiten Stadium **Organgeschwüre** (drittes Stadium) mit nachfolgenden schwerwiegenden Spätfolgen (z. B. schwerste Nervenschädigungen, Geisteskrankheiten) auf.

In seltenen Fällen kann eine kranke Mutter das ungeborene Kind anstecken, so daß es beim Neugeborenen zu einer angeborenen Syphilis kommt.

Durch eine nur wenige Wochen dauernde Behandlung mit Penicillin ist die Krankheit frühzeitig zu heilen, so daß die gefürchteten Spätfolgen praktisch nicht mehr zu sehen sind.

3.5.3 Trichomonaden-Infektion

Die vor allem bei der Frau auftretende Trichomonaden-Infektion gehört nicht zu den im Gesetz genannten Geschlechtskrankheiten, wird aber ebenfalls durch Geschlechtsverkehr übertragen. Die Erreger, einzellige Geißeltierchen, finden sich bei vielen Frauen, ohne jedoch immer Beschwerden hervorzurufen. Der Parasit, der sich vor allem in der Scheide aufhält, ist häufig die Ursache einer Scheidenentzündung. Es kommt zu einem hartnäckigen, meist grünlich-schaumigen Ausfluß (Fluor) aus der Scheide, der von quälendem Juckreiz begleitet wird.

Beim Mann können die Trichomonaden zu einem **Harnröhrenkatarrh** mit Juckreiz und leichtem Brennen führen. Da in etwa 50 % der Fälle beim Partner einer erkrankten Frau ebenfalls Trichomonaden nachweisbar sind, müssen stets beide Partner behandelt werden, da sonst der scheinbar nicht Erkrankte den gerade Geheilten wieder von neuem ansteckt (Ping-Pong-Effekt).

Anregungen zur weiteren Vertiefung

1. Wodurch kann das biologische Gleichgewicht der natürlichen Bakterienflora im Dickdarm gestört werden?
2. Was verstehen Sie unter „Immunität", und wodurch kann sie erlangt werden?
3. Erklären Sie die grundsätzlichen Unterschiede zwischen aktiver und passiver Impfung.
4. Welche nachteiligen Folgen könnte eines Tages die relativ geringe Impffreudigkeit bei der Polio-Schluckimpfung haben?
5. Aus welchem Grund ist damit zu rechnen, daß in Zukunft bestimmte Kinderkrankheiten, gegen die es Impfungen gibt, bei einem Teil der jüngeren Erwachsenen häufiger auftreten werden als bisher?
6. Welche Impfungen würden Sie als unbedingt erforderlich ansehen? Begründen Sie Ihre Antwort.
7. Wie sollte sich der Erzieher verhalten, wenn ein Kind in seiner Obhut Zeichen einer beginnenden Erkrankung zeigt?
8. Wie sollte sich der Erzieher verhalten, wenn eine sehr ansteckende Kinderkrankheit (z. B. Masern) im Kindergarten auftritt?

3.6 Parasitenbedingte Krankheiten

3.6.1 Kopfläuse

Die blutsaugenden Kopfläuse sind wieder im Kommen. Es ist keine Schande, Läuse zu bekommen, denn die Verlausung ist nicht unbedingt eine Frage der Hygiene. Die Parasiten können auch einen hygienisch vollkommen sauberen Kopf befallen. Läuse werden stets von befallenen Menschen oder Gegenständen übertragen: durch gemeinsam benutzte Kämme, Haarbürsten, Kopfkissen. An der Garderobe können die Schmarotzer von Mützen, Hüten oder Jacken auf danebenhängende Kleidungsstücke weiterwandern. Dies geschieht besonders leicht in Kindergärten, Heimen, Schulen oder anderen Gemeinschaftseinrichtungen.

Der Läusebefall führt zu starkem Juckreiz, der zu ständigem Kratzen veranlaßt. Dadurch können Kratzwunden entstehen, die anschließend durch Bakterien infiziert werden und zu eitrigen Hautausschlägen auf dem Kopf führen.

Wenn der Kopf eines Kindes ständig juckt, so daß es dauernd kratzen muß, sollten die Eltern oder der Erzieher nachsehen, ob Läusebefall vorliegt. Am besten scheitelt man das Haar mit einem Kamm und untersucht es nach Möglichkeit mit einer Lupe. Gesucht wird nach Läusen (bis 3 mm Länge) und ihren Eiern, den weißlich-gelblichen Nissen, die etwa die Größe eines kleinen Stecknadelkopfes haben. Bevorzugte Aufenthaltsstellen sind die Haare im Bereich der Schläfen, der Ohren und des Nackens. Die Nissen sind mit den Haaren fest verklebt und durch Kämmen oder eine Kopfwäsche nicht zu entfernen.

Die Behandlung des Läusebefalles ist weder schmerzhaft noch aufwendig oder geruchsbelästigend. Wichtig ist, die erste medikamentöse Behandlung nach einem Zeitraum von 8 bis 10 Tagen zu wiederholen. Die Nissen werden nach der Kopfwäsche mit einem feinzinkigen Kamm abgestreift. Die benutzten Kämme, Bürsten, Mützen, Kopftücher und Kopfkissen müssen ebenfalls entlaust werden. Ist in einer Gemeinschaftseinrichtung Läusebefall aufgetreten, so sollten die Räume über das Wochenende stark geheizt werden, da die vorhandenen Läuse durch Hungern bei gleichzeitiger Überhitzung in wenigen Tagen absterben.

3.6.2 Krätze (Scabies)

Die Krätzemilbe dringt in die Haut ein, um dort in den Milbengängen ihre Eier abzulegen. Bevorzugt befallen ist die Haut zwischen den Fingern und Zehen sowie am Handgelenk. Durch den starken Juckreiz, der in der Bettwärme besonders intensiv wird, kratzt das Kind. Dadurch entstehen durch Infektion der aufgekratzten Hautstellen zusätzlich Eiterpusteln und Eiterbläschen. Der Arzt verschreibt eine Emulsion, die auf die betroffenen Stellen aufgetragen wird.

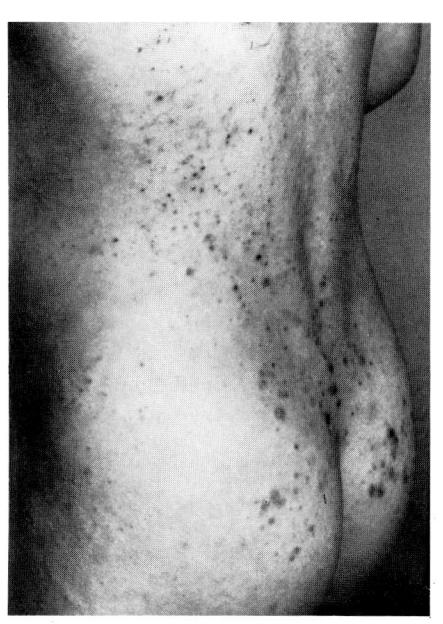

Krätze:

Die stark juckenden Hauterscheinungen sind mehrere Millimeter lange, strichförmige Gänge, an deren Ende die Milbe als ein dunkler Punkt zu sehen ist. Die typischen Hauterscheinungen muß man suchen. Auffälliger sind die oft sekundär mit Bakterien infizierten und entzündeten Kratzeffekte, die auf dem Foto deutlich zu sehen sind.

3.6.3 Wurmerkrankungen

Unter den Eingeweidewürmern sind Madenwürmer und Spulwürmer weitaus am häufigsten.

Madenwürmer sehen aus wie kurze weiße Fäden (bis 1 cm Länge), die sich auf dem frisch abgesetzten Stuhl bewegen. Sie leben im Dickdarm des befallenen Menschen und kriechen nachts zum Ablegen der Wurmeier aus dem After. Sie lösen damit starken Juckreiz aus, der das Kind zum Kratzen veranlaßt. Durch das Kratzen gelangen Wurmeier unter die Fingernägel. Berührt das Kind mit ungereinigten Fingern den Mund, gelangen Eier in den Körper und führen zu einer erneuten Ansteckung. Auch durch gemeinsam benutzte Handtücher, Waschlappen, Bettwäsche, Fieberthermometer oder gemeinsames Badewasser können Wurmeier übertragen werden. Daher ist eine Übertragung innerhalb der Familie oder im Heim sehr leicht möglich. Bis auf das quälende Afterjucken führt der Befall mit Madenwürmern, der auch bei Erwachsenen möglich ist, zu keinen Beschwerden.

Gegen den Wurmbefall verschreibt der Arzt ein sehr gut wirksames Medikament. Die Behandlung kann aber nur Erfolg haben, wenn gleichzeitig bestimmte hygienische Grundsätze eingehalten werden: Kurzschneiden der Fingernägel, eng anliegende Höschen in der Nacht, tägliches Wechseln des Höschens, häufiger Wechsel der Bettwäsche, gründliches Reinigen der Hände und Fingernägel (Nagelbürste) nach der Benutzung der Toilette. Auch die übrigen Familienmitglieder müssen auf größte Sauberkeit achten.

Spulwürmer sehen aus wie Regenwürmer (20 bis 30 cm Länge). Sie leben im Dünndarm des Menschen. Die Übertragung erfolgt meist durch ungenügend gereinigtes Gemüse, das mit Jauche gedüngt worden war, die Spulwurmeier enthielt. Beim Genuß des verunreinigten rohen Gemüses gelangen die Eier in den Darm, in dem bald Larven ausschlüpfen, die die Darmwand durchbohren und mit dem Blutstrom in die Lunge gelangen. Dort passieren sie die Wand der Lungenbläschen, werden vom Sekretstrom der Bronchien in die Luftröhre weiterbefördert und schließlich verschluckt. Im Dünndarm entwickeln sich die Larven dann zu fertigen Spulwürmern.

Der Befall mit Spulwürmern wird meist erst beim Abgang eines regenwurmartigen Wurmes mit dem Stuhl erkannt. Die betroffenen Kinder klagen über Bauchschmerzen. Nach einer Wurmkur verschwinden die Parasiten.

Bandwürmer

Am häufigsten findet man bei uns den **Rinderbandwurm** (Taenia saginata), der allerdings wegen der deutlich verbesserten hygienischen Verhältnisse und der zurückgedrängten Jauchedüngung in den letzten Jahrzehnten seltener geworden ist. Der Schweinebandwurm kommt in Mitteleuropa kaum noch vor.

Beide Wurmarten leben als Parasit im menschlichen Dünndarm und können mehrere Meter lang werden. Mit der Ausscheidung der bandnudelartig aussehenden, beweglichen Bandwurmglieder gelangen die darin enthaltenen Eier mit dem Stuhl an die Außenwelt. Mit der Jauche kommen sie auf die Weide und werden mit dem Futter vom Rind, das Zwischenwirt ist, aufgenommen. Über rohes (z. B. Hackfleisch) oder ungenügend gekochtes Rindfleisch gelangen die Finnen (geschlechtslose Jugendform des Bandwurms) in den Dickdarm.

Die von den Parasiten abgegebenen Stoffwechselprodukte können zu Leibschmerzen, Durchfall, allgemeiner Schwäche und Abmagerung führen.

Durch eine Wurmkur (einmalige Einnahme eines Medikaments gegen Bandwürmer) läßt sich der Bandwurm gefahrlos beseitigen.

Die Infektion mit Eiern des **Hundebandwurms** (Echinococcus) kommt durch Kontakt mit Ausscheidungen des Hundes zustande. In der Bundesrepublik kommt eine bestimmte Form (Echinoc. multilocularis) in Süddeutschland gelegentlich vor. Vor allem bei den bei uns lebenden Ausländern aus dem Mittelmeerraum tritt eine andere Hundebandwurmart (Echinoc. granulosus) wesentlich häufiger auf als bei Einheimischen. Kleine Kinder, die sehr engen Kontakt mit Hunden haben, sind am stärksten gefährdet.

Nach der Aufnahme der Eier werden daraus im Darm Larven, die in die Darmschleimhaut einwandern und auf dem Blutweg zur Leber gelangen, wo sie sich zumeist festsetzen. Die Folge ist in der Regel eine zum Teil schwerwiegende Leberschädigung.

Neben der Gabe bestimmter Medikamente ist bei Leberbefall nicht selten eine Operation notwendig. Die beste Vorbeugung ist eine sorgfältige, persönliche Hygiene beim Umgang mit Hunden. Der Kontakt von Kindern mit Hunden sollte nicht allzu eng werden. Wer Hunde als Haustiere hält, sollte etwa alle 6 Monate eine Wurmkur bei ihnen durchführen lassen.

4 Nichtinfektiöse Erkrankungen

4.1 Erbkrankheiten: Beispiel Mukoviszidose

Etwa jeder zwanzigste trägt die genetische Anlage der Mukoviszidose (von mucus = Schleim und viscidus = zähflüssig) in sich. Zum Ausbruch gelangt die Erkrankung jedoch erst, wenn beide Elternteile diese Anlage vererben (sog. autosomal-rezessive Vererbung).

Die Mukoviszidose stellt die häufigste angeborene Stoffwechselkrankheit dar (1 Fall auf 2000 Geburten). Jährlich erkranken in der Bundesrepublik Deutschland etwa 450 Kinder an der Enzymstörung, deren Ursache noch unbekannt ist. Vor allem die Bronchien und die Bauchspeicheldrüse sondern einen zähen, leimartigen Schleim ab, der die Drüsenausgänge verstopft und schließlich zur Organzerstörung führt.

Typisch beim Lungenbefall sind langanhaltender keuchhustenartiger Husten und eine immer wiederkehrende Bronchitis (chronische Bronchitis): zäher Schleim, der nicht abgehustet werden kann, bietet einen idealen Nährboden für Krankheitskeime.

Der Befall der Bauchspeicheldrüse hat Verdauungsstörungen zur Folge. Typische Zeichen sind ständiger Durchfall, Abmagerung trotz guten Appetits, Minderwuchs und ein vorgewölbter Leib.

Entscheidend für eine erfolgreiche Behandlung ist die **Frühdiagnose** und damit die frühzeitige Bekämpfung der Erkrankung. Durch einen an den Kliniken eingeführten Früherkennungstest (Untersuchung des ersten Neugeborenenstuhls) werden rund 85 % der Kinder mit Mukoviszidose erkannt.

Neben der Gabe von Medikamenten sind tägliche Atemgymnastik und häufiger Aufenthalt an frischer Luft wichtige Bestandteile des Behandlungsplans. Voraussetzung für eine erfolgreiche Behandlung ist eine enge Zusammenarbeit zwischen Klinik, Hausarzt und den Eltern des betroffenen Kindes.

4.2 Zuckerkrankheit im Kindes- und Jugendalter

In der Bundesrepublik Deutschland gibt es rund 600 000 Diabetiker, von denen etwa 5000 Kinder sind. Die Neigung zum kindlichen oder jugendlichen **Diabetes** (der Jugenddiabetes unterscheidet sich in mehrfacher Hinsicht deutlich von dem erstmals im höheren Erwachsenenalter auftretenden sogenannten Altersdiabetes) ist vererbt. Ausgelöst wird die Erkrankung meist in der Zeit kurz vor oder während der Pubertät. Im Alter von 3 bis 4 Jahren wird ebenfalls eine gewisse Häufung des Krankheitsbeginns verzeichnet. In manchen Fällen treten die ersten Krankheitszeichen erstmals nach einer Virusinfektion auf (z. B. Mumps).

Der Zuckerkrankheit im Kindes- oder Jugendalter liegt ein Mangel am Stoffwechselhormon **Insulin** zugrunde, das in den Inselzellen der Bauchspeicheldrüse gebildet wird. Mit Hilfe des Insulins werden unter anderem die mit der Nahrung aufgenommenen und in das Blut gelangten Kohlenhydrate (Blutzucker in Form von Glukose) von den Körperzellen verwertet (als Brennstoff für die Energiegewinnung sowie als Glukosespeicher in Leber- und Muskelzellen). Bei Insulinmangel ist die Blutzuckerverwertung gestört. Es kommt zum Anstieg der Zuckerkonzentration im Blut. Neben dem Kohlenhydratumsatz ist auch der Fettumsatz gestört.

Durch die Stoffwechselstörung kommt es zu ausgeprägten Krankheitserscheinungen. Das Kind hat ständig Durst und trinkt dementsprechend viel. Gleichzeitig muß es sehr oft und sehr reichlich Wasser lassen, auch nachts. Neu auftretendes Bettnässen kann darauf aufmerksam machen.

Trotz ausreichender Ernährung nimmt das Kind an Gewicht ab. Die Haut neigt zu eitrigen Entzündungen. Wenn die Erkrankung unbemerkt weiter fortschreitet, beginnt die Atemluft bald nach Obst zu riechen. Ein **Koma** (tiefe lebensbedrohliche Bewußtlosigkeit) droht, wenn keine ärztliche Behandlung erfolgt. Kommt zu einer unbehandelten Zuckerkrankheit eine Infektion hinzu, ist die Gefahr des Komas besonders groß. Es kündigt sich durch häufiges Gähnen, Benommenheit und den erwähnten obstartigen Atemgeruch an. Unter bestimmten Bedingungen kann das Kind auch trotz ärztlicher Betreuung in ein solches Koma geraten: Durch nicht ausreichende Insulininjektionen, Diätfehler (z. B. heimliches Naschen von Süßigkeiten) oder durch Infektionen kann es zu einer gefährlichen Stoffwechselentgleisung mit sehr hohen Blutzuckerwerten kommen.

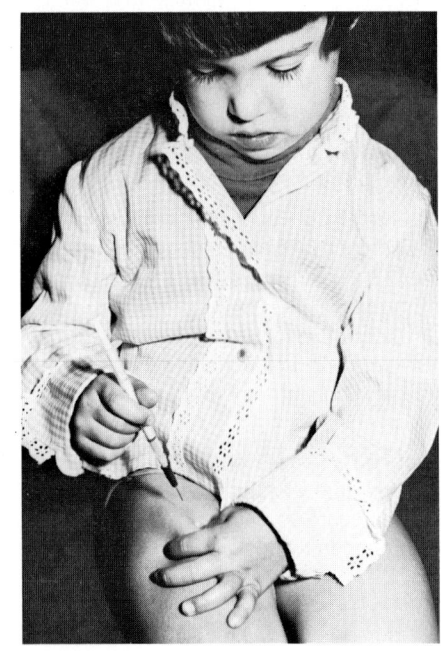

Ein zuckerkrankes Kind beim täglichen Insulinspritzen

Der kindliche und jugendliche Diabetiker ist – im Gegensatz zu den meisten Altersdiabetikern – sein Leben lang auf tägliche Insulininjektionen angewiesen, um den Blutzuckerspiegel zu normalisieren. Ohne eine konsequente Diät (genaues Festlegen der täglichen Nahrungsmenge, Verzicht auf Süßigkeiten und andere sehr zuckerhaltige Nahrungsmittel) ist eine gute Einstellung der Blutzuckerkonzentration nicht möglich, da sie Voraussetzung ist für das Hinauszögern der diabetischen Spätschäden (vor allem Schäden an Augen und Nieren). Durch die Benutzung von Austauschtabellen, die den Kohlenhydratgehalt der einzelnen Nahrungsmittel auf Broteinheiten umrechnen (1 Broteinheit = 12 g Kohlenhydrate), kann die Eintönigkeit der Kost teilweise vermieden werden. Die genau berechnete Nahrungsmenge verteilt sich auf 3 Hauptmahlzeiten und 2 bis 3 Zwischenmahlzeiten. Neben täglichen Insulinspritzen und Diät ist eine ausreichende körperliche Bewegung von großem Wert. Durch regelmäßige Muskelbetätigung wird die Stoffwechsellage – durch eine gesteigerte Blutzuckerverwertung der Muskelzellen – verbessert. Allerdings sollte das sportliche Training nicht zu einer körperlichen Erschöpfung führen, da sonst – bei normaler Insulingabe und normaler Nahrungsmenge – die Gefahr der Unterzuckerung des Blutes (Hypoglykämie) besteht.

Die **Verminderung des Blutzuckers** – die meist durch eine zu hohe Insulinmenge oder eine zu geringe Nahrungsaufnahme verursacht wird – führt plötzlich zu Heißhunger, Schwitzen, Schwächegefühl und Benommenheit, manchmal auch bis zu Bewußtlosigkeit und krampfartigen Erscheinungen (hypoglykämischer Schock). Bei den ersten Anzeichen, die ein älteres diabetisches Kind in der Regel richtig zu deuten weiß, muß der Diabetiker sofort Kohlenhydrate – am besten in Form von Traubenzucker, Schokolade oder Brot – zu sich nehmen, um den erniedrigten Blutzuckerspiegel wieder zu normalisieren. Daraufhin bessert sich der Zustand sehr schnell. Bei starker Benommenheit oder bereits eingetretener Bewußtlosigkeit ist das Kind sofort zu einem Arzt zu bringen. Wegen der steten Gefahr der Unterzuckerung sollte ein diabetisches Kind stets einen Vorrat an Traubenzucker oder Brot bei sich haben.

Die Erkrankung bedeutet für das Kind eine große seelische Belastung. Nicht wenige dieser ein Leben lang behandlungsbedürftigen Kinder haben das Gefühl, minderwertig zu sein. Die täglichen Insulinspritzen, die vielen ärztlichen Kontrollen, die strenge Regelung des Tagesablaufs, die entsagungsreiche Kost, die stets notwendige Selbstkontrolle belasten den kindlichen Diabetiker schwer. Es ist verständlich, wenn diese Kinder schwierig werden. Eine liebevolle, aber nicht verwöhnende oder bemitleidende Fürsorge der Familie, der Verwandten und des Erziehers kann dazu beitragen, seelische Fehlhaltungen zu vermeiden oder gering zu halten. Um die Selbständigkeit zu fördern, sollten schon Sechsjährige die Spritztechnik erlernen. Schulkinder sollten mit Nahrungs-Austauschtabellen und Schnelltests (Teststreifen zur groben Bestimmung der Zucker- und Acetonkonzentration im Urin) vertraut gemacht werden. Im Schulalter sind besondere Ferienlager für diabetische Kinder zu empfehlen. Die Kinder erfahren dort, daß sie mit ihrer Krankheit keinen Sonderfall darstellen und daß es viele andere Kinder mit denselben Problemen gibt. Erzieher, Lehrer und Arbeitgeber sollten über die Erkrankung und ihre Gefahren informiert sein. Für den Kindergarten und den Schulalltag spielt besonders die Gefahr des Schocks durch Unterzuckerung beim mit Insulin behandelten Kind eine Rolle.

Jedes diabetische Kind sollte – neben mehreren Täfelchen Traubenzucker – stets einen Ausweis mit Namen, Adresse, Art der Krankheit, Adresse des behandelnden Arztes sowie der zur Zeit verabfolgten Insulinmenge bei sich haben. Diese Angaben können einmal lebenswichtig werden, wenn das Kind bewußtlos aufgefunden werden sollte.

Wie bei einer größeren Anzahl anderer Erkrankungen ist auch bei der Zuckerkrankheit eine Früherkennung möglich, die durch Belastungsprüfungen des Kohlenhydratstoffwechsels erfolgt. Diese Tests sind bei Kindern zu empfehlen, die diabetische Eltern oder Geschwister haben und somit eine erhöhte Erkrankungsneigung aufweisen. Durch die Frühbehandlung können die Spätschäden des Diabetes um viele Jahre hinausgezögert werden.

4.3 Allergische Erkrankungen: Nahrungsmittel- und Medikamenten-Allergien, Asthma, Heuschnupfen, Neurodermitis

4.3.1 Allergien

Stoffe, die zu einer allergischen Reaktion führen, werden als **Allergene** bezeichnet. Von Bedeutung sind u. a. Inhalations- (z. B. Blütenpollen, Hausstaub), Nahrungsmittel- (z. B. Kuhmilcheiweiß, Hühnereiweiß) und medikamentöse (z. B. Penicillin) Allergene. Die erstmalige Allergenzufuhr führt bei entsprechend veranlagten Menschen zu einer **Sensibilisierung** (Überempfindlichkeit): Bildung sog. spezif. IgE-Antikörper). Eine erneute Allergenzufuhr hat eine allergische Reaktion (Überempfindlichkeitsreaktion) zur Folge. Das zugeführte Allergen, z. B. Birkenpollen, wird an die (bei der Sensibilisierung gegen genau dieses Allergen gebildeten) IgE-Antikörper, die an der Oberfläche von Mastzellen sitzen, gebunden. Diese Antigen-Antikörper-Reaktion führt zur raschen Freisetzung von Mastzell-Substanzen, am bekanntesten ist das Histamin, die die typischen allergischen Beschwerden auslösen.

Die Erscheinungsformen der allergischen Reaktionen sind unterschiedlich. An der **Haut** tritt sie meist als mit Juckreiz gebundener Hautausschlag auf. An den **Atemwegen** kommt es zu „Heuschnupfen" oder zu Bronchialasthma. Im Bereich des **Magen-Darm-Kanals** können Erbrechen, Durchfälle und krampfartige Bauchschmerzen Ausdruck einer allergischen Reaktion sein.

Neben den „echten" Allergien gibt es auch sog. **Pseudoallergien,** die ohne die Bildung von IgE-Antikörpern ablaufen. Das Erscheinungsbild, das sie hervorrufen, ist jedoch das gleiche wie bei einer echten Allergie, da in beiden Fällen die gleichen Mastzell-Substanzen wirksam werden, vor allem Histamin. Eine Pseudoallergie, die vor allem bei Nahrungsmitteln und Arzneimitteln vorkommt, kann schon bei der Ersteinnahme ohne vorherige Sensibilisierung auftreten (s. unten).

Verläßliche Zahlen über die Häufigkeit von Allergien und Pseudoallergien liegen z. Z. nicht vor. Man schätzt, daß etwa jeder 10. von uns in unterschiedlichem Ausmaß an einer allergischen Erkrankung leidet. In den letzten Jahren sind Allergien ganz offensichtlich häufiger geworden. Ein Grund hierfür wird darin gesehen, daß die Zahl der in Frage kommenden Allergene stark zugenommen hat. Neben einer Zunahme früher bei uns nicht oder wenig bekannter Nahrungsmittel und Gewürze (z. B. Kiwis, Ananas) sind es ganz neue chemisch erzeugte Substanzen (z. B. in Haushaltschemikalien, Kosmetika, Textilien, Arzneimitteln), die grundsätzlich bei allergisch veranlagten Menschen allergische Reaktionen hervorrufen können.

Vermutet wird außerdem, daß durch eine z. T. allzu sehr verbesserte Hygiene und den medizinischen Fortschritt in der Bekämpfung von Infektionskrankheiten unser Immunsystem weniger als noch vor 50 oder 100 Jahren stimuliert, d. h. „trainiert" wird. „So könnte es sein, daß wir immer anfälliger werden und unser Immunsystem immer schlechter reguliert wird" (Prof. Dr. med. J. Ring, Dermat. Universitätsklinik München).

Zigarettenrauchen verstärkt vermutlich über eine Durchlässigkeitserhöhung der Schleimhautbarrieren in den Atemwegen allergische Erkrankungen der Atemwege (Nachweis eines erhöhten IgE-Antikörper-Gehalts im Blut von Zigarettenrauchern durch schwedische Wissenschaftler). Eine anerkannte wissenschaftliche Untersuchung in Japan hat gezeigt, daß die längerfristige Einwirkung von Auto- und Industrieabgasen die Entwicklung einer Sensibilisierung durch Allergene fördert.

Seelische Belastungen und **Streß** fördern grundsätzlich ebenfalls die erblich festgelegte Bereitschaft zu Allergien.

Nahrungsmittel-Allergien

Etwa 60 % der Nahrungsmittel-Allergiker weisen zusätzlich eine oder mehrere andere allergische Krankheiten auf, am häufigsten Heuschnupfen und Neurodermitis. Nahrungsmittelallergien äußern sich am häufigsten an der Haut (Juckreiz und Hautausschlag), gefolgt von den Atemwegen (Fließschnupfen und Asthma) und dem Magen-Darm-Trakt (Erbrechen, Durchfall, Bauchkrämpfe, starke Blähungsbeschwerden). An der Spitze der Nahrungsmittelallergien steht die Rohgemüse-Allergie (vor allem Sellerie und Karotten). Es folgen allergische Reaktionen auf Fische und Meeresfrüchte, Nüsse und exotische Früchte. Im Säuglings- und Kleinkindalter steht die Kuhmilchallergie (gegen Lactalbumin, Casein) weit im Vordergrund, gefolgt von der Hühnereiweiß-Allergie. Bei etwa jedem 2. Kind bilden sich diese beiden Allergien zurück, wenn über 2–3 Jahre diese Nahrungsmittel konsequent gemieden werden. Die Kinder vertragen Milch und Hühnereiweiß dann meist wieder komplikationslos.

Große Schwierigkeiten in der Erkennung einer Nahrungsmittelallergie entstehen häufig durch die Tatsache, daß die allergische Reaktion gegen Nahrungsmittel nur bei gleichzeitiger Einwirkung unterschiedlicher Einflüsse wie z. B. Kälte (kaltes Bad, kalte Getränke) oder Wärme (heißes Bad, heiße Getränke), körperlicher Anstrengung, Streß oder Alkohol auftritt.

Vermutlich weit häufiger als bisher vermutet sind die oft nur schwer nachzuweisenden **Nahrungsmittel-Pseudoallergien.** Nahrungsmittel mit erhöhtem Histamingehalt (siehe Tabelle) oder solche, die den raschen körpereigenen Abbau des Nahrungsmittel-Histamins verzögern, spielen in solchen Fällen eine bedeutsame Rolle. Menschen, die unter Allergien oder Pseudoallergien leiden, sollten daher diese Nahrungsmittel meiden, genauso wie Neurodermitiker, deren Haut häufig auf Histamin besonders empfindlich reagiert.

Nahrungsmittel-Pseudoallergien durch Histamin-Wirkung können bevorzugt auftreten bei folgenden Nahrungsmitteln:

1. Nahrungsmittel mit natürlicherweise hohem Histamin-Gehalt:
   alle gegorenen und gereiften Nahrungsmittel wie
   – „reifende Käsesorten": Roquefort, Gouda, Emmentaler, Edamer, Gruyére, Cheddar
   – Fleisch oder Wurstwaren mit längerer Lagerungs- oder Reifungszeit besonders vom Schwein: Salami, Zervelatwurst, Mettwurst
   – Gemüseprodukte wie Sauerkraut
   – Nahrungsmittel in Konservendosen, vor allem Fisch: Thunfisch-, Makrelen-, Brathering- und Sardellenkonserven (durch zusätzliche bakterielle Histaminbildung kann die Histaminkonzentration noch stärker werden)
   – Wein: vor allem in Rotweinen entsteht Histamin beim biolog. Säureabbau durch Milchsäurebakterien; Bier

2. Nahrungsmittel mit mittlerem bis hohem Gehalt an Histamin-freisetzenden Substanzen:
   - Eiklar (Hühnereiweiß), Schalentiere, Schweinefleisch, Fisch
   - Erdbeeren, Ananas, Zitrusfrüchte (Vitamin C)
   - Tomaten, Hülsenfrüchte
   - Schokolade
   - alkoholische Getränke

Diese Nahrungsmittel sollten zumindest vorübergehend von Menschen gemieden werden, die unter häufigen Nahrungsmittelallergien, unter mittelschwerer bis schwerer Neurodermitis und unter häufigem starken Juckreiz unbekannter Ursache leiden. Eine Untersuchung durch einen Arzt kann hier Aufklärung verschaffen.

Relativ häufig treten **Arzneimittelallergien** mit entsprechenden Sofortreaktionen (zunächst meist juckende Hauterscheinungen) auf. Zu der wohl bekanntesten und auch häufigsten Arzneimittelallergie zählt die Penicillinallergie. Menschen mit einer solchen Arzneimittelüberempfindlichkeit müssen unbedingt darauf achten, daß sie das entsprechende Medikament nie wieder zu sich nehmen. Anderenfalls könnte es zu einer unter Umständen lebensbedrohlichen Schockreaktion kommen. Bei bekannter Arzneimittelüberempfindlichkeit ist daher ein beim Arzt erhältlicher Allergiepaß dringend zu empfehlen.

Asthma (Bronchialasthma)

Asthma ist eine der häufigsten chronischen Erkrankungen im Kindesalter (von 100 Kindern haben 1 bis 2 Kinder Asthma). Die Krankheit beginnt in vielen Fällen schon im Kleinkindalter. Jungen erkranken häufiger als Mädchen.

Asthma ist wie der Heuschnupfen, das Säuglingsekzem und das Nesselfieber eine allergische Erkrankung. Die Allergie ist eine Überempfindlichkeitsreaktion gegen bestimmte, meist eingeatmete Stoffe. Am häufigsten kommen Pollen von Gräsern oder Blüten, Tierhaare, Bettfedern und Hausstaub als Reizstoffe in Betracht. Die Neigung zu allergischen Reaktionen ist vererbt. Daher findet man in den Familien vieler Asthmatiker weitere Allergien wie Heuschnupfen oder Säuglingsekzem.

Das Krankheitsbild ist durch wiederholt auftretende Asthmaanfälle gekennzeichnet (in Abständen von Tagen, Wochen oder Monaten). Zwischen den Anfällen sind die Kinder oft völlig beschwerdefrei. Die Überempfindlichkeitsreaktion, durch die der Anfall ausgelöst wird, führt zu einer Verkrampfung der Muskulatur der kleinen röhrenartigen Luftwegsverzweigungen (Bronchien) in der Lunge und zur Schwellung der Bronchialschleimhaut, die vermehrt zähes Sekret bildet. Durch diese Reaktionen werden die Bronchien stark verengt, wodurch besonders die Ausatmung der Luft erschwert ist. Dadurch bleibt ein Teil der eingeatmeten Luft in der Lunge, was zu einer Überblähung der Lungenbläschen führt. Das ängstlich wirkende Kind leidet unter starker Atemnot. Die Atmung ist keuchend. Es besteht ein heftiger Hustenreiz. Im allgemeinen nimmt der Anfall aber keinen bedrohlichen Charakter an.

Seelische Belastungen, körperliche Anstrengungen oder eine Schleimhautreizung der Atemwege (z. B. durch kalte oder feucht-neblige Luft, Luftverunreinigung, Zigarettenrauch!) können beim asthmatischen Kind einen Anfall begünstigen. Eine besondere Bedeutung kommt seelischen Einflüssen zu. Diese können im Laufe der Erkrankung ein solches Gewicht gewinnen, daß sie schließlich eine entscheidende Rolle bei der Auslösung eines Anfalls spielen. Unbewußte Ängste, Konflikte und Spannungen verstärken die Anfallsbereitschaft.

Da jeder Anfall erhöhte Angst vor einem weiteren erzeugt, stehen die Kinder ständig unter der Furcht vor einem neuen. Diese Erwartungsangst, die ängstlichen Anspannungen beschwören geradezu einen neuen Anfall herauf. Bei manchen Kindern steht der seelische Faktor so stark im Vordergrund, daß sie sich in Notsituationen in einen Anfall flüchten.

Nicht selten bessert sich das Asthma mit der Pubertät. Bei der Behandlung der Erkrankung sind – neben ärztlich verordneten Medikamenten zur Vorbeugung oder für den Anfall – Atemgymnastik, Klimakuren (reizstoffarmes Klima an der Nordsee oder im Hochgebirge) und oft auch Psychotherapie von Bedeutung. Da die Atemnot zu intensiver unbeherrschter Ausatmung und damit zu einer weiteren Verschlechterung der Atemnot führt, ist das Erlernen einer beherrschten, langsamen Ausatmung wichtig (z. B. durch Seifenblasenspiel, da hierbei ein ruhiges, gleichmäßiges Ausatmen nötig ist). Die Psychotherapie muß auch die nächsten Angehörigen des Kindes einbeziehen. Eine zu große Verwöhnung und Bemutterung verstärken die seelische Fehlhaltung des Kindes. Bei einem Anfall sollten die Eltern und Erzieher beruhigend auf das Kind einwirken und auf keinen Fall zeigen, wie sehr sie sich ängstigen. So könnten die Eltern oder Geschwister während des Anfalls gemeinsam mit dem asthmatischen Kind ruhig und langsam zu atmen versuchen.

Heuschnupfen

Heuschnupfen – eine Erkrankung des Frühjahrs und Sommers – beginnt bei Kindern meist erst im Schulalter, gelegentlich aber auch bereits im Kleinkindalter. Es handelt sich wie beim Asthma um eine anlagebedingte allergische Reaktion, meist gegen Blütenstaub oder Pollen von blühenden Gräsern. So erklärt sich das jahreszeitliche Auftreten besonders in den Monaten März bis Juli.

Das heuschnupfenkranke Kind leidet unter einem wäßrigen Schnupfen mit starkem Niesreiz und unter entzündeten, tränenden Augen. Das körperliche und seelische Wohlbefinden ist deutlich eingeschränkt. Durch desensibilisierende Spritzen (desensibilisieren = unempfindlich machen) und besondere Medikamente kann der Heuschnupfen gemildert werden. Eltern sollten den Jahresurlaub mit ihrem heuschnupfenkranken Kind am besten im Frühjahr am Meer oder im Hochgebirge verbringen, da sich dort meist der Heuschnupfen vorübergehend bessert.

4.3.2 Neurodermitis (atopische Dermatitis, endogenes Ekzem)

Bei der Neurodermitis handelt es sich um eine chronische, in Schüben verlaufende entzündliche Erkrankung der Haut, die in der Regel mit starkem, z. T. unerträglichem Juckreiz einhergeht. Zugrunde liegt eine veranlagungsbedingte Überempfindlichkeit der meist sehr trockenen Haut, die auf verschiedenste „Reize" mit Juckreiz (dadurch zwangsweises Kratzen) und Entzündungen der Haut (vor allem im Bereich der Gelenkbeugen, des Gesichts, des Halses und der Hände) reagiert. Es handelt sich jedoch nicht um eine echte Allergie.

Etwa 1 % der Gesamtbevölkerung leidet an der Erkrankung. Im Kindesalter ist sie häufiger: etwa 3 bis 4 % aller Kinder leiden am endogenen Ekzem, das damit eine der häufigsten Hautkrankheiten in diesem Alter darstellt. Allergische Erkrankungen wie Heuschnupfen (50 %) und Bronchial-Asthma (20 %) treten nicht selten zusätzlich auf.

Das endogene Ekzem beginnt meist schon im 1. Lebensjahr (75 % der Fälle; 90 % bis zum 5. Lebensjahr). Ein Beginn erst nach der Pubertät ist sehr selten aber grundsätzlich möglich. Das Auftreten des Ekzems ist zumeist gekennzeichnet durch jahreszeitliche, klimatische und psychische Schwankungen. Eine Heilung ist jederzeit spontan möglich, im Einzelfall aber nie vorauszusagen. Etwa 50 % aller Fälle heilen spontan in der Zeit vom Beginn des Schulalters bis zum Ende der Pubertät aus.

Wesentliche Faktoren, die Juckreiz und Hautreaktionen auslösen, sind unverträgliche **Nahrungsmittel** und innere **Spannungszustände.** Beim Neurodermitiker wirken Ärger und Spannungszustände gewissermaßen ungefiltert auf die Haut ein und lösen den Teufelskreis Juckreiz–Kratzen–Hautentzündung–Juckreiz aus. Die Neurodermitis ist so betrachtet eigentlich keine bloße Hautkrankheit. Sie stellt vielmehr eine sehr komplexe Störung des ganzen Menschen in seiner Umwelt dar, bedingt durch überempfindliche Haut und vor allem hervorgerufen durch Unverträglichkeit von Nahrungsmitteln und das Unvermögen, innere Spannungszustände angemessen abzubauen.

Unverträgliche Nahrungsmittel spielen beim Neurodermitiker eine mehr oder weniger (es gibt z. T. erhebliche individuelle Unterschiede) bedeutsame Rolle. In etwa 10 % der Fälle liegen echte Nahrungsmittel-Allergien vor. Kompliziert wird es dadurch, daß eine Nahrungsmittelunverträglichkeit nur z. T. durch eine echte Allergie hervorgerufen wird. Häufiger sind sogen. Pseudoallergien (s. 4.3.1), die vor allem durch Nahrungsmittel mit einem erhöhten Gehalt an Histamin oder Histamin freisetzenden Substanzen entstehen (Neurodermitiker reagieren auf Histaminfreisetzung im Gewebe weit empfindlicher mit verstärktem Juckreiz als Hautgesunde). Die in 4.3.1 in der Tabelle erwähnten Nahrungsmittel, deren Gehalt an Histamin und histaminfreisetzenden Substanzen schwankt, können, aber müssen nicht, Hautreaktionen hervorrufen. Die Reaktionen sind auch abhängig vom gerade vorliegenden Stabilitätszustand der Haut, der seelischen Verfassung und z. T. auch von Witterungsfaktoren (geringe Luftfeuchtigkeit und verstärkte Sonnenbestrahlung sind meist günstig).

Kinder und Erwachsene, die unter mittelschwerer bis schwerer Neurodermitis leiden, sollten die in der Tabelle „Pseudoallergien" aufgeführten Nahrungsmittel zumindest vorübergehend meiden. Zitrusfrüchte und sämtliche Fabrikzucker und deren Produkte (Süßigkeiten, Schokolade usw.) sollten grundsätzlich nicht gegessen werden. Der Verzehr tierischen Eiweißes, insbesondere Schweinefleisch und Wurst vom Schwein, ist einzuschränken. Da gerade bei Kleinkindern Hühnereiweiß und Frischmilch-Eiweiß nicht selten zu Reaktionen führen, sind auch diese Nahrungsmittel einzuschränken und bei Vorliegen echter Allergien ganz zu meiden. Erhitzte oder gesäuerte Milchprodukte (z. B. Sauerrahmbutter, Joghurt, Quark) werden häufig besser vertragen. Es ist dabei darauf zu achten, daß die Kinder bei dieser Ernährung genügend Kalzium, Vitamin D 3 und Eisen erhalten (diese Kinder sollten unbedingt unter regelmäßiger ärztlicher Kontrolle sein).

Die individuell ausgetestete Ernährung muß dann etwa ½ bis 1 Jahr streng befolgt werden. Häufig kommt es im Laufe von Monaten zu einer langsamen Stabilisierung und einer geringeren Überempfindlichkeit der Haut.

Ziel der Behandlung des Neurodermitikers ist es auch, seelische Spannungen herabzusetzen oder zu vermeiden. Situationen, die ihn einengen, müssen erkannt und möglichst beseitigt werden. Wichtig ist es, das Selbstbewußtsein und Selbstwertgefühl zu stärken. Zufriedenheit mit sich und seiner Umgebung tragen wesentlich zu einer Verbesserung des Hautzustandes bei. Bei größeren Kindern, Jugendlichen und Erwachsenen haben sich entspannungsfördernde Techniken wie autogenes Training bewährt.

Nahrungsmittel und Getränke, die bei mittelschwerer bis schwerer Neurodermitis vorübergehend gemieden werden sollten:

– Zucker, Süßigkeiten, Nüsse
– Frischmilch und Hühnereiweiß (wenn Hinweise auf eine Unverträglichkeit bestehen)
– Konservierungs- und Farbstoffe
– Schweinefleisch und Wurst vom Schwein
– Alkohol, Colagetränke, Limonaden, Fruchtsaftgetränke
– die in der Tabelle 1 erwähnten histaminhaltigen Nahrungsmittel
– bei gleichzeitig bestehenden Allergien gegen „Frühblüher-Pollen" (Heuschnupfen bei Birken-, Erlen-, Haselnuß-Pollen-Allergie): Äpfel, Pfirsiche, Kirschen, Haselnüsse, da bei der Frühblüher-Allergie Frischobst- und Haselnußallergien relativ häufig sind.

4.4 Störungen der Sinnesorgane

4.4.1 Sehstörungen

Die Augen lassen sich mit zwei Fernsehkameras vergleichen. Die aufgenommenen Bilder werden über ein „Bildkabel" – den Sehnerv – in das Sehzentrum im Gehirn geleitet. Dort werden die Seheindrücke beider Augen zu einem Bild zusammengeschaltet und als ein Bild wahrgenommen. Der anfälligste Teil dieses Sehapparates sind die Augen.

Schielen

Fast 2 Millionen Menschen in der Bundesrepublik leiden unter diesem Sehfehler. Jedes Jahr werden 30 000 bis 40 000 Kinder geboren, die entweder zum Zeitpunkt der Geburt schielen oder in den ersten Lebensjahren schielen werden.

Schielen ist mehr als ein Schönheitsfehler. Bei einem Großteil der betroffenen Kinder wird ein Auge im Laufe der Jahre hochgradig schwachsichtig, wenn die notwendige Behandlung unterbleibt. Ihnen bleibt später der Zugang zu verschiedenen Berufen verschlossen, da ihnen die Fähigkeit zum räumlichen Sehen fehlt (hierzu sind zwei funktionstüchtige Augen notwendig). Oftmals haben schielende Kinder unter dem Spott ihrer Kameraden zu leiden, so daß Unsicherheit und Minderwertigkeitsgefühle die Folge sind.

Unter Schielen versteht man das Abweichen eines Auges nach innen (am häufigsten), nach außen, nach oben oder unten. Es kann angeboren oder erworben sein. Bei den meisten Schielkindern liegt eine angeborene Weitsichtigkeit vor, die das Schielen entscheidend begünstigt. Auch Kinderkrankheiten wie Masern, Keuchhusten oder Scharlach können eine Schielstellung der Augen zur Folge haben. In den meisten Fällen beginnt der Sehfehler in den ersten zwei Lebensjahren. Um Doppelbilder zu vermeiden, unterdrückt das Sehzentrum im Gehirn den Seheindruck des schielenden Auges. Die häufige Folge ist, daß dieses Auge das Sehen nicht „erlernt" und im Laufe der Jahre praktisch blind wird oder schwachsichtig bleibt. Räumliches Sehen ist dann nicht mehr möglich oder deutlich eingeschränkt.

Um dies zu vermeiden, ist eine frühzeitige Behandlung von größter Wichtigkeit. Die größten Erfolgsaussichten hat die Behandlung zwischen dem 1. und 2. Lebensjahr. Beginnt sie erst im schulpflichtigen Alter, so besteht kaum noch Aussicht auf Erfolg.

Die vielfach verbreiteten Ansichten, daß alle Kleinkinder schielen und daß sich das Schielen „auswachse", sind falsch. Lediglich in den ersten 6 bis 8 Wochen schielt der Säugling. Schielt ein Kind am Ende des ersten Lebensjahres immer noch oder wieder, sollte unbedingt der Augenarzt aufgesucht werden. Bei einem Schielen, das erst im zweiten Lebensjahr oder später auftritt, ist ebenfalls sofort ein Facharzt aufzusuchen. Das gilt auch bei scheinbar leichtem Schielen. Die Gefahr der Sehschwäche des betroffenen Auges ist auch bei einem „niedlichen Silberblick" groß. Angst vor den Arztbesuchen braucht das Kind nicht zu haben. Die Untersuchungen am Auge sind stets schmerzlos.

Als erstes wird der Arzt die Weitsichtigkeit mit einer Brille korrigieren. Eltern und Erzieher sollten unbedingt darauf achten, daß das Schielkind die Brille immer trägt – auch bei Spiel und Sport, bei Krankheit und Bettlägerigkeit (natürlich nicht beim Schlafen). Andernfalls könnte die Besserung in Frage gestellt sein. Zusätzlich muß die Schwachsichtigkeit des schielenden Auges aktiv behandelt werden. Dazu muß das funktionstüchtige, nicht schielende Auge zeitweise vom Sehvorgang ausgeschlossen werden, damit das schielende Auge zum Sehen gezwungen wird.

So kann das nicht schielende Auge mit Hilfe eines Pflasterverbandes oder der Brillenokklusion (Verdecken des Brillenglases mit undurchsichtigen Folien oder Pflastern) oder auch durch die Gabe von Augentropfen (z. B. Atropin) vom Sehen ausgeschlossen werden. In dieser Zeit sollte das Kind, das ausschließlich mit dem schwachen Auge sieht, zu Aktivitäten angehalten werden, die ein konzentriertes Sehen verlangen (z. B. Basteln, Malen). Um dabei einen Sehverfall des verschlossenen funktionstüchtigen Auges zu vermeiden, muß man es nach einem vom Augenarzt angegebenen Schema freigeben (dafür Verschluß des schielenden Auges): bei einem dreijährigen Kind beispielsweise 3 Tage lang Verschluß des nicht schielenden und 1 Tag Verschluß des schielenden Auges.

Meistens ist zusätzlich eine Operation notwendig, die spätestens bis zur Einschulung erfolgt sein sollte.

Bei der **Weitsichtigkeit** ist der Augapfel ein wenig zu kurz (dies ist meist auch beim Schielkind der Fall). Parallel einfallende Lichtstrahlen vereinigen sich deshalb erst hinter der Netzhaut. Um entferntere Dinge scharf zu sehen, muß der Weitsichtige daher die Brechkraft der Linse erhöhen. Zum Nahsehen kann der erwachsene Weitsichtige die Brechkraft nicht mehr zusätzlich erhöhen, so daß er zum Lesen eine Brille benötigt. Kinder allerdings können meist die für das Nahsehen erforderliche Brechkraft der Linse noch aufbringen, so daß sie – obwohl sie weitsichtig sind – auch bei Naharbeit scharf sehen. Die ständige Selbstkorrektur bei Naharbeit aber ermüdet das Auge, so daß die Kinder gelegentlich über Kopfschmerzen und Augenbrennen klagen und häufiger als andere Kinder unter Bindehautentzündungen und Lidrötung leiden.

Bei der **Kurzsichtigkeit** ist der Augapfel etwas zu lang gebaut. Parallel einfallende Strahlen vereinigen sich daher schon vor der Netzhaut. Ohne entsprechende Korrektur durch eine Brille kann der Kurzsichtige die Ferne niemals scharf sehen. Meist beginnt die Kurzsichtigkeit – die Veranlagung dazu ist angeboren – in der Zeit des Wachstums im Alter von 10 bis 12 Jahren. Nahgelegenes sehen die Kinder gut. Sie sind aber nicht in der Lage, weiter entfernte Dinge (z. B. Geschriebenes oder Gemaltes an der Tafel, Fernsehbilder) scharf zu sehen. Um diesen Fehler etwas zu verringern, kneifen diese Kinder die Lider zusammen. Nicht selten fällt die Kurzsichtigkeit erst auf, wenn die schulischen Leistungen nachlassen.

Das „Schreiben mit der Nase" in den ersten Schuljahren ist im allgemeinen kein Hinweis für eine Kurzsichtigkeit. Ein Test auf Kurzsichtigkeit, den man gut zu Hause durchführen kann: Testbild des Fernsehapparates, der 5 m entfernt sein soll, beschreiben lassen.

Das Problem mit der Brille

Bei Weitsichtigkeit (vor allem bei Schielkindern), Kurzsichtigkeit und einigen anderen Sehfehlern ist die Korrektur mit einer Brille erforderlich. Eltern sollten ihrem Kind das Tragen der Brille „schmackhaft" machen:

▶ Dem Kind sollte erklärt werden, warum es eine Brille braucht.

▶ Das Kind sollte nach Möglichkeit das Brillengestell selbst auswählen können.

▶ Das Kind sollte nicht ständig gemahnt werden, beim Spielen auf die Brille achtzugeben (splitterfreie Gläser oder Kunststoffgläser sind zu empfehlen), da es sich sonst durch das Tragen der Brille eingeengt fühlen würde.

(Augenverletzung siehe 5.2.25 f.)

4.4.2 Störungen des Gehörs

In der Bundesrepublik Deutschland sind 1,5 bis 2 Millionen Menschen – das entspricht etwa 4 % der Gesamtbevölkerung – durch ausgeprägte Hörschäden erheblich behindert. Die Ursachen für diese Störungen liegen seltener in den Erbanlagen. Häufiger sind Schädigungen vor, während und nach der Geburt verantwortlich zu machen. Eine Rötelninfektion der Mutter in der Frühschwangerschaft hat oft Gehörlosigkeit **(Taubheit)** des Kindes zur Folge. Eine leichtere bis mittlere **Schwerhörigkeit** im Kleinkindalter wird nicht selten durch nicht ausheilende Mittelohrentzündungen (siehe 3.3.1) verursacht. In solchen Fällen stellt der Arzt vielfach eine vergrößerte Rachenmandel (Polypen, siehe 3.3.1) fest, die häufige Entzündungen des Mittelohrs zur Folge hat.

Hochgradige Hörstörungen wie Taubheit und starke Schwerhörigkeit fallen der Umgebung meist bald auf, da die Kinder auch auf laute Geräusche nicht oder kaum reagieren. Bei nur leichterer oder mittelgradiger Schwerhörigkeit dagegen gleichen die Kinder ihre Hörschwäche durch eine besondere Aufmerksamkeit, durch Ablesen vom Mund und durch Kombinieren verstandener Wort- und Satzteile verhältnismäßig gut aus. Diese Kinder fallen ebenfalls als zerstreut, verträumt, unfolgsam oder uninteressiert auf. An eine Hörstörung denkt noch niemand. Erst wenn diese Kinder in die Schule kommen, geraten sie in Schwierigkeiten. Da sie vieles nicht richtig verstehen, können sie dem Unterricht nicht genügend folgen. Erst dann wird eventuell an eine Hörstörung als eigentliche Ursache gedacht. Nicht selten aber wird die Hörschwäche überhaupt nicht erkannt und als Lernschwäche fehlgedeutet. Solche Kinder landen – trotz normaler Intelligenz – nicht selten in Sonderschulen.

Bei Verdacht auf eine Schwerhörigkeit sollten die Eltern mit ihrem Kind sofort einen Facharzt für Hals-Nasen-Ohren-Krankheiten aufsuchen. Ein Verdacht besteht dann, wenn das Kind im ersten Lebenshalbjahr noch keine Reaktion auf Geräusche oder Stimmen zeigt oder wenn es bis zum 18. Lebensmonat noch keine deutliche Sprachentwicklung über die Lallperiode hinaus erkennen läßt.

Sowohl bei schweren als auch bei leichteren Hörschäden ist die Früherkennung und damit die Frühbehandlung besonders wichtig. Da zum Erlernen der Sprache das Gehör unerläßlich ist, kann ein gehörloses Kind ohne fremde Hilfe das Sprechen nicht erlernen. Bei einem schwerhörigen Kind ist die Sprachentwicklung verlangsamt, da es zu wenig Anreize für den Spracherwerb aufnimmt. Nur durch das frühzeitige Benutzen eines Hörgerätes (ab 2. Lebensjahr) und durch eine systematische Hör-Spracherziehung ist es möglich, den Entwicklungsvorsprung hörgesunder Kinder aufzuholen.

Im Vorschulalter ist der Besuch in einem Sonderkindergarten empfehlenswert. Sind bei einem Kind ausreichende Hörreste vorhanden und werden diese Hörreste frühzeitig durch ein Hörgerät und eine Hör-Spracherziehung gefördert, kann das Kind in eine Normalschule eingeschult werden. Ist die Störung sehr ausgeprägt, sollte das Kind eine Gehörlosenschule oder eine Schwerhörigenschule besuchen.

▶ **Gesundes Sprechen und Hören**[1]

Ob Ihr Kind rechtzeitig und auf normale Weise sprechen lernen wird, hängt in erster Linie von seinem Gehör ab. Beobachten Sie das Kind, und prüfen Sie sein Hörvermögen nach folgenden Angaben:

---

[1] aus: „Elternblätter", Hessische Arbeitsgemeinschaft für Gesundheitserziehung, 3550 Marburg/Lahn, Nikolaistraße/Ecke Kirchplatz, Ruf 47 02

▶ **Ein normal hörendes Kind im Alter von 6–7 Monaten**

erschrickt bei plötzlich einsetzendem lauten Lärm. Es beruhigt sich, wenn es bekannte Stimmen vernimmt. Es horcht auf Geräusche wie Rasseln, Händeklatschen, Glocke, Radio und wendet sich den Klängen und Geräuschen zu und stellt evtl. dabei das Schreien ein.

▶ **Bis zum Ende des 1. Lebensjahres**

versucht es durch Schreien und Lallen die Aufmerksamkeit auf sich zu lenken. Es lallt vor sich hin, wenn es allein ist. Es horcht auf das Ticken einer Uhr. Es gibt Antwort, wenn sein Name gerufen wird. Es spricht zweisilbige Wörter klar aus, z. B. dada, Auto. Es antwortet mit „Ja"- und „Nein"-Sagen oder mit Kopfnicken und -schütteln.

▶ **Im 2. Lebensjahr**

kann es die nächsten Angehörigen mit Namen benennen. Es benennt die Gegenstände mit richtigen Worten. Es benennt Tiere – auch auf Bildern – ahmt ihre Laute nach, z. B. wauwau, miau, muh. Es drückt seinen Willen mit Zwei- oder Dreiwortsätzen aus. Es vergrößert ständig seinen Wortschatz.

▶ **Beachten Sie auch, wie Ihr Kind spricht!**

Wenn ein dreijähriges Kind noch nicht oder unverständlich spricht, ist die Sprachentwicklung gefährdet! Wenn im Kindergarten- oder Schulalter die „Babysprache" noch nicht verloren ist oder ein Kind lispelt, näselt oder stottert, muß geholfen werden.

Niemand darf sich mit dem Wunsch zufriedengeben: „Das wird mit der Zeit schon besser werden!" Haben Sie einen Verdacht, daß Ihr Kind nicht gut hört oder spricht, dann besuchen Sie einen Arzt. Ihr Hausarzt, der Facharzt für Hals-, Nasen-, Ohrenkrankheiten, das Gesundheitsamt wie auch die Schulen für Hörgeschädigte werden Sie beraten.

▶ **Frühzeitige Hilfe bringt die besten Aussichten auf Erfolg!**

4.5 Anfallskrankheiten

Über kaum eine andere Krankheit bestehen so viele Vorurteile und falsche Vorstellungen. Die Epilepsie ist eine der häufigsten chronischen Krankheiten im Kindesalter. In über 50 % der Fälle beginnt das Krampfleiden bereits in der Kindheit. Derzeit leiden in der Bundesrepublik Deutschland etwa 100 000 Kinder an epileptischen Anfällen.

Grundsätzlich ist jeder Mensch dazu fähig, auf bestimmte belastende Reizungen des Gehirns mit einem epileptischen Anfall zu reagieren. Bei den meisten Menschen ist nur ein extremer Reiz – z. B. ein Elektroschock – in der Lage, einen Anfall auszulösen. Etwa 10 % aller Menschen weisen jedoch eine erhöhte Krampfbereitschaft auf. Sie können bereits bei einer weniger gravierenden Gehirnreizung – z. B. bei einem Alkoholrausch, bei Fieber, bei einer Hitzestauung im Hochsommer – einen Anfall bekommen (Gelegenheitskrämpfe). Die gesteigerte Krampfbereitschaft beruht auf einer erhöhten, krankhaften Reizbarkeit bestimmter Nervenzellen des Gehirns. Im Anfall kommt es zu einer elektrischen Entladung des Gehirns (im Gehirn fließen in den

Nervenbahnen ständig kleinste elektrische Ströme, die der Übermittlung von Informationen dienen), vergleichbar einem Gewitter als elektrische Entladung in der Natur. Rund 4 % aller Kinder bekommen im Verlauf ihrer Kindheit einen einmaligen Anfall. In den meisten dieser Fälle handelt es sich um sogenannte Gelegenheitskrämpfe (vor allem als Fieber- oder Infektkrämpfe, siehe 4.5.2), die als Ausdruck einer vorübergehenden Erkrankung oder Schädigung des Gehirns auftreten und in der Regel ein einmaliges Ereignis darstellen.

Die Ursachen der Epilepsie sind sehr unterschiedlich. Es handelt sich nicht um eine Erbkrankheit, wie man früher dachte. In einigen Familien (in etwa 10 % der Epilepsien) besteht allerdings eine besondere erbliche Anfälligkeit zu Krampfanfällen. Erst durch zusätzliche Schädigungen des kindlichen Gehirns jedoch kommt es zum Ausbruch der Krankheit. Die Hirnschädigungen können hervorgerufen werden durch Erkrankungen des kindlichen Gehirns in der Schwangerschaft, durch Gehirnnarben nach Hirnblutungen oder Sauerstoffmangel bei einer schweren Geburt, durch schwere Hirnhaut- oder Gehirnentzündungen (z. B. bei Masern, Keuchhusten), durch Hirnverletzungen bei Unfällen oder durch Hirntumoren.

Eine Epilepsie kann sich in großen oder in kleinen Anfällen, zum Teil auch in einer Kombination beider Anfallstypen äußern. Während die großen Anfälle sowohl im Kindesalter als auch im Erwachsenenalter beginnen können, setzen die kleinen Anfälle bevorzugt im kindlichen Lebensalter ein.

Große Anfälle: Aus heiterem Himmel stürzt das Kind bewußtlos zu Boden. Durch eine allgemeine Muskelanspannung wird es am ganzen Körper steif. Kurz darauf kommt es zu rhythmischen Zuckungen des Gesichts, der Arme und Beine. Aufgrund einer vermehrten Speichelbildung tritt Schaum vor den Mund. Die Lippen verfärben sich durch eine kurzfristige Atemnot bläulich. Gelegentlich kommt es auch zum Abgang von Urin und Stuhl. In der Regel ist der Krampfanfall, der trotz seines bedrohlichen Aussehens nicht lebensgefährlich ist, nach wenigen Minuten vorüber. Die Muskulatur erschlafft wieder, und es tritt ein tiefer, erholsamer Schlaf ein. Nach dem Anfall kann sich der Betreffende nicht mehr an das Ereignis erinnern.

▶ Sollte der Anfall ausnahmsweise länger als 10 Minuten dauern, so muß unbedingt ein Arzt gerufen werden. Während des Krampfes soll man das Kind in Ruhe lassen. Zur Verhütung von Bißverletzungen an der Zunge kann man versuchen, ein Tuch oder ähnliches zwischen die Zähne zu klemmen. Zusätzlich sollte dem krampfenden Kind eine weiche Unterlage unter den

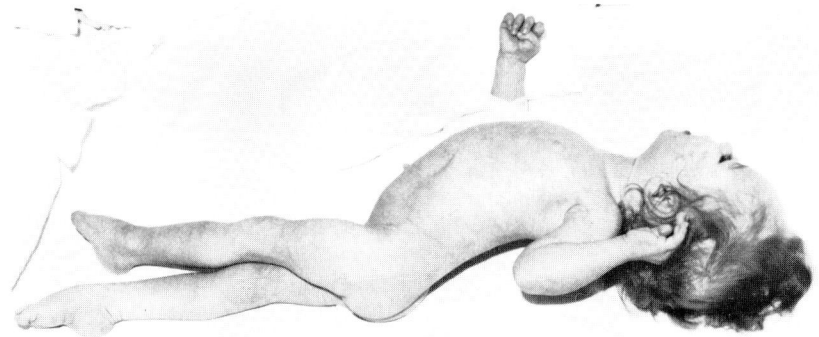

Krampfanfall:
Nach dem Erscheinungsbild auf dem Foto ist nicht zu unterscheiden, ob es sich um einen großen epileptischen Anfall oder um einen Fieberkrampf handelt.

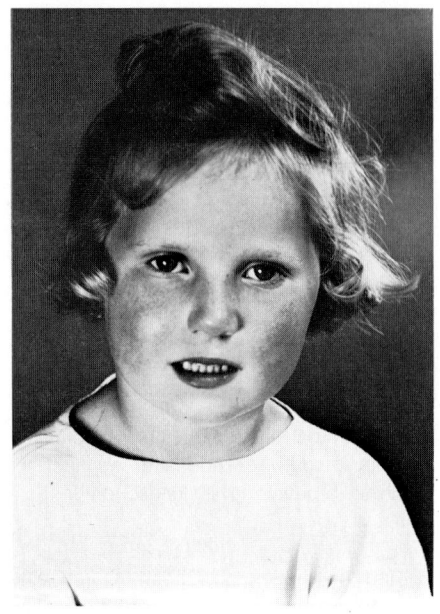 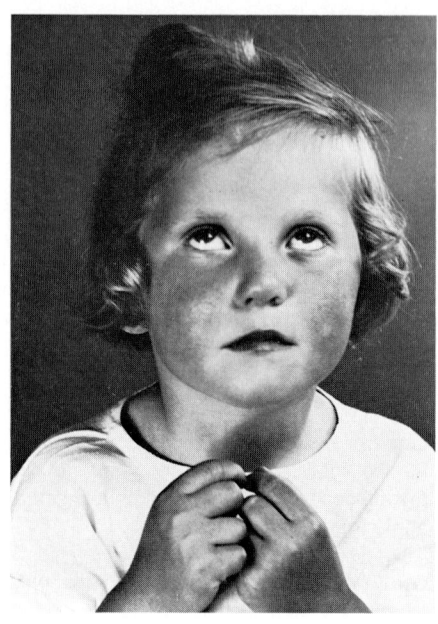

7jähriges Mädchen mit sogenannten kleinen epileptischen Anfällen vom Absencen-Typ:

das Kind im Normalzustand

das Kind im Anfall:
sekundenlange Bewußtseinspause,
Blickwendung nach oben

Kopf geschoben werden. Gegenstände, an denen es sich verletzen könnte, sind vorübergehend aus dem Weg zu räumen. Nach dem Anfall legt man das Kind auf ein Sofa oder ins Bett, um es dort ungestört schlafen zu lassen. In dieser Zeit sollte es nicht allein gelassen werden.

Kleine Anfälle: Die häufigste und auch unauffälligste Form des kleinen epileptischen Anfalls sind die Absencen (Bewußtseinspausen). Während dieser Bewußtseinspausen ist das Kind für wenige Sekunden „abwesend" und nicht ansprechbar. Es unterbricht seine Tätigkeit, behält die eingenommene Stellung jedoch bei. Starr und scheinbar verträumt blickt es auf einen Punkt. Solche Absencen können bis zu 100mal und mehr pro Tag auftreten. Vielfach werden diese Anfälle verkannt und mit Unaufmerksamkeit, Gedankenabwesenheit oder Verträumtheit erklärt.

Das Haupterkrankungsalter liegt zwischen dem 4. und 8. Lebensjahr. Mädchen sind doppelt so häufig betroffen wie Knaben. In etwa 30 % der Fälle hören die Absencen spontan während der Pubertät auf. In 30 bis 40 % aber treten vor oder während der Pubertät große Anfälle hinzu. Eine frühzeitige medikamentöse Behandlung kann heute noch eine solch ungünstige Entwicklung fast immer verhüten.

Eine besondere und im Kindesalter recht häufige Form der Epilepsie sind die **psychomotorischen Anfälle** (komplexe Partialanfälle). Diese Anfallsform wird in der Regel durch eine Vorphase (Aura) eingeleitet, die die Kinder meist als Bauchschmerzen, als „komisches Gefühl" oder ähnliches empfinden. Im Anfall selbst ist das Bewußtsein getrübt oder aufgehoben. Die Kinder erscheinen abwesend, machen eigenartige automatische Schluck-, Schmatz- oder Leckbewegungen, nesteln mit den Fingern herum, murmeln Unverständliches oder laufen in einigen Fällen ziellos umher. Der Anfall dauert meist einige Minuten.

Kleine epileptische Anfälle erfordern keine besonderen Sofortmaßnahmen. Selbstverständlich muß das Kind in den nächsten Tagen einem Kinderarzt vorgestellt werden. Das gilt auch dann, wenn sich das Kind wegen des Anfallsleidens bereits in ärztlicher Behandlung befindet.

Die geistige Entwicklung der epileptischen Kinder unterscheidet sich im allgemeinen nicht von der gesunder Gleichaltriger. Lediglich in etwa 20 % der Fälle, in denen die Epilepsie Folge schwerer Hirnschädigungen ist, besteht eine Intelligenzminderung. Kommt es häufig zu großen Anfällen, so stellen sich mit der Zeit – als Folge der durch die Krampfanfälle bedingten Hirnschädigungen – bei vorher geistig normalen Kindern eine Minderung der Intelligenz sowie Wesensveränderungen ein. Je früher daher die Behandlung einsetzt, desto günstiger verläuft die weitere Entwicklung. Je nach Art der Epilepsie läßt sich in 60–80 % der Fälle durch Medikamente eine völlige Anfallsfreiheit erreichen. Die verordneten Tabletten müssen dabei einige Jahre lang regelmäßig (meist bis zum Ende der Pubertät) eingenommen werden. Jedes plötzliche Weglassen der Medikamente oder Ändern der Dosis kann erneute schwere Anfälle hervorrufen. Die Eltern, gegebenenfalls auch die Erzieher, müssen daher unbedingt auf die regelmäßige Einnahme der Tabletten achten.

Wichtig ist ausreichender Nachtschlaf. Schlafmangel kann anfallsauslösend wirken. Das Fernsehen sollte auf ein Minimum beschränkt bleiben (Abstand zum Bildschirm mindestens 4 Meter), da bei einigen Kindern das Flimmern des Fernsehbildes eine erhöhte Reizbarkeit der Nervenzellen des Gehirns erzeugt. Die üblichen geistigen Anforderungen in der Schule wirken sich nicht negativ auf die Erkrankung aus. Geistige Überforderungen sind jedoch zu meiden. Eine ausreichende Entspannung durch körperliche Bewegung, durch Spiel und Sport ist gerade beim epileptischen Kind sehr wichtig. Jede körperliche Überanstrengung aber sollte vermieden werden.

Die **Erziehung epileptischer Kinder** stellt Eltern und Erzieher nicht selten vor gewisse Probleme. Die Kinder sind oft nervös, reizbar und trotzig, was durch äußere Einflüsse entscheidend mitverursacht wird. Es besteht die Gefahr, daß sie durch zu große Besorgnis von seiten der Eltern oder Erzieher eingeengt werden und sich zu Außenseitern entwickeln. Das epileptische Kind sollte nicht anders als andere Kinder behandelt werden. Da in den ersten Jahren der medikamentösen Behandlung ein Anfall nie ganz ausgeschlossen werden kann, sollte dem Kind allerdings klargemacht werden, daß es bestimmte Dinge – wie z. B. schwimmen, radfahren oder auf Bäume klettern – nicht tun darf. Wenn sich die Anfälle durch die Behandlung gebessert haben, sollte das Kind wie andere Kinder auch in den Kindergarten gehen.

4.5.1 Das anfallskranke Kind im Kindergarten

Ein anfallskrankes Kind sollte den Kindergarten besuchen, sobald die Anfälle durch die medikamentöse Behandlung gebessert oder gar verschwunden sind. Der Erzieher im Kindergarten muß unbedingt über die Krankheit des Kindes informiert sein. Er muß dabei auch über eventuell vorhandene Verhaltensstörungen des Kindes unterrichtet sein, damit er sich auf das Kind besser einstellen kann.

Viele anfallskranke Kinder lassen sich ohne Schwierigkeiten in die Kindergartengruppe einordnen. Schwierigkeiten bereiten jedoch Kinder, die aufgrund einer die Anfallskrankheit begleitenden Überlebhaftigkeit und Unruhe zum Störfaktor innerhalb der Gruppe werden. Sie sind ungeduldig, können nicht lange stillsitzen, ermüden rasch. Ihnen fehlen Ausdauer und Konzentrationsvermögen. Von diesen Kindern kann man Stillsitzen und ruhiges Spiel zunächst nur für kurze Zeit verlangen. Sie brauchen zwischendurch mehr als andere Kinder Gelegenheit zu Pausen, in denen sie ihrem Bewegungsdrang freien Lauf lassen können. Bewegungsspiele und rhythmische Spiele helfen diesen anfallskranken Kindern, ihren übergroßen Bewegungsdrang in geordnete Bahnen zu lenken.

Diese Kinder sollte man anfangs nur für etwa 1 bis 2 Stunden in den Kindergarten gehen lassen. Erst wenn sich das Kind an die neue Situation gewöhnt hat und die anderen Kinder nicht mehr zu sehr stört, kann es länger bleiben.

4.5.2 Fieber- oder Infektkrämpfe

Fieberkrämpfe, die meist unter dem Bild eines großen epileptischen Anfalls ablaufen (sie zählen jedoch nicht zur Epilepsie), werden bei etwa 3 % aller Kleinkinder im Verlauf fieberhafter Infekte beobachtet. Die Anfälle dauern meist einige Minuten, nicht selten jedoch auch 10 Minuten und länger und können sich während eines Infekts mehrfach wiederholen. Nach Abklingen des Anfalls schlafen die Kinder in der Regel, zumindest erscheinen sie müde und abgeschlagen, erholen sich dann aber rasch.

Auslösend wirkt schnell ansteigendes Fieber, vor allem bei Erkältungskrankheiten, Grippe, Masern oder Mittelohrentzündungen. Hohes Fieber wirkt aber nur bei solchen Kindern krampfauslösend, die zu einer erhöhten Krampfbereitschaft neigen. In 90 % der Fälle treten die Fieberkrämpfe nach dem 5. Lebensjahr nicht mehr auf. Bei etwa 10 % der Kinder entwickelt sich jedoch eine echte Epilepsie.

Um Hirnschädigungen zu verhüten, muß der Anfall rasch beendet werden. Unter allen Umständen ist das Fieber zu senken. Das geschieht am besten durch fiebersenkende Zäpfchen und abkühlende feuchtkalte Wadenwickel (notfalls auch ein abkühlendes Bad, siehe 2.3.1).

Hat ein Kind schon einmal einen Fieberkrampf gehabt, muß bei den ersten Anzeichen eines beginnenden Infekts (allgemeine Krankheitszeichen, siehe 2.3) die Körpertemperatur rektal gemessen werden (gegebenenfalls mehrmalige Kontrollen). Das gilt auch im Kindergarten und im Hort. Bei Temperaturen über 38,5 °C erhält das Kind sofort ein fiebersenkendes Zäpfchen. Kommt es zum Auftreten eines Fieberkrampfes, gibt man dem Kind eine Chloralhydrat-Rektiole, die in den After eingeführt und durch Zusammendrücken entleert wird.

Dem Erzieher ist zu raten, sich von den betroffenen Eltern eine schriftliche Einverständniserklärung geben zu lassen, die zur Medikamentengabe an das Kind ermächtigt.

4.5.3 Schrei- oder Wutkrämpfe (Affektkrämpfe)

Die recht häufigen Wutkrämpfe zählen nicht zu den epileptischen Anfällen. Sie treten fast ausnahmslos zwischen dem 2. und 4. Lebensjahr auf. Im Gegensatz zu epileptischen Anfällen ist stets eine auslösende Ursache erkennbar: Meist sind es Trotz, Wut oder Schmerz. Häufig nach vorausgehendem Schreien bleibt den Kindern „die Luft weg". Sie verfärben sich blaurot im Gesicht und verlieren das Bewußtsein. Einige Kinder sinken schlaff zu Boden, andere werden steif und haben Zuckungen an Armen und Beinen. Kurze Zeit später ist dieser bedrohlich aussehende, aber harmlose Anfall vorüber.

Neben einer familiären Neigung zu überschießenden Gefühlsreaktionen sind vor allem Erziehungsfehler für das Auftreten von Affektkrämpfen verantwortlich. Die Vorstellung des Kindes bei einem Erziehungsberater ist zu empfehlen. Immer ist auch ein Kinderarzt aufzusuchen, damit eine hirnorganische Ursache in jedem Fall ausgeschlossen werden kann.

4.6 Das behinderte Kind

Jedes Jahr kommen in der Bundesrepublik Deutschland etwa 40 000 Kinder mit körperlichen oder geistigen Behinderungen zur Welt. Hinzu kommen erworbene Behinderungen durch Schädigungen bei einer schweren Geburt, Unfälle sowie akute Erkrankungen des Nervensystems und der Sinnesorgane. Insgesamt leben mehr als 4 Millionen behinderte Menschen unter uns. Rund 360 000 von ihnen sind jünger als 15 Jahre. Ein Großteil der behinderten Kinder ist mehrfach behindert. Bei ihnen treten gleichzeitig körperliche und geistige oder verschiedene körperliche Behinderungen auf.

Durch die moderne Medizin ist es möglich, viele Behinderungen zu vermeiden oder deutlich zu mildern. Voraussetzung dafür ist allerdings, daß die Störungen frühzeitig erkannt und behandelt werden. Denn nur in der frühen Kindheit können gestörte Funktionen noch entscheidend gebessert werden. Je eher die Behinderung oder drohende Behinderung erkannt wird, desto günstiger sind in den meisten Fällen die Aussichten auf Erfolg.

Ursachen der angeborenen Behinderungen sind Störungen der Chromosomen (z. B. Mongolismus), Erbkrankheiten (z. B. Mukoviszidose, siehe 4.1), angeborene Unterfunktion der Schilddrüse sowie Störungen der Frucht während der Schwangerschaft (z. B. Röteln in der Frühschwangerschaft, Medikamente wie Contergan). Ein großer Teil der Behinderungen hat seine Ursache in Schädigungen des Kindes während und nach der Geburt. Infolge von Sauerstoffmangel, Hirnblutungen oder von direkten mechanischen Einwirkungen kann es – besonders bei Frühgeborenen – zu Störungen vor allem der Gehirn- und Nervenfunktionen kommen, was körperliche und geistige Behinderungen unterschiedlichen Ausmaßes zur Folge haben kann. Auch schwere Infektionskrankheiten des Gehirns oder der Nerven (z. B. Gehirnentzündung, Kinderlähmung) können zu Behinderungen führen.

Eine intensive Überwachung der Gebärenden vor und während der Geburt macht die geburtsbedingten Schädigungen heute weitgehend vermeidbar. Durch genetische Beratung von Familien, in denen erbliche Krankheiten bestehen oder vermutet werden, durch Früherkennung von Schwangerschaftsstörungen, durch eine regelmäßige optimale Überwachung der Schwangerschaft und durch laufende Vorsorgeuntersuchungen der Säuglinge und Kleinkinder können viele Behinderungen rechtzeitig verhindert werden.

In **Sonderkindergärten** und **Sonderschulen** für Behinderte werden die betroffenen Kinder frühzeitig gefördert. Nur wenn es nicht zu umgehen ist, sollte ein behindertes Kind in einem Heim untergebracht werden. Das Aufwachsen und die Förderung in der Familie sind eine wichtige Voraussetzung für eine positive Gesamtentwicklung. Da viele Behinderte oft wenig oder keinen Kontakt zu anderen Menschen haben und so nicht selten Verhaltensstörungen als zusätzliche Behinderung entwickeln, spielt die seelische Betreuung eine große Rolle. Nur wenn diese Menschen von der Gemeinschaft – das heißt von jedem von uns – vorurteilslos aufgenommen werden, können Ängste, Mißtrauen und Kontaktschwierigkeiten abgebaut werden. Ein erster Schritt in dieser Richtung ist der Versuch der Rehabilitation Behinderter durch öffentliche und und nicht öffentliche Bemühungen. Unter Rehabilitation werden medizinische, pädagogische und soziale Maßnahmen zur Eingliederung behinderter Erwachsener in die Gemeinschaft verstanden.

4.6.1 Störungen der Intelligenz

Bei Kindern mit einer nur leichten Form der Intelligenzminderung spricht man von einer **Lernbehinderung** (leichte Form der Debilität), ein Sammelbegriff für verschiedene Formen der Schulleistungsschwäche. Die Zahl der Lernbehinderten wird auf etwa 4 % aller schulpflichtigen Kinder geschätzt. Sie stellen damit die größte Gruppe aller Behinderungen. Die Lernbehinderung muß deutlich von der nur vorübergehenden Lernstörung unterschieden werden. Unerkannte Schäden der Sinnesorgane (z. B. Kurzsichtigkeit, Schwerhörigkeit) oder soziale Verwahrlosung können eine Lernbehinderung vortäuschen.

Von einer **geistigen Behinderung** spricht man bei schwerwiegenderen Formen der Intelligenzminderung (0,5 % aller schulpflichtigen Kinder). Dabei werden drei Schweregrade unterschieden: Debilität als leichtere, Imbezillität als mittelschwere und Idiotie als schwere Form von Schwachsinn. **Debile Kinder** können in Sonderschulen für Lernbehinderte einfaches Lesen und Schreiben lernen und soweit gefördert werden, daß sie einfache Berufe erlernen können. **Imbezille Kinder** sind nur lebenspraktisch bildbar und sollten in einer Sonderschule für geistig Behinderte gefördert werden. Sie können in den Werkstätten für Behinderte leichte angelernte Teilarbeiten durchführen. **Idiotische Kinder** sind praktisch nicht bildungs- und lernfähig. Die Sprache ist schwer verständlich. Sie bleiben ihr ganzes Leben auf intensive Hilfe angewiesen.

Beispiel einer geistigen Behinderung: Down Syndrom (auch Trisomie 21 oder Mongolismus genannt)

5–10 % aller geistigen Behinderungen sind auf diese Erkrankung zurückzuführen. Die Wahrscheinlichkeit, ein mongoloides Kind zur Welt zu bringen, nimmt mit steigendem Alter der Schwangeren deutlich zu (steiler Anstieg ab 38. Lebensjahr). Durch ein überzähliges Chromosom in den Körperzellen kommt es – neben einer starken geistigen Behinderung (Imbezillität) – zu typischen körperlichen Merkmalen. Diese Menschen fallen vor allem durch eine große außerfamiliäre Ähnlichkeit im Gesicht auf (abgeflachte Nase, Lidspalte der Augen steht schräg, der zur Nase stehende Augenrand wird von einer Lidspalte bedeckt etc.). Mongoloide Kinder haben meist ein sehr freundliches Wesen. Die Krankheit kann eine Reihe von weiteren Organen erfassen, z. B.: Angeborene Einengungen am Zwölffingerdarm oder Ausweitung des Dickdarms oder Herzfehler. Die Organfehler senken die Lebenserwartungen der Kinder deutlich im Verhältnis zu gesunden Gleichaltrigen.

Durch eine Untersuchung kindlicher Zellen, die bei einer Fruchtwasserpunktion (Untersuchung ab 15. Woche) gewonnen werden, läßt sich feststellen, ob die Schwangere ein mongoloides Kind erwartet. Die Untersuchung ist bei Frauen ab 38 Jahren zu empfehlen. Bei einem positiven Befund darf die Schwangerschaft bis zur 22. Woche abgebrochen werden.

4.6.2 Körperliche Behinderungen

Eine große Zahl der körperlichen Behinderungen geht vom Gehirn und vom Nervensystem aus. Dieses Organsystem reagiert auf schädliche Einflüsse viel stärker als andere Organe mit Störungen oder Ausfällen seiner Leistungen.

Beispiel einer körperlichen Behinderung: Spastiker

Einer kindlichen spastischen Lähmung liegt meist eine während der Geburt erfolgte Hirnblutung, Sauerstoffmangel bei der Geburt oder eine nach der Geburt entstandene Hirnschädigung durch eine Entzündung zugrunde. Die Bewegungen der Spastiker sind steif, verkrampft und mühevoll langsam. Das Kind hat Schwierigkeiten, sich zu bewegen und sich im Gleichgewicht zu halten, da sich verschiedene Muskelgruppen ständig in einem verstärkten Anspannungszustand befinden. Die spastische Lähmung kann sich auf die Arme, auf die Beine, auf eine Körperhälfte oder auch auf alle Gliedmaßen erstrecken. Nicht selten sind auch eine Störung der geistigen Entwicklung und ein Krampfleiden zu beobachten.

Das Grundsätzliche der spastischen Lähmung (dasselbe gilt auch für andere gehirnbedingte Bewegungsstörungen) besteht darin, daß primitivste Bewegungsformen (primitive, automatisch ablaufende Reflexbewegungen), wie man sie in den ersten Monaten beim Säugling vorfindet, weiter bestehenbleiben. Aus diesen automatisch ablaufenden Reflexen entwickeln sich die krankhaften Bewegungsformen.

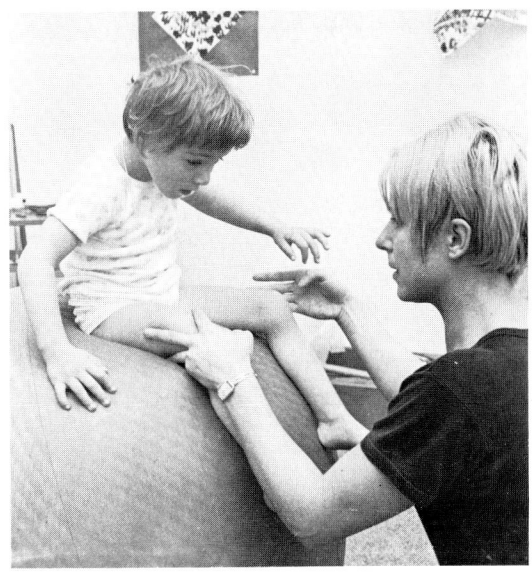

Eine frühzeitige Behandlung kann drohende Behinderungen beseitigen oder deutlich mildern.

Durch eine frühe, jahrelang dauernde Bewegungsbehandlung soll ereicht werden, daß andere inaktive Hirnzellen die Aufgabe der geschädigten Zellen übernehmen. Auf diese Weise können die primitiven Bewegungsformen abgebaut werden. Um erfolgreich zu sein, muß diese spezielle krankengymnastische Methode (Bobath-Methode, Vojta-Methode) möglichst schon im Säuglingsalter einsetzen. Beim Säugling sollte die Mutter in die täglichen Übungen genau eingewiesen werden, damit sie das Kind selbst betreuen kann. Etwas ältere Kinder werden in Sonderkindergärten – unter Zuhilfenahme von Spezialgeräten in Form von Geh- und Fahrgestellen, Spielzeug und ähnlichem – weiterbehandelt.

4.7 Erkrankungen der Nieren

Vor allem bei Kindern und jüngeren Erwachsenen kann es nach unbehandelten eitrigen Infekten der Gaumenmandeln, der oberen Luftwege oder des Mittelohres, gelegentlich auch nach einer Scharlacherkrankung, zu einer **akuten Entzündung** beider Nieren kommen (akute Glomerulonephritis). Ursache der Entzündung der Kapillarknäuelchen der Nierenrinde – Glomerulum genannt – ist nicht das Eindringen der Erreger in das Organ, sondern eine „allergische" Reaktion (Immunreaktion) im Nierengewebe gegen Bestandteile von Streptokokkenbakterien. Gelegentlich kann eine solche Entzündung auch im Rahmen einer allergischen Reaktion nach Einnahme bestimmter Medikamente auftreten. Sich entwickelnder Bluthochdruck, verminderte Harnbildung sowie die Ausscheidung von roten Blutkörperchen und Eiweiß mit dem Urin können hinweisend für eine solche Erkrankung sein. Auch bei sachgemäßer Behandlung (Gabe von Penicillin) liegt die Heilungsquote bei Kindern nur bei 80 bis 90 %, bei Erwachsenen sogar nur bei 50 bis 70 %.

Die **chronische Entzündung** der Kapillarknäuelchen der Nieren (chronische Glomerulonephritis) ist nicht selten auf eine sogenannte Autoimmunreaktion zurückzuführen, bei der sich das körpereigene Abwehrsystem gegen Bestandteile der Kapillarknäuelchen richtet und auf diese Weise eine entzündliche Reaktion mit Zerstörung der Knäuelchen in Gang setzt. Spätfolge einer solchen Nierenerkrankung (im Vordergrund stehende Krankheitszeichen: Hochdruck und Eiweißverluste über die Nieren) ist meist ein weitgehendes Versagen der Nierenfunktion.

Diese Folge kann sich auch bei häufig sich wiederholenden Harnwegsinfektionen (siehe 3.4.2) mit begleitenden bakteriellen Nierenentzündungen (chronische Pyelonephritis) einstellen.

Die jahrelange Einnahme phenacetinhaltiger Kopfschmerztabletten (inzwischen ist das Phenacetin aus den meisten Schmerzmittelpräparaten entfernt worden) – insgesamt sind etwa 500 g zur Auslösung der Nierenerkrankung notwendig – kann ebenfalls zu einer chronischen Nierenentzündung mit schließlich weitgehendem Funktionsverlust der Nieren führen.

Dieser Endzustand einer Nierenerkrankung tritt relativ häufig auch als Spätfolge einer Zuckerkrankheit, insbesondere des sogenannten Jugenddiabetes, auf (Gefäßschäden der Nieren durch den Diabetes).

Hinweis für eine **verminderte Funktionsfähigkeit** der Nieren kann häufiges Durstgefühl sein. Damit verbunden sind vermehrtes Trinken und entsprechend große tägliche Harnmengen (vermindertes Harnkonzentrationsvermögen der geschädigten Nieren; zur Ausscheidung der harnpflichtigen Substanzen wird somit vermehrt Flüssigkeit benötigt). Stark schäumender Urin kann auf eine Eiweißausscheidung im Urin hinweisen, rötlicher Urin kann Zeichen einer Blutbeimengung sein (s. o.). Gehäuftes Wasserlassen oder Schmerzen beim Wasserlassen können Hinweise für einen Harnwegsinfekt sein, der zu den häufigsten menschlichen Infektionen zählt.

Menschen, deren Nieren durch eine chronische Erkrankung nicht mehr funktionsfähig sind, sind für den Rest ihres Lebens auf die Behandlung mit einer **künstlichen Niere** (Dialyse) angewiesen, die die Ausscheidungsfunktion vorübergehend übernimmt. Jeden zweiten bis dritten Tag muß der Nierenkranke für Stunden in der Klinik an das Gerät angeschlossen werden, was verständlicherweise eine sehr große psychische Belastung darstellt. Ein zur Zeit noch verhältnismäßig kleiner Teil dieser chronisch Nierenkranken kann – vorausgesetzt, es findet sich eine von der Gewebeverträglichkeit her geeignete Spenderniere – durch eine **Nierentransplantation** (operative Organverpflanzung) von der künstlichen Niere befreit werden. Voraussetzung hierfür ist, daß die anfangs fast immer auftretende Abstoßungsreaktion (der Organismus versucht über das Abwehrsystem die Spenderniere abzustoßen) mit Hilfe bestimmter Medikamente beherrscht werden kann.

Seit dem zweiten Weltkrieg ist in der Bundesrepublik Deutschland eine deutliche Zunahme des **Nierensteinleidens** zu verzeichnen (1 bis 3 % der Bevölkerung). Grundsätzlich wird die Entstehung von Nierensteinen durch eine zu geringe tägliche Trinkmenge (normal für Jugendliche und Erwachsene: täglich etwa 1½ l reine Flüssigkeit bei normaler Nahrungszufuhr), durch gehäufte Harnwegsinfekte, durch Übergewicht sowie – bei entsprechender erblicher Veranlagung – durch Ernährungsfaktoren begünstigt.

Typisches Zeichen eines über den Harnleiter abgehenden Steines ist eine Kolik, die sich in wellenförmig kommenden und wieder gehenden stärksten Schmerzen im Bereich der Niere (bei Steinen im oberen Harntrakt), zum Teil mit Ausstrahlung in die Leistenbeuge und die Innenseite des Oberschenkels (bei Steinen im unteren Harnleiteranteil), äußert.

Bei bekannter Neigung zur Nierensteinbildung ist eine regelmäßige reichliche Flüssigkeitszufuhr von möglichst mehr als 2 l täglich die wichtigste vorbeugende Maßnahme. Bei vermehrtem Schwitzen (z. B. Sauna oder starke Hitze) muß entsprechend mehr getrunken werden. Auch bei Neigung zu gehäuften Harnwegsinfekten stellt reichliche Flüssigkeitszufuhr eine wesentliche vorbeugende Maßnahme dar.

Bei festgestellten Harnsäuresteinen sollten folgende Nahrungsmittel gemieden werden, da sie einen erhöhten Harnsäurespiegel im Blut und damit auch im Urin begünstigen: Innereien, Fleischextrakte, Sardinen. Bei calciumhaltigen Nierensteinen sollten möglichst wenig Milch und Milchprodukte zugeführt werden.

Zur Zeit werden in der Bundesrepublik Deutschland jährlich etwa 700 Nierentransplantationen durchgeführt. Erforderlich wären mindestens 1500 Transplantationen pro Jahr. Um diese Rate zu erreichen, müßten sich möglichst viele von uns für den Fall ihres Todes bereit erklären, Organe zum Zwecke der Transplantation zu spenden. Den Spenderpaß sollte man stets bei sich tragen.

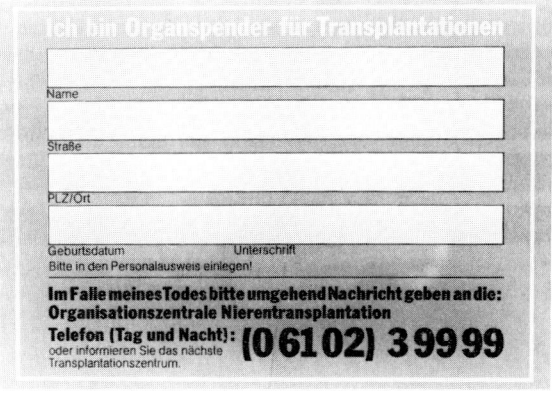

Organspenderpaß des „Arbeitskreises Organspende"

4.8 Hüftluxation

Die Hüftverrenkung, im medizinischen Sprachgebrauch Hüftluxation genannt, stellt die häufigste angeborene Fehlbildung des Haltungs- und Bewegungsapparates dar (bei 2 % aller Neugeborenen). Mädchen sind fünfmal häufiger betroffen als Jungen.

Bei der Fehlbildung handelt es sich um eine mangelhafte Entwicklung der Hüftgelenkpfanne, die flach angelegt und steil gestellt ist, so daß der Gelenkkopf ungenügend umschlossen wird. Die Folge ist eine verminderte Gelenkstabilität.

Bei der Geburt ist eine voll ausgeprägte Luxation sehr selten (eine auf 1000 Neugeborene). Die eigentliche Verrenkung vollzieht sich üblicherweise erst allmählich unter zunehmender Belastung: zunächst durch den Muskelzug der Hüft- und Oberschenkelmuskulatur und schließlich unter der Körperlast selbst, wenn das Kind stehen und laufen lernt. Das Ausmaß der Gleitbewegung des Hüftgelenkkopfes aus der Pfanne heraus (über den hinteren oberen Rand) ist abhängig vom Schweregrad der Minderentwicklung der Gelenkpfanne.

Die Ursache der Fehlentwicklung, die ein- oder auch beidseitig auftreten kann, ist ungeklärt. Eine erbliche Veranlagung gilt als erwiesen. Sichtbarstes Zeichen einer einseitigen Verrenkung ist Hinken (das betroffene Bein erscheint verkürzt). Bei beidseitiger Fehlbildung fällt ein „Watschelgang" auf.

Bei frühzeitigem Erkennen und entsprechender Frühbehandlung (vor Auftreten des beginnenden Verrenkungsvorgangs) im ersten Lebensjahr vor dem Laufenlernen, möglichst sogar in den ersten Lebensmonaten, führt eine durch den Arzt angeordnete Spreizlagerung (durch Verwendung von Spreizwindeln oder Spreizhöschen für etwa 6 Monate) in 80 bis 85 % der Fälle zur Heilung – das heißt, es bildet sich ein normales Gelenk aus. Nach bereits erfolgter, vollständiger Verrenkung sind echte Heilungen praktisch kaum mehr möglich. Bei zu spätem Erkennen der

Fehlentwicklung ist eine aufwendige und das Kind belastende orthopädische Behandlung, nicht selten mit zusätzlicher Operation, notwendig. Daher ist es besonders wichtig, daß jeder Säugling pünktlich zu den vorgesehenen Vorsorgeuntersuchungen (siehe 7.3.1) erscheint, da nur so eine Früherkennung und damit eine Frühbehandlung möglich ist. (Bei fehlender Verrenkung kann die Fehlbildung bei der zweiten Vorsorgeuntersuchung gelegentlich übersehen werden.)

4.9 Angeborene und erworbene Herzfehler

Angeborene Herzfehler

Angeborene Herzfehler finden sich bei etwa 0,8 % aller Neugeborenen. In der Hälfte dieser Fälle führen die oft sehr schwerwiegenden Mißbildungen schon in den ersten Monaten zum Tode. Es gibt eine Fülle verschiedener Herzfehler, die nicht im einzelnen dargestellt werden können. Eine der häufigsten angeborenen Mißbildungen des Herzens (etwa 25 %) ist ein Loch in der Wand zwischen rechter und linker Herzkammer. Eine Verengung der Herzklappe zwischen rechter Herzkammer und Ausflußbahn in die Lungenarterien (Pulmonalstenose) sowie ein Loch zwischen linkem und rechtem Herzvorhof zählen mit je 10 % zu den nächsthäufigen Mißbildungen.

Angeborene Herzmißbildungen sind auf Störungen der Herzentwicklung im 2. bis 3. Schwangerschaftsmonat zurückzuführen. Diese sind zum Teil erblich bedingt. Aber auch die Einwirkung äußerer Faktoren, wie bestimmte chemische Substanzen (z. B. das Schlafmittel Contergan) oder Virusinfekte (vor allem Röteln, siehe 3.2.2), können zu Mißbildungen des Herzens führen.

Abhängig von Art und Schweregrad des Herzfehlers kommt es oft früher oder später zu einer Leistungsminderung, in schwereren Fällen bereits beim Säugling zu Atembeschwerden (zum Teil mit Blauverfärbung der Lippen und Zunge), Trinkschwäche und Gedeihstörungen. Eine Herzoperation ist sehr häufig unumgänglich.

Erworbene Herzfehler

Bei erworbenen Herzfehlern, die stets Herzklappenfehler sind, ist es durch eine Entzündung (zumeist durch Bakterien in Gang gesetzt) zu einer Veränderung der Klappen gekommen, die sich in Schließunfähigkeit oder aber in mangelnder Öffnungsfähigkeit äußern kann.

Die häufigste Ursache eines erworbenen Herzfehlers stellt das **rheumatische Fieber** dar. Dieses tritt bei etwa 3 von 100 Kindern und Jugendlichen (betroffen sind vor allem 6- bis 10jährige) mit **unbehandelter** eitriger, bakterieller (bestimmte Streptokokken-Bakterien) Mandelentzündung auf. Etwa 2 bis 4 Wochen nach einer solchen eitrigen Angina kommt es bei den Betroffenen zu Fieber, Schmerzen an den großen Gelenken sowie häufig auch zu einer Mitentzündung der Herzklappen, die in etwa 50 % der Fälle bleibende Klappenschäden zur Folge hat. In den letzten Jahren hat die Häufigkeit des rheumatischen Fiebers durch die verbreitete Penicillinbehandlung eitriger Mandelentzündungen deutlich abgenommen. Kinder und Jugendliche mit hoch fieberhafter, eitriger Angina sollten daher unbedingt ärztlich behandelt werden.

Scharlach (siehe 3.2.3), eine besondere Form einer Streptokokken-Angina und mit etwa 34 000 Erkrankungen pro Jahr eine sehr häufige Infektionskrankheit, kann bei schwerem Verlauf ebenfalls zu einer Miterkrankung der Herzklappen führen. Durch die Penicillinbehandlung sind scharlachbedingte Herzfehler inzwischen selten geworden.

Bei den erworbenen Herzfehlern kommt es meist erst nach Jahren zu den Zeichen einer Überbelastung des Herzens (anfangs Atemnot bei körperlicher Belastung). Eine Herzoperation ist dann oft unvermeidlich.

4.10 Krebserkrankungen bei Kindern und Jugendlichen

Nach den Unfällen stellen bösartige Tumoren die häufigste Todesursache bei Kindern dar, wobei man allerdings feststellen muß, daß andere Todesursachen in dieser „gesündesten" Altersphase des Menschen – mit Ausnahme der Neugeborenenperiode – grundsätzlich selten sind. 1987 starben 4352 Kinder an Unfällen und 160 an Krebs. Im Vergleich zum Erwachsenenalter (1987 rund 167 000 Todesfälle) ist die Krebssterblichkeit bei Kindern somit gering.

Bösartige Tumoren sind durch unkontrollierte Zellvermehrungen gekennzeichnet. Sie werden grob eingeteilt in die Gruppe der lokalisierten, „soliden" Tumoren und in die Gruppe der Leukämien. Die mit Abstand häufigste Krebsart des Kindes- und Jugendalters ist die Leukämie, auf die an dieser Stelle kurz eingegangen werden soll.

Die Ursache der Krebserkrankungen ist immer noch nicht eindeutig geklärt. Weder gibt es einen bestimmten Erreger noch eine bestimmte Giftsubstanz aus der Umwelt, noch eine bestimmte Erbeigenschaft, die grundsätzlich zum Krebsleiden führt. Vermutlich kommt es erst durch eine Summierung von Faktoren zum Ausbruch einer Krebserkrankung, wobei verschiedene Viren, Umweltfaktoren und eine gewisse „Veranlagung" (wobei dem System der Körperabwehr, dem Immunsystem, vermutlich eine besondere Rolle zukommt) von Bedeutung sein dürften.

Leukämien

Leukämien sind durch eine unkontrollierte Vermehrung weißer Blutzellen (Leukozyten, Zellen im Dienste der Körperabwehr) gekennzeichnet. Die kranken Zellen können in großer Zahl aus dem befallenen Knochenmark in die Blutbahn ausgeschwemmt werden. Im Verlauf der Erkrankung werden Milz, Leber, Lymphknoten und auch andere Organe von den Leukämiezellen befallen.

Die erkrankten Kinder und Jugendlichen werden blaß, matt, appetitlos und nehmen an Gewicht ab. Temperaturerhöhungen und eine Neigung zu Infekten gesellen sich bald hinzu. Haut- und Schleimhautblutungen können auftreten. Nicht selten bestehen Knochen- und Gelenkschmerzen. Im Mittelpunkt des Krankheitsbildes stehen nach kurzem Verlauf eine hochgradige **Anämie** (Mangel an roten Blutkörperchen) und Fieber. Oft sind die Lymphknoten geschwollen.

Infektneigung (Mangel an normalen und voll wirksamen weißen Blutzellen zur Erregerabwehr), Blutungsneigung (Mangel an Blutplättchen für die Gerinnung) und Anämie erklären sich durch ein Überwuchern des Knochenmarks durch bösartige Leukämiezellen. Normales Knochenmarksgewebe, das die genannten Blutzellen produziert, wird somit zunehmend weniger.

Durch Einsatz von speziellen Medikamenten und Strahlenbehandlung werden heute auf dem Gebiet der Leukämiebehandlung im Kindesalter gute Erfolge erzielt. Die Rate endgültiger Heilungen bei der häufigsten Leukämieform, der akuten lymphatischen Leukämie, liegt zur Zeit bei etwa 70 %. In jüngster Zeit erweist sich zusätzlich zur bisherigen Behandlung eine Knochenmarksübertragung durch Knochenmark eines nahen Verwandten als zunehmend erfolgreich.

5 Unfälle im Kindesalter

Jedes Jahr werden über 500 000 Kinder bei Unfällen verletzt. Unfälle sind in fast allen Altersgruppen der Kinder die häufigste Todesursache. Sie verursachen fast 40 % aller kindlichen Todesfälle. Das sind rund 4000 tödliche Kinderunfälle im Jahr.

Die Bundesrepublik ist das Land mit den meisten Kinderverkehrsunfällen.

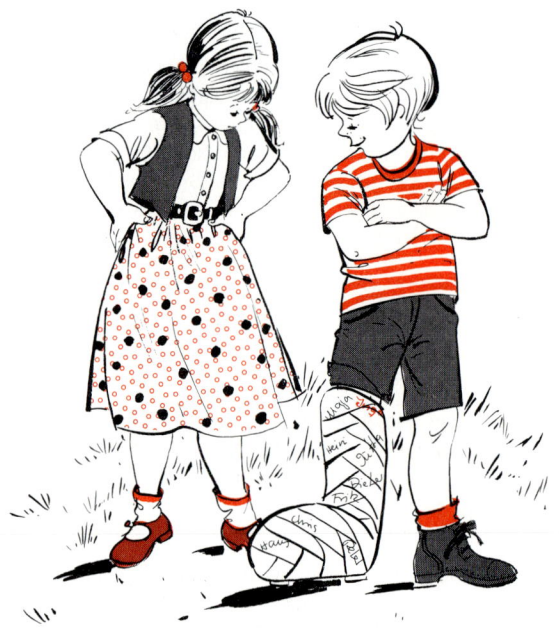

Kinder im Säuglings- und Kleinkindalter sind besonders unfallgefährdet. Etwa zwei Drittel aller Kinderunfälle passieren in diesem Alter. Geht man von der Unfallsterblichkeit aus, so sind Säuglinge am meisten in Gefahr. Bezogen auf 100 000 Kinder, sterben jährlich etwa 70 Säuglinge an einem Unfall. Die Unfallsterblichkeit der übrigen Altersgruppen ist um mehr als die Hälfte geringer. Die mit weitem Abstand häufigste Todesursache des Säuglings ist das mechanische Ersticken.

Mit fortschreitendem Alter sinkt zwar die absolute Zahl der tödlichen Unfälle, dennoch tritt der Unfall als kindliche Todesursache immer stärker in den Vordergrund, da andersartige Todesursachen seltener werden.

In allen Altersgruppen, mit Ausnahme des Säuglingsalters, stehen die Verkehrsunfälle mit deutlichem Abstand an der Spitze der unfallbedingten kindlichen Todesfälle. Rund 1400 Kinder sterben jedes Jahr auf unseren Straßen. Nach den Verkehrsunfällen sind das Ertrinken sowie Hitzeschäden (vor allem Verbrühungen) die nächsthäufigen Ursachen für den Unfalltod bei Kindern über 1 Jahr.

Hinsichtlich der Verletzungsart liegen offene Wunden mit fast 40 % an der Spitze der Kinderunfälle. Danach folgen Knochenbrüche mit 20 % und Prellungen mit 15 %. Betrachtet man die Gefahrenursache, so sind Stürze mit fast 60 % am häufigsten. Es folgen Unfälle durch stechende oder schneidende Gegenstände mit 15 %, Verbrennungen und Verbrühungen mit 10 %.

Der kindliche Körper ist weit weniger verletzungsanfällig als der eines Erwachsenen. Aufgrund der hohen Elastizität der Knochen toleriert er Stöße und Stürze besser. Das Kind ist jedoch wegen seiner mangelnden Kenntnisse und Erfahrungen, seiner Psyche und aufgrund entwicklungsbedingter Gegebenheiten erheblich unfallgefährdeter als der Erwachsene.

5.1 Unfallverhütung

Die unfallbedingten Gesundheitsschäden unserer Kinder sind in den letzten Jahrzehnten schwerer und vielfältiger geworden. Die Wohnung, insbesondere die moderne Küche, ist aufgrund der Technisierung und der überall verwendeten giftigen Haushaltsmittel gefährlicher geworden. Die räumliche Enge in den Städten erhöht das Unfallrisiko, indem sie die Kinder – in Ermangelung ausreichender und geeigneter Spielplätze – auf die Straße treibt. Unsere Straßen aber stellen die gefährlichste Unfallquelle dar. Verkehrsunfälle sind zur häufigsten Todesursache bei Kindern geworden.

Der **Schutz des Kindes** vor den Gefahren seiner Umwelt ist besonders im Säuglings-, Kleinkind- und Vorschulalter vorrangig. In dieser Altersphase sind den Fähigkeiten des Kindes, Gefahren zu erkennen und sich selbst zu schützen, entwicklungsbedingte Grenzen gesetzt.

Das Fernhalten möglicher Gefahrenquellen ist jedoch bei dem allmählich beweglicher und selbständiger werdenden Klein- und Vorschulkind als alleinige Maßnahme zur Unfallverhütung nicht ausreichend. Spätestens vom 3. Lebensjahr an sollte der Schutz durch Gefahren-Belehrungen und im Vorschulalter durch ein echtes **Gefahren-Training** ergänzt werden. Das Kind muß unter Aufsicht und der Anleitung von Eltern und Erziehern lernen, in einer gefahrvollen Welt zu leben, deren Gefahren zu erkennen und zu bewältigen. Nur durch eine Konfrontation mit der Umwelt, auch mit ihren Gefahren, wird das Kind mit der Zeit in der Lage sein, sich besser zu schützen. Je größer die Umwelterfahrungen des Kindes sind, desto sicherer wird es im Umgang mit dieser Umwelt werden. Wer ein Kind allzu vorsichtig und ängstlich behütet, hemmt dessen Persönlichkeitsentwicklung. Ein solches Kind kann nicht sicher und selbständig werden und wird nicht lernen, Gefahrensituationen als solche zu erkennen und Schwierigkeiten allein zu meistern, da es nur ungenügend eigene Erfahrungen sammeln konnte.

Selbstverständlich haben auch Ermahnungen, Anordnungen und Verbote schon vom Kleinkindalter an ihre Bedeutung bei der Unfallverhütung. Sie sind beim Kleinkind angebracht, wenn eigene Einsicht noch nicht vorausgesetzt werden kann. Beim etwas älteren Kind sollten Verbote jedoch in einer für das Kind verständlichen und einsehbaren Weise begründet werden, ohne dabei Ängste heraufzubeschwören, denn Angst ist ein schlechter Erzieher. Eine Erziehung, die das Kind vor Unfallgefahren vorwiegend durch Verbote schützen will, muß scheitern. Verbote wie „Fahr nie mit dem Roller auf der Straße!" oder „Spiel nicht mit Streichhölzern!" sind zwar grundsätzlich richtig; Bemühungen, die darauf abzielen, ein bestimmtes Tun allein durch Verbote zu verhindern, sind jedoch immer fragwürdig. Ein schlechtes Gewissen, Ängste, unsicheres und vielleicht auch trotziges Verhalten könnten die Folge sein, so daß der erzieherische Erfolg in Frage gestellt wäre.

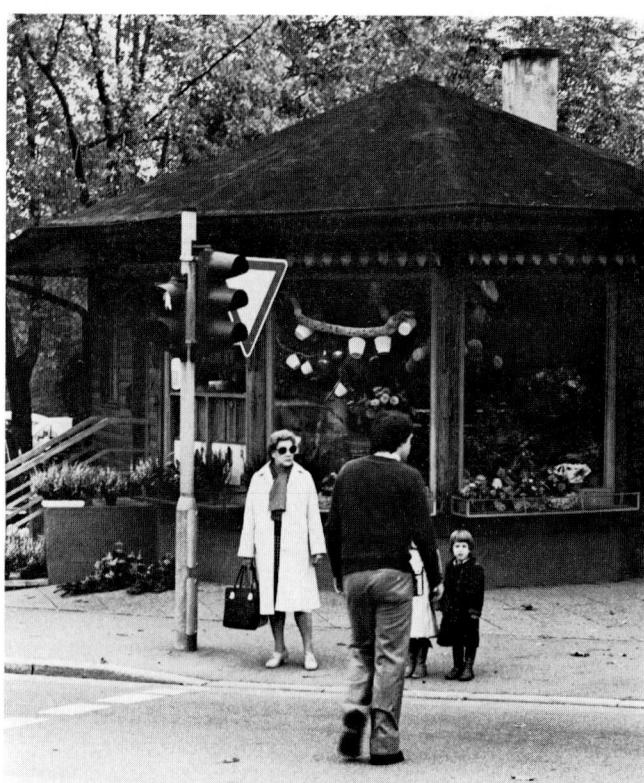

Der Erwachsene ist ein schlechtes Vorbild für die Kinder. Er geht bei ROT über die Straße. Die Kinder werden sein Verhalten das nächste Mal vielleicht nachmachen.

Wollen Eltern und Erzieher in ihrer auf eine Unfallverhütung ausgerichteten Erziehung erfolgreich sein, müssen sie Kenntnisse über die Möglichkeiten und Grenzen der körperlichen und geistigen Leistungsfähigkeit des Kindes – besonders in den ersten sechs Lebensjahren – besitzen. Sie müssen lernen, die Umgebung des Kindes aus der Kinderperspektive zu sehen – in der eigenen Wohnung, im Kindergarten, auf dem Spielplatz, auf der Straße, in der Schule. Nur so können sie mögliche Unfallursachen frühzeitig erkennen.

Kinder orientieren sich wesentlich am Verhalten ihrer Bezugspersonen, deren Verhaltensweisen sie nachahmen. Eltern und Erzieher haben daher die Verpflichtung, zumindest in Anwesenheit von Kindern ein gutes Vorbild zu sein. Das gilt im Straßenverkehr wie auch im Kindergarten oder im eigenen Haus.

5.1.1 Unfallbegünstigende Faktoren

5.1.1.1 Lebensalter, Unfallort, Unfallzeit, Geschlecht

Säuglingsunfälle ereignen sich in der Regel im häuslichen Bereich. Kinder dieses Alters sind bedroht durch Stürze von der Wickelkommode, aus dem Bettchen, aus dem Kinderwagen oder vom Arm der Mutter. Der im Verhältnis zum übrigen Körper relativ schwere Kopf und die Unfähigkeit des Säuglings zu gezielten Abwehrbewegungen führen bei Stürzen fast immer zum Aufschlagen des Kopfes. Entsprechend häufig sind Schädel- und Hirnverletzungen. Weitere häufige schwerwiegende Unfallursachen dieses Alters sind Ersticken und Strangulationen sowie Verbrennungen und Verbrühungen.

Das Kleinkind erobert sich mit seinen zunehmenden Bewegungsmöglichkeiten, seinem wachsenden Bewegungsdrang und seiner Neugier den gesamten häuslichen Bereich, einschließlich Garten und Hof. Die Küche ist mit Abstand der unfallträchtigste Ort im Hause. Fast 50 % aller häuslichen Unfälle passieren dort. Immer häufiger wird das Kleinkind auch mit den Gefahren des Straßenverkehrs konfrontiert. Typische Unfälle dieser Altersphase sind Stürze, Verbrennungen und Verbrühungen, Vergiftungen, Ersticken und Strangulationen, Stich- und Schnittverletzungen, Ertrinken sowie Verkehrsunfälle, die bereits sehr häufig auftreten. Das ältere Kleinkind und das Schulkind sind durch die Verlagerung des Spielens auf den Spielplatz oder die Straße als Spielplatzersatz sowie als Teilnehmer am Straßenverkehr zunehmend durch außerhäusliche Unfälle gefährdet. Die besonders gefährlichen Unfälle dieses Alters konzentrieren sich auf Verkehrsunfälle (⅔ aller tödlicher Kinderunfälle), Ertrinken und Sturzverletzungen.

Auffällig ist die Häufung der Unfälle am Vormittag zwischen 11 und 12 Uhr sowie in den Nachmittagsstunden zwischen 16 und 19 Uhr. Hier scheinen ein Nachlassen der Konzentration und Ermüdungserscheinungen sowohl der Kinder als auch ihrer erwachsenen Betreuer eine Rolle zu spielen.

Rund zwei Drittel aller verunglückten Kinder sind Jungen. Größere Waghalsigkeit, vermehrtes unbändiges Herumtoben und geringere Vorsicht sind in erster Linie für den größeren Anteil der Knaben am Unfallgeschehen verantwortlich.

Manche Kinder erleiden häufiger als andere einen Unfall. Sie gehören nicht selten zu einem besonderen Typ, der extravertierter (nach außen gekehrt), aktiver, impulsiver, aggressiver ist als andere Kinder und der eher dazu tendiert, Aggressionen abzureagieren. Der Anteil der Jungen an dieser Gruppe von Kindern ist besonders hoch.

5.1.1.2 Entwicklungsbedingte Faktoren

Einschränkungen des Wahrnehmungsvermögens

Die Fähigkeit des Kindes, die Umwelt wirklichkeitsgetreu zu erfassen, ist sehr begrenzt. Für Kleinkinder ist nur das wirklich vorhanden, was sie wahrnehmen können. Ihr Erleben ist sehr stark von ihrer Gefühlswelt durchdrungen und beeinflußt. Wünsche, Ängste, Befürchtungen und Erwartungen verzerren ihre Wahrnehmungen. Erst mit fortschreitender Entwicklung beginnen sie, die Umwelt objektiver und differenzierter zu erfassen.

Aufgrund seiner ichbezogenen Sicht der Welt, in der es selbst den Mittelpunkt darstellt, glaubt das Kind beispielsweise: „Wenn ich das Auto sehe, sieht mich das Auto auch." Viele Kinder schauen – wie sie es gelernt haben – am Bordstein nach links und rechts, tun dies aber ganz mechanisch und meinen, dies allein genüge. Das Links-Rechts-Schauen wird zum reinen „Sicherheitsritus", dem unbewußt schützende, magische Kräfte zugesprochen werden.

Das jüngere Kind ist noch nicht in der Lage, Wesentliches vom Unwesentlichen zu unterscheiden. Gerade im Straßenverkehr aber kommt es darauf an, aus einer größeren Zahl von Eindrücken mit einem Blick diejenigen zu erfassen, die für das richtige Verhalten von Bedeutung sind. Die Aufmerksamkeit des Kindes wird jedoch besonders von Dingen angezogen, die im Moment auffällig und interessant erscheinen, so daß Gefahren leicht übersehen werden. Ist das Kind beispielsweise durch einen Hund, eine Eisbude oder das Erkennen eines Freundes auf der anderen Straßenseite gefesselt, so verblassen die übrigen Geschehnisse. Der Verkehr mit seinen Gefahren wird zur Nebensache.

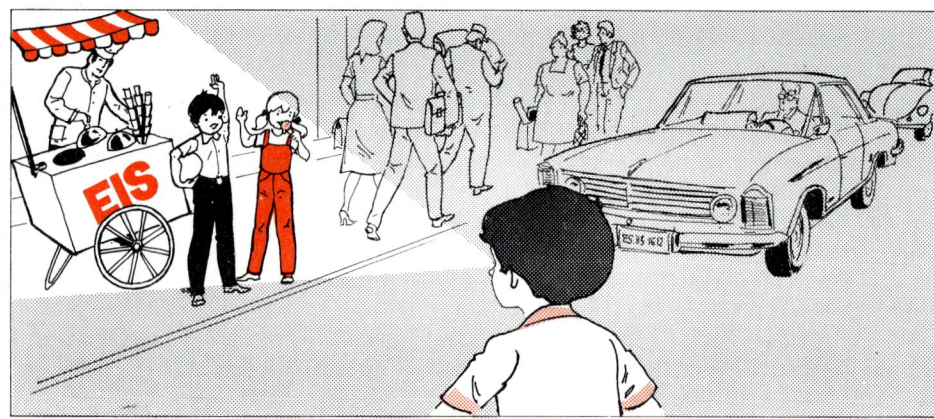

Das jüngere Kind ist noch nicht in der Lage, Wesentliches von Unwesentlichem zu unterscheiden. Die Aufmerksamkeit des Kindes wird besonders von Dingen angezogen, die im Moment auffällig und interessant erscheinen, so daß Gefahren leicht übersehen werden.

Das Hörvermögen des Kindes ist erst mit etwa 7 Jahren voll ausgebildet. Wenn das Kleinkind durch andere Eindrücke abgelenkt ist, nimmt es häufig Hupen, Klingeln oder Warnrufe gar nicht wahr. Auch in der Lokalisierung von Geräuschen ist das kleine Kind noch sehr unsicher. Selbst Sechsjährige schauen im Straßenverkehr unter Umständen nach links, während das Hupen des Autos von rechts kommt. Die Unterscheidung von links und rechts bereitet vielen Kindern Schwierigkeiten. Oft sind auch Achtjährige darin noch sehr unsicher. Ein Großteil der Kinder bis

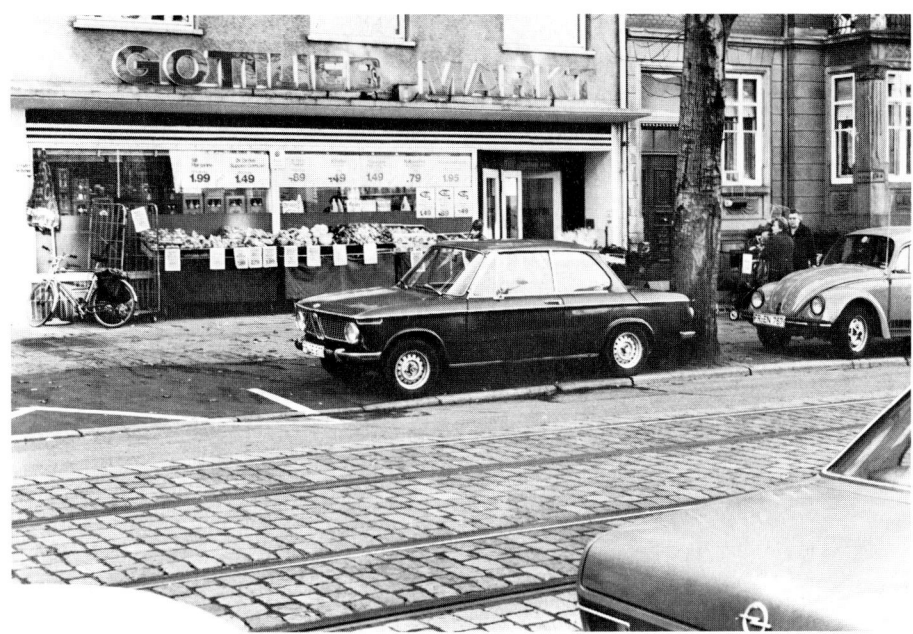

So sieht der Erwachsene
Die Augenhöhe des Erwachsenen liegt bei etwa 170 cm. Er kann über parkende Autos hinwegsehen und damit die Straße überblicken.

zu 4 Jahren bevorzugt noch vorwiegend das rechte Gesichtsfeld. Von links kommende Fahrzeuge beispielsweise werden leicht übersehen. Da das Kind bedeutend kleiner als der Erwachsene ist, verkleinern sich sein Sehbereich und sein Überblick beträchtlich. Da das Gesichtsfeld der Kinder beschränkt ist, nehmen sie insbesondere von der Seite kommende Gefahren weniger und später wahr als Erwachsene.

Aufgrund seiner auf sich bezogenen Erlebens- und Denkweise versteht das Kleinkind noch nicht, daß beispielsweise die wahrgenommene Größe eines Wagens von der Entfernung des Beobachtenden abhängig ist. So glaubt ein Kind unter 4 Jahren, daß ein Auto größer wird, wenn es sich nähert. Die Fähigkeit zur richtigen Entfernungseinschätzung wird ebenfalls erst im Laufe der Kindheit erworben. Geschwindigkeiten können Kinder erst ab etwa 8 Jahren richtig beurteilen.

Belastungssituationen wie Müdigkeit, Hunger, länger dauernde „motorische Einengung" durch den Schulunterricht, Konflikte und Spannungen im Elternhaus, im Kindergarten oder in der Schule, Angst und Wutgefühle wirken sich eindeutig negativ auf die Wahrnehmungsfähigkeit und die Konzentrationsfähigkeit der Kinder aus. Unter dem Eindruck solcher Einflüsse ist das Kind besonders unfallgefährdet.

Motorische Unzulänglichkeiten des Kindes

Die rasche Verknüpfung von Wahrgenommenem und der angemessenen motorischen Reaktion darauf (z. B. Wahrnehmen einer Gefahr – weglaufen) ist beim Kleinkind ungenügend entwickelt. Es ist noch nicht in der Lage, Schlußfolgerungen aus einer erkannten Gefahr unmittelbar in motorische Schutzreaktionen umzusetzen. Es benötigt demnach eine längere Reaktionszeit als Erwachsene.

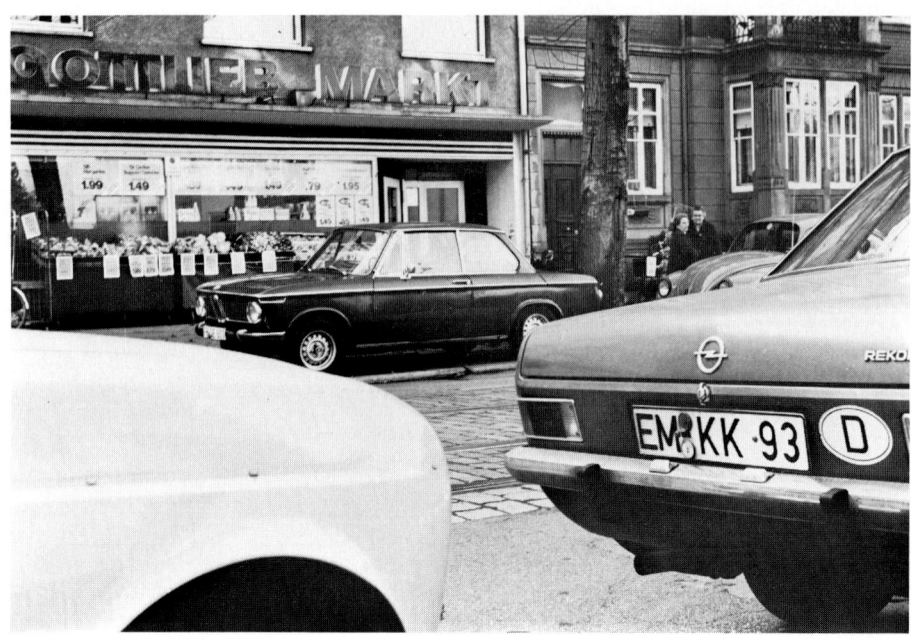

So sieht das kleine Kind
Die Augenhöhe des Klein- und Vorschulkindes liegt zwischen 90 und 100 cm. Um die Straße überblicken zu können, muß es um das Auto herumgehen.

Da das kleine Kind motorisch noch recht unbeholfen ist, stolpert es leicht. Das ist besonders gefährlich in Situationen, in denen es der Verkehrsteilnehmer nicht erwartet (z. B. beim schnellen Überqueren der Straße). Die Schrittgröße eines Fünfjährigen ist etwa um die Hälfte kleiner als die eines Erwachsenen. Ein Kind benötigt daher zum Überqueren einer Straße bei gleicher Schrittgeschwindigkeit mindestens doppelt soviel Zeit wie ein Erwachsener.

Mangelnde Kenntnisse und Erfahrungen

Verkehrszeichen werden von Kindern nicht selten mißverstanden. Eine Untersuchung zeigte z. B., daß das Zeichen „Fußgänger-Überweg", auf dem ein gehender Mann abgebildet ist, von einigen Kindern so verstanden wird, daß hier nur Erwachsene über die Straße gehen dürfen.

Oft geraten Kinder in Gefahr, weil sie neugierig sind. Sie wollen mit Dingen umgehen, die sie noch nicht kennen und deren Handhabung ihnen noch fremd ist (z. B. der Zweijährige, der am Heißwasserhahn dreht).

5.1.1.3 Übermüdung und Ängstlichkeit

Ein unausgeschlafenes, übermüdetes Kind ist unaufmerksam, ungeschickt und in seinen Reaktionen verlangsamt. Die Unfallgefahr ist erheblich größer als bei einem ausgeschlafenen Kind. Kinder müssen daher stets ausreichenden Nachtschlaf bekommen, vor allem dann, wenn sie am nächsten Morgen den oft nicht ungefährlichen Weg in den Kindergarten oder in die Schule anzutreten haben.

Ein ängstliches und unsicheres Kind erleidet eher einen Unfall als andere Kinder. Angst und Selbstunsicherheit führen zu Ungeschicklichkeit und zu spontanem, unüberlegtem und damit unerwartetem Handeln. Das Wahrnehmungsvermögen und die Reaktionsfähigkeit sind eingeschränkt. Gerade als Verkehrsteilnehmer ist das ängstliche und unsichere Kind besonders gefährdet.

5.1.2 Die häufigsten Kinderunfälle – vorbeugende Schutzmaßnahmen

5.1.2.1 Verkehrsunfälle

Die Bundesrepublik Deutschland hält einen traurigen Weltrekord. Im Vergleich zu anderen Ländern verunglücken bei uns mehr Kinder im Straßenverkehr als anderswo auf der Welt: fast 5mal soviel wie in Schweden, 3½mal soviel wie in Italien (siehe Unfallstatistik, 5). 50 000 bis 60 000 Kinder kommen jedes Jahr auf unseren Straßen zu Schaden, fast 1400 von ihnen tödlich. Kinder im Vorschulalter und ganz besonders Schulanfänger sind unverhältnismäßig häufiger an Verkehrsunfällen beteiligt als ältere Kinder.

Rund 40 % der in einen Verkehrsunfall verwickelten Kinder verunglückten „zu Fuß", 30 % als Radfahrer und weitere 30 % als Mitfahrer in einem Auto. Ein Drittel der Unfälle passiert auf dem Weg in den Kindergarten oder in die Schule. Die häufigste Ursache für die Fußgängerunfälle ist „das Überschreiten der Fahrbahn, ohne auf den Verkehr zu achten" (55 %) und das „plötzliche Hervortreten hinter Sichthindernissen" (24 %). In der Altersgruppe der 10- bis 14jährigen ist fast jedes zweite der in einen Unfall verwickelten Kinder mit dem Fahrrad verunglückt.

Kinder sind in 70 bis 80 % aller Fälle selbst am Verkehrsunfall „schuld". Falsches, unfallträchtiges Verhalten von Kindern kann jedoch keine „Schuld" im eigentlichen Sinne darstellen, denn das Kind kann aufgrund seiner entwicklungsbedingten begrenzten Möglichkeiten nicht „schuld" an einem Unfall sein – allenfalls ist es die Ursache dafür. Das Kind sieht seine Umwelt – was für den Straßenverkehr lebenswichtig ist – noch nicht wirklichkeitsgerecht. Auch sind seine körperlichen und geistigen Fähigkeiten noch völlig unzureichend, um sich verkehrsgerecht verhalten zu können (siehe 5.1.1.2). Der erwachsene Verkehrsteilnehmer begeht oft den Fehler, das Kind nach den Verhaltensmaßstäben Erwachsener zu beurteilen. Um auf Kinder im Verkehrsgeschehen angemessen reagieren zu können, muß er die Besonderheiten kindlichen Verhaltens kennen. Diese Kenntnisse sollten bei Fahrschulprüfungen Prüfungsthema werden.

▶ **Vorbeugen:**

▶ **Kinder auf der Straße:**

Kinder sollen optisch auffallen. Empfehlenswert sind bunte Kleidung, gelbe Mützen und reflektierende Schilder auf der Schultasche.

Bis zum Alter von etwa 5 Jahren darf ein Kind nicht allein auf eine befahrene Straße gelassen werden.

Niemals ein Kind anrufen, das auf der gegenüberliegenden Straßenseite steht. Nicht selten läuft es dann, ohne auf den Verkehr zu achten, über die Straße und bringt sich in Gefahr.

Kinder müssen wissen, daß ihnen ein auf die Straße gerollter und von einem Auto überfahrener Ball (oder ein anderes Spielzeug) sofort ersetzt wird. Man muß ihnen klarmachen, daß es besser ist, kurzfristig auf ein geliebtes Spielzeug zu verzichten, als sich der Gefahr eines Unfalls auszusetzen.

Bälle müssen auf der Straße (z. B., wenn das Kind auf dem Weg zum Spielplatz ist) in einem Netz transportiert werden. Mit dem Ball daher stets auch ein Netz mitschenken.

Kinder mit Dreirädern, Rollern oder Rollschuhen gehören auf Spielstraßen oder Spielplätze, allenfalls auf den Gehweg ruhiger Straßen.

Dem Kind muß eindringlich erklärt werden, warum es nicht an, auf oder unter parkenden Fahrzeugen spielen darf.

Eltern sollten mit ihren Kindern den Weg in den Kindergarten oder in die Schule einüben.

Jüngere Kindergartenkinder müssen stets von Erwachsenen oder verantwortungsvollen älteren Geschwistern in den Kindergarten begleitet werden. Das ältere Kindergartenkind darf nur dann allein gehen, wenn der Weg gefahrlos ist. Daher nicht die kürzeste Strecke wählen, sondern die sicherste.

Das Kind muß rechtzeitig auf den Weg in die Schule geschickt werden, damit es nicht gezwungen ist, in Hast und Eile in die Schule zu laufen.

Literatur zur Verkehrserziehung, siehe 5.1.4.2.

▶ **Kind im Auto:**

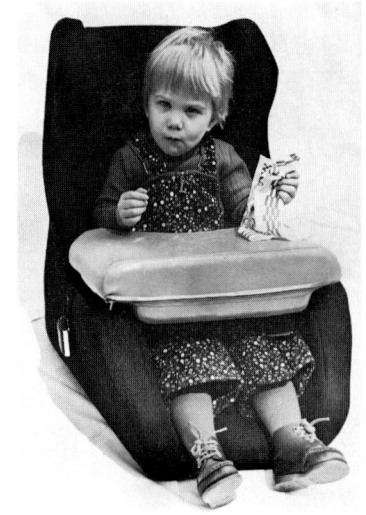

Der sichere Auto-Kindersitz

Im Auto gehören Babys auf den Rücksitz in eine Säuglingstragetasche oder in den abnehmbaren Kinderwagenaufsatz.

Der unerläßliche Kindersitz im Auto ist für Kinder zwischen ein und vier Jahren gedacht. Es ist ratsam, nur von Autoherstellern empfohlene Kindersitze zu kaufen. Die Gurte des Kindersitzes sollen fest sein und ein Herausrutschen nach unten und oben sowie ein Aufstehen des Kindes verhindern. Die Füße müssen aufgesetzt werden können. Die Kopfstütze muß ausreichend hoch sein.

Wenn das Kind für den Kindersitz zu groß geworden ist, gehört es auf die hintere Sitzbank, auf der es angeschnallt sein muß (Kindergurte anbringen lassen!).

Kinder niemals auf dem Vordersitz Platz nehmen lassen, auch nicht auf dem Schoß des Beifahrers.

Die hinteren Türen sollen durch Kindersicherung gesichert sein.

Beim Anhalten des Autos die Kinder nur auf der Seite des Gehwegs aussteigen lassen.

Kinder nie im Auto allein lassen, auch nicht für wenige Minuten.

▶ **Kinder auf dem Fahrrad:**

Bevor ein Kind – es sollte nicht weniger als 8 Jahre alt sein – allein mit dem Rad auf die Straße darf, muß man sich davon überzeugt haben, daß es die nötigen Voraussetzungen als Verkehrsteilnehmer mitbringt.

Das Kind muß die Verkehrszeichen und die Verkehrsregeln beherrschen.

Das Kind muß wissen,
- daß es niemanden auf dem Gepäckträger mitnehmen darf,
- daß es nicht freihändig fahren darf,
- daß es sich nicht an einen langsam fahrenden Traktor oder Lastwagen anhängen darf,
- daß man auf der Straße nicht nebeneinander, sondern nur hintereinander fahren darf.

Eltern und Erzieher haben die Aufgabe, dem Kind den Sinn und Zweck von Ver- und Geboten im Straßenverkehr einsichtig zu machen.

Den Kindern ist klarzumachen, daß das Fahrrad stets verkehrssicher sein muß. Häufige Kontrollen durch die Eltern sind nötig. Das Augenmerk ist dabei vor allem auf die Beleuchtung und den Zustand der Bremsen zu legen.

Eine Teilnahme der Kinder an Radfahrprüfungen, die an vielen Schulen abgehalten werden, ist sehr zu empfehlen.

▶ **Kinder in öffentlichen Verkehrsmitteln:**

In der Straßenbahn, im Bus und in der Eisenbahn muß man kleine Kinder stets im Auge behalten.

Mit den Kindern das selbständige Fahren in öffentlichen Verkehrsmitteln üben.

Kleinere Kinder beim Aussteigen nicht allein vorausgehen lassen.

Den Kindern erklären, warum sie
- an Haltestellen die Straße **immer hinter dem Bus** überqueren müssen,
- nach dem Aussteigen aus der Straßenbahn oder dem Bus ganz besonders auf den Verkehr achten müssen,
- nach Verlassen des Verkehrsmittels den Gehsteig erst verlassen dürfen, wenn heranfahrende Fahrzeuge angehalten haben,
- erst aussteigen dürfen, wenn das Verkehrsmittel zum Stehen gekommen ist.

5.1.2.2 Ersticken und Erdrosseln

Ersticken unter der Bettdecke

Der auf dem Rücken liegende Säugling kann unter seine Bettdecke geraten und ersticken. Diese Gefahr besteht vor allem bei schweren und zu großen Federbetten und ist in den ersten Lebenswochen besonders groß.

▶ **Vorbeugen:**

Die Bettdecke des Säuglings von Anfang an mit den unteren Zipfeln am Fußende des Bettchens befestigen.

Das Bettzeug soll leicht und nicht zu groß ein. Es darf in ausgebreitetem Zustand nicht mehr als drei Viertel des Bettchens bedecken. Am sichersten ist es, den Säugling in einen warmen Schlafsack zu legen und den Körper des Kindes lediglich bis in Brusthöhe zuzudecken.

Ersticken an Erbrochenem

Der auf dem Rücken liegende Säugling kann Nahrung erbrechen. Teile des Erbrochenen können dabei in die Luftröhre gelangen.

▶ **Vorbeugen:**

Sorgfältiges Luftabklopfen („Bäuerchen") nach jeder Mahlzeit.

Den Säugling nach der Mahlzeit nicht auf den Rücken, sondern auf den Bauch oder auf die Seite legen, damit beim Spucken oder Erbrechen der Mageninhalt nicht in die Atemwege gelangen kann. Diese Maßnahme gilt in besonderem Maße für die ersten Lebenswochen.

Ersticken des in Bauchlage liegenden Säuglings durch dicke, weiche Kopfkissen

Dicke, weiche Kopfkissen oder locker dem Kissen aufliegende Windeln und Tücher können bei dem in Bauchlage liegenden Säugling die Atmung ernsthaft behindern. Dies gilt ganz besonders für frühgeborene Säuglinge in den ersten Lebenswochen.

▶ **Vorbeugen:**

Kein weiches Kopfkissen für das Säuglingsbett verwenden. Entweder gar keine Kopfkissen nehmen oder aber eine feste, flache Kopfunterlage aus Roßhaar oder ähnlichem Material.

Verschlucken von Fremdkörpern

Säuglinge stecken alles, was ihnen in die Finger gerät, in den Mund. Sie verschlucken daher häufig Fremdkörper, wie z. B. von Jäckchen abgedrehte Knöpfe, Glasaugen von Puppen und Teddies und andere kleinere Spielzeugteile oder auch harte, bröcklige Gebäckstücke. Die Fremdkörper können in die Atemwege gelangen und diese weitgehend verlegen, so daß Erstickungsgefahr droht.

▶ **Vorbeugen:**

Nichts in der Nähe eines Säuglings herumliegen lassen, was von ihm verschluckt werden könnte. Das kleinste Spielzeugteil muß mindestens die Größe eines Tischtennisballs haben.

Knöpfe an Kleidungsstücken sind schnell abgedreht oder abgerissen und nicht minder schnell verschluckt. Daher anstelle von Knöpfen Reißverschlüsse oder Druckknöpfe verwenden.

Lieber einmal zuviel mit dem Staubsauger saugen, um auf den Boden gefallene Nadeln, Knöpfe, Schrauben und ähnliches zu entfernen.

Erdrosseln durch Bänder, Schnüre und Haltegurte

Spielzeugschnüre quer über dem Bett oder dem Kinderwagen, Kleidungsstücke oder Spielzeug mit Bändern und Schnüren sowie zu locker und fehlerhaft angelegte Haltegurte können sich durch unglückliche Umstände um den Hals des Kindes legen und das Kind erdrosseln.

▶ **Vorbeugen:**

Keine Spielzeugschnüre über Bett oder Kinderwagen spannen.

Dem Säugling kein Spielzeug – auch keinen Schnuller – geben, das an einer Schnur befestigt ist.

Haltegurte dürfen nicht zu lang sein. Sie müssen außerhalb des Halsbereiches liegen. Die meisten tödlichen Strangulationsunfälle in Säuglingsbetten kommen durch zu locker sitzende Haltegurte zustande.

Die Kleidung darf keine für die Hände des Säuglings erreichbaren Bänder und Schnüre besitzen.

Ersticken durch übergestülpte Plastiktüten

Plastiktüten werden von Kindern gern über den Kopf gestülpt. Das Plastikmaterial kann sich durch seine Anschmiegsamkeit und seine elektrische Auflading eng an das Gesicht anlegen und Mund und Nase verschließen. Außerdem kommt es unter der Plastiktüte innerhalb kürzester Zeit durch die ausgeatmete Luft zu einer deutlich erhöhten Kohlenstoffdioxid-Konzentration der Luft bei gleichzeitig rasch verarmendem Sauerstoffgehalt. Das Kind kann bewußtlos werden und ersticken. Besonders gefährdet sind Kleinkinder, die sich nur schwer von der übergestülpten Plastiktüte befreien können.

▶ **Vorbeugen:**

Niemals Plastiktüten in Reichweite von kleinen Kindern aufbewahren.

Ersticken durch Insektenstiche in den Mund- oder Rachenraum

Wespen- oder Bienenstiche in den Mund- oder Rachenraum können durch Verlegen der Atemwege zum Erstickungstod führen.

▶ **Vorbeugen:**

Im Sommer nie Saft oder Limonade aus herumstehenden Gläsern oder offenen Flaschen trinken lassen.

5.1.2.3 Sturzverletzungen

Sturz des Säuglings vom Wickeltisch, vom Sofa, aus dem Kinderbett, aus dem Kinderwagen, aus der Badewanne und ähnlichem

▶ **Vorbeugen:**

Einen Säugling niemals auch nur für wenige Sekunden aus den Augen lassen, wenn er auf dem Wickeltisch liegt oder in der auf einem Gestell liegenden Plastikbadewanne sitzt. Säuglinge sind unberechenbar und beherrschen neue Fähigkeiten, wie z. B. das Umdrehen, unversehens von einem Tag zum anderen.

Im Kinderbett den Rost mit der Matratze frühzeitig tiefer stellen, bevor der Säugling in der Lage ist, sich am Gitter hochzuziehen.

Sturz des krabbelnden Säuglings oder des Kleinkindes aus dem Fenster, über den Balkon, die Treppe herunter

▶ **Vorbeugen:**

Ungesicherte Fenster niemals offenstehen lassen. Notfalls spezielle, nur von Erwachsenen zu öffnende Riegel anbringen lassen.

Am sichersten sind im Fachhandel erhältliche „Spezial-Fenster-Kinderschutznetze".

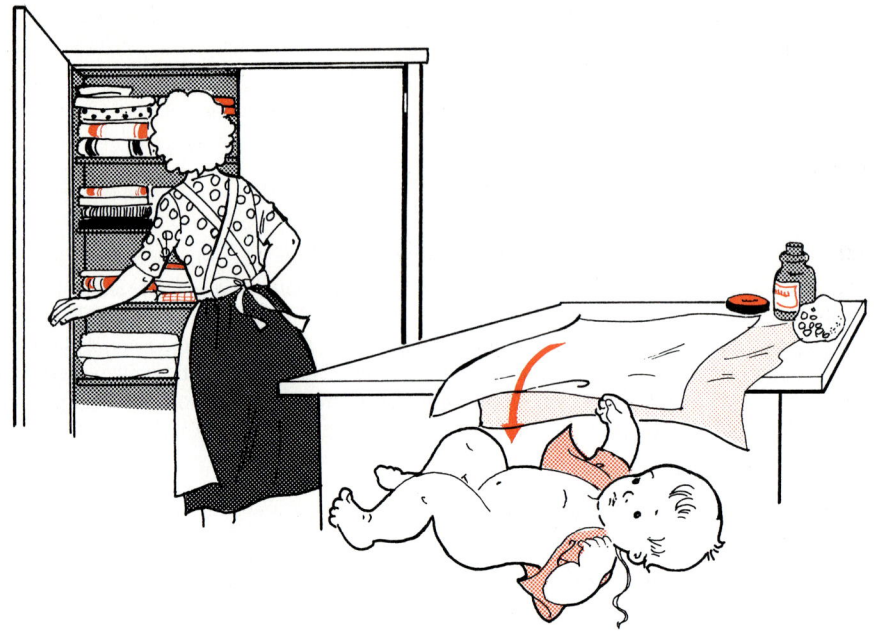

Die Balkonbrüstungen müssen so hoch sein, daß ein Kind nicht über die Brüstung klettern kann. Die Brüstung darf keine quer verlaufenden Verstrebungen haben, die den Kindern das Hinaufklettern erleichtern. Die Balkonstäbe müssen eng gesetzt sein, damit Kinder sich weder hindurchschieben noch mit dem Kopf hängenbleiben können.

Treppen innerhalb der Wohnung (z. B. im Einfamilienhaus) durch ein Schutzgitter sichern.

Die Sprossen am Treppengeländer sollen so eng gesetzt sein, daß Kinder sich weder hindurchschieben noch mit dem Kopf hängenbleiben können.

5.1.2.4 Hitzeschäden

Hitzeschäden durch heiße Wärmflaschen

▶ **Vorbeugen:**

Wärmflasche möglichst nur zum Vorwärmen des Bettchens verwenden (Ausnahme: bei Bauchschmerzen, siehe 2.3.3).

Wärmflasche stets in ein Handtuch oder eine passende Frotteehülle einwickeln, damit kein direkter Kontakt zwischen Wärmflasche und Körper des Kindes zustande kommt.

In die Wärmflasche kein kochendheißes Wasser einfüllen. Das Wasser sollte eine Temperatur von 45 bis 50 °C haben.

Die Verschlußdichtung muß zuverlässig dicht und fest verschraubt sein, damit kein heißes Wasser aus der Wärmflasche heraussickert.

Die Seite mit dem Schraubverschluß niemals in Kopfrichtung auf den Bauch des Kindes legen (bei unzureichendem Verschluß könnten sonst Kopf und Brust verbrüht werden). Die Wärmflasche sollte stets quer gelegt werden (siehe Abb. S. 85).

Hitzeschäden durch Heizkissen

Heizkissen im Bett des Säuglings sind nicht selten Ursache von Hitzeschäden. Die Temperatur eines Heizkissens in Stufe III von etwa 55 °C kann bei einem Säugling – insbesondere durch nasse Windeln, die die Wärmeeinwirkung verstärken – zu tiefgreifenden Hitzeschäden führen. Bereits ein längerer Wärmekontakt über 45 °C kann Hitzeschädigungen auf der Haut des Säuglings zur Folge haben.

▶ **Vorbeugen:**

Heizkissen gehören grundsätzlich nicht in das Bett eines Säuglings.

Hitzeschädigungen durch heißes Wasser aus dem Wasserhahn

▶ **Vorbeugen:**

Kein heißes Wasser nachfüllen, wenn das Kind bereits in der Badewanne sitzt.

Die Badewassertemperatur darf 37 °C nicht übersteigen.

Erklären und demonstrieren Sie dem Kind frühzeitig den Umgang mit dem Kalt- und Warmwasserhahn.

Hitzeschädigungen durch eine zu heiße Fläschchentemperatur

▶ **Vorbeugen:**

Die Temperatur der Flüssigkeit im Säuglingsfläschchen darf 37 °C nicht überschreiten.

Test: Fläschchen an die eigene Wange halten. Die Flüssigkeit ist nicht zu heiß, wenn die Berührung des Fläschchens gut toleriert wird.

Sonnenbrand, Sonnenstich, Hitzschlag

Babys und Kleinkinder können einen Sonnenbrand, einen Sonnenstich oder einen Hitzschlag erleiden, wenn sie schutzlos der prallen Sonne – auch im Frühjahr und im Winter – ausgesetzt sind.

▶ **Vorbeugen:**

Kinder, besonders Babys und Kleinkinder, niemals schutzlos der prallen Sonne aussetzen. Weitere vorbeugende Maßnahmen bei großer Hitze siehe 5.2.9.

Umstoßen von Gefäßen mit heißer Flüssigkeit

Die meisten Verbrühungen passieren in der Küche. Sie kommen z. B. dadurch zustande, daß das Kleinkind rückwärts in eine auf dem Boden abgestellte Wanne mit heißer Flüssigkeit tritt, daß es einen Tauchsieder mit heißem Wasser umwirft oder daß es am Frühstückstisch eine heiße Kaffeekanne umstößt.

▶ **Vorbeugen:**

Keine Schüsseln, Wannen, Eimer, Tauchsieder, Töpfe, Pfannen und ähnliches in greifbarer Nähe des Kindes herumstehen lassen, die heiße Flüssigkeit enthalten.

Verbrühung durch heiße Flüssigkeiten beim Herunterreißen der Tischdecke

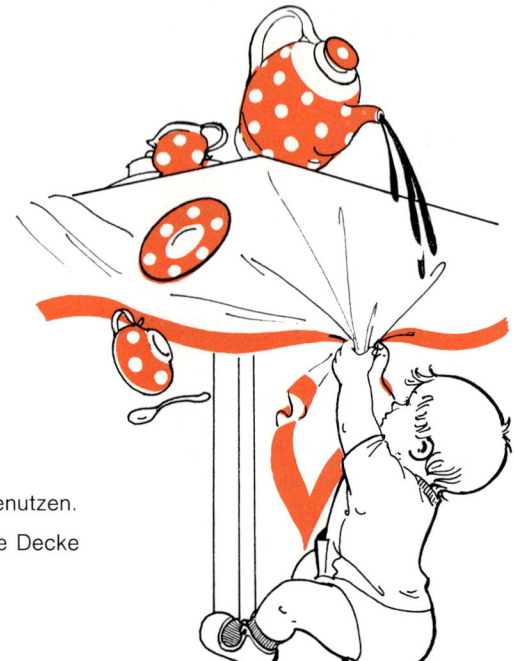

▶ **Vorbeugen:**

Keine herabhängenden Tischdecken benutzen.

Am sichersten sind Tisch-Sets, die eine Decke überflüssig machen.

Herunterreißen von heißen Pfannen und Stieltöpfen von der Herdplatte

Diese nicht selten vorkommende Ursache einer Verbrühung oder Verbrennung wird möglich, wenn das kleine Kind den über den Herd hinausragenden Stiel der Pfanne oder des Topfes erreichen kann.

▶ **Vorbeugen:**

Drehen Sie stets die Griffe von Töpfen und Pfannen nach hinten, damit sie für ein kleines Kind unerreichbar sind.

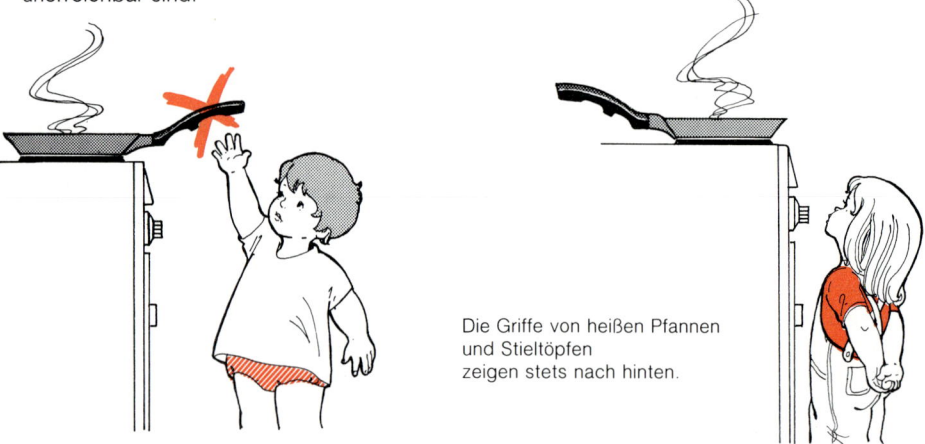

Die Griffe von heißen Pfannen und Stieltöpfen zeigen stets nach hinten.

Am sichersten ist ein im Fachhandel erhältliches Schutzgitter (siehe nachfolgende Abb.).

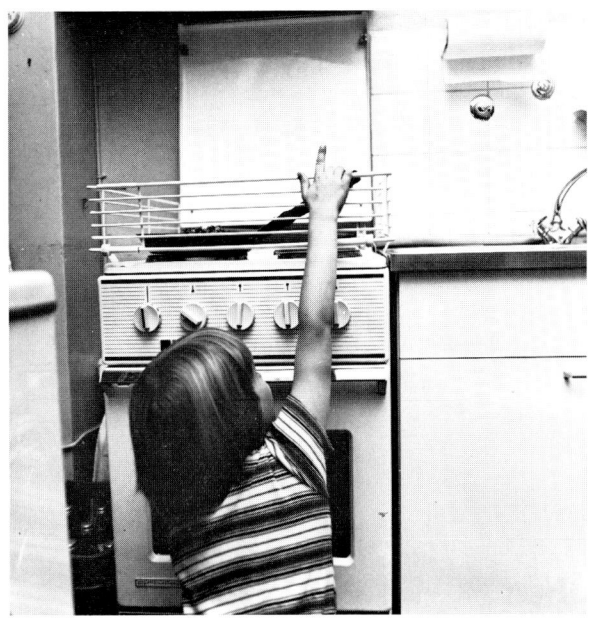

Herd-Schutzgitter

Brände und Verbrennungen durch brennende Kerzen

Kerzenlicht übt auf Kinder eine magische Anziehungskraft aus. Besondere Vorsicht ist an Geburtstagen sowie in der Adventszeit und an Weihnachten geboten. Fängt ein Adventskranz oder ein Tannenbaum Feuer, brennt er in 2 bis 4 Minuten vollständig ab. Ein ausgetrockneter Kranz oder Baum verbrennt geradezu schlagartig.

▶ **Vorbeugen:**

Säuglinge, Klein- und Vorschulkinder niemals ohne Aufsicht in einem Raum mit brennenden Kerzen lassen.

Streichhölzer nach Benutzung sofort wieder kindersicher wegräumen.

Adventskranz möglichst an die Zimmerdecke hängen, so daß er für Kinderhände unerreichbar ist.

Kerzen am Weihnachtsbaum von oben nach unten anzünden und von unten nach oben löschen. Mit dieser Aufgabe jedoch kein Kind betreuen.

Adventskranz und Tannenbaum entfernen, bevor sie gänzlich ausgetrocknet sind.

Der Tannenbaum soll ausreichenden Abstand zu den Gardinen und anderen leicht brennbaren Einrichtungsgegenständen haben.

Der Baum muß kipp- und standfest sein. Notfalls mit einem festen Band oder Draht zusätzlich sichern.

Kinder nicht in unmittelbarer Nähe der brennenden Kerzen spielen lassen.

Kerzen in ausreichendem seitlichen (ca. 5 bis 10 cm) und senkrechtem Abstand (ca. 40 cm) zu den nächsten Zweigen anbringen.

Sicherer, wenn auch teurer als die üblichen Fichten, sind Edeltannen, da sie nicht so leicht entzündbar sind.

Verbrennungen durch Bügeleisen, Wasserkocher, Tauchsieder und ähnliches

Verbrennungen kommen häufig dadurch zustande, daß das Kleinkind die Geräte an herabhängenden elektrischen Schnüren von ihren Standplätzen herunterzerrt.

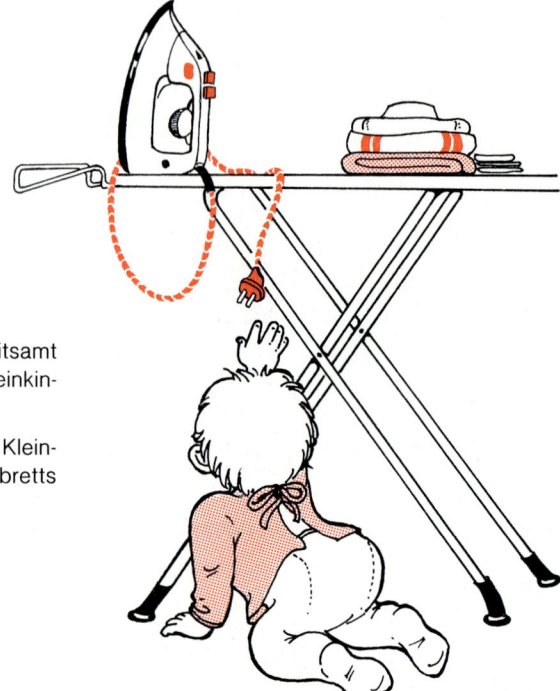

▶ **Vorbeugen:**

Die genannten Geräte müssen mitsamt ihren elektrischen Schnüren für Kleinkinder absolut unerreichbar sein.

Während des Bügelns sollte sich ein Kleinkind nicht in der Nähe des Bügelbretts aufhalten.

Brände und Verbrennungen durch Streichhölzer

Streichhölzer besitzen für Kinder einen besonderen Reiz. Immer wieder kommt es vor, daß Kinder beim Spielen mit Streichhölzern Wohnungen, Häuser, Scheunen und Wälder in Brand setzen.

▶ **Vorbeugen:**

Streichhölzer für Kinder unerreichbar aufbewahren und niemals herumliegen lassen.

Kinder nicht mit dem Einkauf von Streichhölzern beauftragen.

Verbrennungen beim Benutzen eines Gartengrills oder beim Anzünden eines Lagerfeuers mit Hilfe von Spiritus oder Benzin

Versucht man, ein Feuer mit Benzin oder Spiritus in Gang zu bringen oder zu halten, kommt es im Augenblick des Hineinschüttens zu einer mächtigen Stichflamme, die oft schlimme Folgen hat. Häufig kommt es dabei zu Verbrennungen im Gesicht, am Hals und an den Händen. Gefährlich kann es auch werden, wenn man eine Spraydose – gleich, ob voll oder leer – ins Feuer wirft. Es droht Explosionsgefahr.

▶ **Vorbeugen:**

Den Kindern eindringlich klarmachen, wie gefährlich es ist, Benzin in ein Feuer zu schütten oder eine Spraydose ins Feuer zu werfen.

Beim Anzünden eines Gartengrills oder eines Lagerfeuers soll der Erwachsene dem älteren Kind und Jugendlichen zeigen, wie ein Feuer sachkundig angemacht und in Gang gehalten wird.

Niemals Kinder ohne Aufsicht Erwachsener grillen oder „Kochen spielen" lassen.

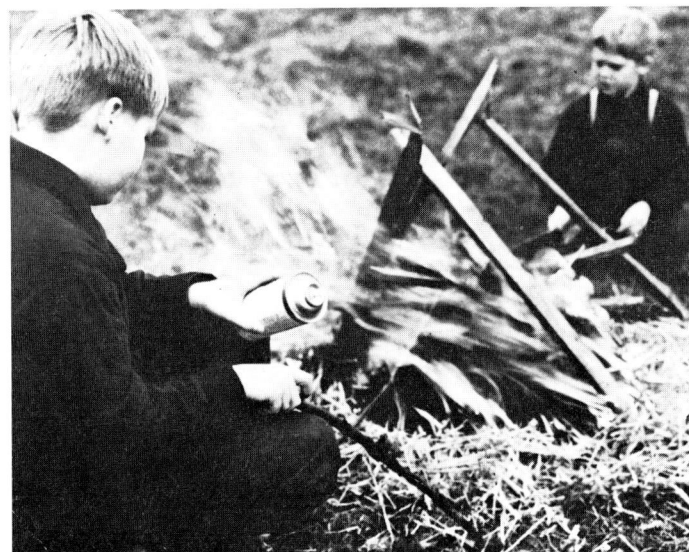

Hochexplosive Sprühdosen gehören nicht in Kinderhand.

Verbrennungen und Verletzungen durch Feuerwerkskörper

▶ **Vorbeugen:**

Feuerwerkskörper gehören nicht in die Hand von Kindern – auch dann nicht, wenn die Kinder schon älter sind.

5.1.2.5 Ertrinken

Der Tod durch Ertrinken ist nach den Verkehrsunfällen die zweithäufigste Unfalltodesursache bei Kindern.

Bei Klein- und Vorschulkindern stellen Schwimmbecken, Zierteiche, Wasserbottiche, Planschbecken und ähnliches eine Gefahr dar. Kinder sind in diesem Alter in der Regel nicht in der Lage, sich selbst zu helfen.

Für ältere Kinder, die noch nicht schwimmen können, sind vor allem das Spielen an Uferböschungen, das Schwimmen auf einer Luftmatratze oder das Rudern in einem Schlauchboot gefährlich.

▶ **Vorbeugen:**

Kleine Kinder in der Badewanne keinen Augenblick allein lassen. Die Wanne muß einen Rand oder Griff besitzen, an dem sich das Kind festhalten kann.

Zierteiche und Gartenschwimmbecken kindersicher umzäunen oder abdecken.

Sorgfältige Beaufsichtigung der Kinder in unmittelbarer Nähe eines Gewässers.

Am Strand kleinere Kinder stets mit doppelt gekammerten Schwimmflügeln herumlaufen lassen. Schwimmtiere sind unsicher.

Aufblasbare Gummiringe oder Autoschläuche sind abzulehnen, weil das Kind leicht hindurchrutschen kann.

Schlauchboote müssen mindestens 3 Kammern haben. Beim Kauf auf die DIN-Norm 66070 achten.

Das Kind sollte mit vier bis fünf Jahren schwimmen lernen. „Frühschwimmer"-Training ist bereits ab zwei Jahren möglich.

Nicht mit vollem Magen baden. Nach einer größeren Mahlzeit mindestens 1 Stunde warten.

Niemals erhitzt und schwitzend ins Wasser springen. Zuerst abspritzen oder mit kaltem Wasser abduschen.

Niemals kopfüber in ein unbekanntes Gewässer springen.

Bei einem aufziehenden Gewitter sofort das Wasser verlassen.

Kinder, die noch nicht schwimmen können, auf keinen Fall mit einer Luftmatratze oder einem Schlauchboot auf das Wasser lassen.

Im Winter das Kind nur auf Eisflächen spielen lassen, die von der Gemeinde zum Schlittschuhlaufen freigegeben wurden.

5.1.2.6 Unfälle durch elektrischen Strom

Unfälle durch elektrischen Strom verlaufen nicht selten tödlich. Daher muß absolut sichergestellt sein, daß Kinder nicht mit Strom in Verbindung kommen können.

▶ **Vorbeugen:**

Im Kindergarten und in einem Haushalt mit kleinen Kindern sind Steckdosen unbedingt mit Verschlußkappen (im Fachhandel erhältlich) zu versehen. In Neubauten sollten von vornherein Kinderschutz-Steckdosen eingebaut werden.

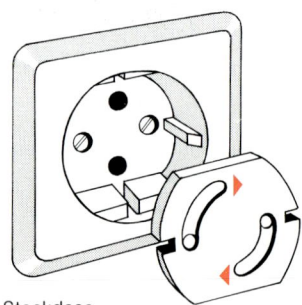

Steckdose
mit kindersicherer Verschlußkappe

Elektrische Schalter, Steckdosen und Schnüre müssen stets in einwandfreiem Zustand sein. Behelfsreparaturen z. B. mit Klebestreifen können Gefahren für das Kind heraufbeschwören.

Keine elektrischen Verbindungskabel herumliegen lassen. Sie reizen Kinder zum „Basteln".

Kinder dürfen ihre Drachen nie in der Nähe einer elektrischen Freileitung steigen lassen. Bei Berührung des Drachens mit der Leitung besteht für das Kind, das die Schnur in der Hand hält, akute Lebensgefahr. Eltern sollten daher beim Drachensteigenlassen dabei sein und den Kindern eindringlich die Gefahr der elektrischen Freileitungen klarmachen.

5.1.2.7 Verletzungen durch Haustiere

Jährlich werden etwa 10 000 Kinder im Umgang mit Haustieren verletzt. 43 % der Unfälle geschehen mit Hunden, 24 % mit Hauskatzen.

▶ **Vorbeugen:**

Nie einen Hund oder eine Katze allein mit einem Säugling lassen. Das Kind kann ersticken, wenn sich das Tier auf der Suche nach einem warmen Plätzchen auf die Bettdecke legt.

Kinder müssen wissen, daß sie ein Haustier niemals beim Fressen stören dürfen.

Wenn eine Hündin oder eine Katze Nachwuchs hat, müssen Eltern und Erzieher besonders aufpassen. Bereits kleinere Kinder sollten lernen, daß ein Muttertier in solcher Situation besonders leicht aggressiv reagieren kann.

Kinder müssen wissen, daß Haustiere sich wehren, wenn man ihnen weh tut.

5.1.2.8 Vergiftungen

In der Bundesrepublik sterben pro Woche 2 Kinder an einer Vergiftung mit Medikamenten, Reinigungs-, Körperpflege- und Schädlingsbekämpfungsmitteln. Von den jährlich mehr als 30 000 Vergiftungen bei Kindern entfallen rund 45 % auf Reinigungs- und Pflanzenschutzmittel. Kinder zwischen 2 und 5 Jahren sind besonders gefährdet. In diese Altersgruppe fallen 80 bis 85 % sämtlicher Vergiftungsfälle.

Prozentuale Häufigkeit der für kindliche Vergiftungen verantwortlichen Stoffgruppen:[1]

Medikamente	45 %
Reinigungs, Putz- und Pflegemittel sowie Pflanzenschutzmittel	48 %
Nahrungsmittel	2 %
Pflanzen (einschließlich Pilze)	4 %

Altersverteilung von Vergiftungen der 0–15jährigen:

6 – 8 % kindlicher Vergiftungen entfallen auf das 1. Lebensjahr
80 – 85 % kindlicher Vergiftungen entfallen auf das 2.– 5. Lebensjahr
5 – 7 % kindlicher Vergiftungen entfallen auf das 6.–10. Lebensjahr
ca. 3 % kindlicher Vergiftungen entfallen auf das 11.–15. Lebensjahr

---

[1] Nach Angaben der Informationszentrale für Vergiftungen der Universitätskinderklinik Freiburg i. Br. (1969/71)

▶ **Vorbeugen:**

Dem Kind nur ärztlich verordnete Medikamente geben.

Bei der Verabreichung von Medikamenten an Kinder die Dosierung genau beachten.

Möglichst Arzneimittel mit „kindergesicherten" Schraubverschlüssen (Verschlüsse, die eine besondere und für Kinder komplizierte Öffnungstechnik erfordern und somit durch das Kind nicht ohne weiteres geöffnet werden können) verwenden.

Medikamente niemals herumliegen lassen. Auch bei täglicher Einnahme nicht in der Nachttischschublade, in der Küchenschublade oder in der Tasche des Morgenrocks aufbewahren, sondern sofort nach Gebrauch wieder in der Haushaltsapotheke verschließen.

Kindersichere Verwahrung von Medikamenten in einem hochhängenden, stets abgeschlossenen Schränkchen (Hausapotheke, siehe 2.5).

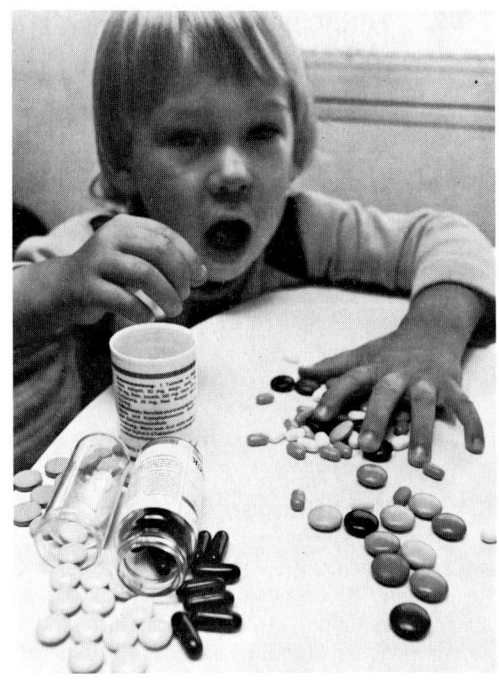

Arzneimittel müssen kindersicher verwahrt werden.

Auch alkoholische Getränke jeder Art sowie Tabakwaren sind für Kinder stark wirkende Gifte und dürfen nicht für sie zugänglich sein.

Haushaltspflegemittel, Waschmittel, Desinfektionsmittel, Fleckenwasser, Schuhcreme und andere Chemikalien nicht an einem für das Kind zugänglichen Platz, wie z. B. unter der Spüle, aufbewahren, sondern unerreichbar für Kinderhände in einem abschließbaren Schrank.

Kosmetika, Körperpflegemittel, Haarwaschmittel und dergleichen im Badezimmer in einem ausreichend hoch angebrachten abschließbaren Schränkchen verwahren.

Möglichst nur Putz- und Reinigungsmittel mit „kindergesicherten" Verschlüssen verwenden.

Niemals Bier- oder Limonadenflaschen für flüssige Chemikalien benutzen.

Grundsätzlich keine Haushaltsreinigungsmittel verwenden, deren Reklameetikett bei den Kindern den Eindruck erweckt, sie hätten etwas Eß- oder Trinkbares vor sich (z. B. ein mit einer Zitrone versehenes Etikett eines Geschirrspülmittels).

Bevor Flaschen und Plastikbehälter, die gesundheitsschädigende Substanzen enthalten, in den Mülleimer geworfen werden, sind sie gründlich zu leeren.

Grundsätzlich keine Haushaltsreinigungsmittel verwenden, deren Geruch bei den Kindern den Eindruck erweckt, sie hätten Zitronen- und Orangensaft vor sich.

Nach Kennzeichnung von Babywäsche mit anilinhaltiger Wäschetinte muß erst eine gründliche Kochwäsche erfolgen, bevor das Kind ein derart markiertes Kleidungsstück anziehen darf. Die Aufnahme der Wäschetinte über die Haut kann bei Säuglingen zu Vergiftungserscheinungen führen.

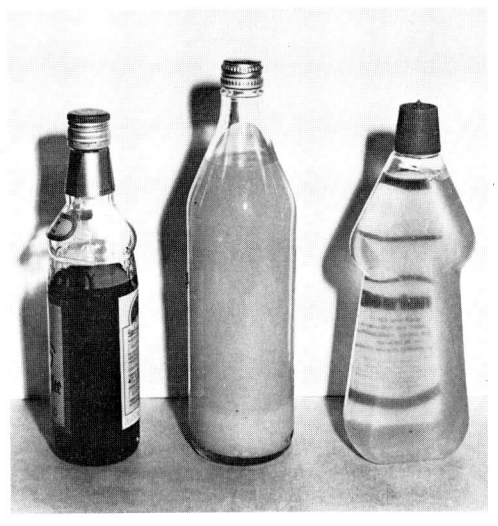

Die 3 Flaschen enthalten Alkohol, Fruchtsaft und Spülmittel. Das Klein- und Vorschulkind kann noch nicht unterscheiden, welche Flasche Fruchtsaft und welche Alkohol oder Spülmittel enthält.

Kinderbekleidung, die frisch aus der Reinigung kommt, ist gründlich auszulüften, da in der Kleidung verbliebene Lösungsmittelreste schädlich sind.

Dem Kind nur Spielzeug geben, das mit ungiftigen Farben lackiert ist.

5.1.3 Kindersichere Umgebung zu Hause und im Kindergarten

5.1.3.1 Die unfallsichere Küche

▶ **Herd:**

Stiele von Töpfen und Pfannen mit heißen Flüssigkeiten oder Speisen immer nach hinten zur Wand drehen.

Heiße Speisen stets auf den hinteren Herdplatten abstellen.

Am sichersten ist es, ein im Fachhandel erhältliches Schutzgitter (siehe 5.1.2.4) vor die Herdplatte zu montieren.

Wenn der Herd nicht benutzt wird, empfiehlt es sich, den Stecker oder die Sicherung für den Herd herauszuziehen, da Kinder gern an den Schaltern herumspielen.

▶ **Elektrische Geräte:**

In einem Haushalt mit kleinen Kindern möglichst keinen Tauchsieder benutzen. Gerade durch kochendheißes Wasser aus dem Tauchsieder kommen viele Verbrühungen zustande.

Elektrische Haushaltsgeräte nach Gebrauch gleich wieder wegräumen. Keine Kabel herabhängen lassen, die für das Kind erreichbar sind.

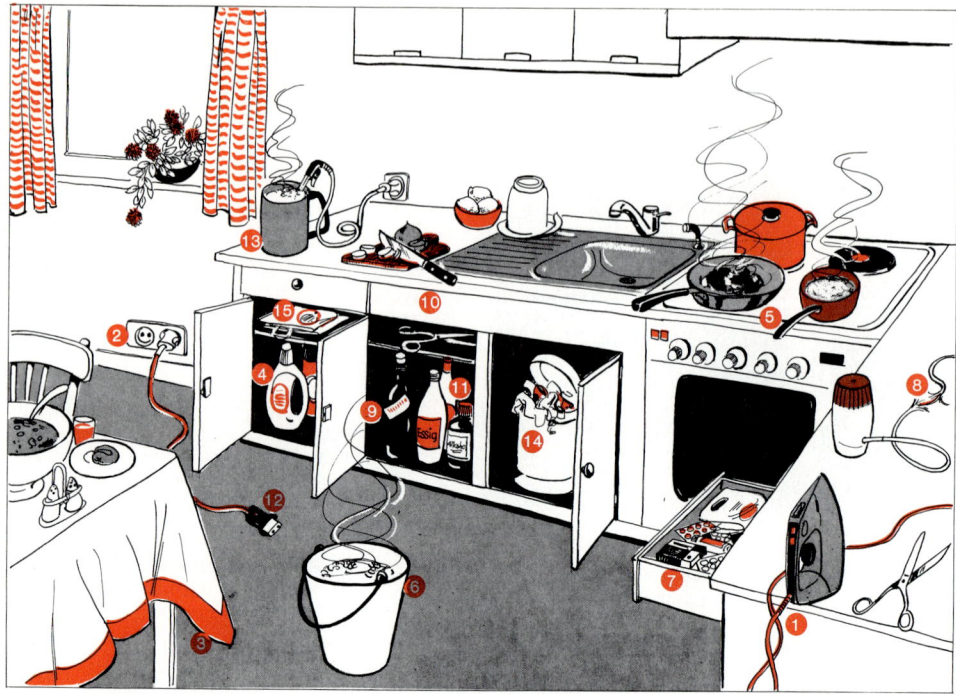

Unfallquellen in der Küche

1. Herabhängende Kabel
2. Ungesicherte Steckdose
3. Herabhängende Tischdecke
4. Leicht erreichbare Spül- und Putzmittel
5. In den Raum ragende Stiele von Töpfen und Pfannen
6. Eimer mit heißem Wasser
7. Erreichbare Schublade mit Medikamenten
8. Defektes Kabel
9. Giftige Flüssigkeit in Limonadenflasche
10. Herumliegende Messer und Scheren
11. Erreichbare giftige Flüssigkeit (Alkohol)
12. Herumliegender Gerätestecker unter Strom
13. Kochendheißes Wasser im Tauchsiedertopf
14. Leicht erreichbarer gefüllter Mülleimer
15. Leicht erreichbare Plastiktüten

Defekte Kabel und Stecker sofort durch neue ersetzen.

Sämtliche Steckdosen durch im Handel erhältliche Verschlußkappen absichern.

▶ **Spüle und Küchenschrank:**

Die im Raum unter der Spüle und damit für Kinder leicht erreichbaren Spül- und Putzmittel sowie andere giftige Chemikalien (z. B. Fleckenwasser, Terpentin, Backofenreiniger) müssen ausgeräumt werden, sobald das Kind krabbeln kann.

Die giftigen Substanzen sollen in einem verschließbaren Schrank aufbewahrt werden.

Küchenschränke so umräumen, daß die für das Kind gefährlichen Lebensmittel, Getränke und Flüssigkeiten (dazu zählen unter anderem bittere Mandeln, Essig-Essenz, Alkohol) für Kinder unerreichbar sind.

Flüssige Reinigungsmittel und andere giftige Flüssigkeiten nie in Limonade- oder Bierflaschen aufbewahren.

▶ **Sonstiges:**

Plastiktüten müssen für kleine Kinder unerreichbar aufbewahrt werden.

Kochtöpfe und andere schwere Küchenutensilien in den unteren Regalen abstellen.

Abfalleimer möglichst oft leeren und gründlich säubern. Er sollte für das Kleinkind nicht zugänglich sein.

Der Kühlschrank sollte einen Magnetverschluß haben, da bei dieser Art von Verschluß der Kühlschrank von innen zu öffnen ist.

5.1.3.2 Kinderzimmer, Kindergartenräume

Das Kinderzimmer und ebenso die Räume im Kindergarten sollten mit Teppichboden ausgestattet sein. Teppichböden sind kinderfreundliche Spielunterlagen, denn sie sind warm, dämpfen den Lärm, sind rutschfest und vermindern bei einem Sturz den Aufprall.

Beim Kauf von Kindermöbeln und Kindergartenmobiliar darauf achten, daß alle Ecken abgerundet sind.

Im Kinderzimmer und in den Räumen des Kindergartens sollten möglichst keine scharfkantigen Heizkörper angebracht sein.

▶ **Kinderbett**

Der Gitterabstand soll nicht mehr als 7 bis 8 cm betragen.

Auf solide Verarbeitung achten, denn das Bett muß auch ein Herumtollen des Kindes aushalten können.

Den Rost mit der Matratze rechtzeitig tiefer stellen, bevor das Kind sich aufrichten kann. Bei zu flach gestelltem Gitter besteht die Gefahr, daß sich das Kind an den Stäben hochzieht und vornüber fällt.

▶ **Laufstall[1]:**

Gitterabstand nicht weiter als 10 cm. Bei einem Laufstall mit einem feinmaschigen Gitter soll die Maschenweite kleiner als 4,5 cm sein, damit die Kinder Hände und Füße nicht hindurchstecken können.

Kippsicherheit beim Kauf überprüfen.

Die Randfarbe des Ställchens muß speichelsicher sein.

▶ **Spielzeug**

Das kleinste Spielzeugteil muß so groß sein, daß es nicht von einem Säugling oder Kleinkind verschluckt werden kann.

Kinderspielzeug muß unzerbrechlich sein und darf keine scharfen Kanten und Spitzen haben.

Die Farben müssen ungiftig sein und dürfen sich auch durch „Herumkauen" nicht ablösen.

Kein Spielzeug kaufen, das zu aggressiven Handlungen auffordert. So sind z. B. Pfeil und Bogen oder ein Fahrtenmesser in der Hand von Kindern ein gefährliches Spielzeug.

---

[1] Wenn möglich, sollte auf einen Laufstall grundsätzlich verzichtet werden, da er die geistig-seelische Entwicklung des Kindes einschränkt.

5.1.3.3 Die häusliche Umgebung

Keine Glastüren.

Keine unnötigen Stufen.

Die Balkonbrüstung darf keine quer verlaufenden Leisten haben.

Die Fenstergriffe sollen abnehmbar oder verschließbar sein.

Der Zierteich oder das Schwimmbecken müssen abgesichert sein.

5.1.4 Gefahrentraining

5.1.4.1 Allgemeines Gefahrentraining des Kindes

Das Kleinkind und das Vorschulkind sollen unter der Aufsicht und Anleitung von Eltern und Erziehern lernen, Unfallgefahren zu erkennen. Mangelnde Umwelterfahrungen können durch das Gefahrentraining teilweise ausgeglichen werden.

Diese aktive Form der Unfallverhütung muß in die Gesamterziehung des Kindes eingebettet sein. Sie soll nicht nur den konkreten Unfall verhüten helfen. Vielmehr hat sie auch zum Ziel, bestimmte Persönlichkeitsmerkmale herauszubilden, die den Eigenschutz des Kindes fördern. Hervorzuheben sind die Schulung der Konzentration, der Reaktionsfähigkeit, der Wahrnehmungsfähigkeit, der Erfassung von Zusammenhängen, der motorischen Geschicklichkeit sowie die Erziehung zur Eigenverantwortlichkeit und Selbständigkeit. Das Vorgehen erfordert von Eltern und Erziehern eigene Ideen und Phantasie. Am Spielmaterial und an den Übungsvorschlägen des ADAC und des „Kinder-Verkehrs-Clubs" für die Verkehrserziehung im Vorschulalter wird deutlich, daß eine spielerische Form der Gefahrenschulung möglich und sinnvoll ist. In dem Material zur Verkehrserziehung sind zahlreiche Übungen und Spiele enthalten, die die oben erwähnten allgemeinen Ziele des Gefahrentrainings fördern.

Neben Übungen und Spielen, die gezielt der Schulung der Konzentration, der Reaktionsfähigkeit, der Wahrnehmungsfähigkeit, der Erfassung von Zusammenhängen und der motorischen Geschicklichkeit dienen, ist die Unfallverhütung an der konkreten Situation, am konkreten Gegenstand zu üben. An dieser Stelle sollen einige Anregungen gegeben werden.

Voraussetzung für eine erfolgreiche Gefahrenschulung ist, daß Eltern und Erzieher stets ein gutes Vorbild sind, denn Kinder orientieren sich erfahrungsgemäß wesentlich am Verhalten ihrer Bezugspersonen und ahmen deren Verhaltensweisen, auch die Fehler, nach.

▶ Eltern und Erzieher können beispielsweise einen miterlebten Kinderunfall, einen „Beinaheunfall", einen in der Umgebung geschehenen Unfall, einen aktuellen Zeitungs- oder Fernsehbericht zum Anlaß nehmen, mit den Kindern über das Zustandekommen und über die Möglichkeiten der Vermeidung eines solchen Geschehens zu sprechen. Die Kinder sollen dabei möglichst eigene Vorschläge anbieten.

▶ Eltern und Erzieher können mit den Kindern unfallträchtige Situationen durchspielen. Die Kinder sollen im „Spiel" unter der Anleitung des Erwachsenen eigene Lösungsmöglichkeiten finden, die anschließend gemeinsam besprochen werden.

Beispiel 1:

Man baut in der Küche mehrere Gefahrenquellen auf, die das Kind in einer Art Suchspiel erkennen soll: Gefahrenquelle z. B. offen herumliegende Medikamente, Reinigungsmittel unter dem Spülbecken in einer Limonadenflasche, mit dem Griff in den Raum reichende Pfanne mit einer heißen Flüssigkeit (siehe auch Abb. 5.1.3.1).

Beispiel 2:

Man kann dieselben Gefahrenquellen von Beispiel 1 auch auf einen großen Karton malen (siehe Abb. 5.1.3.1) und die Kinder wie in einem Suchspiel nach Gefahrenquellen suchen lassen. Jede gefundene Gefahrenquelle soll von dem Kind begründet und anschließend gemeinsam besprochen werden.

Beispiel 3:

Der Erwachsene führt die Hand des Kleinkindes in die Nähe einer brennenden Kerze, damit das Kind spürt, daß Feuer heiß ist und daß es nicht ratsam ist, ihm nahe zu kommen.

Beispiel 4:

Ein Zweijähriger lernt unter der Anleitung des Erwachsenen durch Ausprobieren, daß aus dem Wasserhahn mit dem blauen Punkt kaltes und aus dem Hahn mit dem roten Punkt heißes Wasser kommt.

Beispiel 5:

Eltern und Erzieher erklären dem Kind, wozu man verschiedene Haushaltsgeräte, wie z. B. ein Bügeleisen, eine Brotschneidemaschine, einen Tauchsieder, ein Mixgerät, einen Brottoaster und ähnliches, braucht und welche Unfallgefahren entstehen können.

Beispiel 6:

Die Kinder können auf ungefährliche Art und Weise den Umgang mit Messer und Gabel oder mit der Schere erlernen, indem sie anfangs mit einem Plastikbesteck und mit einer stumpfen, abgerundeten Kinderschere üben.

Beispiel 7:

Kinder sollten bereits im Kleinkindalter, spätestens aber im Vorschulalter schwimmen lernen.

5.1.4.2 Literatur zur Verkehrserziehung

Zur Verkehrserziehung liegt eine ausreichende und zum großen Teil kostenlose Literatur für die Praxis vor. Aus diesem Grund werden lediglich Literaturhinweise (Literatur zu beziehen über die Deutsche Verkehrswacht) gegeben.
1. Unfall- und Sicherheitsforschung Straßenverkehr. Hrsg. Bundesminister für Verkehr
2. Verkehrserziehung im Elternhaus. Hrsg. ADAC-Verkehrssicherheitskreis Bayern e.V.
3. Verkehrserziehung im Elementarbereich. Hrsg. Schulreferat der Landeshauptstadt München
4. Kind und Verkehr. Ein Programm des Deutschen Verkehrssicherheitsrats
5. Knopf, G., u. a.: Partner auf der Straße. Elternheft. Hrsg. Deutsche Verkehrswacht
6. Böcher, W., u. Schlag, B.: Verkehrserziehung und ihre Grenzgebiete. Kinderunfälle im Straßenverkehr. Schriftenreihe der Deutschen Verkehrswacht

7. Munsch, G.: Verkehrserziehung und Maßnahmen zum Schutze gegen Verkehrsgefahren bei Kindern im vorschul. Alter. Sonderdruck aus „Handbuch für Kindergärtnerinnen und Erzieher". Hrsg. J. Hederer
8. Kinder-Verkehrs-Club. Deutsche Verkehrswacht e.V., Postfach 30 03 49, 53 Bonn 3

Anregungen zur weiteren Vertiefung

1. Welche Bedeutung kommt Unfällen als Todesursache bei Kindern zu?
2. Welches Alter ist durch Unfälle besonders gefährdet? Begründen Sie Ihre Antwort.
3. Welche Unfallart steht mit deutlichem Abstand an der Spitze der tödlichen Unfälle bei Kindern?
4. Nennen Sie entwicklungsbedingte Faktoren, die das Entstehen von Unfällen, insbesondere von Verkehrsunfällen, begünstigen.
5. Was könnte man Ihrer Meinung nach von erzieherischer Seite tun, um Verkehrsunfällen bei Kindern vorzubeugen?
6. Wodurch sind Kinder im häuslichen Bereich besonders unfallgefährdet? Welcher Raum im Hause ist besonders unfallträchtig? Begründen Sie Ihre Antworten.
7. Nennen Sie vorbeugende Schutzmaßnahmen im häuslichen Bereich.
8. Was könnte man Ihrer Meinung nach von erzieherischer Seite tun, um häuslichen Unfällen vorzubeugen?
9. Welches Alter ist durch Vergiftungen besonders gefährdet? Begründen Sie Ihre Antwort.
10. Welche Substanzen führen bei Kindern besonders häufig zu Vergiftungen? Begründen Sie Ihre Antwort.
11. Nennen Sie vorbeugende Maßnahmen zum Schutz vor Vergiftungen.
12. Was könnte man Ihrer Meinung nach von erzieherischer Seite tun, um Vergiftungen vorzubeugen?
13. In welchen Situationen kommt es besonders häufig zu Verbrennungen und Verbrühungen?
14. Nennen Sie vorbeugende Maßnahmen zum Schutz vor Verbrennungen und Verbrühungen.
15. Was könnte man Ihrer Meinung nach von erzieherischer Seite tun, um Verbrennungen und Verbrühungen vorzubeugen?
16. In welchen Situationen kommt es besonders häufig zu Unfällen durch Ertrinken?
17. Nennen Sie vorbeugende Maßnahmen zum Schutz vor Unfällen durch Ertrinken.
18. Was könnte man Ihrer Meinung nach von erzieherischer Seite tun, um Unfällen durch Ertrinken vorzubeugen?

5.2 Erste Hilfe

5.2.1 Beurteilung des Verletzungszustandes

Zunächst muß geprüft werden, ob und in welchem Umfang Lebensgefahr besteht: Liegen schwere Blutungen, eine Verengung der Atemwege, Atemstillstand, Bewußtlosigkeit vor?
Man fühlt den Puls und kontrolliert die Pupillen. Der Puls gibt Auskunft über den Zustand des Kreislaufs (normaler Puls bei Kindern in Ruhe: 90 bis 100 Schläge pro Minute). Ein schneller, kaum fühlbarer Puls kann Hinweis auf einen Schock sein (auf weitere Schockhinweise achten). Weite, starre Pupillen sind Zeichen einer tiefen, lebensbedrohlichen Bewußtlosigkeit. Zur Überprüfung der Atemtätigkeit legt man die Hand leicht auf den Brustkorb, um zu sehen, ob er sich hebt und senkt. Bei einer Störung von Atmung, Herz und Kreislauf wird die Haut nicht mehr ausreichend mit sauerstoffreichem Blut versorgt. Sie wird dadurch kalt und blaß. Die mangelnde Durchblutung der Haut läßt sich am besten durch eine bläuliche Verfärbung an den Lippen, den Ohrläppchen und am Nagelbett feststellen. Bewußtlosigkeit ist immer ein Alarmzeichen.

5.2.2 Die richtige Lagerung

Normale Lagerung: Rückenlage. Die Lagerung gilt für alle Verletzten, bei denen nicht die folgenden Ausnahmen gelten.

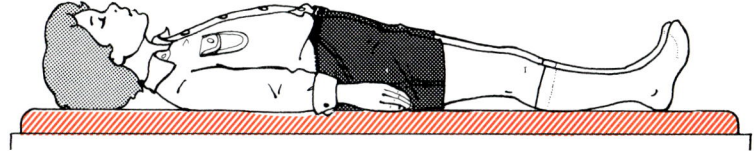

Normale Rücklagerung

Lagerung bei Bewußtlosigkeit: Mindestens 10 % aller Unfallverletzten sterben, weil sie nicht richtig gelagert wurden. Bleibt ein Bewußtloser auf dem Rücken liegen, so besteht die Gefahr, daß Blut oder Erbrochenes in die Atemwege gelangen und der Verletzte daran erstickt.

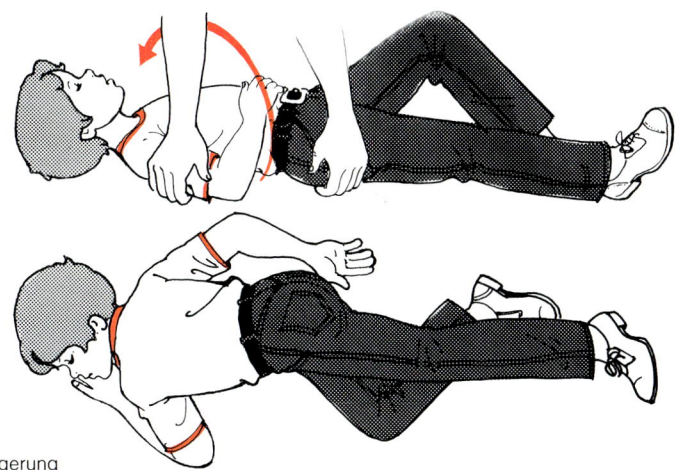

Stabile Seitenlagerung

Stabile Seitenlage: Das Kind auf die Seite drehen, das untere Bein in der Hüfte und im Knie anwinkeln. Das obere Bein bleibt gestreckt. Den unteren Arm gestreckt am Körper anliegen lassen.

Den oberen Arm im Ellenbogengelenk beugen und die Hand unter den Kopf legen. Das Gesicht des bewußtlosen Kindes ein wenig nach unten drehen, damit Speichel, Blut oder Erbrochenes nach außen abfließen können.

Lagerung bei künstlicher Beatmung oder wenn die stabile Seitenlage nicht möglich ist: Rückenlage mit in den Nacken gebeugtem Kopf. Der Hals ist auf diese Weise überstreckt, so daß die Atemwege freigehalten werden. (Siehe 5.2.3)

Lagerung bei Hitzschlag: Rückenlage mit erhöhtem Kopfende, um die Durchblutung des Kopfes herabzusetzen.

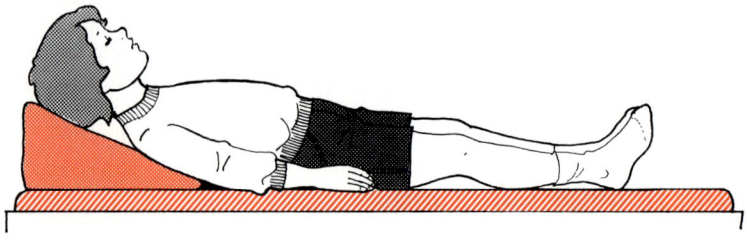

Lagerung bei Hitzschlag

Lagerung bei Bauchverletzungen und Leibschmerzen: Rückenlage mit einer Rolle unter den Knien zur Entspannung der Bauchdecke.

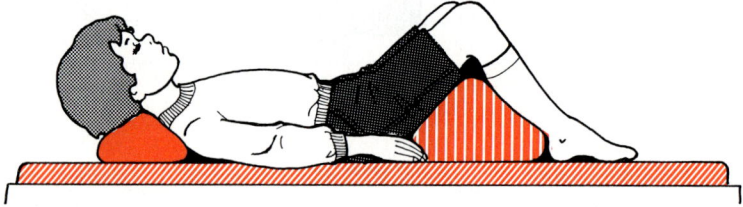

Lagerung bei Bauchverletzungen und Leibschmerzen

Lagerung bei einem Schock: Rückenlage mit tiefem Kopfende und gleichzeitiger Hochlagerung der Beine (Höhe nicht mehr als 40 cm). Dadurch kommt es zu einem besseren Rückfluß des Blutes von den unteren Körperpartien zum Herzen.

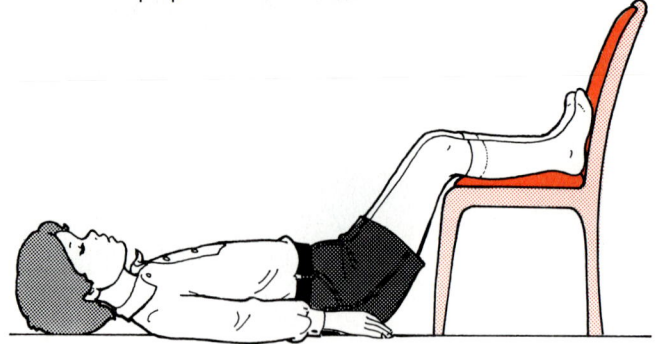

Lagerung bei Schock

5.2.3 Künstliche Beatmung und Wiederbelebung

Ein Atemstillstand führt in wenigen Minuten zum Tode. Daher muß in einem solchen Fall vor jeder anderen Maßnahme mit der Atemspende begonnen werden.

Jeder, der im Erste-Hilfe-Kurs die Grundzüge der Wiederbelebung gelernt hat, sollte im Notfall, wenn Arzt oder Sanitäter nicht sofort verfügbar sind, bei Herz- oder Atemstillstand den Versuch einer Wiederbelebung machen.

▶ **Erste Hilfe bei Atemstillstand: Atemspende**

Damit die Luftwege für die Atemspende frei sind, muß vorher der Mund von Erbrochenem und Blut gesäubert werden. Zahnklammern müssen entfernt werden. Der Kopf wird im Nakken nach hinten gebeugt, so daß der Hals überstreckt ist. Nicht selten kommt dadurch die Atmung von selbst in Gang (siehe Abb.).

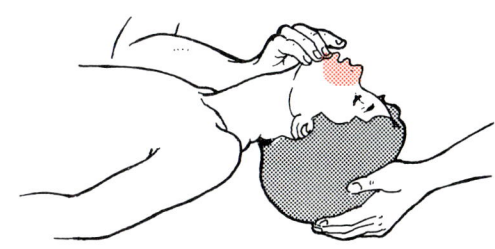

Setzt die Atmung nicht ein, erfolgt die Atemspende: Der Hals des Kindes bleibt überstreckt.

Einatmen und mit dem Mund gleichzeitig Nase und Mund des Kindes (bei Säuglingen und Kleinkindern) umschließen und mit dem eigenen Atem Luft einblasen. Die Atemspende vorsichtig durchführen, da zu kräftige Atemstöße bei sehr kleinen Kindern unter Umständen zum Platzen von Lungenbläschen führen können.

Bei größeren Kindern führt man am besten eine Mund-zu-Nase-Beatmung durch:

Drücken Sie mit der einen Hand das Kinn nach oben, so daß der Mund fest verschlossen ist, und beatmen dann durch die Nase.

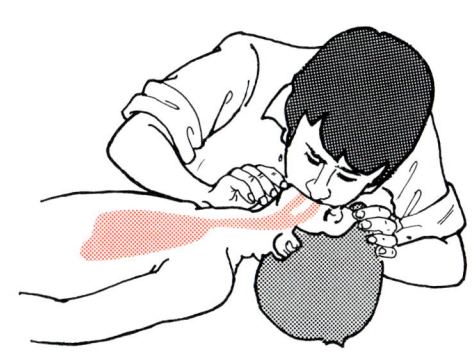

Der Rhythmus der Beatmung beträgt 20 bis 25 Atemstöße in der Minute. Wiederholen Sie also die Atemspende alle 5 Sekunden, bis das Kind selber atmet oder bis Sie jemand ablösen kann.

▶ **Fehler bei der Atemspende,** die zu einer wirkungslosen Beatmung führen:

Ungenügende Überstreckung des Halses, wodurch die Atemwege nicht frei entfaltet werden.

Der Mund wird nicht richtig zugehalten, so daß die in die Nase eingeblasene Luft wieder entweichen kann.

Die Ausatmungsluft des Helfers wird mit zu geringem Druck eingeblasen.

Fehler bei der Atemspende: Bei nicht überstrecktem Hals verlegen die zurückgefallene Zunge und der Unterkiefer die oberen Luftwege.

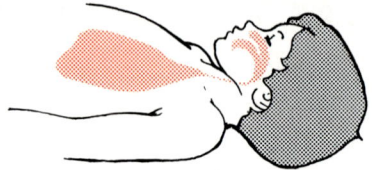

Bei der Überstreckung des Halses werden die Luftwege frei.

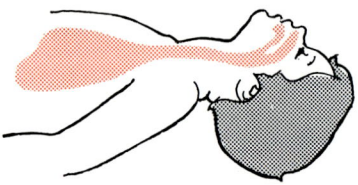

▶ **Erste Hilfe bei Herzstillstand: Herzmassage**

Ist kein Pulsschlag an der Halsschlagader zu testen, sind die Pupillen weit, wird die Hautfarbe blaugrau, so liegt mit großer Wahrscheinlichkeit ein **Herzstillstand** vor.

Herzmassage:

Das Kind mit dem Rücken flach auf eine harte Unterlage legen. Der Helfer kniet daneben.

Den Handballen, unterstützt durch die flach darüber gelegte andere Hand, auf den unteren Abschnitt des Brustbeins legen und in einem Rhythmus von 80- bis 100mal in der Minute das untere Drittel des Brustbeins 3 bis 4 cm nach unten zusammendrücken.

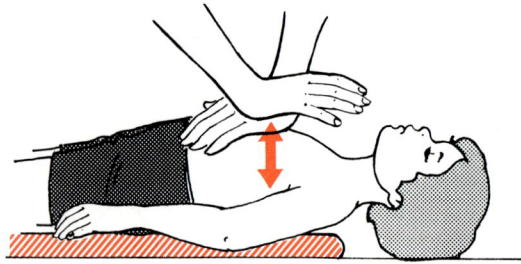

Herzmassage

Bei Kleinkindern nur mit dem Daumenballen ohne Unterstützung der anderen Hand drücken. Bei Säuglingen Druck nur mit zwei Fingern ausüben (ca. 100mal/Minute).

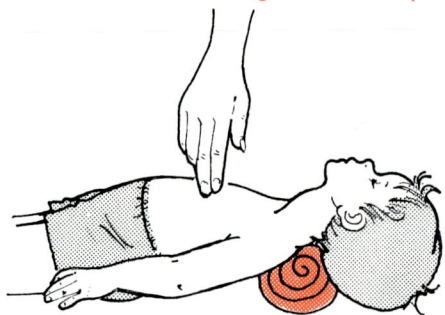

Eine Herzmassage kann nur bei ausreichender Atmung wirksam sein. Wenn das Kind gleichzeitig einen Atemstillstand hat – was meist der Fall sein wird –, muß es gleichzeitig beatmet werden.

Wenn man Wiederbelebungsversuche bei **Herz- und Atemstillstand** allein durchführen muß: 2 Atemstöße, dann 15mal Herzmassage.

Wenn ein weiterer Helfer zur Verfügung steht: 1 Atemstoß im Wechsel mit 5 Herzmassagen.

5.2.4 Schock

Nach Blutverlusten (z. B. bei einem 20 kg schweren sechsjährigen Kind mehr als ein halber Liter), nach stärkerem Schmerz oder großem Schreck, nach Überempfindlichkeitsreaktionen (allergischer Schock), nach ausgedehnten Verbrennungen (große Flüssigkeits- und Salzverluste) kann es zum Schock kommen. Auch wenn die Verletzungen selbst nicht gefährlich sind, kann ein Schock das Leben des Kindes bedrohen.

Zunächst werden weniger wichtige Körperteile wie Arme, Beine und die Haut durch eine Engstellung der Blutgefäße von der Durchblutung weitgehend ausgeschlossen, damit den wichtigen Organen genügend Blut zur Verfügung steht. Bessert sich der Schockzustand nicht, werden bald auch lebenswichtige Organe wie Gehirn und Nieren ungenügend mit Blut versorgt. Es besteht Lebensgefahr. Woran erkennt man einen Schock? Das Kind ist blaß und friert. Die Haut ist mit kaltem Schweiß bedeckt. Der Puls ist schnell und kaum tastbar. Das Kind zeigt eine auffallende Unruhe und Ängstlichkeit.

▶ **Erste Hilfe:**

Lagern Sie die Beine des Kindes hoch (siehe S. 179) – mit Ausnahme von Kopf- und Brustverletzungen und Beinbrüchen.

Das Kind warm zudecken. Unterkühlung fördert den Schock. Überwärmung ist jedoch auch zu vermeiden.

Sprechen Sie mit dem Kind, und beruhigen Sie es, damit sich Angst und Aufregung etwas legen.

Warten Sie, bis der Notarztwagen da ist.

Fahren Sie das Kind nicht auf eigene Faust in die Klinik.

5.2.5 Wunden und Blutungen

Jede Wunde wird wegen der Infektionsgefahr, so wie sie vorgefunden wird, möglichst keimfrei abgedeckt.

> **Grundregeln bei der Wundversorgung:**
>
> Wunde nicht berühren, nicht auswaschen.
>
> Fremdkörper nicht entfernen. Beim Herausziehen größerer Fremdkörper besteht die Gefahr einer Verstärkung der Blutung.

Nicht mit Puder, Salben, Desinfektionsmitteln behandeln.

Spätestens innerhalb von 6 Stunden muß eine Wunde vom Arzt versorgt sein.

Je nach Stärke der Blutung sterile Wundabdeckung oder Druckverband. Wichtig: Der Verband darf nicht stauen, weil er sonst die Blutung verstärkt.

Starke Blutungen:

Starke Blutungen – insbesondere wenn es sich um rhythmisch herausspritzendes Blut aus Schlagaderverletzungen handelt – können lebensbedrohlich sein, da sie zu hohen Blutverlusten und damit zu der Gefahr eines Schocks führen. Beim Erwachsenen droht ein Schock nach Verlust von etwa 1 Liter Blut, beim Kleinkind wegen der insgesamt geringeren Blutmenge schon bei kleineren Mengen (bei einem 6jährigen Kind bei Blutverlusten über ½ Liter). Bei größeren Wunden sind daher zwei Maßnahmen vordringlich:

1. Blutstillung
2. Bekämpfung des Schocks

Blutstillung:

Die Blutstillung kann erfolgen durch Anlegen eines sterilen Wundverbandes.

Bei stärkeren Blutungen:

festen Druckverband
auf die blutende Wunde.

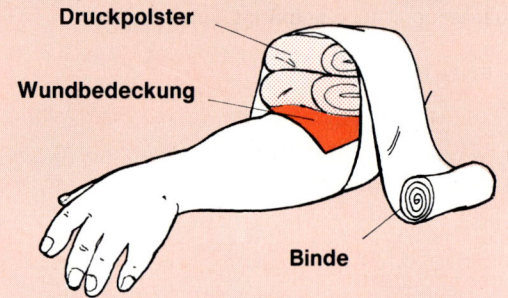

Druckverband

Bei unstillbarer Schlagaderblutung: Abdrücken oder Abbinden der blutzuführenden Schlagader.

Die Blutstillung wird unterstützt durch:

Hochhalten oder Hochlagern des blutenden Körperteils über die Herzebene hinaus,

Ruhigstellen der Wunde.

Abbinden:

Nur wenn sich ein angelegter Druckverband als ungenügend erweist, darf als äußerste Notmaßnahme eine Abbindung vorgenommen werden.

Der Transport in die nächste Klinik muß rasch erfolgen, da das Abbinden die betroffenen Gliedmaßen durch Minderdurchblutung gefährdet. Der Ersthelfer darf die Abbindung nicht mehr lösen.

Vorgehen: Großes gefaltetes Taschentuch oder Krawatte oberhalb der Wunde – möglichst über der Bekleidung – um Arm oder Bein binden, die Enden knoten und fest anziehen, bis die Blutung aufhört. Man kann auch einen Doppelknoten machen, dazwischen einen Stock, Stift oder ähnliches stecken und durch Drehbewegungen zuknebeln, bis die Blutung steht. Am Knoten muß ein Zettel befestigt werden, der Angaben über den Zeitpunkt der Abbindung und die Personalien des Verletzten enthält.

Wichtig: Abbinden ist nur erlaubt am Oberarm und am Oberschenkel.

Wundinfektion:

Sie tritt dann auf, wenn sich Eitererreger in der Wunde ansiedeln. Nach spätestens zwei Tagen wird schmierig-gelblicher Eiter auf der Wunde sichtbar. Die Wundränder sind gerötet, die Wundumgebung ist angeschwollen. Besonders bei infizierten Fingerverletzungen „klopft" es in der Wunde. Eine infizierte Wunde muß in jedem Fall von einem Arzt versorgt werden.

Die Hauptgefahr der Wundentzündung besteht in der Entwicklung einer Blutvergiftung (Sepsis). Sie entsteht durch Ausbreitung der Krankheitserreger auf dem Lymphweg in Form einer fortschreitenden Lymphbahnentzündung und anschließender Lymphknotenentzündung. Nach Einbruch der Krankheitskeime in die Blutbahn (das Lymphbahnsystem mündet in einer großen Blutader) beginnt die Blutvergiftung mit plötzlichem Schüttelfrost und hohem Fieber. Es handelt sich um eine sehr ernste Erkrankung.

Die Gefahr einer Blutvergiftung besteht, wenn nach einer Wundinfektion (Kennzeichen: zunehmende Schwellung und Rötung; starker, oft „klopfender" Wundschmerz; Erwärmung der Wundstelle) ein roter Streifen als Zeichen einer Lymphbahnentzündung auftritt.

Da bei jeder Wunde – insbesondere bei mit Staub und Erde verschmutzten Wunden sowie bei Bißwunden – grundsätzlich eine Wundstarrkrampf-Infektion möglich ist, muß das Kind eine Tetanusimpfung erhalten. Diese ist überflüssig, wenn Impfschutz besteht und die letzte Impfung nicht älter als ein Jahr ist.

Ausbreitung einer eitrig entzündeten Fingerschnittwunde auf dem Lymphweg. Es besteht die Gefahr einer Blutvergiftung.

1. Eitrig entzündete Schnittwunde: Schwellung, oft klopfender Schmerz, leichte Rötung der Wundumgebung

2. Lymphbahnentzündung: Hochwandernder roter Streifen als Zeichen der fortschreitenden Entzündung von Hautlymphgefäßen

3. Lymphknotenentzündung: Schmerzhafte, geschwollene Lymphknoten (für den Arm in der Achselhöhle, für das Bein in der Leiste)

4. Blutvergiftung: Allgemeininfektion mit Schüttelfrost und plötzlichem hohen Fieberanstieg

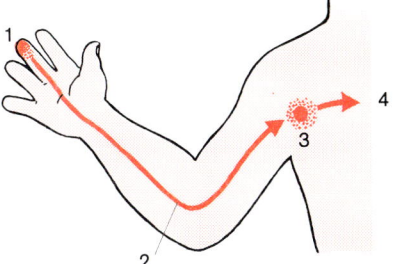

5.2.6 Nasenbluten

Nasenbluten ist meist harmlos und hört in der Regel von selbst auf. Oft tritt es nach einem Schlag auf die Nase oder nach Nasenbohren auf. Wenn das Kind jedoch häufig und ohne ersichtlichen Grund aus der Nase blutet, sollte es ärztlich untersucht werden, damit eine Bluterkrankung als mögliche Ursache ausgeschlossen werden kann.

▶ **Erste Hilfe bei stärkerem Nasenbluten:**

Beruhigen Sie das Kind.

Das Kind soll möglichst still sitzen und durch den Mund atmen. Es sollte nicht schnäuzen oder spucken.

Kalte Umschläge in den Nacken sowie auf Stirn und Nasenrücken.

Nasenflügel leicht gegen die Nasenscheidewand drücken.

5.2.7 Schäden durch Kälteeinwirkung

Unterkühlung

Zu einer Unterkühlung kann es kommen, wenn das Kind über längere Zeit tiefen Außentemperaturen, insbesondere feuchter Kälte, ausgesetzt ist. Nässe bewirkt besonders rasche Wärmeverluste, da sie die Körperwärme erheblich schneller entzieht als trockene Kälte. Ein Sturz in eiskaltes Wasser oder langes Ausharren des Kindes in naßkalter Kleidung, vor allem bei kaltem Wind, beschleunigen daher eine Auskühlung des Körpers erheblich. Kinder neigen weit mehr als Erwachsene zu Wärmeverlusten. So können beispielsweise bei einem Kind, das sich verirrt hat und vor Müdigkeit eingeschlafen ist, Außentemperaturen von 12 bis 16 °C zu deutlichen Zeichen der Unterkühlung führen.

Die ersten Zeichen einer beginnenden Unterkühlung (bis etwa 34 °C) sind Muskelzittern, Frostgefühl, verstärkte Müdigkeit und ein allmähliches Steifwerden der Arme und Beine. Bei einer Körpertemperatur unter 34 °C kommt es zu einem langsamen und unregelmäßigen Puls, einer allgemeinen Muskelstarre, einem veränderten seelischen Verhalten, einem zunehmenden Bewußtseinsverlust und schließlich (bei Temperaturen um 24 °C) zum Tod durch Herzstillstand. Wiederbelebungsversuche können bis zu einer Körpertemperatur von etwa 25 °C erfolgreich sein.

▶ **Erste Hilfe:**

Die Erwärmung des Körpers darf nicht zu rasch erfolgen. Sie ist unter häufiger Pulskontrolle behutsam durchzuführen. Eine schnelle Aufwärmung – besonders bei einem stark unterkühlten Körper – kann zu einem Kreislaufkollaps, in schweren Fällen auch zum Herzversagen führen.

Sofortiger Transport in das nächste Krankenhaus ohne vorherige zeitraubende Aufwärmungsmaßnahmen.

Bei Verzögerung des Transports:

Entfernen nasser Kleidung und Einhüllen in leicht vorgewärmte Decken, Verabreichung heißer Getränke.

Die vorsichtige Aufwärmung in einem Bad mit langsamem Zulauf heißen Wassers soll nur in Gegenwart eines Arztes durchgeführt werden.

Zeigt das Kind als einziges Zeichen einer beginnenden Auskühlung ein Muskelzittern, so kann eine raschere Erwärmung des Körpers erfolgen.

Erfrierungen

Erfrierungen treten auf, wenn die Blutzufuhr der Haut durch eine lang anhaltende, starke Abkühlung oder durch eine zu schnelle Wiedererwärmung so weit herabgesetzt ist, daß im Gewebe ein schädlicher Sauerstoffmangel entsteht. Bei ausgeprägten und lang anhaltenden Durchblutungsstörungen kommt es zum Absterben des betroffenen Gewebes. Begünstigende Faktoren sind feuchte Kälte, besonders wenn ein kalter Wind und körperliche Untätigkeit hinzukommen. Langes Stehen im Schneematsch oder in kaltem Schlamm fördert ebenso Erfrierungen wie einengendes Schuhwerk. Tauwetter führt leichter zu Erfrierungen als trockener Frost. Besonders bedroht sind die Zehen sowie ungeschützte Körperteile wie Finger, Ohren, Nase, Wangen, Kinn. Unter ungünstigen Bedingungen wie Feuchtigkeit, kaltem Wind und körperlicher Untätigkeit können Erfrierungen auch bei Temperaturen auftreten, die deutlich über 0 °C liegen (bis + 10 °C).

Bei leichten Erfrierungen ist die Haut weiß und empfindungslos. Nach Wärmezufuhr ist eine Normalisierung der Durchblutung in wenigen Minuten möglich. Dabei werden ein Kribbeln und „Ameisenlaufen" sowie Schmerzen verspürt. Die Haut ist gerötet. Das Gewebe erholt sich bei Erwärmung wieder vollständig. Bei stärkeren Erfrierungen ist die Haut weiß und hart gefroren. Das Auftauen führt zur Bildung von Blasen in der Haut (ähnlich einer Verbrennung 2. Grades), verbunden mit starken Schmerzen.

▶ **Erste Hilfe:**

Die Gefahren der Erstehilfemaßnahmen liegen in der Wiedererwärmung. Geschieht sie zu schnell, wird der Sauerstoffbedarf des Gewebes (Wärmezufuhr steigert generell den Gewebsstoffwechsel und damit den Sauerstoffbedarf) außerordentlich hoch. Die noch verengten Blutgefäße der Haut können jedoch nicht genügend Sauerstoff herbeischaffen, so daß Gewebsschäden wie Blasenbildung oder sogar ein Absterben der Haut, einschließlich darunterliegenden Gewebes, die Folge sein können.

Örtliche Erfrierungen erfordern keinen Transport im Liegen. Der Betroffene darf sich z. B. bei Erfrierungen der Füße selbst fortbewegen.

Nie wiedererwärmen, bevor nicht eine warme Unterkunft erreicht ist.

In der Unterkunft eng anliegende Kleidungsstücke, wie z. B. enges Schuhwerk, öffnen.

Langsame Wiedererwärmung der erfrorenen Körperteile durch Körperwärme (z. B. Finger unter die Achselhöhlen) oder durch Einhüllen in leicht vorgewärmte Decken.

Heiße Getränke verabreichen (grundsätzlich ohne Alkoholzusatz, da Alkohol die Blutgefäße erweitert und dadurch zusätzlich Wärmeverluste auftreten können).

Keinesfalls den erfrorenen Körperteil kräftig massieren oder mit Schnee einreiben.

Eine möglichst rasche ärztliche Betreuung ist unbedingt erforderlich.

5.2.8 Verbrennungen und Verbrühungen

Hitzeschäden gehören bei Kindern neben Verkehrsunfällen und Ertrinken zu den Haupttodesursachen. Die häufigste Form des Hitzeschadens ist die Verbrühung. Die meisten Verbrühungs- und Verbrennungsunfälle passieren in der Küche.

Man unterscheidet 4 Verbrennungsgrade:

> Verbrennung 1. Grades: schmerzhafte Hautrötung (z. B. Sonnenbrand)
> Verbrennung 2. Grades: schmerzhafte Hautrötung mit Blasenbildung und oberflächlicher Hautzerstörung
> Verbrennung 3. Grades: vollkommene Zerstörung der Haut und tieferer Gewebeschichten im betroffenen Gebiet
> Verbrennung 4. Grades: Verkohlung des Gewebes

Sind bei einem Kind 10 bis 15 % der Körperoberfläche verbrannt, besteht Lebensgefahr. Diese entsteht in erster Linie durch den sich entwickelnden Schock sowie durch die Gefahr einer Infektion. Dem Körper gehen bei ausgedehnten Brandverletzungen große Mengen an Körperflüssigkeit und Salzen verloren. Massive Flüssigkeitsverluste führen – ähnlich wie hohe Blutverluste – zum Schock.

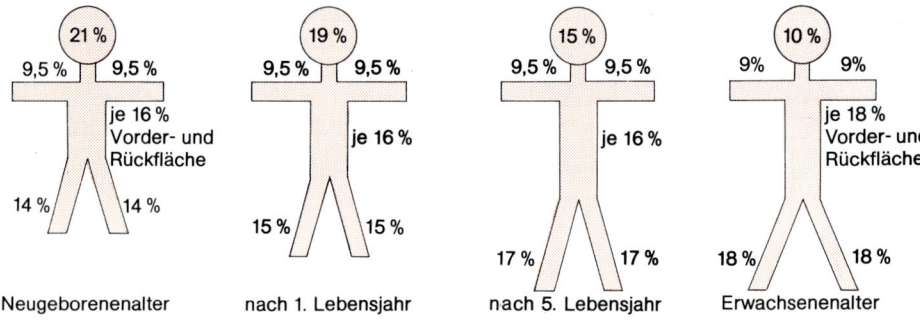

Prozentuale Anteile der einzelnen Körperbereiche an der Gesamtkörperoberfläche in verschiedenen Entwicklungsphasen. Nach diesen Angaben kann bei Verbrennungen die Ausdehnung der Schädigung auf der Haut abgeschätzt werden.

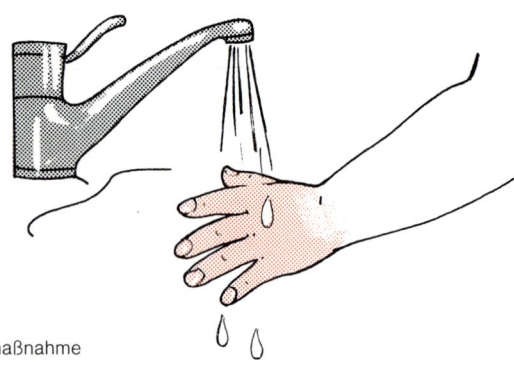

Bei Verbrennungen: kaltes Wasser als Sofortmaßnahme

▶ Erste Hilfe bei Verbrennungen und Verbrühungen

1. Bei Verbrennungen 1. Grades:

Sofortige „Kaltwasseranwendung". Das betroffene Körperteil 10 bis 20 Minuten in kaltes Wasser halten. Das kalte Wasser wirkt hier in erster Linie schmerzstillend.

Ansonsten ist im allgemeinen keine weitere Behandlung nötig.

2. Bei Verbrennungen 2., 3. und 4. Grades:

Den betroffenen Körperteil so schnell wie möglich unter kaltes fließendes Wasser halten. Das kalte Wasser wirkt hier nicht nur schmerzstillend, es wirkt auch den Flüssigkeitsverlusten entgegen (Verengung der Blutgefäße). Je früher diese Maßnahme erfolgt, um so besser ist es. Die kühlende Wirkung des Wassers bringt Erfolg, wenn sie innerhalb der ersten 30 Minuten stattfindet. Die Behandlung mit dem kalten Wasser kann so lange anhalten, bis die Schmerzen nachlassen.

Anschließend vorsichtige Entfernung der verbrannten Kleidungsstücke. Kleben sie an der Haut, so müssen sie unbedingt belassen werden, da sonst zusätzliche Verletzungen der verbrannten Haut – verbunden mit einer großen Infektionsgefahr – die Folge sein würden. Anschließend möglichst keimfreie Abdeckung der verbrannten Hautpartien (z. B. mit einem sauberen Taschentuch, Handtuch, Bettuch, am besten aber mit steril verpackten Brandtüchern).

3. Bei ausgedehnten Verbrennungen:

Nach Anwendung der im Punkt 2 beschriebenen Maßnahmen das Kind gut zudecken, um Wärmeverluste zu vermeiden.

Außerdem ausreichende Flüssigkeitszufuhr, um die Flüssigkeits- und Salzverluste auszugleichen. Gut eignen sich Mineralwasser oder Salzwasser (1 Teelöffel Kochsalz auf 1 Liter Wasser).

4. Grundsätzliche Verbote:

Brandwunden niemals berühren.

Niemals irgendwelche Salben, Puder, Öl, Mehl oder ähnliches verwenden (ein möglichst steril aufgetragenes Brandgel ist nach der Kaltwasseranwendung dagegen empfehlenswert). Andernfalls könnte es zu schwerwiegenden Infektionen kommen, insbesondere bei geöffneten Brandblasen und bei Verbrennungen 3. und 4. Grades.

Wegen der Infektionsgefahr niemals Brandblasen selbst öffnen (nur durch den Arzt).

5. Ärztliche Behandlung:

Bei ausgedehnten Verbrennungen 1. Grades sowie in jedem Fall einer zweit-, dritt- oder viertgradigen Verbrennung oder Verbrühung ist ärztliche Behandlung erforderlich. Bei ausgedehnten Brandverletzungen muß ein notfallmäßiger Transport mit dem Krankenwagen erfolgen.

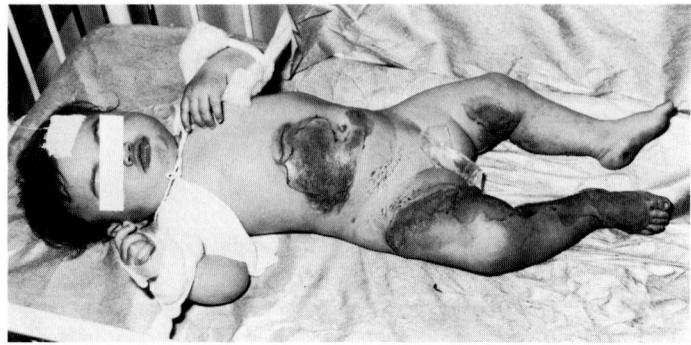

Die Folgen
einer Verbrühung
mit heißem Wasser

5.2.9 Allgemeine Hitzeschäden durch Sonneneinwirkung und hohe Außentemperaturen

Hohe Temperaturen und/oder starke Sonnenbestrahlung können zu allgemeinen Hitzeschäden führen, die sich als Hitzeerschöpfung, Hitzschlag, Sonnenbrand oder Sonnenstich bemerkbar machen können. Kinder, besonders Säuglinge und Kleinkinder, reagieren auf Hitze viel empfindlicher als Erwachsene. Am gefährdetsten ist ein Säugling, der schutzlos der Einwirkung von Sonne und Hitze ausgesetzt ist.

Die Körpertemperatur wird unabhängig von der Außentemperatur auf einer gleichbleibenden Höhe von etwa 37 °C gehalten. Bei normalen Außentemperaturen erfolgt die Wärmeabgabe vor allem durch Abstrahlung oder Ableitung der Wärme von der Hautoberfläche. Bei großer Hitze oder bei großem Wärmeüberschuß (z. B. in der Phase des Fieberabfalls) ist diese Form der Wärmeabgabe nicht mehr ausreichend. Der Körper greift dann zu einem anderen Mittel der Abkühlung: der Verdunstung von reichlich produziertem Schweiß. Die hierbei entstehende Verdunstungskälte entzieht der Haut und damit auch dem gesamten Körper Wärme.

In heißer, trockener Luft verdunstet der Schweiß rasch, und die Wärmeabgabe ist gut. In schwüler Luft, die einen relativ hohen Feuchtigkeitsgehalt besitzt, verdunstet er dagegen nur langsam. Er läuft dann in Strömen über die Haut, ohne jedoch wirksam abkühlen zu können.

▶ **Maßnahmen zur Verhütung von allgemeinen Hitzeschäden:**

Bei starker Hitze muß zum Ausgleich der Flüssigkeitsverluste durch das Schwitzen sowie zur Aufrechterhaltung einer ausreichenden Schweißbildung viel Flüssigkeit getrunken werden. Am besten eignen sich kalter Tee mit Zitrone oder kühle verdünnte Obstsäfte.

Die Bekleidung bei großer Hitze soll locker, luftig und möglichst hell sein (dunkle Bekleidung nimmt die Wärmestrahlen stärker auf). Nur dann ist eine gute Wärmeabgabe des Körpers möglich.

Vermeidung körperlicher Anstrengungen.

Ausreichende Belüftung der Wohnräume.

Verzehr leichtverdaulicher Speisen (Verringerung des Fett- und Eiweißgehalts der Nahrung).

5.2.10 Sonnenbrand

Bei einem Sonnenbrand – einer Verbrennung ersten Grades – ist die Haut gerötet und schmerzt. In schweren Fällen können auch Blasen auftreten (Übergang zur Verbrennung zweiten Grades). Ist der Sonnenbrand ausgedehnt, so kann sich im Laufe von Stunden ein Krankheitsgefühl mit Kopfschmerzen, Übelkeit, Schüttelfrost und Fieber entwickeln. Je kleiner das betroffene Kind ist, desto stärker wird sich ein Sonnenbrand auf das Wohlbefinden auswirken.

▶ **Die Erste Hilfe bei Sonnenbrand erfolgt wie bei jeder anderen Verbrennung 1. Grades:**

Als erste Maßnahme Anwendung von kaltem Wasser.

Anschließend Auftragen eines kühlenden Brandgels.

Bei Fieber und Störung des Wohlbefindens ist Bettruhe erforderlich. Bei einem ausgedehnten Sonnenbrand mit ausgeprägtem Krankheitsgefühl ist ein Arzt hinzuzuziehen.

▶ **Vorbeugen**

Am schnellsten entsteht ein Sonnenbrand im Hochgebirge oder an der See. Er läßt sich meist durch langsames Gewöhnen an die Sonnenstrahlung vermeiden.

Es empfiehlt sich, die der Sonne ausgesetzten Körperpartien mit einer guten Sonnenschutzcreme einzureiben.

Nach dem Baden im Schwimmbad oder im Meer stets gut abtrocknen und erneut mit Sonnenschutzcreme einreiben.

5.2.11 Hitzschlag

Ein Hitzschlag ist an sehr schwülen und heißen Tagen nicht selten und kann in schweren Fällen ohne ärztliche Behandlung tödlich enden. Er entsteht, wenn es aufgrund einer ungenügenden Wärmeabgabe zu einer Wärmestauung mit einem plötzlichen hohen Anstieg der Körpertemperatur kommt. Die Gefahr einer Wärmestauung an schwülen, heißen Tagen (direkte Sonnenbestrahlung ist nicht unbedingt erforderlich; entscheidend sind hohe Außentemperaturen in Verbindung mit hoher Luftfeuchtigkeit und Windstille) besteht vor allem dann, wenn bei körperlicher Anstrengung eine luftundurchlässige, zu warme Kleidung getragen wird und der Schweiß nicht an der Luft verdunsten kann. Große Menschenansammlungen sowie ungelüftete Unterkünfte, Zelte oder Fahrzeuge können bei schwüler Hitze einen Hitzschlag begünstigen.

Eine Wärmestauung kündigt sich durch plötzliches Nachlassen der Schweißbildung an. Die Haut fühlt sich trocken und heiß an. Das Gesicht ist hochrot. Kopfschmerz und Schwindelgefühl stellen sich ein. Die Körpertemperatur ist stark erhöht (40 bis 42 °C), der Puls ist schnell und gut fühlbar. Schließlich stellen sich Benommenheit, Verwirrungszustände oder gar Bewußtlosigkeit ein. Bei Körpertemperaturen um 42 °C und mehr kommt es zum Kreislaufversagen, und es besteht unmittelbare Lebensgefahr (Symptome des fortgeschrittenen Hitzschlags: jetzt blasse Gesichtsfarbe, bläuliche Lippen, schneller und kaum tastbarer Puls).

▶ **Erste Hilfe:**

1. Möglichst rasche Senkung der Körpertemperatur mit allen Mitteln:

Lagerung an einem kühlen, schattigen Ort.

Kleidung bis auf die Unterhose entfernen.

Abwaschen des ganzen Körpers mit kaltfeuchten Tüchern. Kalte Umschläge auf die Stirn, wiederholtes Besprengen des Körpers mit Wasser. Zufächeln von Luft.

Abkühlungsmaßnahmen so lange fortsetzen, bis die Körpertemperatur auf Werte unter 38 °C gefallen ist.

2. Kopf und Oberkörper erhöht lagern (bei bereits eingetretener Bewußtlosigkeit: stabile Seitenlage).

3. Schluckweise reichlich Flüssigkeit (mit Salzzusatz: 1 Teelöffel Kochsalz auf 1 Liter Wasser) zu trinken geben, wenn das Bewußtsein erhalten ist.

4. Für rasche ärztliche Behandlung sorgen.

5.2.12 Hitzeerschöpfung

Eine Hitzeerschöpfung kommt durch ein Kreislaufversagen zustande, das sich bei längerer Hitzebelastung und gleichzeitiger körperlicher Anstrengung entwickeln kann. Ursache sind ausgeprägte Wasser- und Kochsalzverluste.

Vorboten einer beginnenden Hitzeerschöpfung sind gerötete, schweißbedeckte Haut, Schwächegefühl, trockener Mund, starkes Durstgefühl, Kopfschmerzen, Schwindel und Flimmern vor den Augen.

Kennzeichen einer voll ausgeprägten Hitzeerschöpfung sind zusätzliche Symptome wie kalter Schweiß, Frösteln trotz heißer Umgebung, schneller und schwacher Puls sowie eine normale oder nur gering erhöhte Körpertemperatur (im Gegensatz zum Hitzschlag mit hoher Temperatur). Die Hitzeerschöpfung kann tödlich verlaufen, wenn die Hitzebelastung nicht bei den ersten Hinweisen unterbrochen wird.

▶ **Erste Hilfe:**

Flache Lagerung im kühlen Schatten.

Bei Frösteln leicht zudecken.

Zu trinken geben, wenn der Betroffene bei klarem Bewußtsein ist (angegebene Salzlösung s. oben).

Meist erholt sich der Betroffene relativ bald, in ausgeprägteren Fällen mit Bewußtseinsstörungen ist dieser jedoch so schnell wie möglich ins Krankenhaus zu bringen.

5.2.13 Sonnenstich

Ein Sonnenstich entsteht durch eine zu lange und zu intensive Sonnenbestrahlung auf den unbedeckten Kopf. Dadurch kommt es zu einer Reizung der sehr empfindlichen Hirnhäute (die Hirnhäute umhüllen das Gehirn). Kopfschmerzen, Schwindel, Unruhe, Übelkeit und Erbrechen, unter Umständen auch Fieber, sind die Folge. Das Gesicht ist meist hochrot. Eine Ausnahme machen nicht selten Kleinkinder, die oft blaß sind. Gefährdet sind vor allem Kleinkinder und Säuglinge, die man in der Sonne „vergessen" hat.

▶ **Erste Hilfe:**

Sofort an einen kühlen, schattigen Ort bringen.

Öffnen der Kleidung.

Kalte Umschläge auf Stirn, Nacken und Brust.

Kopf bei hochrotem Gesicht hoch lagern, bei blassem Gesicht dagegen den Kopf flach lagern.

▶ **Vorbeugen:**

Am besten schützt ein Sonnenhut.

Kopftücher und ähnliches sind weniger geeignet, da die schützende Luftschicht zwischen Kopf und Kopfbedeckung fehlt.

5.2.14 Unfälle durch Elektrizität

Beim Anfassen eines Stromleiters kann es zu einem Krampf der Handmuskulatur kommen, der ein Loslassen unmöglich macht. Der Betroffene „klebt" an der Leitung. Krämpfe der Atemmuskulatur führen in wenigen Minuten zum Erstickungstod, wenn nicht bereits vorher ein Herzstillstand eingetreten ist, der die häufigste Todesursache bei Elektrounfällen darstellt.

▶ **Erste Hilfe:**

Sofort versuchen, den Stromkreis zu unterbrechen:

Stecker herausziehen, Sicherung ausschrauben.

Ist eine Unterbrechung des Stroms nicht sofort möglich, muß versucht werden, mit Hilfe eines den Strom nicht leitenden Gegenstandes (z. B. Besenstiel, Stuhlbein) das Kind von den unter elektrischer Spannung stehenden Teilen zu trennen oder es an den Kleidern wegzuziehen. Die Hände müssen mit trockenen Tüchern, Kleidungsstücken, Decken oder dicken Handschuhen geschützt werden.

Niemals darf man das unter Strom stehende Kind direkt anfassen.

Nach der Stromunterbrechung Atmung und Puls des Kindes überprüfen, da die Gefahr des Herzstillstandes besteht. Bei Herzstillstand Wiederbelebungsversuche durchführen.

Unbedingt ärztliche Hilfe in Anspruch nehmen, da sich nicht selten gefährliche Herzrhythmusstörungen einstellen. Auch die Brandnarben (meist sind Verbrennungen 3. Grades vorhanden) müssen ärztlich versorgt werden.

Unfälle durch Blitzschlag sind sehr selten, jedoch oft tödlich. Bei Gewitter ist man in einem geschlossenen Auto geschützt, da die Karosserie wie ein Blitzableiter wirkt.

Verhalten bei Gewitter: Die Nähe von Bäumen meiden. Befindet man sich in einem Wald, soll man mindestens einige Meter von einem Baum entfernt – am besten in einer Erdmulde – in die Hocke gehen, Arme an die Brust, Füße eng schließen.

Wird elektrischer Strom in die Erde geleitet, so entsteht ein Spannungsfeld. Bei Annäherung an abgerissene Drähte einer Überlandleitung besteht Lebensgefahr. Die im Boden herrschende elektrische Spannung wird bereits in 10 Meter Entfernung vom Spannungszentrum lebensgefährlich. Ist man in eine solche Gefahrenzone geraten (Erkennen: Kribbeln und Knistern der Haut bzw. Kleidung, Haare laden sich auf), muß man sofort mit **geschlossenen** Beinen in sehr kleinen Sprüngen (dadurch wird die zwischen den Beinen bestehende Schrittspannung möglichst gering gehalten) aus dem Gefahrenbereich hüpfen.

5.2.15 Stiche und Bisse

Insektenstiche

An der Einstichstelle eines Insektenstiches kommt es zu einer juckenden Rötung und Schwellung. Bei einem Bienenstich bleibt der Stachel meist in der Haut stecken (die Stacheln von Wespen und Hornissen bleiben dagegen nicht stecken). Er sollte möglichst schnell entfernt werden, da er noch mit der am Stachelende sitzenden Giftblase verbunden ist. Faßt man den Stachel an, so besteht die Gefahr, daß der Inhalt der Giftblase in die Einstichwunde gepreßt wird.

▶ **Erste Hilfe:**

Man zieht den Stachel am besten mit einer Pinzette heraus oder drückt ihn mit dem Fingernagel zur Seite.

Die Einstichstelle kann man mit Ammoniak betupfen. Der Arzt gibt eine Antihistaminika-Salbe.

Einige Kinder können überempfindlich auf das Insektengift reagieren. Die Allergie kann sich durch juckenden Hautausschlag, Gesichtsschwellung, Blässe und einen Schwächeanfall bemerkbar machen. In einem solchen Fall ist sofortige ärztliche Hilfe unbedingt erforderlich.

Mehrere Bienen-, Wespen- oder Hornissenstiche auf einmal können für Säuglinge und Kleinkinder lebensgefährlich werden. Auch hier ist sofortige ärztliche Behandlung erforderlich.

Unmittelbare Lebensgefahr besteht, wenn eine verschluckte Wespe oder Biene (z. B. Schluck aus einer Limonadenflasche oder einem Obstsaftglas, in dem sich das Insekt befand) in den Mund oder – was noch gefährlicher ist – in den Rachen sticht. Die Anschwellung an der Einstichstelle kann durch eine Verlegung der Atemwege zum Ersticken führen. In solchen Fällen muß der Betroffene sofort als dringlicher Notfall zum nächsten Arzt oder in das nächste Krankenhaus gefahren werden. In der Zwischenzeit nach Möglichkeit das Kind ständig Eisstückchen lutschen lassen, da dadurch die gefährliche Anschwellung vorübergehend in Grenzen gehalten werden kann. Zusätzlich sollte eine „Eiskrawatte" (Tuch mit zerschlagenem Eis) um den Hals gelegt werden.

Bißwunden

Bißwunden sind durch den Speichel des Tieres oder des Menschen (der Menschenbiß ist meist mindestens so infektiös wie der Tierbiß) stets stark infiziert und neigen daher zu einer Entzündung. Immer muß man bei Bißwunden auch an die Gefahr des Wundstarrkrampfs (siehe 3.4.6) denken. Bei Tierbissen ist auch Tollwutgefahr (siehe 3.4.7) nicht auszuschließen.

▶ **Erste Hilfe**

Jede Biß- und Kratzwunde muß ärztlich versorgt werden, auch wenn die Blutung nur sehr geringfügig ist.

Eine Tetanus-Impfung gegen den Wundstarrkrampf ist unbedingt erforderlich, es sei denn, es besteht Impfschutz und die letzte Impfung liegt nicht länger als 1 Jahr zurück.

Beim geringsten Tollwutverdacht ist eine sofortige Impfung erforderlich.

Schlangenbisse

In unseren Breiten ist die Kreuzotter die einzige stärker verbreitete Giftschlange. Sie ist 60 bis 80 cm lang und hat eine zackenartig verlaufende Rückenzeichnung (siehe Abb.).

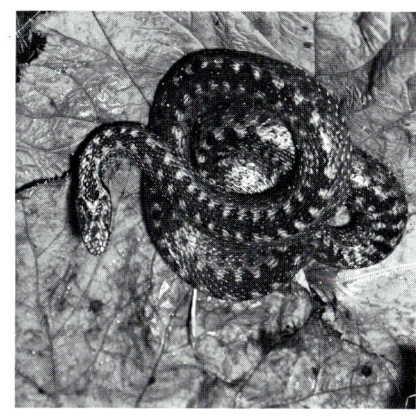

Ein Kreuzotterbiß kann bei einem Kleinkind lebensgefährlich sein. Bei einem Biß wird ein heftiger, stechender Schmerz spürbar. An der Bißstelle sind zwei kleine punktförmige, rote Stichwunden sichtbar. Die Haut der Umgebung ist gerötet und angeschwollen. Von der Stichstelle gelangt das Gift in den Körper und führt zu allgemeinen Vergiftungserscheinungen, die von leichter Übelkeit bis zum ausgeprägten Schockzustand mit Lähmungserscheinungen und Bewußtlosigkeit reichen können. Meist treten Schwäche- und Schwindelgefühl, Schweißausbruch, Kopfschmerz, Übelkeit und Erbrechen 10 bis 15 Minuten nach dem Biß auf.

▶ **Erste Hilfe:**

Das Kind flach auf den Rücken legen und beruhigen (die Muskulatur soll möglichst ruhiggestellt sein).

Legen Sie dann mit Hilfe eines Taschentuchs oder ähnlichem oberhalb der Bißstelle (in Richtung Herz) eine Stauung an. Das betroffene Glied dabei nicht anheben.

Bißstelle kräftig ausdrücken.

Kaltes Wasser oder einen kalten Umschlag auf die Stichstelle. Dadurch wird das Eindringen des Giftes in die Blutbahn etwas verzögert.

In Südeuropa, vor allem in Italien, ist die sehr viel gefährlichere Viper beheimatet. Ihr Biß bedeutet absolute Lebensgefahr. Vor allem Camper mit Zelt sollten daher ein Antiserum (Gegengift) gegen das Viperngift in ihrer Reiseapotheke mitführen. Es ist in Apotheken erhältlich. Im Notfall ist es dann sofort verfügbar.

Zeckenbiß

Meist hat sich die Zecke in der Haut festgebissen. Würde man versuchen, die Zecke herauszureißen, bestünde die Gefahr einer Entzündung, da der Kopf in der Haut steckenbleibt.

▶ **Erste Hilfe:**

Die Zecke mit Öl, Klebstoff oder ähnlichem bestreichen (dadurch werden die Atmungsöffnungen der Zecke verstopft, und ihr Biß lockert sich). Anschließend die Zecke mit einer Drehbewegung herausziehen.

5.2.16 Knochenbrüche

Das gebrochene Glied läßt sich nicht oder nur unter heftigen Schmerzen bewegen. Im Bruchbereich entwickelt sich – teilweise erst nach einigen Stunden – eine deutliche Schwellung. Bei Knochenbrüchen im Bereich von Kopf, Hals und Rumpf (Rippenbrüche, Beckenbrüche) ist die Schwellung oft jedoch nicht sichtbar. Ein Bruch wird nicht selten für eine Verstauchung gehalten. Endgültige Klarheit bringt erst das Röntgenbild.

Knochenbrüche können mitunter schwerwiegende Folgen haben:

▶ Schock durch heftigste Schmerzen oder durch Blutungen aus dem Knochenmarksraum oder aus zusätzlich verletzten Blutgefäßen.

▶ Verletzung von Nerven oder inneren Organen durch spitze Bruchenden (z. B. Lungenverletzung bei Rippenbruch).

▶ Eine Fettembolie kann 1 bis 3 Tage nach dem Knochenbruch auftreten. Es kommt dabei in den kleinen Blutgefäßen der Lungen zu einer Zusammenballung kleinster Fetttröpfchen (das Fett stammt zum Teil aus dem Gebiet der Bruchstelle; daneben kommt es auch zur Freisetzung von Körperfett in das Blut). Die Folge sind gefährliche Durchblutungsstörungen der Lungen. Die Fettembolie tritt nicht selten bei Brüchen der langen Knochen von Oberschenkel oder Oberarm auf. Die Gefahr der Fettembolie läßt sich wesentlich verringern durch eine sorgfältige Ruhigstellung der Bruchstelle vor und während des Transports.

▶ Infektion bei offenen Brüchen mit der Gefahr langwieriger Knocheneiterungen. Das Knochenende ist bei einem offenen Bruch im Wundbereich sichtbar oder ragt deutlich heraus.

▶ **Erste Hilfe:**

Wenn möglich, sachgerechte Erstversorgung und Transport durch einen Notarzt oder Sanitäter in das nächste Krankenhaus.

Falls dies nicht möglich ist, schienen Sie den Bruch am Unfallort mit Hilfe von Stöcken, Latten oder ähnlichem. Grundsätzlich über die beiden benachbarten Gelenke hinweg schienen (z. B. bei Unterschenkelbruch: Schiene über Fuß- und Kniegelenk bis hoch zum Oberschenkel).

Die behelfsmäßigen Schienen werden mit Hilfe von Binden, Schals, Taschentüchern und ähnlichem so befestigt, daß sie nicht verrutschen können und daß die benachbarten Gelenke ruhiggestellt sind.

An Stellen, wo der Knochen der Schiene unmittelbar aufliegt, muß mit Schaumstoff, Autoschwämmen oder wollenen Socken unterpolstert werden.

Ein Verletzter mit Verdacht auf einen Knochenbruch darf erst transportiert werden, wenn der Bruch so gut geschient ist, daß er auch beim Transport ruhiggestellt bleibt.

Bei offenen Brüchen muß die entstandene Wunde mit einem möglichst sterilen Verband locker verbunden werden.

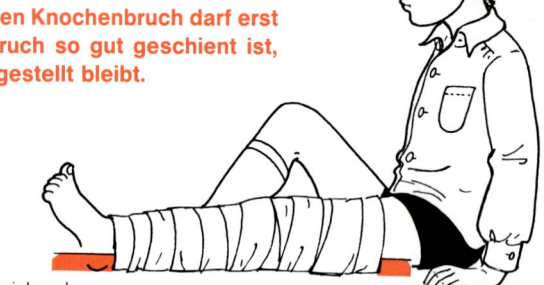

Behelfsmäßiges Schienen bei Verdacht auf Beinbruch

Bei Verdacht auf einen Wirbelbruch, bei dem die Gefahr der Rückenmarksverletzung mit Lähmung der Körperpartien unterhalb der Verletzung besteht, muß der Verunglückte flach auf den Rücken gelagert werden (siehe Abb. S. 178). Jede Bewegung ist zu vermeiden. Bei Verdacht auf einen Wirbelbruch darf nur ein sachgemäßer Transport durch den Notarzt und den Sanitäter erfolgen.

5.2.17 Stumpfe Verletzungen: Prellungen, Blutergüsse, Verstauchungen, Quetschungen

Prellung

Prellungen entstehen durch stumpfe Gewalteinwirkung. Sie zeigen keine Zeichen einer äußeren Verletzung und sind meist harmlos. Durch die Prellung kommt es häufig zu einem Bluterguß.

▶ **Erste Hilfe:**

Bei starkem Prellungsschmerz ist die Ruhigstellung des betroffenen Körperteils erforderlich. Das gilt besonders dann, wenn ein Knochenbruch nicht ganz auszuschließen ist.

Kalte, feuchte Umschläge, anschließend Spezialsalben gegen Prellungen und Blutergüsse auftragen.

Bluterguß

Bei einem Bluterguß ist es zu einer Blutung unter der Hautoberfläche gekommen. Das aus den Blutgefäßen in das Gewebe ausgetretene Blut führt zunächst zu einer schmerzhaften Schwellung, die sich anfangs blau, im Abheilstadium gelbgrün verfärbt.

▶ **Erste Hilfe:**

Sofort kalte, feuchte Umschläge auf die Schwellung. Besser noch ist das sofortige Auflegen von Eiswürfeln (durch die Kälte verengen sich die Blutgefäße in der Umgebung der Schwellung, so daß der Blutaustritt aus den Gefäßen geringer wird).

Verstauchungen

Verstauchungen treten am häufigsten am Handgelenk (Sturz auf die vorgestreckten Arme) oder als „verknackster" Knöchel am Fußgelenk auf. Es kommt zu einer schmerzhaften Schwellung des Gelenks, oft begleitet von einem Bluterguß. Wenn die Beweglichkeit des Gelenks durch starke Schmerzen eingeschränkt ist, muß stets ein Knochenbruch mit Hilfe einer Röntgenaufnahme ausgeschlossen werden.

▶ **Erste Hilfe:**

Das betroffene Gelenk durch einen Stützverband (mit Hilfe einer elastischen Binde) ruhigstellen.

Kühlende Umschläge mit kaltem Wasser, verdünntem Alkohol oder essigsaurer Tonerde. Auch das Einreiben der Schwellung mit einer Spezialsalbe gegen Verstauchungen, Prellungen und Blutergüsse hilft.

Bei Verstauchungen des Fußgelenks: Bein hoch lagern und möglichst wenig bewegen.

Quetschung

Bei einer Quetschung – meist sind es die Finger – verfärbt sich das gequetschte Gewebe durch Blutaustritt aus den geschädigten Blutgefäßen rasch blau und schwillt unter heftigen Schmerzen stark an.

▶ **Erste Hilfe:**

Wenn keine blutende Wunde entstanden ist, die gequetschten Finger unter kaltem, fließendem Wasser kühlen.

Kalte Umschläge, anschließend mit einer Spezialsalbe gegen Schwellungen und Blutergüsse einreiben.

Bei einer schweren Quetschung muß das Kind von einem Arzt behandelt werden.

5.2.18 Gehirnerschütterung

Für eine Gehirnerschütterung sprechen: kurzfristige Bewußtlosigkeit mit anschließender Gedächtnislücke, Übelkeit und Erbrechen, Schwindel, Kopfschmerzen. Die Gedächtnislücke umfaßt meist einen kurzen Zeitraum vor dem Unfall bis zum Erwachen aus der Bewußtlosigkeit. Die Betroffenen wissen daher nicht, was mit ihnen geschehen ist. Spätere Folgeschäden von seiten des Gehirns sind bei einer Gehirnerschütterung nicht zu erwarten.

▶ **Erste Hilfe:**

Da in den ersten 24 Stunden eine Komplikation nie ganz ausgeschlossen werden kann (die oben genannten Symptome können auch bei ernsteren Hirnverletzungen auftreten), ist eine sorgsame Überwachung in einem Krankenhaus unbedingt erforderlich.

Eine erneute Bewußtseinstrübung und/oder eine einseitige Erweiterung einer Pupille weisen auf eine schwerwiegende Verletzung hin (Blutung zwischen Schädel und Gehirn).

5.2.19 Ohnmacht

Bei der Ohnmacht handelt es sich um einen dem Schock verwandten, aber ungefährlichen Zustand, der durch einen Kreislaufkollaps zustande kommt. Das Blut sackt in die unteren Körperregionen (vor allem in die Beine) ab und fließt nur langsam zum Herzen zurück. Es kommt dabei zu einer verminderten Durchblutung des Gehirns, die eine kurzzeitige Bewußtlosigkeit zur Folge hat. Die Ohnmacht tritt fast nur im Stehen auf.

Nicht selten sind es Kinder über 10 Jahre, die sehr rasch gewachsen sind und daher zu Kreislaufstörungen neigen. Hinweise dafür können unter anderem Übelkeit und Schwindelgefühl nach raschem Aufstehen aus dem Bett sein. Ein Kreislaufkollaps tritt bevorzugt auf bei großer Hitze, bei Überanstrengung, bei schlechter Luft in überfüllten Räumen sowie nach langem Stehen.

Das betroffene Kind klagt oft unmittelbar vorher über Schwindelgefühl und „Schlechtwerden" und sackt dann plötzlich bewußtlos zu Boden. Es ist blaß, der Puls ist kaum tastbar. Die Atmung bleibt unbeeinflußt. Die Bewußtlosigkeit dauert meist nur Sekunden. Kehrt das Bewußtsein nicht von selbst innerhalb weniger Minuten zurück, handelt es sich nicht um eine Ohnmacht, sondern um einen ernsteren Zustand, der sofort einer dringenden ärztlichen Betreuung und Abklärung bedarf.

▶ **Erste Hilfe:**
Kopf und Oberkörper flach lagern, die Beine hoch lagern (Schocklage). Durch diese Maßnahme fließt das Blut, das in die unteren Körperpartien „versackt" war, vermehrt zum Herzen zurück, und das Gehirn wird wieder besser durchblutet.

Nach Wiedererlangung des Bewußtseins soll das Kind möglichst noch eine Zeitlang ruhig liegenbleiben. Frische Luft trägt zur raschen Besserung des Zustands bei.

5.2.20 Innere Verletzungen

Unter inneren Verletzungen versteht man Blutungen im Inneren des Körpers, die von außen nicht sichtbar sind. Am häufigsten handelt es sich um innere Verletzungen der Bauchorgane, z. B. Leber- und Milzrisse oder Darmverletzungen. Bei dem dringenden Verdacht auf eine solche Verletzung ist eine sofortige Operation in der Regel unvermeidlich.

5.2.21 Erstickungsgefahr durch Fremdkörper in den Atemwegen

Erstickungsgefahr besteht, wenn das Kind einen Fremdkörper verschluckt hat, der nicht in den Magen, sondern in den Kehlkopf oder in die Luftröhre geraten ist. Meist werden Speisereste oder kleinere Gegenstände durch einen sofort einsetzenden heftigen Hustenreiz von selbst wieder herausbefördert. Größere Fremdkörper wie Knöpfe, Münzen, Spielzeugteile, Fischgräten, Bonbons und sehr häufig auch Erdnüsse können jedoch steckenbleiben und eine lebensbedrohliche Atemnot hervorrufen.

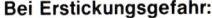

Bei Erstickungsgefahr:
Auf den Rücken klopfen. Das Kind dabei über das Knie oder über den Arm (wie hier) legen.

▶ **Erste Hilfe:**

Einen Säugling hält man am besten mit den Beinen nach oben und klopft mehrmals zwischen die Schulterblätter.

Ein Kleinkind oder Schulkind klopft man mehrmals auf den Rücken zwischen die Schulterblätter. Kommt der Fremdkörper auf diese Weise nicht heraus, unternimmt man den Versuch einer Zwerchfellkompression. Durch den Druck, mit dem plötzlich die Luft durch die Luftröhre entweicht, werden steckengebliebene Fremdkörper oft wieder herausbefördert.

5.2.22 Verschluckte Fremdkörper

Kleinkinder nehmen alles mögliche in den Mund. Sie schlucken Gegenstände wie Spielzeugteile, Perlen, Knöpfe, Steinchen, Obstkerne oder kleinere Münzen hinunter. Meist kommen diese Dinge, ohne Schaden anzurichten, auf natürlichem Wege wieder zum Vorschein.

▶ **Erste Hilfe:**

Haben Sie das Gefühl, daß der Gegenstand möglicherweise doch nicht mit dem Stuhl den Körper verlassen hat, so sollte mit Hilfe einer Röntgenaufnahme geklärt werden, ob der Fremdkörper in den Verdauungswegen festsitzt. Unter Umständen muß dieser dann durch instrumentelle Hilfe eines Arztes entfernt werden.

5.2.23 Fremdkörperverletzungen

▶ **Erste Hilfe:**

Nur oberflächlich in die Haut eingedrungene Gegenstände, wie z. B. kleine Holzsplitter, Dornen, Stachel, mit einer Pinzette selbst entfernen. Achten Sie auf vollständige Entfernung des Fremdkörpers.

Tiefer eingedrungene Fremdkörper, wie z. B. Nägel, größere Holzsplitter, Messer, müssen unbedingt in der Wunde belassen werden. Sie sind in den Wundverband einzubinden. Das Herausziehen größerer Gegenstände könnte verletzte Blutgefäße in der Tiefe, die vorher durch den Fremdkörper blockiert waren, vollends öffnen und so eine Verblutungsgefahr heraufbeschwören.

5.2.24 Fremdkörper im Ohr

▶ **Erste Hilfe:**

Jedes Hantieren mit Instrumenten im Gehörgang ist wegen der Perforationsgefahr des Trommelfells verboten.

Ein verhärteter Ohrenschmalzpfropf (der häufigste „Fremdkörper" im Ohr), im Gehörgang steckengebliebene Erbsen oder ähnliches müssen von einem Arzt entfernt werden.

Wenn ein Insekt in den Gehörgang gelangt ist, kann man versuchen, es mit warmem Wasser herauszuspülen.

Es empfiehlt sich nicht, es mit einer Pinzette oder ähnlichem herauszuziehen.

5.2.25 Fremdkörper im Auge

Meist sind es Staub- oder Sandkörnchen, ein Rußteilchen oder eine kleine Mücke, die in das Auge geraten. Sie müssen möglichst schnell entfernt werden, da sich sonst eine Bindehautentzündung entwickeln kann.

▶ **Erste Hilfe:**

Das Kind daran hindern, den störenden Fremdkörper „herauszureiben". Es könnte sonst zu Verletzungen der Hornhaut kommen.

Setzen Sie das Kind auf einen Stuhl, und lassen Sie es nach oben schauen. Ziehen Sie dann das untere Augenlid nach unten. Wenn Sie den Fremdkörper sehen, wischen Sie ihn mit dem zusammengedrehten Zipfel eines sauberen Papiertaschentuchs vorsichtig in Richtung Nase heraus.

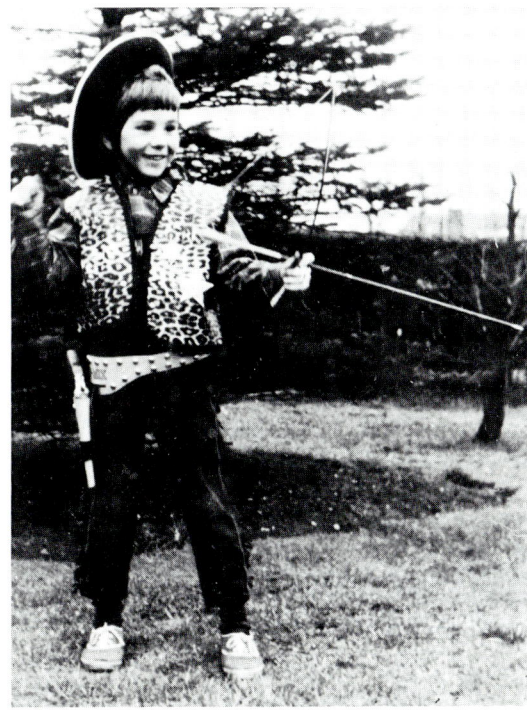

Schwerwiegende Augenverletzungen entstehen nicht selten beim Spiel mit Pfeil und Bogen.

Ist der Fremdkörper unter dem Oberlid, so lassen Sie das Kind nach unten blicken. Ziehen Sie dann das Oberlid an den Wimpern über das Unterlid und lassen es zurückgleiten, damit die Innenseite des Oberlids von den Wimpern des Unterlids abgewischt wird. Das Umstülpen des Lides mit Hilfe eines Streichholzes sollte man nur vornehmen, wenn man es sich vorher von einem Augenarzt hat zeigen lassen.

Vorsicht, wenn der Fremdkörper auf dem Augapfel festsitzt oder in diesen eingedrungen ist (z. B. Metallsplitter, Glassplitter). In einem solchen Fall sind beide Augen zu verbinden. Das Kind muß dann sofort zu einem Augenarzt.

Benutzen Sie keine Watte, die Flusen im Auge hinterlassen könnte.

5.2.26 Augenverätzung

Bei Verätzungen besteht die große Gefahr der Erblindung.

▶ **Erste Hilfe:**

Spülen Sie das Auge unter fließendem Wasser (mindestens 20 Minuten lang) bis zur ärztlichen Versorgung.

Ausnahme: Sind sichtbare Kalkbröckel im Auge, so dürfen diese nicht ausgespült werden. Sie müssen mit einem Taschentuchzipfel oder ähnlichem entfernt werden.

Nach der notärztlichen Versorgung ist das Kind sofort einem Augenarzt vorzustellen.

5.2.27 Ertrinken

Eine Wiederbelebung muß unter allen Umständen versucht werden, solange noch keine sicheren Todeszeichen (z. B. Totenflecke, Leichenstarre) sichtbar sind.

▶ **Erste Hilfe:**

Ein gerettetes Kind, das noch atmet und hustet, lagert man in stabiler Seitenlage. Nasse Kleidung, die dem Körper zusätzlich Wärme entzieht, ausziehen und das Kind möglichst in warme Decken wickeln.

Wiederbelebung (Atemspende, Herzmassage) so lange durchführen, bis das Kind bei Bewußtsein ist oder bis ein Beatmungsgerät zur Stelle ist.

Jedes Ausschütteln des scheinbar ertrunkenen Kindes ist zu unterlassen. Es ist sinnlos und bringt nur Zeitverlust. Ebenso sind Beatmungsversuche durch Zusammenpressen des Brustkorbes zu unterlassen. Statt dessen sofort mit der Atemspende beginnen.

5.2.28 Vergiftungen

Bei Verdacht auf eine Vergiftung bringen Sie als erstes in Erfahrung, was das Kind gegessen oder getrunken hat. Rufen Sie die nächste Giftinformationszentrale (siehe Giftnotrufe Anhang) an, und lassen Sie sich beraten, was Sie tun sollen. Bei erforderlicher Klinikeinweisung benötigt der Arzt möglichst genaue Angaben über Art und Menge der eingenommenen Substanz sowie über den Zeitpunkt der Giftaufnahme, da von diesen Informationen das weitere Vorgehen abhängig ist. Nehmen Sie die Behälter und Packungen der Giftstoffe für den behandelnden Arzt mit in die Klinik. Sollte das Kind bewußtlos sein, so achten Sie darauf, daß die Atemwege frei sind. Legen Sie es bis zum Transport durch den Krankenwagen in die stabile Seitenlage (siehe Abb. S. 183).

Das Trinken von Milch gilt vielfach als gutes Hausmittel gegen Vergiftungen. Milch kann jedoch unter Umständen die Vergiftung noch verschlimmern. Sie vermag durch ihren Fettgehalt die Aufnahme fettlöslicher Giftstoffe (z. B. Benzin, Heizöl, Fleckenwasser und ähnliches) aus dem Darm in das Blut zu beschleunigen. Da man oft nicht sicher weiß, ob es sich um ein fettlösliches Gift handelt, verzichte man grundsätzlich bei Vergiftungen auf die Gabe von Milch. Lediglich bei Verätzungen durch Säuren und Laugen ist sie ein geeignetes Mittel, da sie die ätzende Wirkung dieser Substanzen etwas abzuschwächen vermag.

Giftentfernung: Grundsätzlich gilt die Regel, daß das Gift so schnell und so vollständig wie möglich aus dem Körper entfernt werden soll. Dieses wird in den meisten Fällen (bei Giftaufnahme über den Magen) dadurch erreicht, indem man den Betroffenen erbrechen läßt.

Grundsätzlich sollte man erst auf ausdrückliches Anraten des Arztes (z. B. nach telefonischer Rücksprache mit dem Arzt, wenn ärztliche Hilfe in den nächsten 30 Minuten nicht möglich ist) Erbrechen auslösen, da diese Maßnahme nicht bei jeder Vergiftung angewendet werden darf und unter Umständen gefährliche Folgen haben kann.

Wie löst man Erbrechen aus?

Mit vollem Magen kann das Kind leichter erbrechen. Geben Sie ihm daher zuerst ein großes Glas warmes Wasser oder verdünnten, lauwarmen Fruchtsaft zu trinken. Nachdem das Kind die Flüssigkeit getrunken hat, legen Sie es mit dem Kopf nach unten quer über Ihre Knie. Auf diese Weise wird der Bauch zusammengepreßt und das Erbrechen erleichtert.

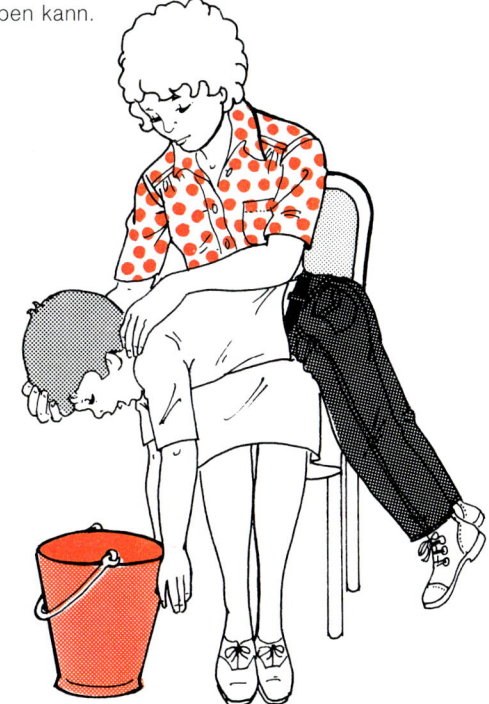

Das Kind wird über die Knie gelegt und zum Erbrechen gebracht.

Versuchen Sie dann, das Kind zum Erbrechen zu bringen, indem Sie die hintere Rachenwand mit einem Finger oder einem Löffel reizen. Durch schnelles Trinken lauwarmen Salzwassers (1 Teel. Salz auf ¼ l warmes Wasser) kann man ebenfalls Erbrechen auslösen. Bei Kindern, insbesondere bei kleineren Kindern, darf man diese Methode jedoch auf keinen Fall anwenden, da bei Säuglingen und Kleinkindern lebensgefährliche Salzvergiftungen vorgekommen sind.

Den Vorgang des Trinkens und Erbrechens wiederholt man so lange, bis die erbrochene Flüssigkeit klar ist. Beobachten Sie Aussehen, Geruch und Farbe des Erbrochenen, und heben Sie eine Probe für den Arzt auf.

Nach der Entleerung des Magens Tierkohle geben. Man löst dazu 20 bis 30 g Kohlegranulat oder Kohlekompretten in lauwarmem Wasser auf und läßt das Kind trinken. Die Kohle, die nicht vom Körper aufgenommen, sondern über den Darmtrakt ausgeschieden wird, bindet viele giftige Substanzen und behindert auf diese Weise die Giftaufnahme in das Blut.

In folgenden Fällen darf man das Kind auf gar keinen Fall zum Erbrechen bringen:

1. Niemals zum Erbrechen bringen bei Bewußtlosigkeit. Bei Bewußtlosigkeit fehlen der Husten- und der Würgereflex, so daß die Gefahr besteht, daß Erbrochenes in die Atemwege gerät und das Kind daran erstickt.

2. Niemals zum Erbrechen bringen bei Verätzung durch Säuren oder Laugen. Ließe man das Kind erbrechen, so würde die Säure oder Lauge auf dem Weg vom Magen in Richtung Mund erneut schwere Verätzungen hervorrufen.

3. Niemals zum Erbrechen bringen bei Vergiftung durch schaumbildende Seifen, Desinfektionsmittel, Wasch- und Spülmittel.

    Der sich bildende Schaum ist gefährlich, da er beim Hochwürgen aus dem Magen in die Atemwege eindringen und schwerwiegende Veränderungen der Lungenbläschen verursachen kann, die zum Ersticken führen können.

4. Niemals zum Erbrechen bringen bei Vergiftungen durch Benzin, Heizöl, Fleckenwasser, Terpentin und andere organische Lösungsmittel.

Vergiftungen durch Benzin, Heizöl, Fleckenwasser und andere organische Lösungsmittel

▶ **Erste Hilfe:**

Nicht erbrechen lassen.

Keine Milch geben.

Paraffinöl einflößen (jedoch kein anderes Öl, wie z. B. Rizinusöl oder gar Salatöl!), 3–5 ml pro kg Körpergewicht.

Sofortige ärztliche Behandlung

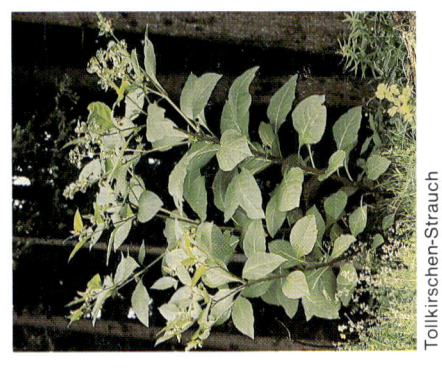
Tollkirschen-Strauch

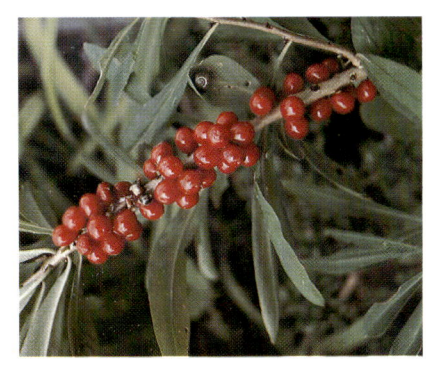
Seidelbast

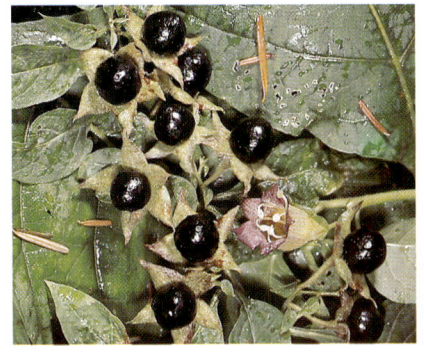
Tollkirsche

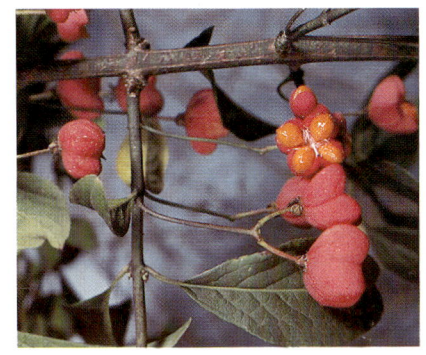
Pfaffenhütchen

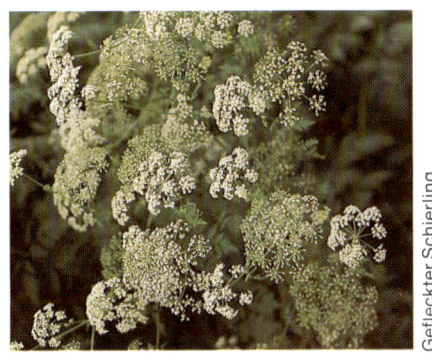
Gefleckter Schierling

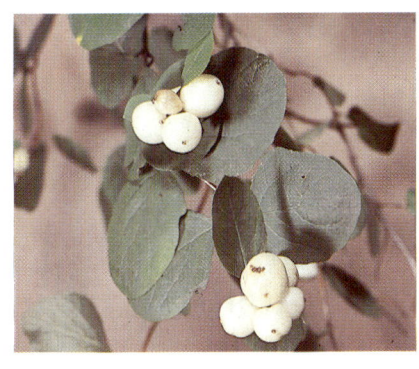
Schneebeere

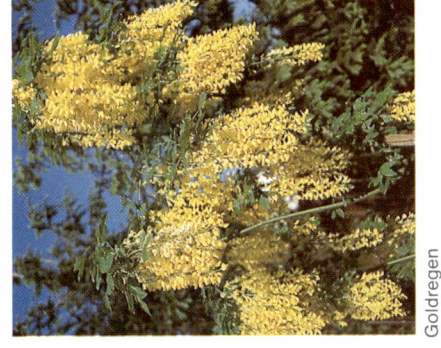
Goldregen

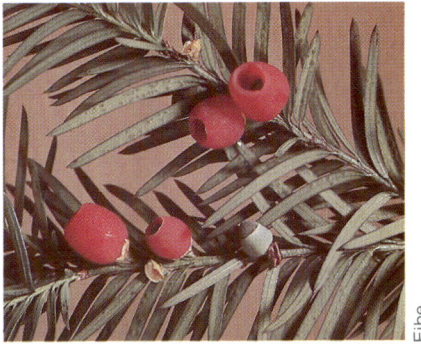
Eibe

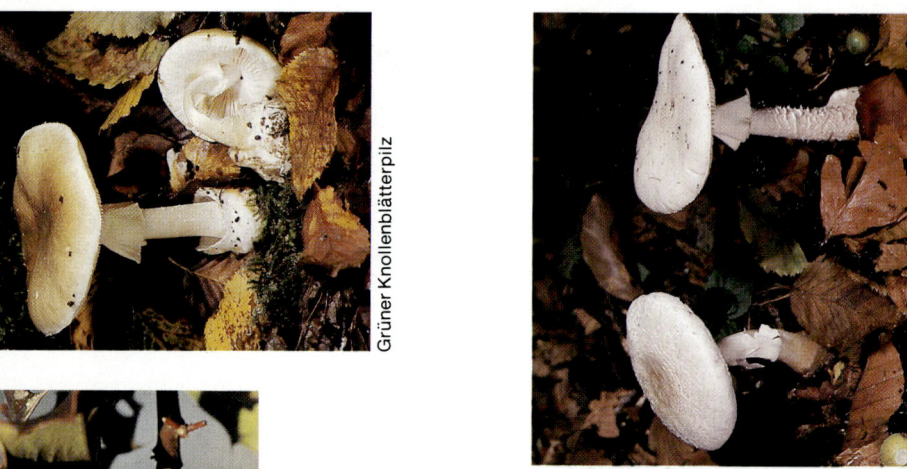
Grüner Knollenblätterpilz

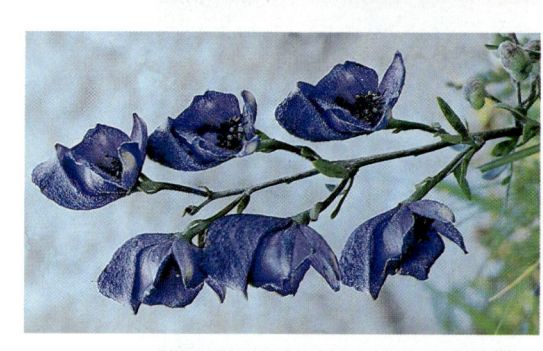
Weißer Knollenblätterpilz

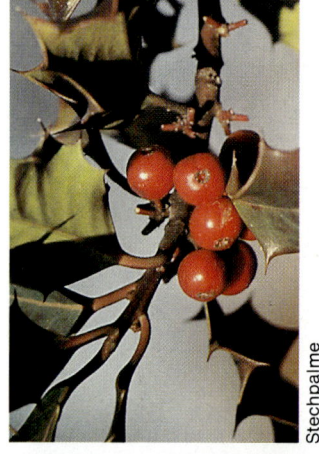
Stechpalme

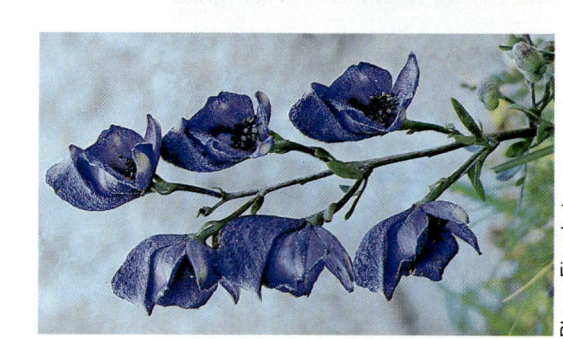
Blauer Eisenhut

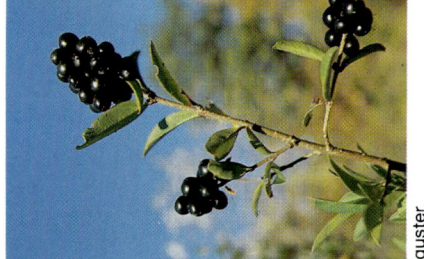
Liguster

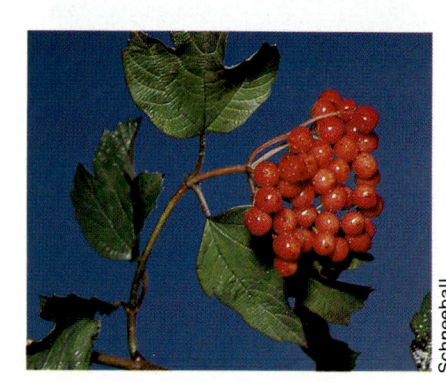
Schneeball

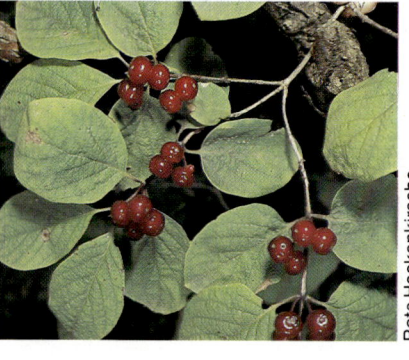
Rote Heckenkirsche

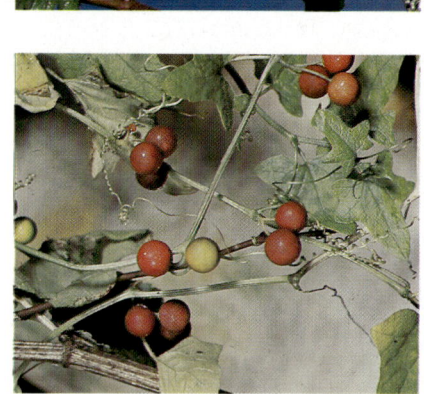
Rote Zaunrübe

Vergiftung durch schaumbildende Seifen, Desinfektions-, Wasch- und Spülmittel

▶ **Erste Hilfe:**

Nicht erbrechen lassen: Erstickungsgefahr!

Um ein drohendes Erbrechen zu verhindern, läßt man – bis das Kind in der Klinik ist – Eisstückchen lutschen.

Keine Flüssigkeit trinken lassen.

Die gefährliche Schaumbildung, die zum Erstickungstod führen kann, läßt sich durch die Gabe schaumhemmender Mittel (in Apotheken erhältlich) verhindern. Erst nach Gabe dieser Mittel soll das Kind Wasser trinken (Verdünnungseffekt).

Gabe von Tierkohle.

Sofortige ärztliche Behandlung.

Verätzungen durch Säuren (z. B. Salzsäure, Salpetersäure) und Laugen (z. B. Ätznatron, Ätzkali, Salmiakgeist)

▶ **Erste Hilfe:**

Nicht erbrechen lassen.

Verdünnen der ätzenden Substanzen durch das Trinken von Wasser oder Versuch der Neutralisierung der Säure- beziehungsweise Laugenwirkung durch das Trinken von Milch. Wirksamer noch ist Milch, in die das Eiweiß von mehreren Eiern verrührt ist.

Bei Laugenverätzungen kann man auch versuchen, die ätzende Wirkung durch das Trinken von verdünntem(!) Essig oder Zitronensaft zu neutralisieren.

Sofortige ärztliche Behandlung.

Kohlenstoffmonoxid-Vergiftung

Kohlenstoffmonoxid (CO) ist ein farb- und geruchloses Gas, das bei unvollständiger Verbrennung von Kohle und Kohlenstoffverbindungen (siehe 6.4.1) entsteht. Auspuffgase von Autos enthalten im Leerlauf 4 bis 11 % CO. Der Kohlenstoffmonoxidgehalt von Rauch- und Brandgasen liegt meist unter 1 %. Durch schlecht ziehende Kohle-, Öl- oder Gasöfen kann es jedoch zu einer gefährlich hohen Gaskonzentration kommen.

Das bei der Einatmung über die Lunge in das Blut gelangende CO verbindet sich fest mit dem roten Blutfarbstoff (Hämoglobin) und verdrängt dabei den Sauerstoff. Bei einer leichten bis mittelschweren CO-Vergiftung (10–30 % CO-Hämoglobin) kommt es zu Kopfschmerzen, Übelkeit, Kurzatmigkeit bei körperlicher Anstrengung, Herzklopfen, Mattigkeit und Schwindelgefühl. Zeichen einer schweren Vergiftung (etwa 40–50 % CO-Hämoglobin) sind Bewußtlosigkeit, schnelle Atmung und Kreislaufschock. Konzentrationen über 60 % CO-Hämoglobin wirken rasch tödlich.

▶ **Erste Hilfe:**

Bei leichten CO-Vergiftungen erholt sich der Betroffene unter Frischluftatmung von selbst innerhalb weniger Stunden.

Bei schwereren Vergiftungserscheinungen:

rasche Entfernung des CO-Vergifteten aus dem Gefahrenbereich und möglichst rasche ärztliche Behandlung im nächsten Krankenhaus.

5.2.29 Giftige Pflanzen und Beeren

Kleinkinder stecken alles in den Mund, was ihre Neugier weckt. Das gilt auch für Pflanzen, insbesondere, wenn sie bunt sind. Farbige Beeren wirken besonders verführerisch. Auch ältere Kinder sind gefährdet, wenn sie beispielsweise „Kochen" spielen und einen „Salat" aus Blütenblättern bereiten. Über 100 Pflanzen in Gärten, Wiesen und Wäldern enthalten Giftstoffe.

Die Vergiftungserscheinungen hängen von der Menge der aufgenommenen giftigen Pflanzenteile ab. Ein bis zwei Früchte oder Beeren beispielsweise sind nur selten lebensgefährlich.

Verdächtig auf eine Vergiftung ist jede plötzlich veränderte Verhaltensweise wie akut auftretende Müdigkeit, Teilnahmslosigkeit oder Benommenheit. Das gilt vor allem dann, wenn weitere Auffälligkeiten bemerkt werden wie unsicherer Gang, unkoordinierte Bewegungen, blasses oder auch erhitztes Aussehen, Schweißausbrüche, Hautausschläge, sehr langsamer oder sehr schneller Puls (normal bei Kindern im Vorschulalter: 95 bis 100 Schläge pro Minute). Zeichen einer fortschreitenden Vergiftung sind „Ameisenlaufen" auf der Haut, Durchfälle und Erbrechen. In besonders schweren Fällen kommt es zu Bewußtlosigkeit, Krämpfen und schließlich zum Tod durch Atemlähmung.

Wenn ein Kind Zeichen einer Vergiftung zeigt, bringen Sie es zum Erbrechen (siehe S. 202). Versuchen Sie rasch herauszufinden, welche Pflanze die Vergiftung verursacht haben könnte, denn für den behandelnden Arzt ist diese Information wichtig. Rufen Sie sofort Ihren Hausarzt an, der das Kind bei Verdacht auf eine Vergiftung unverzüglich in das nächste Krankenhaus einweisen wird.

Fingerhut (Digitalis purpurea/lutea)

Der Fingerhut enthält in allen Pflanzenteilen, vor allem jedoch in den Blättern, die sehr giftigen Herzglykoside.

Vergiftung: Das Kauen der Fingerhutblätter verursacht Entzündungen des Mundes sowie Übelkeit und Erbrechen. Bei einer stärkeren Vergiftung, wie sie vor allem durch eine Überdosierung mit Herzglykosid-Tabletten vorkommt, tritt ein langamer und unregelmäßiger Puls auf (Herzrhythmusstörungen). Bei einer schweren Vergiftung kann schließlich der Tod durch Herzstillstand eintreten.

▶ **Erste Hilfe:**

Entleerung des Magen-Darm-Kanals, Kohle-Granulat, Abführmittel, Arzt

Bei der Behandlung der Herzschwäche des älteren Menschen werden therapeutisch Herzglykoside eingesetzt. Daher niemals Herztabletten herumliegen lassen, da diese bei Kindern zu gefährlichen Vergiftungen führen.

Maiglöckchen (Convallaria majalis)

Das Maiglöckchen enthält in allen Pflanzenteilen Herzglykoside. Eine Vergiftung kann z. B. auch durch das Trinken von Wasser, in dem ein Maiglöckchenstrauß stand, entstehen.

Vergiftung: Übelkeit, Brechdurchfälle, Benommenheit, Schwindel, Herzrhythmusstörungen

▶ **Erste Hilfe:**

Entleerung des Magens, Kohle, Arzt

Liguster (Ligustrum vulgare), siehe Farbfoto

Der Giftstoff befindet sich in den bitter schmeckenden Beeren. Diese hängen oft bis zum nächsten Frühjahr am Strauch.

Vergiftungen: Nach dem Verzehr größerer Mengen dieser Beeren (das Essen weniger Beeren gilt als ungefährlich) kann es zu einer schweren Entzündung des Magen-Darm-Kanals kommen, die mit heftigem Erbrechen und starken Durchfällen einhergeht.

▶ **Erste Hilfe:**
Entleerung des Magens, Kohle, Arzt

Osterglocke, Narzisse (Narcissus pseudonarcissus)

Der Giftstoff befindet sich vor allem in der Zwiebel. Vergiftungen entstehen nicht selten durch Verwechslung der Narzissenzwiebel mit der Speisezwiebel. Bei Kindern kann es bereits durch Saugen am Blütenstiel zu Vergiftungserscheinungen kommen.

Vergiftung: Würgereiz, Erbrechen, Durchfall, Benommenheit, unter Umständen Lähmungserscheinungen

▶ **Erste Hilfe:**
Magenentleerung, Kohle, Arzt

Goldregen (Laburnum anagyroides), siehe Farbfoto

Von April bis Mai blüht der Goldregen in goldgelben, lang herunterhängenden Blütentrauben. Ab Juli reifen die Samen in bohnenähnlichen, grünlichen, später bräunlichgrauen Hülsen heran. Der Giftstoff kommt in allen Pflanzenteilen vor, besonders aber in den Samen.

Die Anpflanzung des Goldregens in der Nähe von Kindergärten war in der Bundesrepublik schon mehrmals Ursache einer Massenvergiftung.

Vergiftung: Die Vergiftung beginnt mit Brennen im Mund und im Rachen. Es kommt zu Schweißausbrüchen, Würgereiz, starkem Erbrechen, unter Umständen auch zu Lähmungserscheinungen und Erregungszuständen. Durch Atemlähmung kann es bei einer schweren Vergiftung zum Tod kommen.

▶ **Erste Hilfe:**
Entleerung des Magens, Kohle, Arzt

Roßkastanie (Aesculus hippocastanum)

Vergiftungen: Nach dem Verzehr von rohen Roßkastanien kann es bei Kindern zu Leibschmerzen und Erbrechen kommen.

▶ **Erste Hilfe:**
Entleerung des Magens

Blauer Eisenhut (Aconitum napellus), siehe Farbfoto

Der Eisenhut ist die giftigste Pflanze, die es bei uns gibt. Bei schweren Vergiftungen kann bereits nach 30 Minuten der Tod eintreten. Das blau-violett blühende Kraut wird bis 150 cm hoch, ist verzweigt und leicht behaart. Zuchtformen des Eisenhuts kommen in Gärten häufig vor.

Vergiftung: Brennen und Kribbeln im Mund, an Fingern und Zehen, starke Schmerzen am ganzen Körper, Übelkeit, Erbrechen, Lähmungserscheinungen, schließlich Tod durch Atemlähmung.

▶ **Erste Hilfe:**
Giftentfernung aus dem Magen, Kohle, Arzt

Gefleckter Schierling (Conium maculatum), siehe Farbfoto

Die 1 bis 2 m hohe Pflanze blüht von Juni bis September in großen, 10- bis 20strahligen Dolden. Alle Pflanzenteile enthalten Giftstoffe. Bei Kindern wurden Vergiftungen durch den Verzehr der Wurzel bekannt.

Vergiftung: Etwa ½ Stunde nach Giftaufnahme Brennen im Mund, Schluckbeschwerden, Schwäche in den Beinen.

▶ **Erste Hilfe:**
Erbrechen auslösen, Kohle, Arzt

Stangenbohne

Stangenbohnen sind gekocht gut genießbar und gesund, ungekocht aber giftig (durch Kochen wird der Giftstoff zerstört). Der Giftstoff befindet sich in den Bohnensamen, besonders in den keimenden Samen. Schon 3 bis 5 Bohnen können bei Kindern Vergiftungserscheinungen hervorrufen.

Vergiftung: 2 bis 3 Stunden nach dem Genuß ungekochter Stangenbohnen können Magen- und Darmentzündungen mit Krämpfen auftreten. Die Pupille wird eng.

▶ **Erste Hilfe:**
Giftentfernung aus dem Magen, Kohle, Arzt

Tomate, Paprika, Kartoffel

Während die Früchte von Tomaten und Paprika gesund sind, sind Blätter und Stiele dieser Pflanzen giftig. Auch alle grünen Teile der Kartoffelpflanze enthalten Giftstoffe.

Tollkirsche (Atropa belladonna), siehe Farbfoto

Die Tollkirsche, die vor allem in Wäldern vorkommt, ist eine krautige Pflanze mit schwarzglänzenden Früchten, die einen violetten Saft enthalten. Die Frucht enthält das Gift Hyoscyamin (als Atropin wird es in der Medizin als Medikament verwendet). Schon 3 bis 5 Tollkirschen können beim Kind tödlich wirken (bei Erwachsenen 15 bis 20 Stück).

Vergiftung: Benommenheit, weite und lichtstarre Pupillen, rotes Gesicht, rote, heiße und trockene Haut, trockene Mundschleimhaut und trockene Zunge. Bei stärkeren Vergiftungen kommt es zu Erregungszuständen, Krämpfen, Herzjagen und Bewußtlosigkeit.

▶ **Erste Hilfe:**
Giftentfernung aus dem Magen, Kohle, Arzt

Neben der Tollkirsche enthalten auch das **Bilsenkraut** und der Samen des **Stechapfels** das Gift Hyoscyamin. Die Vergiftungserscheinungen entsprechen denen der Tollkirschenvergiftung.

Eibe (Taxus baccata), siehe Farbfoto

Die immergrüne Pflanze kann als Strauch mit weit ausladenden Zweigen eine Höhe von mehreren Metern erreichen. Ab August reifen die Samen, umgeben von der etwa erbsgroßen Beere. Der Giftstoff befindet sich in allen Pflanzenteilen, vor allem aber in den braunen Samen der roten Beeren.

Vergiftung: Nach etwa 1 bis 2 Stunden kommt es zu Erbrechen, Bauchschmerzen, Koliken, Kreislaufkollaps. In schweren Fällen kann es durch Erstickungskrämpfe zum Tod kommen.

▶ **Erste Hilfe:**

Absolute Ruhe, Giftentfernung aus dem Magen, Kohle, Arzt

Pfaffenhütchen (Euonymus europaea), siehe Farbfoto

Die 2 bis 3 m hohen Sträucher sind in den Gärten und Wäldern sehr verbreitet. Die meist 4fächrigen Fruchtkapseln hängen im Spätsommer und Herbst an den Zweigen. Nach dem Verzehr von 20 bis 30 Früchten kommt es zu Vergiftungserscheinungen. Die Vergiftung beginnt etwa 15 Stunden nach dem Genuß der Früchte.

Vergiftung: Magen-Darm-Koliken, Durchfälle, Kreislaufstörungen, Krampfanfälle, Benommenheit.

▶ **Erste Hilfe:**

Giftentfernung aus dem Magen, Kohle, Arzt

Stechpalme (Ilex aquifoium), siehe Farbfoto

Vergiftung: Nach dem Verzehr der roten Beeren kommt es zu Erbrechen und starken Durchfällen. 20 bis 30 Stück sind für Kinder tödlich.

▶ **Erste Hilfe:**

Giftentfernung aus dem Magen, Kohle, Arzt

Efeu (Hedera helix)

Der Giftstoff befindet sich in allen Pflanzenteilen, besonders aber im Samen. Vor allem nach dem Verzehr der sehr bitter schmeckenden Beeren können schwere Vergiftungserscheinungen auftreten.

Vergiftung: Erregungszustände, Krämpfe, Kollaps, schließlich Lähmungen, die in sehr schweren Fällen (extrem selten) durch Lähmung des Atemzentrums zum Tod führen können.

▶ **Erste Hilfe:**

Magenentleerung, Kohle, Arzt

Schneebeere (Symphoricarpus albus), siehe Farbfoto

Die giftigen Beeren sind weiß und erbsen- bis kirschgroß. Sie bleiben auch im Winter hängen.

Vergiftung: Erbrechen, Durchfall, Leibschmerzen.

▶ **Erste Hilfe:**

Meist nicht erforderlich. Bei Erbrechen und Durchfall Arzt aufsuchen

Gemeiner Schneeball (Viburnum opulus), siehe Farbfoto

Der Schneeball wird 2 bis 4 cm hoch. Die Blätter sehen dem Ahorn ähnlich. Giftig sind vor allem die etwa erbsgroßen Beeren, die glänzend rot sind. Sie bleiben bis zum Winter an den Zweigen hängen.

Vergiftung: Reizung des Magen-Darm-Kanals mit Übelkeit, Erbrechen und Leibschmerzen.

▶ **Erste Hilfe:**

In der Regel nicht nötig. Nur bei Aufnahme vieler Beeren Erbrechen auslösen

Seidelbast (Daphne mezereum), siehe Farbfoto

Der 30 bis 150 cm hohe Strauch blüht als eine der ersten Pflanzen im Frühjahr. Ausgesprochen giftig sind vor allem die fleischigen, roten erbsgroßen Beeren, die im Sommer an den Zweigen sitzen. Bei Kindern kann es auch durch Kauen an den Zweigen zu Vergiftungserscheinungen kommen.

Vergiftung: Verätzungserscheinungen mit Rötung, Schwellung und Blasenbildung an Lippen, Zunge und Mundschleimhaut. Schon nach dem Genuß weniger Früchte (tödliche Dosis bei Kindern: 10 bis 12 Beeren) kann es zu schweren Entzündungserscheinungen von seiten des Magen-Darm-Trakts mit Übelkeit, Erbrechen, Durchfall und Darmkrämpfen kommen. Auch eine schwere Nierenschädigung ist möglich. Vergiftungen mit Seidelbast sind grundsätzlich als sehr schwerwiegend anzusehen.

▶ **Erste Hilfe:**

Sofort erbrechen lassen, Kohle, Arzt

Stechapfel (Datura stramonium)

Die krautige Pflanze trägt grüne, etwa walnußgroße Kapseln mit weichen Stacheln. In der Kapsel befinden sich nierenförmige, dunkelbraune Samen. Diese sind ähnlich giftig wie die Tollkirsche (Vergiftungserscheinungen und Erste Hilfe wie bei einer Tollkirschenvergiftung). Etwa 15 Samen können für Kinder tödlich sein.

Rote Heckenkirsche (Lonicera xylosteum), siehe Farbfoto

Der 1 bis 2 m hohe Zierstrauch trägt rote, etwa erbsgroße bittere Früchte, die Giftstoffe enthalten. Im Spätsommer stehen die roten Beeren stets paarweise an langen Stielen.

Vergiftung: Erbrechen, Durchfall, Leibschmerzen.

▶ **Erste Hilfe:**

Magenentleerung, Kohle

Rote Zaunrübe (Bryonia dioica), siehe Farbfoto

Der Giftstoff dieser in Auenwäldern, an Zäunen und Hecken vorkommenden krautigen Pflanze befindet sich in den erbsgroßen roten Früchten sowie in den Wurzeln.

Vergiftung: Erbrechen, Durchfall, Leibschmerzen. Beim Verzehr von 10 bis 15 Beeren kommt es bei Kindern zu schweren Vergiftungserscheinungen, bei denen es neben den Magen-Darm-Symptomen zu Schwindel, Krämpfen und Lähmungserscheinungen kommt. Etwa 15 Beeren sind bei Kindern als tödliche Dosis anzusehen.

▶ **Erste Hilfe:**

Magenentleerung, Kohle, Arzt

Anhang: Grüner (Amanita phalloides) und weißer (Amanita virosa) Knollenblätterpilz, siehe Farbfotos

Der Pilz wird bis zu 15 cm hoch. Die typischen Merkmale: an der Hutunterseite herabhängende, geriefte Manschette; der Stielgrund ist halb im Boden versteckt, knollig verdickt und von einer abstehenden Scheide umhüllt. Der Knollenblätterpilz wächst zwischen Juli und Oktober.

30 bis 50 % aller Knollenblätterpilzvergiftungen verlaufen tödlich. Die tödliche Dosis für den Erwachsenen liegt bei 30 bis 50 Gramm (entspricht etwa 1 mittelgroßen Pilzhut). Bei Kindern ist eine bereits viel geringere Menge lebensgefährlich.

Vergiftung: Die ersten Vergiftungserscheinungen treten 8 bis 16 Stunden, teilweise aber auch erst 16 bis 40 Stunden nach dem Pilzverzehr auf. Sie beginnen mit plötzlicher Übelkeit, Erbrechen, wäßrigen Durchfällen, Leibkoliken, Wadenkrämpfen. Nach 3 Tagen kommt es häufig durch eine schwerste Leberschädigung zum Leberkoma, das meist tödlich verläuft.

▶ **Erste Hilfe:**

Wenn heftige Magen-Darm-Erscheinungen mehr als 5 Stunden nach einer Pilzmahlzeit auftreten, ist eine Knollenblätterpilzvergiftung nicht ausgeschlossen.

Sofortiger, dringlichster Transport ins Krankenhaus. Erbrochene Pilzreste sind mitzunehmen. Sämtliche Teilnehmer der Pilzmahlzeit müssen ebenfalls sofort ins Krankenhaus.

Anregungen zur weiteren Vertiefung

1. Wie muß der Körper eines Bewußtlosen gelagert werden?
   Begründen Sie Ihre Antwort.
2. Wie verhalten Sie sich bei Verbrühungen oder Verbrennungen?
3. Welche Gefahren können bei großer Hitze und gleichzeitiger hoher Luftfeuchtigkeit auftreten?

   Was können Sie vorbeugend tun?

   Welche Erste-Hilfe-Maßnahmen würden Sie bei Hitzeschäden ergreifen?
4. Welche allgemeinen Krankheitszeichen könnten auf eine akute Vergiftung hinweisen?
5. Wie verhalten Sie sich, wenn Sie bei einem Kind oder Jugendlichen den Verdacht auf eine Vergiftung haben?
6. In welchen Fällen darf man bei vorliegender Vergiftung den Betroffenen nicht zum Erbrechen bringen?
7. Nennen Sie die wichtigsten giftigen Beeren.
8. Nennen Sie das nächstliegende Krankenhaus mit einer rund um die Uhr besetzten Giftinformationszentrale (Giftnotruf).

Siehe Anhang:
Auflistung wichtiger Giftnotrufe der Giftinformationszentralen in der Bundesrepublik, Österreich und Schweiz, Anhang

6 Störungen durch zivilisatorische Einflüsse

6.1 Alltagsdrogen und Rauschmittel

Die Zahl der Alkohol-, Rauschmittel- und Medikamentenabhängigen in der Bundesrepublik Deutschland ist erschreckend hoch. Sie lag im Jahr 1989 bei etwa 2,9 Millionen. Rund 2 Millionen davon sind Alkoholabhängige, 100 000 drogenabhängig und 800 000 medikamentenabhängig. Jeder behandelte Süchtige kostet die Gesellschaft etwa 1 Million DM, die für Behandlung, Verdienstausfall und Wiedereingliederung aufgebracht werden müssen.

Drogen oder Rauschmittel sind chemische Substanzen, die in der Lage sind, chemische Reaktionen und Funktionen des Körpers zu verändern. Man versteht unter diesem Begriff nicht nur Rausch- und Arzneimittel, sondern auch die sogenannten Alltagsdrogen Alkohol und Nikotin.

Von entscheidender Bedeutung ist die Wirkung dieser Stoffe (das Nikotin sei hier ausgeklammert, es wird gesondert besprochen) auf das Gehirn. Sie vermögen das seelische und körperliche Wohlbefinden zu steigern, Unlustgefühle zu beseitigen und eine euphorische Stimmungslage hervorzurufen. Die euphorisierende Wirkung ist meist der Antrieb für die wiederholte mißbräuchliche Einnahme, die in sehr vielen Fällen in die Drogenabhängigkeit mit ihren katastrophalen Folgen führt.

Unter **Drogenmißbrauch** wird eine gelegentliche oder ständige Einnahme einer ärztlich nicht verordneten Droge verstanden (Alkoholmißbrauch: eindeutig über das durchschnittliche Maß hinausgehender Alkoholkonsum). Bei einer **Gewöhnung** (auch als Toleranz bezeichnet) – einem stets zu beobachtenden Phänomen bei gewohnheitsmäßigem Drogenmißbrauch – reagiert der Körper auf regelmäßig genommene Drogen mit einer Abnahme der gewünschten Empfindungen. Um die bisherige Wirkung zu erhalten, muß die Dosis gesteigert werden.

Bei der Drogenabhängigkeit (Sucht) wird zwischen seelischer und körperlicher Abhängigkeit unterschieden. Eine **seelische Abhängigkeit** liegt vor, wenn ein unbezähmbares Verlangen besteht, den Konsum einer Droge fortzusetzen. Eine kontrollierte Einnahme durch den Betroffenen ist nicht mehr möglich. Bei erzwungenem Verzicht auf das Rauschmittel kommt es zwar zu Störungen des seelischen Wohlbefindens, nicht aber zu körperlichen Entzugserscheinungen. Bei **körperlicher Abhängigkeit,** die in der Regel von seelischer Abhängigkeit begleitet wird, hat sich der Körper des Süchtigen völlig auf das ständige Vorhandensein des Suchtstoffes umgestellt. Bei Absetzen der Droge kommt es zu seelischen und körperlichen Entzugserscheinungen – wie z. B. stärkste seelische Mißempfindungen, Kreislaufstörungen, wahnhafte Trugbilder (Halluzinationen) –, die in besonders schweren Fällen bei fehlender ärztlicher Betreuung lebensgefährlich sein können. Um diesen gefürchteten Entzugserscheinungen zu entgehen, sieht sich der Abhängige zu der erneuten baldigen Einnahme der Droge gezwungen.

Von entscheidender Bedeutung für das Verständnis des Drogenproblems ist einerseits die gesellschaftsbedingte Umwelt, andererseits die Persönlichkeit des Drogenkonsumenten. Der Mißbrauch von Alkohol, Rauschmitteln oder Medikamenten muß als ein seelisches Notsignal verstanden werden, durch das auf tiefer liegende Grundstörungen aufmerkam gemacht wird. Diese haben ihre Ursache häufig in persönlichen Konflikten, die eng mit der Familie, der Schule, dem Arbeitsplatz oder dem Freundeskreis verbunden sind und zugleich häufig auch mit der Situation unserer Gesellschaft in Zusammenhang stehen: die fehlende innere Beziehung zur Arbeit, die Arbeitslosigkeit insbesondere bei Jugendlichen, die wachsende Zahl gestörter Familien. Gerade junge Menschen fühlen sich oft allein und orientierungslos in einer Gesellschaft, die auf Leistung ausgerichtet ist und in der in erster Linie materielle Werte gelten. Die gesellschaftliche Situation hat vielfach zu einer Verflachung und Oberflächlichkeit in den zwischenmenschlichen Beziehungen geführt und damit zu einer ungenügenden Befriedigung menschlicher Grundbedürfnisse. Auf diesem gesellschaftlichen Hintergrund muß die Suche nach Ersatzbefriedigung durch den Mißbrauch von Drogen bewertet werden.

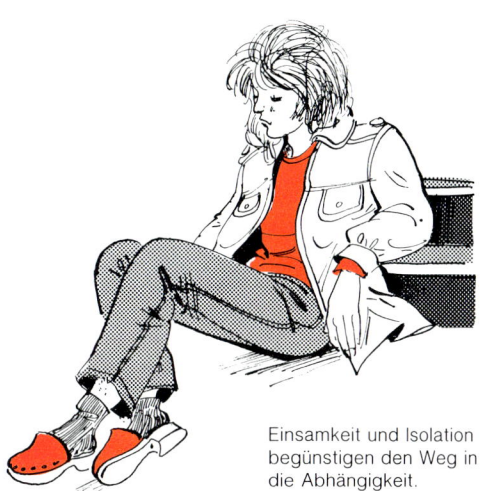

Einsamkeit und Isolation begünstigen den Weg in die Abhängigkeit.

Der abhängige oder von Abhängigkeit bedrohte Jugendliche – es ist dabei gleichgültig, ob es sich um Alkohol-, Rauschmittel- oder Medikamentenmißbrauch handelt – zeigt häufig einige typische Persönlichkeitsmerkmale, die ihn anfällig für Drogen aller Art machen. Er ist nicht in der Lage, Spannungen und Konflikte befriedigend zu lösen sowie Unlusterlebnisse (Frustrationen) zu ertragen. Diese Schwäche führt leicht zur Nachgiebigkeit gegenüber Mitteln, die kurzfristige Erleichterung bringen und vorübergehend ein Gefühl des Glücks und der Stärke vermitteln. Die betroffenen Jugendlichen zeichnen sich zumeist durch ihre Ich-Schwäche aus, das heißt durch ihr Unvermögen, sich selbst, ihr Leben strukturierend in die Hand zu nehmen. Sie verfallen schließlich in eine „resignierte Passivität". Immer wieder finden sich ausgeprägte Vereinsamung, Mangel an Sicherheit, Vertrauen in sich und in die Umwelt, Mangel an Geborgenheit und die Unfähigkeit, aggressive Impulse, sei es in Form von Haß, sei es als sozial tolerierte Aktivität, zu entfalten.

6.1.1 Alkoholismus bei Kindern und Jugendlichen

Oliver[1] ist heute 12 Jahre alt und besucht mit mäßigen Leistungen die Realschule. Als er 10 war, fiel seinen Eltern am Silvesterabend das erste Mal auf, daß er heimlich eine Literflasche Wein allein ausgetrunken hatte. Seitdem trinkt der Junge in unregelmäßigen Abständen mit einem Freund, häufiger aber allein literweise Wein. Nicht selten sitzt er betrunken zu Hause im Sessel, wenn die Mutter spät abends von der Arbeit heimkommt. Den Alkohol kauft er sich in Supermärkten. Das Geld besorgt er sich durch kleinere Gelddiebstähle zu Hause.

---

[1] Es handelt sich um einen authentischen Fall.

Die Mutter ist vom Ehemann gezwungen worden, ganztägig berufstätig zu sein. Das Kind ist tagsüber und oft auch abends völlig auf sich allein gestellt. Da Oliver kaum Freunde hat, ist er sehr häufig allein. Die dauernde Einsamkeit bedrückt und beunruhigt ihn in starkem Maße. Er sagt selbst, daß er vor allem aus Kummer und wegen des Alleinseins trinke.

Aufgrund seines außerordentlich hohen Alkoholkonsums wurde Oliver erstmals vor einem Jahr stationär auf einer kinderpsychiatrischen Station aufgenommen. Da sich die häuslichen Umstände nicht änderten, kam das Kind vor kurzem zur weiteren kinderpsychiatrischen Behandlung in ein Heim.

Bei Oliver handelt es sich um einen sehr bedrückten, depressiven und stark verängstigten Jungen, der seine negative häusliche Situation verstandesgemäß gut zu überblicken vermag. Von seinen Eltern fühlt er sich vernachlässigt. In seinem Gefühlsleben erscheint er erheblich eingeengt und verkrampft. Er fühlt sich minderwertig und hat mit großen Selbstzweifeln und Kontaktschwierigkeiten zu kämpfen. Da er ein starkes Bedürfnis nach Anerkennung und Kontakt hat, ist er durch negative Einflüsse Gleichaltriger leicht beeinflußbar.

Der Alkoholmißbrauch des Jungen ist als Ausdruck massiver milieubedingter Verhaltensstörungen zu werten. Diese entwickelten sich auf dem Boden mangelnder Geborgenheit und Zuwendung durch die Eltern. Der Alkoholmißbrauch ist somit die Folge der gestörten gesamtfamiliären Verhältnisse. Es ist zu erwarten, daß der Junge das Trinken einstellt, sobald seine Lebenssituation einigermaßen befriedigend wird. Eine echte Abhängigkeit vom Alkohol wird in diesem Alter noch nicht beobachtet.

Befragungen bei 12- bis 24jährigen in den Jahren 1980/81 und 1986/87 ergaben, daß der Alkoholkonsum bei Jugendlichen in den letzten Jahren eher etwas zurückgegangen ist. Der Anteil der 14- bis 17jährigen, die regelmäßig Bier trinken, fiel von 12,0 % (1980/81) auf 10,9 % (1986/87). Die Zahl der intensiv Wein trinkenden 14- bis 17jährigen ging von 1,3 % (1980/81) auf 1,1 % (1986/87) zurück. Schnaps, den 0,7 % dieser Altersgruppe tranken, wurde 1986/87 noch von 0,5 % häufig konsumiert.[1]

Der leichte Rückgang des Alkoholverbrauchs bei Jugendlichen darf jedoch nicht darüber hinwegtäuschen, daß der Alkoholmißbrauch dieser Altersgruppe weiterhin ein großes Problem darstellt. In der Bundesrepublik leben etwa 1 Million Alkoholiker (Alkoholabhängige), davon 20 % Frauen und 10 % Jugendliche. Rechnet man die mitbetroffenen Familienangehörigen dazu, so leiden fast 4 Millionen Menschen bei uns direkt oder indirekt unter den Auswirkungen des Alkohols. Gerade die Altersgruppe der Kinder und Jugendlichen ist besonders stark gefährdet, da der Alkohol bei gleicher Trinkmenge erheblich früher als bei Erwachsenen zu körperlichen Schäden sowie zu gewohnheitsmäßigem Trinken und Abhängigkeit führt.

Das „Vorbild"

Der Apfel fällt nicht weit vom Stamm.

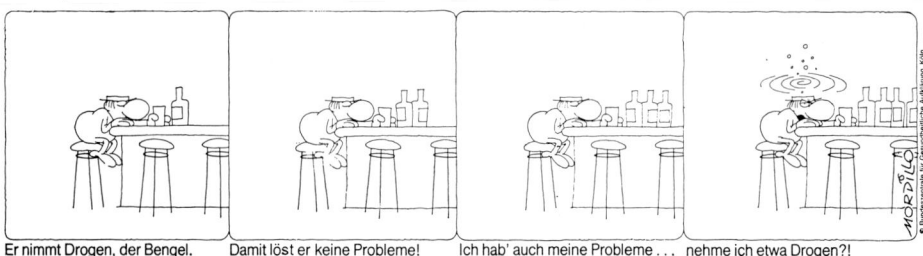

Er nimmt Drogen, der Bengel.   Damit löst er keine Probleme!   Ich hab' auch meine Probleme ...   nehme ich etwa Drogen?!

[1] Daten des Gesundheitswesens – Ausgabe 1987 –, s. Literaturverzeichnis

Der wachsende Alkoholkonsum ist keine isolierte Erscheinung. Eine Berührung mit Rauschmitteln aller Art haben etwa 12 % der regelmäßig Alkohol trinkenden Kinder und Jugendlichen. Etwa 60 % von ihnen haben bereits geraucht.

Nach einer Definition der Weltgesundheitsorganisation sind Alkoholiker Menschen, „deren Abhängigkeit vom Alkohol einen solchen Grad erreicht hat, daß sie deutlich geistige Störungen, Gesundheitsschäden und eine Beeinträchtigung der mitmenschlichen Beziehungen sowie der sozialen und wirtschaftlichen Funktionen aufweisen oder Vorzeichen einer solchen Entwicklung zeigen. Daher brauchen sie Behandlung".

Im Verlauf eines langjährigen Alkoholmißbrauchs kann es zu schwersten Leberschäden (Leberzirrhose[1]), Ernährungs- und Verdauungsstörungen, Magenerkrankungen, Kreislaufstörungen, Nervenentzündungen und Gehirnschädigungen kommen. Daneben finden sich im Spätstadium des Alkoholismus deutlich geistig-seelische Störungen wie Willensschwäche, Kontaktstörungen, Stimmungsschwankungen, Nachlassen der geistigen Leistungen und des Gedächtnisses. Gleichzeitig werden auch die sozialen Beziehungen des Alkoholikers erheblich gestört.

Die regelmäßig Alkohol trinkenden Jugendlichen sind in der Regel noch keine Alkoholiker im eigentlichen Sinne, doch ist der Übergang zur Abhängigkeit bei einem Teil von ihnen fließend. Dies gilt insbesondere für Jugendliche, die aufgrund ihrer Persönlichkeitsstruktur als besonders suchtgefährdet anzusehen sind. Während die Rauschgiftwelle leicht abgeebbt ist, ist der Alkohol auch bei den jungen Menschen zur wichtigsten Droge geworden. Alkohol ist das einzige Rauschmittel, das eine Sucht auslösen kann und dennoch nicht unter staatlicher Kontrolle steht. Er ist jedem, auch Kindern und Jugendlichen, leicht zugänglich (siehe Beispiel Supermarkt) und fast immer erschwinglich.

Daher ist es nicht verwunderlich, daß der Alkoholismus unter den Süchten mit weitem Abstand an erster Stelle steht. Die leichte Zugänglichkeit erklärt sich durch die Einstellung der Gesellschaft dem Alkohol gegenüber, der bei uns einen hohen Wert als Genußmittel und Statussymbol genießt. Der Nichttrinker wird eher geringschätzig beurteilt. Bestärkt wird diese positive Einstellung dem Alkoholkonsum gegenüber durch eine rigorose offene und versteckte Werbung der Alkoholindustrie, die mit großem Erfolg (Umsatz 1974: 27 Milliarden DM) Bedürfnisse gerade auch unter den Jugendlichen zu befriedigen und zu wecken sucht . Eine solche Atmosphäre der Konsumfreudigkeit, des gesellschaftlich nahegelegten Alkoholgenusses begünstigt den Weg gefährdeter Menschen in die Alkoholabhängigkeit.

Gerade unter Jugendlichen steigert reichlicher Alkoholgenuß das Ansehen. Der nicht trinkende oder der wenig trinkende Jugendliche ist daher häufig erheblichen Erwartungen und Zwängen von seiten der Alterskameraden ausgesetzt. Auch als Mittel zur „Verbrüderung", als Auslöser eines Zusammengehörigkeitsgefühls spielt der Alkohol eine große Rolle. Je stärker die kindlichen Bedürfnisse nach liebevoller Zuwendung vernachlässigt werden, um so eher sucht der Jugendliche Geborgenheit in der Gruppe. Der Alkohol hebt trennende Barrieren auf und vermittelt ein Gemeinschaftsgefühl, das Geborgenheit vortäuscht.

Untersuchungen[2] haben gezeigt, daß die Einstellung der Eltern dem Alkoholgenuß gegenüber eine bedeutsame Rolle spielt (sogenannter „Nachahmungseffekt"). Der Anteil der Väter/Mütter, die mehrmals in der Woche harte alkoholische Getränke zu sich nehmen, ist bei jungen Trinkern (56 % / 38 %) deutlich höher als bei Jugendlichen, die keinen Alkohol trinken (34 % / 18 %).

---

[1] Eine Leberzirrhose – es handelt sich dabei um eine massive Zerstörung von Leberzellen mit anschließendem narbigem Ersatz aus Bindegewebe – wird sich beim Erwachsenen im allgemeinen entwickeln, wenn er über 5 bis 10 Jahre lang täglich mehr als 80 g reinen Alkohol trinkt. Das entspricht etwa einem ¾–1 Liter Wein pro Tag.

[2] Bayerisches Staatsministerium des Innern (Hrsg.): Alkohol Drogen Medikamente Tabak. Dokumentation über eine Repräsentativerhebung bei Jugendlichen in Bayern 1976. München 1976.

Eine nicht unerhebliche Rolle bei der Zunahme des Akoholkonsums unter Jugendlichen spielt die zunehmende Langeweile und Passivität im Alltagsleben. Viele junge Menschen haben kaum Möglichkeiten, im Arbeitsleben Initiative und Eigenverantwortlichkeit zu entwickeln. Eine innere Beziehung zur Arbeit, die Befriedigung verschafft, fehlt meist. Dem Angebot an Freizeit steht ein Großteil der Jugendlichen hilflos gegenüber. Passive Formen der Unterhaltung durch Fernsehen, Kino, Musikhören oder einfach nur „Herumgammeln" sind weit verbreitet. Verschlimmert wird die Situation durch die immer größer werdende Jugendarbeitslosigkeit und die Knappheit an Ausbildungsplätzen. Ein enttäuschter, frustrierter Jugendlicher, der keinen Arbeitsplatz finden kann und über entsprechend reichlich „Freizeit" verfügt, wird eher als andere das Trinken von alkoholischen Getränken zu seiner Freizeitbeschäftigung machen. Man darf annehmen, daß die Gefahr einer Abhängigkeit im weitesten Sinne in dem Maße wächst, in dem die Aussicht auf eine erfolgreiche Einflußnahme auf die wichtigen Belange des eigenen Lebens geringer wird.

Anregungen zur weiteren Vertiefung

1. Der Alkoholverbrauch stieg in den letzten 30 Jahren ganz erheblich an. Wie erklären Sie sich diese Entwicklung?
2. Welche Ursachen hat Ihrer Meinung nach der relativ hohe Alkoholkonsum vieler Jugendlicher?
3. Welche gesetzlichen Bestimmungen zur Abgabe von Alkohol an Jugendliche bestehen bereits? Halten Sie diese Bestimmungen für ausreichend?

    Welche Maßnahmen könnten von staatlicher Seite zusätzlich ergriffen werden, um den Alkoholverbrauch bei Jugendlichen einzudämmen?
4. In welchem Alter sollte man mit Kindern über Probleme des Alkoholmißbrauchs sprechen? Begründen Sie Ihre Meinung.

6.1.2 Drogen

Wolfgang[1] stammte aus einer süddeutschen Kleinstadt. Er war gerade 17 geworden, als er seinem Leben mit einer Überdosis Heroin ein Ende setzte. Seiner Mutter schrieb er einen ausführlichen Abschiedsbrief, der mit den Sätzen endete: „Immer mit dem Gedanken an Heroin, das geht nicht. Ich dachte, ich könnte es schaffen, aber es war umsonst. Für mich ist dieser Ausweg wohl der beste."

Als 13jähriger Schüler probiert Wolfgang erstmals Haschisch bei einer Party. Von nun ab raucht er in unregelmäßigen Abständen mit den Freunden seiner Clique „joints" (Haschisch-Zigaretten). Nach dem Hauptschulab-

---
[1] Es handelt sich um einen authentischen Fall.

Ein junger Heroinsüchtiger spritzt sich einen „Schuß" Heroin.

schluß beginnt er in einem Installateurbetrieb eine Lehre. Die Arbeit gefällt ihm, und sein Meister ist zufrieden. Nach einigen Monaten kommt ein neuer Meister in den Betrieb. Wolfgang versteht sich nicht mit ihm, und es gibt ständig Auseinandersetzungen. Schließlich wirft der Junge alles hin und trampt ziellos durch Europa.

Nach einigen Wochen kehrt er in seine Heimatstadt zurück. Dort gerät er in eine neue Clique, in der sämtliche Mitglieder „drücken" (Heroin spritzen), wie er schreibt, so daß er zwangsläufig von jemandem den ersten „Schuß" Heroin bekommt. Zu diesem Zeitpunkt ist er 15.

Wolfgang gerät in kurzer Zeit zunehmend unter den Einfluß der Droge. Er spürt bald, daß er nicht mehr aufhören kann. Der Junge versucht, vom Heroin wegzukommen. Trotz starker Schlaf- und Schmerzmittel bleibt er von quälenden Entzugserscheinungen nicht verschont. Er beschreibt sie als ekliges Gefühl in der Haut, quälendes allgemeines Unruhegefühl, verbunden mit starken Gliederschmerzen, Kreuzschmerzen und Schlaflosigkeit, ähnlich einer schweren Grippe. Mehrmals sucht Wolfgang eine Drogenberatungsstelle auf, auf der er sich mit einem Psychologen über seine Probleme unterhält.

Zwei Monate bleibt Wolfgang frei vom Heroin. Bei einem Konzert der Rolling Stones in München wird er wieder schwach. Er braucht jetzt 4 bis 5 „Schüsse" am Tag. Verschiedene Arbeitsversuche werden jeweils nach wenigen Wochen wieder aufgegeben. Seine finanzielle Situation wird zunehmend hoffnungsloser, da er keine Arbeitslosenunterstützung mehr erhält. Das Arbeitsamt sieht sich außerstande, ihm eine neue Stelle zu vermitteln. Als auch das Geld aus einem Bankkredit verbraucht ist, steht Wolfgang völlig mittellos da. Entzugserscheinungen stellen sich ein, als ihm das Heroin ausgeht. Um sich heroinähnliche Drogen und Geld zu besorgen, überfällt er eine Apotheke. Als das Rauschgift erneut auszugehen droht, spritzt er sich eine Überdosis Heroin.

Wolfgang wird von dem Psychologen der Drogenberatungsstelle als schwer kontaktgestört geschildert. Er zeichnete sich durch eine geringe Belastbarkeit aus und litt heftig unter Minderwertigkeitsgefühlen und inneren Ängsten. Gleichzeitig war er äußerst empfindsam und zeigte eine geringe Frustrationstoleranz, das heißt, er konnte Versagungszustände und Unlusterlebnisse nicht angemessen bewältigen. Sein seelisches Gleichgewicht und seine unreife Persönlichkeit waren so labil, daß eine Auseinandersetzung mit den Anforderungen des Lebens und eine ausreichende Selbstkontrolle nicht gelingen konnten.

Die häuslichen Verhältnisse in Wolfgangs Familie erscheinen äußerlich geordnet. Der Psychologe stellte jedoch eine nicht geglückte Mutter-Kind-Beziehung fest, die von einer starken Abhängigkeit des Jungen von seiner Mutter gekennzeichnet war. Er konnte sich nicht zu einer selbständigen, Ich-starken Persönlichkeit entwickeln. Das Verhältnis zum Vater war schlecht, da dieser sich häufiger betrank und Wolfgang dann oft beschimpfte.

Die Drogenwelle erreichte in den letzten Jahren zunehmend auch die jüngeren Altersgruppen. 11- bis 12jährige „Probierer" sind keine Seltenheit. Nach einer Untersuchung aus dem Jahre 1974 waren etwa 12 % der Jugendlichen in der Bundesrepublik zwischen 12 und 24 Jahren (hochgerechnet fast 220 000 Jugendliche) „Probierer", die den Drogenkonsum inzwischen eingestellt haben. Rund 6 % der Jugendlichen werden zu den „Konsumenten" gerechnet, die regelmäßig Drogen zu sich nehmen. Nach Schätzungen der Bundesregierung ist in den letzten Jahren vor allem die Zahl der Opiatabhängigen gestiegen. Für Anfang 1988 ging man von einer Zahl von etwa 80 000 „harten" Konsumenten aus. Diese Tendenz spiegelt sich auch in der deutlichen Zunahme der Drogentoten wider, die nach Angaben des Bundeskriminalamtes von 442 (1987) auf 670 (1988) gestiegen ist.

In den letzten Jahren wurden zunehmend auch Mittel- und Kleinstädte sowie ländliche Bezirke mit dem Drogenproblem konfrontiert, nachdem sich die Szene anfangs vorwiegend auf die größeren Städte konzentriert hatte. Gleichzeitig ließ sich eine Verlagerung des Drogenkonsumentenkreises von Studenten und Oberschülern auf Haupt- und Berufsschüler feststellen. Ein

Teil der Konsumenten steigt später auf „härtere" Drogen um, wenn durch die Gewöhnung die Wirkung der „weicheren" Droge nachläßt. Auch werden Hemmungen vor dem Spritzen einer harten Droge wie Heroin abgebaut, wenn vorher ein leichtes Rauschmittel wie Haschisch genommen wurde. Man spricht von einer „Drogenkarriere", die meist mit Haschisch beginnt und direkt oder über stärkere Drogen (LSD, Weckmittel) zum Spritzen von Heroin führt.

Spielten zu Beginn der Drogenwelle ideologische Motive (Protest gegen die bürgerliche Gesellschaft) eine gewisse Rolle, so stellt heute der Drogenmißbrauch sehr häufig den Versuch dar, unbewältigte persönliche Konflikte durch Ausweichen vor der Realität zu lösen. Die Einnahme von Rauschmitteln kann einerseits Ausdruck des Protests gegen einen einengenden, autoritären Erziehungsstil sein, andererseits Folge einer zu passiven oder „liberalen" elterlichen Haltung, bei der sich das Kind an eine rasche Befriedigung der eigenen Wünsche gewöhnt und so später Versuchungen nur schwer widerstehen kann. Selbstunsicherheit, Lebensangst, Pubertätskonflikte, sexuelle Probleme, Ausweichen vor Schwierigkeiten in der Schule, in den Beziehungen zu den Eltern oder zu Vorgesetzten sowie die Probleme, die die Jugendarbeitslosigkeit mit sich bringt, können labile Jugendliche veranlassen, der Realität durch Drogenkonsum zu entfliehen. Neugier, der Reiz des Verbotenen und des Risikos, Langeweile, die Moral und die Zwänge einer Gruppe, der sich der Jugendliche anschließt, können den Einstieg in eine Drogenkarriere erleichtern. Ein großer Teil der Drogenkonsumenten stammt aus gestörten Familienverhältnissen (sogenannte „broken-home"-Situation) oder war aus anderen Gründen in seiner kindlichen Entwickung beeinträchtigt.

Haschisch (Marihuana, Cannabis)

Haschisch wird aus dem Harz der indischen Hanfstaude (Cannabis) gewonnen. Der Genuß führt zu einer gehobenen Stimmungslage, einem wohligen Gefühl der Leichtigkeit, gesteigerter Kontaktfreudigkeit, erhöhter Phantasiebereitschaft, veränderten Zeit- und Raumerlebnissen und gesteigerten Farb- und Tonempfindungen. Bei höheren Dosen können Sinnestäuschungen (Halluzinationen), Angstzustände und depressive Verstimmungen auftreten.

Häufiger Haschischkonsum kann zu erheblicher psychischer Abhängigkeit führen. Anzeichen einer körperlichen Abhängigkeit mit entsprechenden Entziehungserscheinungen fehlen jedoch weitgehend. Auch die Tendenz zur Erhöhung der Dosis bei längerem Mißbrauch (Gewöhnung) ist nur gering. Bei länger dauerndem übermäßigem Konsum der Droge können Veränderungen der Persönlichkeit und des sozialen Verhaltens entstehen: Interessenschwund, Verwahrlosungstendenzen, soziale Anpassungsschwierigkeiten, Absinken der schulischen Leistungen, Schulschwänzen.

Die große Gefahr dieser im Vergleich zu den anderen Rauschmitteln relativ „harmlosen" Droge besteht – neben den genannten Verhaltensänderungen – vor allem im Abbau der natürlichen Hemmungen vor dem Spritzen härterer Drogen: Haschisch als „Einstiegsdroge" in die Drogenkarriere.

LSD

Der LSD-Rausch wird beherrscht von Form- und Farbsinnestäuschungen. Wahrgenommene Gegenstände verlieren ihre Konturen und geraten scheinbar in Bewegung. Das eigene Leistungs- und Reaktionsvermögen wird zum Teil erheblich überschätzt und kann zu groben Fehleinschätzungen führen (große Unfallgefahr bei Autojagden im Geschwindigkeitsrausch). Die Stimmung ist euphorisch, kann aber schnell in von Angst und Panik geprägte Erlebnisse und Sinnestäuschungen umschlagen, die bis zu Selbstmordversuchen führen können („Horror-Trip", LSD als „Wahnsinnsdroge").

Beängstigend wird auch der unberechenbar eintretende „Echo-Rausch" erlebt. Ohne neue LSD-Einnahme kann es Wochen nach dem Drogenkonsum zu plötzlich eintretenden, unerwarteten Rauschzuständen kommen.

LSD führt nicht zu einer körperlichen Abhängigkeit wie z. B. das Heroin. Nach bedrückenden Erlebnissen eines „Horror-Trips" kann es dagegen zu lang anhaltenden depressiven Verstimmungen kommen. Bei entsprechender Veranlagung kann auch der Ausbruch einer Schizophrenie provoziert werden. Auch länger dauernde ausgeprägte Gedächtnisstörungen und Antriebsarmut werden nach einem „Horror-Trip" beobachtet.

Weckmittel (Stimulanzien)

Die bekanntesten Weckmittel sind Amphetamine. Die Medikamente werden häufig auch von Nichtabhängigen oder noch nicht Abhängigen genommen, um die Stimmung anzuheben, die Leistungsfähigkeit zu verbessern (z. B. Prüfungskandidaten) oder um Ermüdung zu beseitigen (z. B. Fernfahrer). Sie finden teilweise auch Verwendung als Appetitzügler bei Abmagerungskuren.

Bei längerer Einnahme der Tabletten gerät der Organismus in einen Erschöpfungszustand. Eine Gewöhnung entwickelt sich rasch, so daß eine Dosissteigerung notwendig wird, um die gewünschten Wirkungen weiterhin zu erzielen. Um einen schnellen und stärkeren Effekt zu erreichen, werden die Weckmittel-Tabletten von einem Teil der Abhängigen in Wasser aufgelöst und in die Vene gespritzt (auch „Schießen" oder „Fixen" genannt).

Opiate (Opium, Morphium, Heroin)

Wesentlicher Bestandteil des Opiums, das aus dem Schlafmohn gewonnen wird, ist das Morphium, aus dem durch chemische Veränderungen das Heroin hergestellt wird. In der Medizin werden Opiate als stärkste schmerzstillende Betäubungsmittel verwendet.

Opiate werden in der Regel in die Vene gespritzt. In kurzer Zeit tritt ein angenehmer Rauschzustand ein, in dem verlangsamte Reaktionsabläufe, ein allgemeines Glücksempfinden, ein Gefühl der Geborgenheit und angenehme Träume vorherrschen.

Die Opiatabhängigkeit entwickelt sich erschreckend schnell. Wenige kurz nacheinander gespritzte „Schüsse" Heroin, der gefährlichsten Droge überhaupt, können ausreichen, um einen Menschen süchtig zu machen. Wer einmal heroinabhängig geworden ist, findet meist nicht mehr aus dem Teufelskreis der Sucht heraus. Während weiche Drogen wie Haschisch den Verbraucher nur psychisch abhängig machen, führen harte Drogen wie Heroin zusätzlich zu einer sehr ausgeprägten körperlichen Abhängigkeit. Bei Absetzen des Rauschgifts stellen sich schwere Entzugserscheinungen ein, die so extrem belastend sind, daß das erneute Spritzen für den Betroffenen zwingend erscheint. Die Gedanken des Abhängigen bewegen sich bald nur noch um die eine Frage: Wie komme ich zum nächsten „Schuß"? Um zu der Droge zu kommen, nehmen Abhängige am Ende alles in Kauf: Diebstähle, Raubüberfälle, Drogenhandel, Prostitution.

Opiatmißbrauch führt in kurzer Zeit zu schwerem körperlichen, seelischen und sozialen Verfall. Nur sehr wenigen Abhängigen gelingt es nach einer Entziehungskur, für immer vom Rauschgift loszukommen.

Schnüffelstoffe

Unter „Schnüffeln" versteht man das Einatmen von Dämpfen leichtflüchtiger Stoffe, die vor allem als Lösungsmittel oder Klebemittel Verwendung finden und daher auch Kindern leicht zugänglich sind. Verwendet werden unter anderem Fleckenwasser, Aceton, Benzol, Verdünnungsmittel für

Farben sowie Klebstoffe. Die entstehenden Gase werden oft unter einer Plastiktüte tief eingeatmet. Nach dem Inhalieren kann es zu kurzen, teilweise erheblichen Rauschzuständen kommen, die sich durch eine mäßige Euphorie und eine allgemeine Enthemmung auszeichnen. Meist handelt es sich beim „Schnüffeln" um eine vorübergehende Angewohnheit, die oft gruppenweise von meist milieugeschädigten Kindern und jüngeren Jugendlichen betrieben wird. Bei wiederholtem Schnüffeln kommt es rasch zu schweren Leberschädigungen.

Welche Anzeichen können auf einen regelmäßigen Drogenmißbrauch hinweisen?

1. Plötzliche oder allmähliche Veränderungen im Verhalten und psychische Auffälligkeiten:

- ▶ Verschlechterung der schulischen Leistungen
- ▶ nächtelanges Wegbleiben, Schulschwänzen, Fernbleiben vom Ausbildungsplatz
- ▶ auffallende Vergeßlichkeit, Konzentrationsstörungen
- ▶ Abnahme der Kontakte zu bisherigen Freunden und Bekannten
- ▶ Nachlassen bisheriger Interessen
- ▶ verstärkte innere Unsicherheit
- ▶ Phasen von Niedergeschlagenheit und Reizbarkeit
- ▶ zunehmende Zeichen der Verwahrlosung
- ▶ Vernachlässigung der Körperpflege
- ▶ Selbstmordversuch

2. Körperliche Hinweise:

- ▶ häufig gerötete Augen
- ▶ unreine Haut
- ▶ häufige Müdigkeit, sehr starkes Schlafbedürfnis
- ▶ wilde Träume

Jede dieser Veränderungen kann auch mit der augenblicklichen körperlich-seelischen Verfassung eines Jugendlichen in der Pubertät zusammenhängen. Stellt man jedoch eine auffällige Häufung der genannten Veränderungen fest, so sollte dies Anlaß sein, der Sache auf den Grund zu gehen, damit eine Drogenabhängigkeit als mögliche Ursache ausgeschlossen werden kann.

Was müssen Eltern wissen, die mit einem drogenabhängigen Kind konfrontiert werden?

- ▶ Bei Verdacht auf eine Drogenabhängigkeit holen Sie sich sofort Rat bei einer Drogenberatungsstelle. Machen Sie sich auf eine sehr schwere Aufgabe gefaßt.
- ▶ Nehmen Sie Kontakt mit einer Eltern-Selbsthilfegruppe auf. Die Adresse erfahren Sie von der Beratungsstelle.
- ▶ Auch wenn es zu für Sie unbegreiflichen Veränderungen im Charakter Ihres Kindes kommt, brechen Sie die Beziehungen auch bei schwersten eigenen Belastungen auf keinen Fall ab. Die Aussichten auf Heilung sind größer, wenn die Angehörigen auch weiterhin zu dem Abhängigen stehen.
- ▶ Geben Sie dem abhängigen Jugendlichen auf keinen Fall Geld. Es dient nur wieder der Beschaffung der Droge.

- ▶ Verlassen Sie sich nicht auf die Versprechungen eines Abhängigen. Er ändert seine „Entschlüsse" und Versprechungen mehrmals am Tag. Er kann nicht anders handeln, da er nicht mehr Herr seines eigenen Willens ist.
- ▶ Der erste Schritt zur Heilung und Voraussetzung jeder weiteren Behandlung ist der körperliche Entzug, die „Entgiftung". Sie dauert etwa eine Woche und ist in einer Klinik unter ärztlicher Kontrolle gefahrlos.
- ▶ Eine weitere psychotherapeutische Behandlung mit dem Ziel einer seelischen Entwöhnung ist dringend erforderlich. Die Behandlung dauert wenigstens ein Jahr. Zur weiteren Betreuung ist dem drogenfreien, ehemaligen Abhängigen eine spezielle, fachkundige Wohngemeinschaft oder eine seriöse Release-Gruppe zu empfehlen.
- ▶ Resignieren Sie nicht. Nicht selten gelingt es einem Drogenabhängigen erst nach mehrfachen Versuchen, endgültig „auszusteigen".
- ▶ Ein „Umsteigen" auf andere Stoffe – z. B. auf Alkohol oder Medikamente – bedeutet lediglich eine andere Form der Abhängigkeit und ist daher keine Lösung.

Dasselbe gilt sinngemäß auch für die Abhängigkeit von Alkohol.

Anregungen zur weiteren Vertiefung

1. Nennen Sie Anzeichen, die auf einen regelmäßigen Drogenmißbrauch hinweisen können.
2. Welche Persönlichkeitsmerkmale begünstigen Ihrer Meinung nach den Weg in die Drogenabhängigkeit?
   In welchem Lebensalter liegen die Wurzeln einer solchen Persönlichkeitsentwicklung?
   Beschreiben Sie negative erzieherische Einflüsse, die eine solche Persönlichkeitsentwicklung begünstigen könnten.
3. Wie sollte Ihrer Meinung nach eine Erziehung aussehen, die zu einer ungestörten Persönlichkeitsentwicklung beiträgt?
4. Nennen Sie mögliche Hinweise auf eine gestörte seelische Entwicklung bei einem Kind oder Jugendlichen.
5. Wie würden Sie sich verhalten, wenn ein Ihnen anvertrautes Kind Hinweise auf eine seelische Störung zeigt?
6. Nennen Sie den Drogenmißbrauch begünstigende Faktoren, die außerhalb der Persönlichkeit gelagert sind.
7. Wie würden Sie sich verhalten, wenn ein Ihnen anvertrauter Jugendlicher Anzeichen von Drogenmißbrauch zeigt?

6.1.3 Medikamente

Weit verbreitet, doch weit weniger beachtet als der Alkoholismus und die Rauschgiftabhängigkeit ist die mißbräuchliche Einnahme von Tabletten. In erster Linie werden Schmerz-, Beruhigungs- und Schlafmittel konsumiert. Die Medikamente sind leicht zugänglich, da ein großer Teil rezeptfrei ist und da rezeptpflichtige Tabletten von nicht wenigen Ärzten auf Wunsch des Patienten verordnet werden.

Zunächst sind es oftmals seelische Verstimmungs- und Erschöpfungszustände, Kopfdruck, Kopfschmerzen, Schlafstörungen oder Prüfungssituationen, die zu den Medikamenten greifen lassen. Der anfängliche Nebeneffekt, eine konfliktdämpfende, angenehme Stimmungslage, kann bald zum Hauptziel der Einnahme werden.

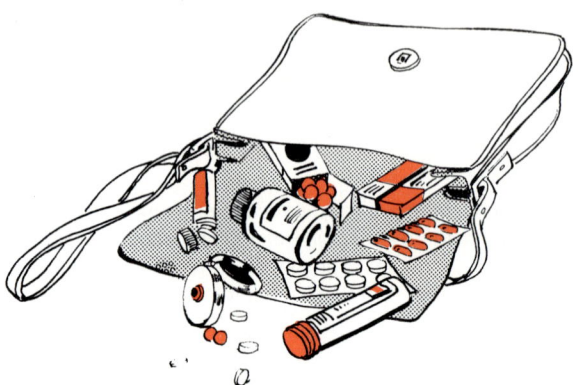

Bereits im Kleinkind- und Schulalter geben manche Eltern ihren Kindern Medikamente, ohne daß dazu eine ausdrückliche ärztliche Veranlassung besteht. „Eltern, die mit ihren Kindern Schwierigkeiten haben, benutzen häufig Arzneimittel wie eine Erziehungshilfe, sei es, um die Kinder zu beruhigen oder in den Schlaf zu bringen, sei es, um sie vermeintlich besser auf den schulischen Leistungsanspruch vorzubereiten oder um sie zu kräftigen" (die damalige Gesundheitsministerin Katharina Focke im Jahre 1975).

Eltern, die derart verfahren, erziehen ihrem Kind gleichermaßen die Gewohnheit an, bei Unlusterlebnissen (Frustration) oder bei seelischen Schwierigkeiten nach Tabletten zu greifen. Manche Kinder können inzwischen bei Klassenarbeiten oder bei Prüfungen nicht mehr ohne Medikamente auskommen. Ein Kind, das gewohnt ist, bei Problemen verschiedenster Art zur Pille zu greifen, wird auch den Verführungen einer Droge leichter erliegen als andere.

Die Gefahr einer langfristigen, regelmäßigen Einnahme der oben genannten Arzneimittel besteht nicht nur in der Entwicklung einer Abhängigkeit, die insbesondere bei den Barbituraten (häufig gebrauchte Schlafmittel) und den Weckmitteln (beliebte Mittel zur Leistungssteigerung) zu erwarten ist. Auch schädigende körperliche Auswirkungen können die Folge sein. Bekanntes Beispiel ist die langjährige tägliche Einnahme phenacetinhaltiger Schmerzmittel (bis vor kurzem enthielten viele gängige rezeptfreie Schmerzmittel Phenacetin), die bei einem Teil der Betroffenen zu einer Zerstörung der Nieren führte.

Eltern und Erzieher sollen sich an den Grundsatz halten, daß Kinder nur Medikamente auf ausdrückliche Anordnung eines Arztes erhalten dürfen. Häufige Unruhe und schlechtes Einschlafen bei einem Kind haben in der Regel tiefere Ursachen und bedürfen der Abklärung durch einen jugendpsychiatrisch geschulten Arzt.

6.1.4 Rauchen

Rund 35 % aller Schüler rauchen gelegentlich oder regelmäßig. Die erste Zigarette wird im Durchschnitt im Alter von 10 Jahren geraucht. Sie ist für das Kind alles andere als ein Genuß. Durch Übelkeit und Kopfschmerzen wehrt sich der Körper gegen das Nikotin, eines der stärksten Gifte, die wir kennen. Bereits eine 50-mg-Dosis wirkt tödlich (1 Zigarette enthält 1 bis 2 mg Nikotin).

Von „frühreifen" kindlichen Rauchern geht eine deutliche Vorbildwirkung auf nichtrauchende Kameraden aus. Das Rauchen gehört nach Meinung vieler Kinder zum Erwachsensein. Auch das Rauchverhalten der Eltern wirkt sich nachgewiesenermaßen auf das Verhalten der Kinder aus. Der Anteil von rauchenden Kindern und Jugendlichen steigt von 46 % bei nichtrauchenden Eltern auf 63 %, wenn beide Elternteile rauchen. Beeinflussend wirkt sich auch die Manipulation einer aggressiven Zigarettenwerbung aus, die den Raucher als jung, weltoffen, modern, sportlich und selbstsicher hinzustellen versucht. Angesichts dieser massiven Raucherreklame hat gerade der nichtrauchende Jugendliche mit gewissen Selbstwertproblemen zu kämpfen.

Ein Teil der jugendlichen Raucher zählt bereits zu den „Gewohnheitsrauchern", die etwa ein Päckchen Zigaretten pro Tag rauchen. Nicht wenige dieser Jugendlichen sind bereits psychisch von der Nikotinwirkung abhängig, was sich in einem mehr oder weniger starken Verlangen nach einer Zigarette äußert. Das Rauchen aufzugeben fällt ihnen schwer.

Suchtähnliches Rauchen, wie man es bei Kettenrauchern findet (etwa 10 % aller Raucher), ist im Jugendalter äußerst selten. Der süchtige Raucher kann es bis zu 100 und mehr Zigaretten am Tag bringen. Sein Rauchen ist gekennzeichnet durch Nikotinhunger. Unstillbares Verlangen nach einer Zigarette, Dosissteigerung und Entzugserscheinungen (z. B. Gereiztheit, depressive Verstimmungen, Schlafstörungen, Schwitzen) sind Anzeichen einer seelischen und körperlichen Abhängigkeit. Wie bei anderen Drogenabhängigen auch liegt bei den Suchtrauchern in der Regel eine gestörte Persönlichkeitsentwicklung vor.

Nach statistischen Untersuchungen werden von 100 000 Dreißigjährigen 66 000 Nichtraucher, aber nur 46 000 Raucher das 60. Lebensjahr erreichen. Auf dem Boden eines jahrzehntelangen direkten Gewebereizes durch den Tabakrauch und seine Teerbestandteile kann sich ein Lungen- oder Bronchialkrebs entwickeln, der zu den häufigsten und bösartigsten Geschwulstformen zählt. Über 90 % aller Lungenkrebserkrankungen betreffen Zigarettenraucher. Das Erkrankungsrisiko ist abhängig von der Zahl der täglich inhalierten Zigaretten. Die Gefahr, an dieser Krankheit zu sterben, ist bei Rauchern, die mehr als 20 Zigaretten pro Tag rauchen, gegenüber den Nichtrauchern um das 10- bis 15fache erhöht.

Die schädlichen Auswirkungen des Rauchens auf das Herz und die Blutgefäße sind vor allem auf das Nikotin und das ebenfalls im Zigarettenrauch enthaltene Kohlenstoffmonoxid (CO) zurückzuführen. **Kohlenstoffmonoxid** tritt in die Blutbahn über und verbindet sich fest mit dem Blutfarbstoff (der Blutfarbstoff Hämoglobin ist der Träger der Sauerstoffmoleküle im Blut), so daß dieser keinen Sauerstoff mehr binden kann. Beim Gewohnheitsraucher können auf diese Weise mehr als 5 % des Blutfarbstoffs für den Sauerstofftransport im Blut ausfallen. Das Blut kann somit weniger Sauerstoff aus der eingeatmeten Luft aufnehmen, was zu einem Sauerstoffmangel in den Körpergeweben führt, der sich besonders nachteilig an bereits durchblutungsgestörten Organen auswirkt.

Nikotin ist ein starkes Gift, das die Blutgefäße verengt und dadurch die Durchblutung beeinträchtigt. Bei jeder Zigarette steigen der Blutdruck und die Zahl der Herzschläge. Das Herz wird dadurch zu einer unnützen und auf die Dauer schädlichen Mehrarbeit angetrieben. Sind die den Herzmuskel versorgenden Blutgefäße (Herzkranzgefäße) durch eine beginnende Gefäßverkalkung – die durch das Rauchen gefördert wird – bereits eingeengt, kann das Rauchen zum Herzinfarkt führen. Fast alle Herzinfarkte unter 40 Jahren betreffen Raucher.

Die frühzeitige und oft ausgeprägte Gefäßverkalkung macht sich besonders an den Blutgefäßen der Beine bemerkbar. Jährlich müssen in der Bundesrepublik etwa 20 000 „Raucherbeine" amputiert werden. Bei den Betroffenen ist es zu ausgedehnten Gefäßverschlüssen gekommen, die zu heftigen Schmerzen beim Gehen führten. 99 % der Operierten sind starke Raucher.

Raucht eine Frau während der Schwangerschaft, so verzögert sich die Entwicklung des Kindes im Mutterleib. Das von der Mutter aufgenommene Nikotin und Kohlenstoffmonoxid bewirken eine verminderte Durchblutung des kindlichen Organismus, so daß dieser mangelhaft ernährt wird. Kinder rauchender Mütter werden daher mit einem deutlich verringerten Geburtsgewicht geboren. Die Zahl der Totgeburten ist bei Raucherinnen fast doppelt so hoch wie bei Nichtraucherinnen.

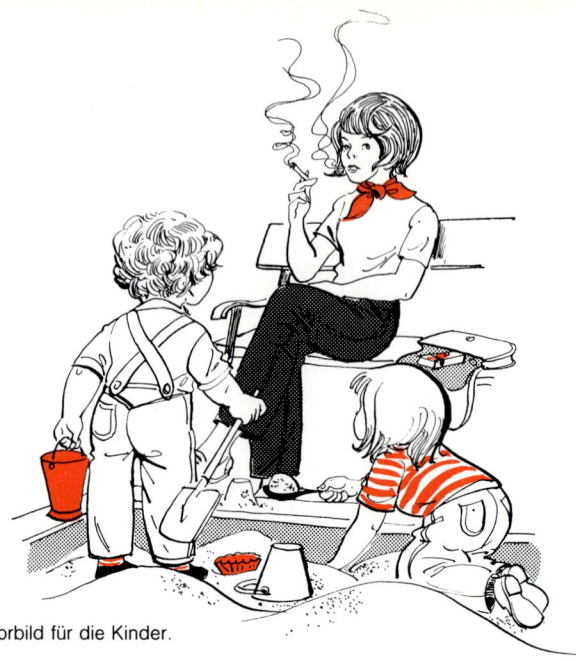

Der Erwachsene ist oft ein schlechtes Vorbild für die Kinder.

Tabakrauch führt zu starker Luftverschmutzung in Innenräumen. In verqualmten Zimmern können Schadstoffkonzentrationen erreicht werden, die auch den Nichtraucher gesundheitlich beeinträchtigen. In einem Wohnraum durchschnittlicher Größe steigt beispielsweise der Kohlenstoffmonoxidgehalt im Blut eines anwesenden Nichtrauchers beim Verrauchen von etwa 40 Zigaretten deutlich an. Kopfschmerzen, Augenbrennen und Übelkeit können die Folge sein. Besonders gefährdet sind Kinder und Herzkranke, die sich in verqualmten Räumen aufhalten.

Anregungen zur weiteren Vertiefung

1. Versuchen Sie sich die Motive klarzumachen, die einen Jugendlichen bewegen könnten, mit dem Rauchen zu beginnen.
   Falls Sie selbst Raucher sind, versuchen Sie sich über Ihre eigenen Beweggründe klarzuwerden.
2. Welche Bedeutung besitzt Ihrer Meinung nach der „Gruppenzwang"?
3. Hebt Rauchen das Ansehen eines Jugendlichen vor seinen Alterskameraden? Begründen Sie Ihre Antwort.
4. Welche Rolle spielt die Zigarettenwerbung? Was spricht Sie dabei an?
   Was versucht die Werbung vorzutäuschen?
   Welche Zielgruppe wird Ihrer Meinung nach durch die Zigarettenwerbung am stärksten angesprochen?
5. Sollte der Zigarettenpreis durch eine Sondersteuer deutlich erhöht werden, um mit dem dadurch erwirtschafteten Geld die Folgeerkrankungen des Rauchens zu finanzieren?
6. In welchem Alter sollte man mit Kindern über Probleme des Rauchens sprechen? Begründen Sie Ihre Meinung.
7. Wie könnte ein Rollenspiel aussehen, in dem wichtige Motive für die Entscheidung, Raucher zu werden, deutlich werden?

6.1.5 Vorbeugende Maßnahmen

An die Eltern

- Die Eltern haben die wichtige, allerdings nicht ganz leichte Aufgabe, ihr Kind zu einer ichstarken, selbständigen Persönlichkeit heranzuziehen.
- Die Vorbeugung beginnt bereits im Säuglings- und Kleinkindalter. Widmen Sie Ihrem Kind von Anfang an genügend Zeit. Eine ganztägige Berufstätigkeit beider Eltern hat sich in vielen Fällen als sehr schädlich erwiesen. Am besten ist es, wenn die Mutter oder der Vater in den ersten Lebensjahren des Kindes ganz zu Hause bleibt oder eine andere ständige Bezugsperson für das Kind da ist.
- Vermeiden Sie einen einengenden, autoritären Erziehungsstil. Vermeiden Sie aber auch eine passive oder zu „liberale" Haltung, bei der sich das Kind an eine rasche Befriedigung seiner Bedürfnisse und Wünsche gewöhnt. Das Kind muß lernen, auch einmal auf unmittelbare Bedürfnisbefriedigung zu verzichten und nach und nach gewisse Einschränkungen zu ertragen.
- Stärken Sie das Selbstbewußtsein und Selbstwertgefühl Ihres Kindes durch Anerkennung seiner Person und seiner Leistung.
- Legen Sie Ihrem Kind nichts in den Weg, wenn es eigene Initiativen entwickelt (z. B. Ferienjob). Es fördert seine Selbständigkeit.
- Achten Sie auf mögliche Anzeichen einer seelischen Störung (z. B. Bettnässen, Nägelkauen, nächtliches Aufschreien). Länger dauernde, nicht behandelte psychische Fehlentwicklungen begünstigen die Gefahr einer späteren Drogenabhängigkeit. Suchen Sie, wenn Ihnen Ihr Kind seelisch auffällig erscheint, einen Fachmann auf, der Sie beraten kann (Erziehungsberatungsstellen).
- Versuchen Sie frühzeitig, Ihrem Kind ein Dazugehörigkeitsgefühl zu vermitteln. Respektieren Sie dabei die Persönlichkeit und das Eigenleben des Kindes.
- Verbringen Sie Ihre Freizeit möglichst viel mit Ihren Kindern. Leben Sie ihnen vor, wie man mit der Freizeit sinnvoll umgehen kann (z. B. Wandern und „Picknicken", gemeinsame Spiele im Freien und in der Wohnung, Sport).
- Versuchen Sie, Ihrem Kind Vorbild zu sein, indem Sie Ihren eigenen Alkohol- und Zigarettenkonsum in Grenzen halten. Das Kind soll an Ihrem Beispiel lernen, daß man Alkohol kontrolliert und in Maßen trinkt.
- Wenn Sie Raucher sind, so reden Sie mit Ihrem Kind rechtzeitig (das heißt schon mit 5 oder 6 Jahren) über Ihr eigenes Rauchverhalten. Sie dürfen dabei ruhig zugeben, daß Sie leider trotz Ihres Wissens um die Gefahren nicht mit dem Rauchen aufhören können, obwohl Sie es gern täten.
- Seien Sie mit nicht vom Arzt verordneten Tabletten so sparsam wie möglich. Ein Kind, das seine Eltern häufig zu Medikamenten greifen sieht, unterliegt leichter der Verführung einer Droge. Geben Sie Ihrem Kind ohne ausdrückliche ärztliche Anordnung keine Tabletten zum Einschlafen, zur Beruhigung oder zur Leistungs- und Konzentrationssteigerung.
- Sprechen Sie mit Ihrem Kind über die Verführungsversuche der Alkohol- und Zigarettenwerbung. Bereiten Sie es frühzeitig auf einen kritischen Umgang mit dem übergroßen Konsumangebot vor. Voraussetzung dafür ist allerdings, daß Sie selbst kritischer Verbraucher sind.

An die Erzieher

▶ Achten Sie bei den Kindern auf Anzeichen für Verhaltensstörungen. Wenn Ihnen ein Kind seelisch auffällig erscheint, so sprechen Sie mit den Eltern darüber. Empfehlen Sie einen beratenden Besuch bei einem Fachmann.

▶ Versuchen Sie, das Selbstgefühl und die Selbständigkeit eines verhaltensauffälligen Kindes zu stärken, soweit dies im Rahmen Ihrer Tätigkeit möglich ist.

▶ Sprechen Sie mit den Kindern auch über den Umgang mit Zigaretten und Alkohol. Bereiten Sie sie – im Rahmen der Möglichkeiten des Kindergartens und des Horts – auf den kritischen Umgang mit den genannten Genußmitteln vor:

Als Idealbild gilt der Typ des Nichtrauchers und des kontrolliert, in Maßen Alkohol Trinkenden. Stellen Sie niemals den reichlich Alkohol Trinkenden oder den Raucher als minderwertig oder willensschwach dar. Kinder, deren Eltern rauchen oder gern Alkohol trinken, könnten sonst in schwere Konflikte gebracht werden.

Bevor Sie mit den Kindern über dieses Thema sprechen, empfiehlt es sich, dieses Problem auf einem Elternabend anzuschneiden. Wünschenswert wäre es, wenn die Eltern das Thema ebenfalls mit ihren Kindern besprechen würden. Das ist vor allem dann notwendig, wenn die Eltern selbst Raucher sind und/oder gern Alkohol trinken.

Weisen Sie bei den älteren Kindern auch auf die Rolle der Werbung hin, die zu verführen und zu täuschen sucht (z. B. Plakate als Anschauungsmaterial: auf den Gegensatz zwischen Aussage des Werbeplakats und Wirklichkeit hinweisen).

Seien Sie selbst auch Vorbild für die Kinder: Rauchen Sie nie in Gegenwart von Kindern.

Forderungen an die Gesellschaft:

▶ Größeres Angebot an Elternseminaren und Elternschulen, in denen über Erziehungsprobleme bei Kindern gesprochen wird.

▶ In der Schule muß ein Erziehungsklima herrschen, das nicht von Angst, sondern von Vertrauen und Zusammenarbeit gekennzeichnet ist.

▶ Stärkere Kontrolle der Ausgabe von Alkohol an Kinder und Jugendliche in Gaststätten, Supermärkten usw.

Auch Eltern und Erzieher sollten sich mit den gesetzlichen Bestimmungen zur Abgabe von Alkohol an Jugendliche („Gesetz zum Schutze der Jugend in der Öffentlichkeit") auskennen. Diese lauten:

Die Abgabe von Alkohol jeglicher Art an Kinder bis zu 12 Jahren ist generell verboten.

Die Abgabe von Branntwein oder überwiegend Branntwein enthaltenden Getränken in Gaststätten und Verkaufsstellen ist an Jugendliche bis zu 18 Jahren generell verboten.

Andere alkoholische Getränke dürfen an 14- bis 16jährige nur dann ausgeschenkt werden, wenn sie sich in Begleitung Erwachsener befinden. Ohne die Begleitung Erwachsener dürfen sie Alkohol erst ab 16 Jahren erhalten.

6.2 Körperliche Leistungsschwächen

Die Häufigkeit von Haltungsstörungen hat in den letzten 25 Jahren sehr stark zugenommen. Inzwischen weist fast jedes zweite Schulkind Haltungsschwächen auf. Fußschwächen sind noch weit stärker verbreitet. Bei der Verhütung von Haltungsstörungen erweist sich der Kindergarten als ideale Institution, da er imstande ist, die notwendige Breitenarbeit zu leisten und rechtzeitig vor Auftreten der ersten Haltungsschwächen in die Haltungserziehung eingreifen kann.

6.2.1 Haltungsschwächen der Wirbelsäule

Unter „Haltung" versteht man die vom Körper selbst gehaltene Stellung. Sie ergibt sich aus der Auseinandersetzung der Haltemuskulatur mit der auf den Körper einwirkenden Schwerkraft. Um das Gleichgewicht zu halten, sind über die Vermittlung komplizierter Steuerungsvorgänge des Zentralnervensystems ständig Korrekturen der Spannkraft (Tonus) der Haltemuskulatur nötig. Die aktive Haltefunktion der Muskulatur wird unterstützt durch die passiven Halte- und Sperrvorrichtungen der Bänder und Knochen.

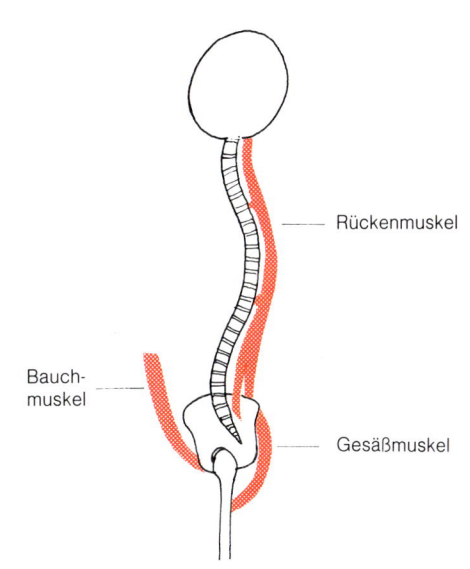

Die wichtigsten Muskeln, die die Wirbelsäule auf dem Becken im Gleichgewicht halten, sind die langen Rückenmuskeln. Sie haben die Funktion eines Streckers oder Aufrichters der Wirbelsäule. Als Gegenspieler wirkt die Muskulatur des Bauches. Wirbelsäule und Brustkorb sind auf diese Weise in zwei Muskelzüge eingespannt, die – mit Unterstützung der Hüft- und Oberschenkelmuskeln – die aktive Ausbalancierung des Rumpfes auf den Beinen regulieren.

Die Wirbelsäule des ausgewachsenen Menschen zeigt eine Reihe typischer Krümmungen. Diese ermöglichen es, Stöße und Erschütterungen, die auf die Wirbelsäule einwirken, federnd abzufangen. Beim Neugeborenen fehlen diese Krümmungen noch nahezu vollständig. Mit der Aufrichtung und dem Erlernen des Gehens bildet sich allmählich die gekrümmte Form der Wirbelsäule aus.

Die Entwicklung der Haltung verläuft in bestimmten vorgegebenen Phasen. Gerade das Kindergartenalter stellt eine Periode stürmischer körperlicher Entwicklung dar. Nach einem in den ersten Lebensjahren starken Längenwachstum erfährt der Körper des Kindes zwischen dem 4. und 6. Lebensjahr einen „ersten Gestaltwandel". Es kommt zu einer Streckung der gesamten Gestalt. Die Muskelentwicklung kann dabei mit dem Skelettwachstum oft nicht Schritt halten. Die

Muskulatur wird daher in dieser Zeit – vor allem dann, wenn eine ausreichende körperliche Bewegung fehlt – besonders leicht leistungsschwach. In dieser krisenhaften Wachstumsphase beginnen sich häufig Haltungsschwächen zu entwickeln. Die folgende „vorpuberale Phase" (7. bis 11. Lebensjahr) verläuft ruhiger und weniger störungsanfällig. Zu Beginn der Pubertät kommt es zu einem „zweiten Gestaltwandel". Das Längenwachstum ist besonders ausgeprägt. Die Muskulatur kann dieser Entwicklung erneut nicht ganz folgen, so daß eine verstärkte Belastung der Haltemuskulatur die Folge ist. Es kommt wieder vermehrt zur Ausbildung von Haltungsschwächen.

Die natürlichen Rückenformen des Menschen sind recht unterschiedlich. Man unterscheidet vier anlagebedingte Formen der Wirbelsäule, die als normale Rückenformen (Normvarianten) anzusehen sind und zunächst nichts über das etwaige Vorliegen einer begleitenden Haltungsschwäche aussagen:

normalrunder Rücken
totalrunder Rücken
hohlrunder Rücken
(Hohlrücken)
Flachrücken

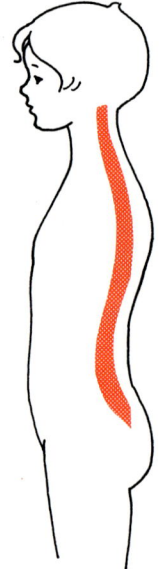

Normalrunder Rücken

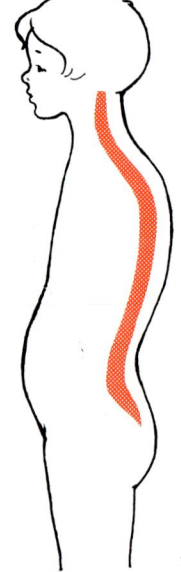

Totalrundrücken

Rundrücken (Totalrundrücken): Der Rundrücken ist die häufigste Fehlhaltung bei Kindern. Die gesamte Muskulatur im Schulter- und Rückenbereich sowie die Bauchmuskulatur sind überlastet und leistungsschwach.

Typisch sind der abgeflachte Brustkorb und die hervortretenden Schulterblätter. Gleichzeitig lagert sich der Schultergürtel nach vorn. Durch die Einengung des Brustkorbs kann die Atmung behindert werden (siehe „Organleistungsschwächen").

Hohlrundrücken: Rundrücken und Hohlrücken treten nicht selten kombiniert auf. Die Wirbelsäule weist in diesem Fall im Brustbereich eine verstärkte Krümmung nach außen und im Lendenbereich eine verstärkte Krümmung nach innen auf. Damit verdoppeln sich auch die Auswirkungen dieses Haltungsfehlers. Wie beim Totalrundrücken kommt es auch hier zu einer Behinderung der Atmung.

Verantwortlich ist in erster Linie eine allgemeine Muskelschwäche, insbesondere eine Schwäche der Rückenstreckmuskulatur, der Bauchmuskulatur und des Gesäßmuskels. Begünstigend ist ein anlagemäßig bereits vorhandener hohlrunder Rücken als Normvariante.

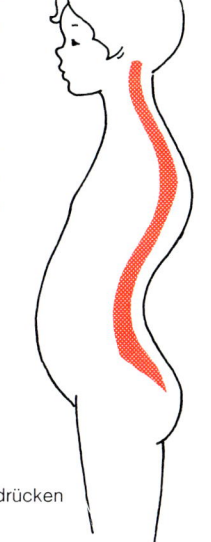

Hohlrundrücken

Hohlrücken: Der Hohlrücken ist gekennzeichnet durch eine übermäßige Einbuchtung der Wirbelsäule. Schwache, untrainierte Bauch- und Gesäßmuskeln sowie Übergewicht verstärken die Neigung zu dieser Fehlhaltung. Nachteilig wirken sich schwere Schulranzen aus.

Im Laufe der Jahre können erhebliche Beschwerden auftreten. Die Organe lasten auf der Bauchwand, da sie nicht mehr von der Beckenschaufel getragen werden. Das kann später – vor allem bei Frauen – zu starken Kreuzschmerzen sowie zu venösen Stauungserscheinungen in den Beinen führen.

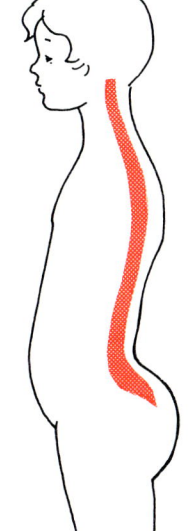

Hohlrücken

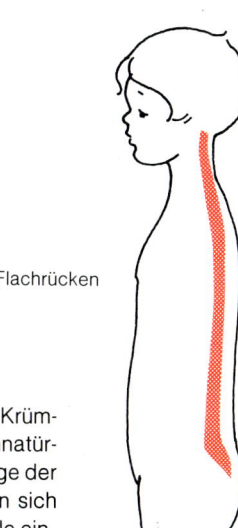

Flachrücken

Flachrücken: Bei dieser Haltungsschwäche fehlen die natürlichen Krümmungen der Wirbelsäule nahezu vollständig. Der Rücken erscheint unnatürlich gerade. Die Beweglichkeit der Wirbelsäule ist eingeschränkt. Infolge der mangelhaften Abfederungsmöglichkeiten bei Erschütterungen stellen sich früher und stärker als üblich Abnutzungserscheinungen der Wirbelsäule ein.

Meist liegt dieser Haltungsschwäche ein anlagemäßig bereits vorhandener Flachrücken zugrunde, der sich durch eine allgemeine Muskelschwäche zum Haltungsfehler entwickelt.

Die drei letzten Grundtypen können jedoch die Entstehung von Haltungsschwächen begünstigen. Zu starke (hohlrunder Rücken, totalrunder Rücken) oder zu schwache Krümmungen (Flachrücken) verringern die abfedernde Wirkung der Wirbelsäule. Außerdem arbeiten die Rückenstrecker-Muskeln dabei aus einer ungünstigen Ausgangslage, so daß sie schneller ermüden. Eine Haltemuskulatur, die oft übermüdet ist, wird – wenn sie nicht ausreichend trainiert wird – leistungsschwach.

Ob eine Haltung gut oder schlecht ist, hängt in der Regel allein von der Leistungsfähigkeit der Haltemuskulatur ab. Die Haltungsschwäche ist Ausdruck einer allgemeinen Leistungsschwäche der Muskulatur, der jedoch noch kein Krankheitswert zukommt. In der Mehrzahl der Fälle bessert sie sich nach Ablauf der Pubertät.

Die aufrechte Haltung stellt eine aktive Leistung der beteiligten Muskeln dar. Ermüden diese, verfällt der Körper in eine passive Ruhehaltung. Sie ist gekennzeichnet durch nach vorn sinkende Schultern, abstehende Schulterblätter, einen vermehrt gerundeten Rücken, einen in sich zusammengesunkenen Rumpf und einen vorstehenden Bauch. Diese Ruhe- oder Ermüdungshaltung, die der Haltemuskulatur ein Minimum an Aktivität abverlangt, ist an sich noch kein Zeichen einer schlechten Haltung. Erst wenn sie gewohnheitsmäßig als Dauerhaltung eingenommen wird, liegt eine schlechte Haltung vor, die das sichtbare Kennzeichen der Haltungsschwäche ist.

Ist die Ruhehaltung zur Gewohnheit geworden, so geraten die den Körper aufrichtenden Bänder und Muskeln auf der einen Seite in einen Dehnungszustand, auf der anderen Seite in einen Verkürzungszustand.

Die reine Haltungsschwäche ist daran erkennbar, daß sich die Kinder zwar aus ihrer schlechten Haltung voll aufrichten können, diese Aufrichtung des Rumpfes aber wegen rascher Ermüdung der Haltemuskulatur nur kurz durchhalten können und schnell wieder in die ursprüngliche Ruhehaltung zurücksinken.

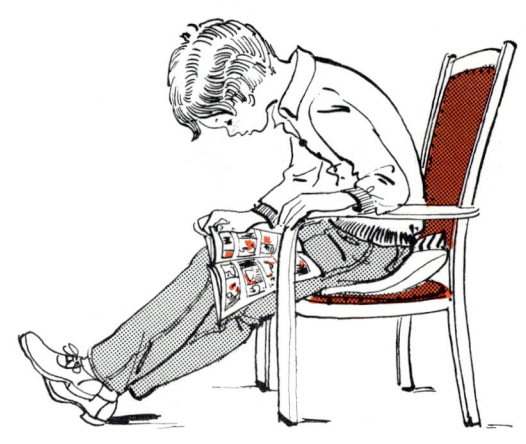

So werden Haltungsschwächen und -schäden gefördert.

Bei längerem Bestehen und Fortschreiten der Haltungsschwäche kann sich mit der Zeit ein **Haltungsschaden** entwickeln, dem ein echter Krankheitswert zukommt. Bei dieser „Haltungskrankheit" kommt es im Bereich der Fehlstellung zu einer ausgeprägten bleibenden Dehnung beziehungsweise Verkürzung (Schrumpfung) der Bänder und Muskeln. Ein aktives Aufrichten der Wirbelsäule, wie es bei der Haltungsschwäche für kurze Zeit möglich ist, gelingt jetzt nicht mehr. Die Folge der fixierten Fehlhaltung ist eine dauernde Fehlstellung der knöchernen Wirbelsäule. Die betroffenen Kinder und Jugendlichen bedürfen dringend einer medizinisch-orthopädischen Behandlung.

Scharf zu trennen von Haltungsschwächen und Haltungsschäden sind angeborene oder früh erworbene echte knöcherne Formveränderungen der Wirbelsäule als Ausdruck verschiedener Krankheitsprozesse des Halte- und Bewegungsapparates (z. B. Rachitis, Scheuermannsche Erkrankung).

Nur ein kleiner Teil der haltungsgeschädigten Kinder klagt über Rücken- und Kreuzschmerzen, da sich die kindliche Muskulatur rasch erholt, sofern sie durch bewegungsreiches Spielen noch einen leidlichen Trainingszustand besitzt. Erst nach der Schulentlassung mehren sich die Klagen. Durch den Zwang zu unnatürlichen Körperhaltungen im Beruf (z. B. stundenlanges Sitzen auf ungeeigneten Stühlen) macht sich die bereits geschwächte Muskulatur bald durch Kreuz-, Rücken- und Nackenschmerzen bemerkbar. Anfangs treten die Schmerzen nur nach besonderen Anstrengungen oder abends nach der Arbeit auf. Allmählich, mit nachlassenden Kraftreserven, werden die beschwerdefreien Zeiten immer kürzer. Zusammenfassend läßt sich sagen, daß die Haltungsschwäche und vor allem der Haltungsschaden eine ernstzunehmende gesundheitliche Beeinträchtigung darstellen, die im späteren Leben durch häufige Beschwerden eine zum Teil erhebliche Leistungsminderung nach sich ziehen kann.

Haltungsschwächen werden – wie andere Formen der körperlichen Leistungsschwäche auch – vor allem durch mangelnde Herausforderungen an den kindlichen Organismus, das heißt durch mangelndes Körpertraining, hervorgerufen. Bei der Mehrzahl der Kinder ist die Haltungsschwäche Folge eines ungenügenden Bewegungs-, Spiel- und Leistungsangebots. Diese Kinder haben von frühester Kindheit an zuwenig Möglichkeiten, ihrem natürlichen Bewegungsdrang ungehemmt nachzugeben. Sie können daher ihre Muskulatur nur mangelhaft trainieren, so daß sie leistungsschwach wird.

Die zunehmende Verstädterung unserer Wohngebiete mit ihren Hochhäusern, engen Wohnungen und den daraus erwachsenen Nachteilen (Lärmempfindlichkeit der Nachbarn, ungenügende Möglichkeiten zu ungehemmtem Spiel, Verkehrsgefahren), das Fernsehen als Freizeitbeschäftigung vieler Kinder sowie das schlechte Vorbild bewegungsmüder Eltern sind entscheidend verantwortlich zu machen für das häufige Auftreten körperlicher Leistungsschwächen bei Kindern. Gerade im Vorschulalter zwischen dem 3. und 6. Lebensjahr, einer stürmischen körperlichen Entwicklungsphase, ist das Kind durch diese umweltbedingten Störfaktoren besonders gefährdet.

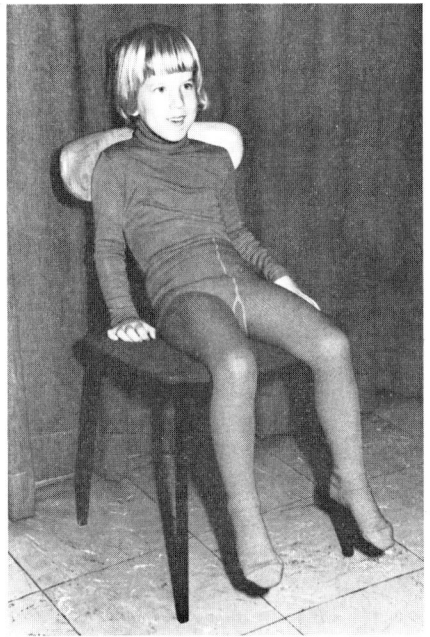

Dieses Kind sitzt auf einem völlig ungeeigneten Stuhl. Ein zu hoher Stuhl schädigt mehr als ein zu niedriger.

Eine bedeutsame Rolle bei der Auslösung von Haltungsschwächen spielt auch langes Sitzen auf ungeeigneten Stühlen und an ungeeigneten Tischen. Zu hohe Tischplatten zwingen die Kinder, die Arme zu heben. Dadurch wird der Schultergürtel nach oben verlagert und die Schultermuskulatur überdehnt. Aufrechtes Sitzen ist nur bei festgestelltem Becken möglich. Um das Becken zu fixieren, müssen beide Füße voll auf dem Boden stehen. Bei zu hohen Sitzen, bei denen die Füße in der Luft baumeln, kann die Aufrichtung des Rumpfes nur unter ständiger Muskelanspannung erreicht werden, die auf die Dauer schädlich ist.

Die negativen Auswirkungen ungeeigneter Stühle und Tische machen sich vor allem in der Einschulungsphase mit dem plötzlichen Zwang zu stundenlangem Sitzen in unnatürlicher Dauerhaltung bemerkbar. Langes Sitzen erfordert eine erhebliche aktive Haltearbeit der betroffenen Muskeln. Der kindliche Organismus, der nicht auf Dauerleistungen eingerichtet ist, reagiert auf den Sitzzwang schnell mit Ermüdung der Haltemuskulatur. Mit der Zeit kann dies zu einer Überlastung des gesamten Bänder- und Muskelapparates im Rücken- und Schulterbereich und zur Entwicklung eines Rundrückens führen.

Langes Sitzen wird sich vor allem dann negativ auf die Haltungsentwicklung auswirken, wenn ein ausreichender Ausgleich durch aktive Pausen mit bewegungsreichem Spiel fehlt.

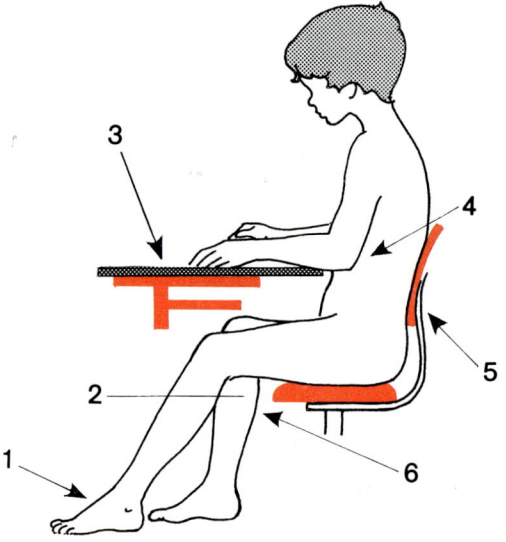

1. Beide Füße müssen voll den Boden berühren.
2. Zwischen Unterseite des Oberschenkels und dem Sitz an seiner Vorderkante darf keine Berührung bestehen, damit kein Druck auftritt.
3. Zwischen Oberschenkel und Buchbrett muß ausreichender Spielraum bleiben.
4. Die Ellenbogenspitze soll sich in Höhe der Tischplatte oder etwas darunter befinden.
5. Die Lehne soll den Rücken unterhalb der Schulterblätter, in Schreibhaltung am Beckenrand abstützen. Die Beckenrandabstützung darf nicht federn.
6. Die Rückseite des Unterschenkels darf den Sitz nicht berühren.

(Abbildung und Text nach Prof. Dr. med. K.-H. Berquet)

Wie soll man Tisch und Stuhl anpassen? Jedes Kind muß seinen Tisch und Stuhl durch eine Sitzprobe angepaßt bekommen. Kinder setzen sich gern auf zu hohe Stühle. Ein zu hoher Stuhl schädigt jedoch mehr als ein zu niedriger, da bei einem zu hohen Stuhl das Becken nicht richtig fixiert werden kann und es dadurch zu einer muskulären Überbelastung kommen kann.

Falls im Kindergarten, im Heim oder zu Hause bei den Eltern kein passender Stuhl für jedes Kind vorhanden ist, sollte zumindest darauf geachtet werden, daß die Kinder sich nicht auf zu hohe Stühle setzen.

6.2.2 Fußschwächen

Der Fuß besteht aus 26 Einzelknochen. Zahlreiche Bänder und Muskeln wirken einer Senkung des Fußes entgegen, indem sie das Knochengefüge so miteinander verspannen, daß ein „Fußgewölbe" entsteht. Beim Säugling und beim jüngeren Kleinkind ist das Längsgewölbe des Fußes noch nahezu vollständig durch ein fettreiches Sohlenpolster ausgefüllt, so daß der Eindruck eines Plattfußes entsteht. Erst beim Laufen entwickelt sich allmählich das Fußgewölbe.

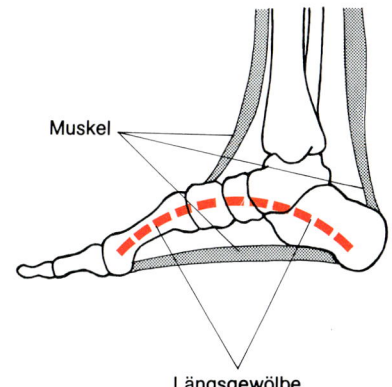

Wie bei der Wirbelsäule gibt es auch am Fuß eine aktive, aufrechte Haltung und eine Ruhehaltung. Die Ruhehaltung äußert sich in einer „Fußsenkung", das heißt in einer leichten Knickstellung der Ferse nach außen und einer leichten Abflachung des Längs- und Quergewölbes. Wird diese Haltung aufgrund einer Muskel- und Bänderschwäche ständig eingenommen, so entwickelt sich als Ausdruck einer Haltungsschwäche des Fußes ein **„Knicksenkfuß"**. Dieser stellt eine verstärkte Ausprägung der Form der Ruhehaltung dar.

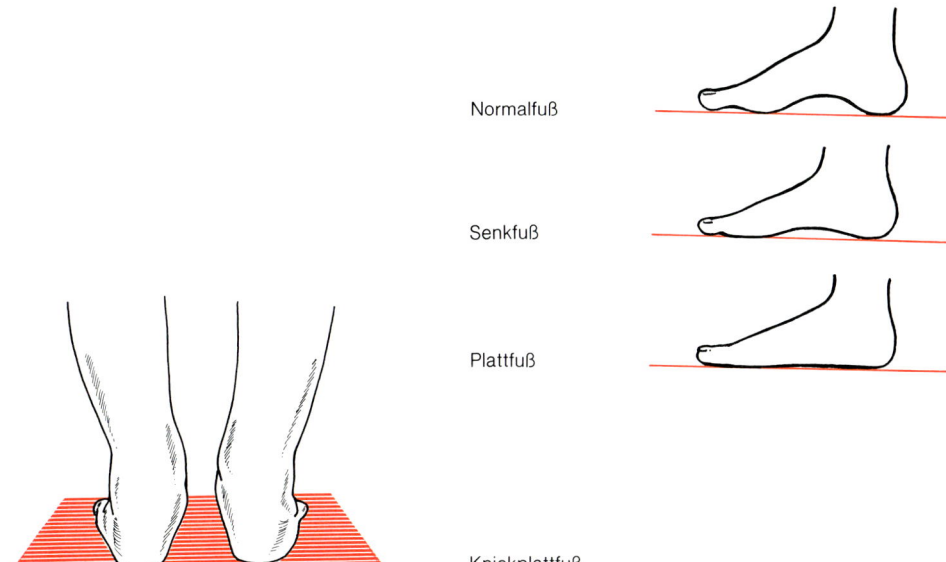

Später im Erwachsenenalter geht der Knicksenkfuß nach einer nicht mehr rückgängig zu machenden Erschlaffung des Bandapparates nicht selten in einen echten **„Plattfuß"** (Knickplattfuß) über, der die Endausprägung des Haltungsschadens am Fuß darstellt. Er ist in erster Linie gekennzeichnet durch die völlige Abflachung des Fußlängsgewölbes.

Typisch für die kindliche Fußschwäche ist die rasche Ermüdung der Beine. Nur verhältnismäßig wenige Kinder mit Knicksenkfüßen klagen dagegen über Schmerzen. Im Erwachsenenalter stellen sich jedoch – vor allem bei und nach Belastung – eine ganze Reihe von Beschwerden ein: Schmerzen bis zur Hüfte, Müdigkeit und Schweregefühl in den Beinen, Neigung zum Umknicken im Fußgelenk.

Eine der wesentlichen Ursachen für die Häufigkeit von Fußschwächen ist das frühe und häufige Tragen fester Schuhe bereits im Kleinkindalter, wobei vor allem den nichtpassenden Schuh eine entscheidende Schuld trifft. Bei einzelnen Kindern mag zusätzlich eine ererbte Bindegewebs- oder Muskelschwäche eine gewisse Rolle spielen, die die Entwicklung von Fußschwächen und Fußschäden begünstigen und verstärken kann.

Damit sich der Kinderfuß gesund entwickeln kann, muß seine Muskulatur gekräftigt werden. Diese Kräftigung ist nur möglich, wenn die entsprechenden Muskeln beansprucht und belastet werden. Voraussetzung dafür ist jedoch eine ausreichende Bewegungsfreiheit des Fußes. Einem Kinderfuß, der häufig in feste und enge Kinderschuhe eingeschnürt ist, fehlt die notwendige Bewegungsfreiheit, um die Muskulatur genügend zu trainieren. Je seltener der Fuß in Schuhen eingeengt wird, um so freier, kräftiger und gesünder wird er sich entwickeln.

Kinderschuhe. Das Kleinkind braucht zum Laufenlernen keine Schuhe. In der Wohnung sollte das Kind möglichst barfuß oder mit weiten Söckchen (zu enge Strümpfe engen die Zehen ein) bzw. Hüttenschuhen herumlaufen, damit sich die Füße frei entwickeln können. Im Sommer sollte das Kind möglichst viel Gelegenheit bekommen, auf gewachsenem Boden wie Rasen oder Sand barfuß zu laufen (nicht jedoch auf hartem Untergrund). Dieses Verhalten fördert nicht nur die Kraft und die Beweglichkeit des Fußes, sondern wirkt auch der Fußnässe und der Schweißfußbildung entgegen.

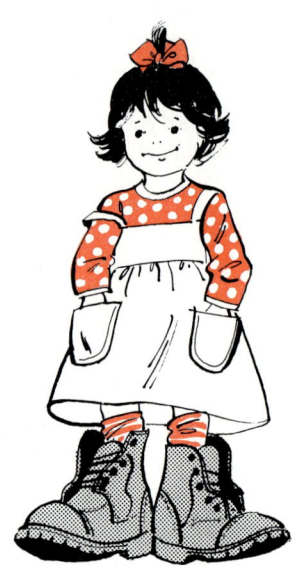

„Kinderschuhe"

Beim Kauf von Kinderschuhen werden leider oft viele Fehler gemacht, die sich schädlich auf die Entwicklung des Kinderfußes auswirken können. Eine der häufigsten Ursachen für Fußschwächen und Fußschäden ist der nichtpassende Schuh.

Worauf ist beim Kauf von Kinderschuhen zu achten? Selbstverständlich darf man nur Kinderschuhe kaufen, die das Kind selbst anprobiert hat, denn Kinderschuhe müssen gut passen – und zwar nicht nur in der Länge, sondern auch in der Weite. Ist der Schuh zu weit, rutscht der Fuß nach vorn, die Zehen stoßen an und können mit der Zeit krumm werden.

Um die richtige Größe festzustellen, müssen die Kinderfüße vor jedem Schuhkauf neu ausgemessen werden (im Stehen unter Belastung). Dazu sind nur die sogenannten „WMS-Geräte" geeignet. Neben der Länge messen sie auch die Schuhweite (W: für „weite", M: für „mittelweite", S: für „schmale" Füße). Mit Hilfe dieser drei Weitenmaße ist es möglich, die Schuhe den Kinderfüßen besser als bisher anzupassen. Die meisten Kinderschuhhersteller bieten inzwischen ihre Schuhe in den drei genannten Weiten an. In der Innenseite des Schuhs ist neben der „Größenzahl" auch der „Weitenbuchstabe (W, M, S)" angegeben.

Grundsätzlich müssen immer beide Füße gemessen werden, da sie unterschiedlich lang sein können. Bei unterschiedlicher Fußlänge müssen die Kinderschuhe stets nach der Größe des längeren Fußes gewählt werden. Ist die Länge ausgemessen, so muß noch ein wenig Spielraum (Zugabe je nach Alter des Kindes 10 bis 15 mm) dazugegeben werden, denn bei jedem Schritt wird der Fuß nach vorn geschoben und würde ohne Zugabe zu sehr eingeengt werden.

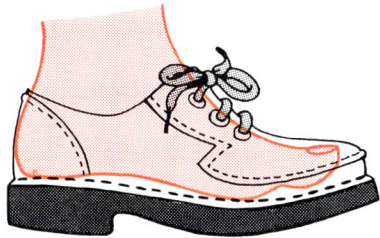

Kinderschuhe müssen gut passen – und zwar nicht nur in der Länge, sondern auch in der Breite. In der Länge werden je nach Alter des Kindes 10 bis 15 mm dazugegeben.

Die Schuhe des Kleinkindes sollten die natürlichen Bewegungen des Kinderfußes sowenig wie möglich behindern. Ein Kinderschuh sollte daher leicht und biegsam sein (weiches und nachgiebiges Leder).

Kinderfüße schwitzen stark. Die Schuhe sind abends oft so naß, daß sie über Nacht nicht genügend austrocknen können. Aus diesem Grund sollte jedes Kind mindestens zwei Paar passende Schuhe besitzen, damit es täglich die Schuhe wechseln kann. Da Kinder wegen des schnellen und in teilweise recht sprunghaften Schüben verlaufenden Fußwachstums jährlich zwei bis drei Paar neue Schuhe benötigen – und das gleich zweimal, da stets ein Paar zum Wechseln da sein sollte –, ist das Schuhwerk bei Kindern leider eine teure Angelegenheit. Das billigere „Erben" der Schuhe von älteren Geschwistern ist problematisch (bedenkenlos nur bei Gummistiefeln, Skischuhen, Schlittschuhstiefeln und ähnlichem). Die Fußspur des Vorbesitzers ist oft starr geworden und kann unter Umständen die Füße des Nachfolgers verformen. Ist aus finanziellen Gründen das Auftragen von Schuhen älterer Geschwister unumgänglich, sollte zumindest darauf geachtet werden, daß der Schuh lang genug ist (Zugabe bei Kleinkindern mindestens 10 mm, bei größeren Kinder mindestens 15 mm).

Das Tragen von Gummischuhen ist gegenwärtig bei Kindern und Jugendlichen sehr beliebt. Eltern, Erzieher und Lehrer sollten darauf achten, daß Turnschuhe aus Gummi nur beim Sport getragen werden und Gummistiefel nur stundenweise beim Spiel draußen bei feuchtem Wetter, denn zu häufiges Tragen von Gummischuhen kann zu einem Schweißfuß führen.

6.2.3 Organleistungsschwächen

Eine allgemeine Leistungsschwäche des kindlichen Organismus beruht meist in erster Linie auf einem Mangel an Leistungsanforderungen – vor allem an ungehemmtem Bewegungsspiel an frischer Luft. Ungenügend trainierte Organe können sich nicht voll entwickeln und bleiben leistungsschwach. Die Leistungsschwäche des Atmungs- und Kreislaufsystems steht dabei im Vordergrund. Haltungsschwächen können entscheidend die Entstehung einer Organleistungsschwäche begünstigen.

Wenn wir einatmen, erweitern wir mit Hilfe der Atemmuskulatur (Zwischenrippenmuskeln) durch Heben der Rippen den Brustkorb. Wenn wir tief einatmen, um genügend Sauerstoff aufnehmen zu können, muß dabei die Wirbelsäule gestreckt werden. Nur so kann sich der Brustkorb voll erweitern. Beim Vorliegen einer Haltungsschwäche ist jedoch das Aufrichten der Wirbelsäule nur für kurze Zeit möglich. Bei den so häufigen Haltungsschwächen vom Typ des Rundrückens hängen zudem die Schultern nach vorn, so daß es zu einer mechanischen Beeinträchtigung der Atmung durch eine Einengung des Brustkorbs kommt. Er wird durch die Haltungsschwäche in eine mehr oder weniger starke Ausatmungsstellung gebracht, so daß eine volle Entfaltung beim Einatmen nicht mehr möglich ist. Ein tiefes Einatmen, wie dies vor allem während und kurz nach einer körperlichen Anstrengung erforderlich ist, ist dann nicht mehr möglich. Durch die Verflachung der Atmung kann die Lunge nicht genügend Sauerstoff aufnehmen. Die Folge ist eine Minderversorgung des Blutes mit Sauerstoff. Dies führt zu einer Herabsetzung der Verbrennungsprozesse und damit der Energiegewinnung in den Körperzellen – Voraussetzung für jede Leistung, jeden Erholungsprozeß und für die Gesundheit überhaupt. Die Atemwege des leistungsschwachen Kindes sind für Infekte anfälliger als bei anderen Kindern.

Kennzeichen der Organleistungsschwäche ist ein bei Belastung frühzeitiger allgemeiner Leistungsabfall aufgrund des Sauerstoffmangels, erkennbar an einem im Vergleich zu leistungsfähigen, gleichaltrigen Kindern raschen Puls (Normalwerte bei 2- bis 6jährigen Kindern: 105–90 Schläge pro Minute in Ruhe) schon bei geringer körperlicher Belastung und einer längeren Erholungszeit nach Beendigung der Belastungsphase.

Durch ausreichendes altersgemäßes, ungehemmtes Bewegungsspiel an frischer Luft, unterstützt durch spielerische Bewegungsübungen, kann Organleistungsschwächen entgegengewirkt werden. Auf diese Weise wird auch das Wachstum des Brustkorbes zu größerer Breite und Tiefe gefördert, so daß sich eine leistungsfähige Lunge mit tiefer Atmung entwickeln kann, die eine wesentliche Voraussetzung für die allgemeine Leistungsfähigkeit des Kindes und Jugendlichen ist.

6.2.4 Koordinationsschwächen

Unter Koordination versteht man das Zusammenspiel willkürlicher (Bewegungen, die durch Einschaltung des Willens gesteuert werden) und unwillkürlicher Bewegungen zu einem geordneten, harmonischen Bewegungsablauf. Gesteuert wird dieser Vorgang durch das Zentralnervensystem. Beim Kleinkind sind die Funktionen der Gehirnzentren und Nervenbahnen noch nicht voll entwickelt, so daß die Koordination und die Qualität der Willkürbewegungen noch sehr mangelhaft sind. Typisch für dieses Alter sind die ungelenken, unharmonischen, ziellosen Bewegungen. Die Verfeinerung der Koordination wird erst im Laufe der Kindheit allmählich erworben. Der erste Höhepunkt dieser Entwicklung wird zwischen dem 8. und 10. Lebensjahr erreicht (sogenanntes Geschicklichkeitsalter: geeignetes Lernalter für differenzierte Bewegungstechniken).

Durch häufiges Wiederholen einer Bewegung (Willkürbewegung) werden die Wege der Nervenimpulse eingeübt oder „gebahnt", so daß sich nach einer gewissen Zeit ein Bewegungsmuster ausbildet, das gekonnte, koordinierte Bewegungen erlaubt, die gleichermaßen von selbst (automatisch) ablaufen. Je früher und je mehr Bewegungserfahrungen gesammelt werden, desto geringer ist die Gefahr einer Koordinationsschwäche.

Koordinationsschwächen zeigen sich in Bewegungsleistungen, die dem jeweiligen Lebensalter nicht entsprechen. Die motorische Anpassungsfähigkeit an wechselnde Bewegungssituationen (z. B. Ballspiel), die Reaktionsfähigkeit, das Halten des Gleichgewichts sowie die motorische Geschicklichkeit und Gewandtheit sind eingeschränkt. Die betroffenen Kinder fallen durch ungeordnete, weit ausholende Bewegungen auf, die von zuviel Mitbewegungen begleitet werden (sogenannte „Koordinationsschwächlinge") oder aber durch bewegungsarme, schwerfällige, eckige Bewegungsformen mit wenig Mitbewegungen (sogenannte „Spannlinge" oder „Steiflinge"). Beides entspricht nicht dem normalen Reifezustand.

Haltungsgefährdet sind vor allem die „Koordinationsschwächlinge". Sie sind haltungslabil und ohne jedes Gefühl für gute Haltung. Da diese erst durch ein kompliziertes, koordiniertes Zusammenwirken vieler einzelner Muskeln zustande kommt, werden sich Koordinationsstörungen auch am Haltungsbild bemerkbar machen und die Entstehung von Haltungsschwächen begünstigen.

Zur Überprüfung der Koordinationsleistung bieten sich verschiedene Testübungen an: Gleichgewichtsübungen; Übungen mit schnell wechselnden Bewegungssituationen, die eine schnelle motorische Anpassungsreaktion erfordern; Übungen der Doppelkoordination.

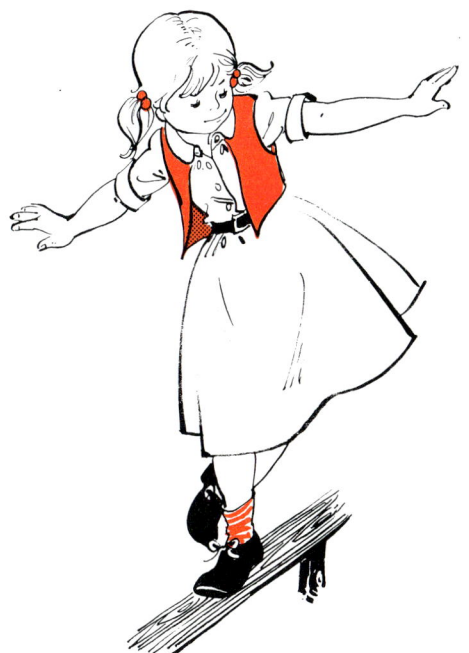

Testübungen:

– Gleichgewicht: Einbeinstand, Ausbalancieren des Körpers über 10 Sekunden
– schnelle motorische Anpassungsreaktion: Ballspiel, wobei das zielsichere Fassen und Fangen des Balles entscheidend sind
– Doppelkoordination: Hampelmann, 6- bis 10malige Wiederholung

Als eine häufige Ursache für Koordinationsschwächen erweist sich immer wieder die umweltbedingte Einschränkung des natürlichen Bewegungsdranges des Kindes, die einen Mangel an motorischen Entwicklungsreizen zur Folge hat. Zuwenig ungehemmtes Bewegungsspiel – z. B. Ballspiele, Balancieren, Hüpfen, Seilspringen und andere motorische Geschicklichkeitsspiele – führt zu einer mangelhaften Bewegungserfahrung, die die Koordination beim wachsenden Organismus nicht zur vollen Entfaltung kommen läßt.

Nicht selten entwickelt sich eine Koordinationsschwäche auch auf dem Boden eines anlagebedingten motorischen Begabungsmangels. Dieser wird durch ungenügende Bewegungsreize und hinzukommende seelische Hemmungen, verbunden mit mangelndem Selbstvertrauen, in seinen Auswirkungen weiter verstärkt.

Grundsätzlich können **seelische Faktoren** eine wesentliche Rolle bei der Entwicklung von Koordinationsschwächen spielen. Bei psychisch stark gehemmten und gestörten Kindern fehlt vielfach der unbändige, lustbetonte Bewegungsdrang, der das gesunde Kind auszeichnet. Die Motorik der betroffenen Kinder ist aufgrund psychischer Einflüsse durch Gehemmtheit und Verkrampftheit gekennzeichnet. Es liegt auf der Hand, daß eine volle Entfaltung der Motorik zur Bewegungstüchtigkeit und Gewandtheit bei diesen Kindern nur schwer erreicht wird.

Um eine volle Koordinationsleistung zu erreichen, müssen die **Sinnesorgane** funktionstüchtig sein, da sie dem Gehirn wichtige Informationen aus der Umgebung vermitteln, die für die Koordination von Bewegungen wesentlich sind. Schwächen im Bereich der Sinnesorgane (Sehschwächen, Hörschwächen) können daher ebenfalls eine Koordinationsschwäche zur Folge haben.

Ermüdung und Erschöpfung können auch bei einem motorisch unauffälligen Kind zu einer Einschränkung der Koordinationsleistung führen, die sich dann vor allem durch eine Abnahme der Reaktionsfähigkeit und durch Ungeschicklichkeit bemerkbar macht.

Besonders schweren Störungen der Koordination liegt in der Regel ein **frühkindlicher Hirnschaden** zugrunde, wie er sich nach schweren Hirn- oder Hirnhautentzündungen oder nach Geburtsschäden einstellen kann. Bei diesen Kindern ist die Koordination so stark eingeschränkt, daß das Vorliegen einer echten krankhaften Störung im Sinne eines „Koordinationsschadens" offensichtlich ist.

6.2.5 Vorbeugende Maßnahmen

Um leistungsfähig zu werden, benötigt der wachsende Körper des Kindes äußere Reize, die ihm Leistungen abverlangen. Ein optimaler Trainingsreiz regt das Wachstum an und steigert die Leistungsfähigkeit des kindlichen Organismus. Dieser braucht für seine Entwicklung kurze, häufige, nicht zu starke Reize. Dauerbeanspruchungen jeder Art sind Gift für ihn.

Kinder besitzen einen natürlichen Bewegungsdrang, dem Eltern und Erzieher ausreichend Spielraum geben müssen. Beim täglichen Spiel sollen die Kinder die Möglichkeit haben, herumzutollen und von sich aus die zahlreichen natürlichen motorischen Grundübungen auszuführen wie Gehen, Laufen, Springen, Hüpfen, Klettern, Steigen, Kriechen, Werfen, Fangen oder Balancieren. Wünschenswert sind im Sommer Bewegungsspiele auf dem Rasen, da die Kinder dann barfuß herumtollen können. Bei Spaziergängen sollen sie uneingeschränkte Bewegungsfreiheit genießen (soweit es die Verkehrsverhältnisse zulassen). Das gleichmäßige Gehen der Erwachsenen ermüdet sie.

Bei der Verhütung von Haltungsstörungen erweist sich der Kindergarten als ideale Institution, da er imstande ist, die notwendige Breitenarbeit zu leisten, und rechtzeitig vor Auftreten der ersten Haltungsschwächen in die Haltungserziehung eingreifen kann. Die spielerischen gymnastischen Übungen haben zum Ziel, die Muskulatur, insbesondere die Haltemuskulatur der Wirbelsäule und die Fußmuskulatur, zu kräftigen, um Haltungs- und Fußschwächen vorzubeugen. Daneben gilt es, die motorischen Grundeigenschaften wie Schnelligkeit und Ausdauer, Geschicklichkeit, Reaktions- und Koordinationsfähigkeit zu fördern, um späteren Organleistungsschwächen und Koordinationsstörungen entgegenzuwirken. Gleichzeitig kann durch die Übungen die seelische Verfassung des Kleinkindes günstig beeinflußt werden, indem Ausdauer, Konzentrationsfähigkeit, Selbstvertrauen, Mut und Freude an der Bewegung gefördert werden.

Voraussetzung für den Erfolg der Haltungserziehung ist, daß die Übungen den Kindern Spaß machen. Die Gymnastik muß daher in kindgemäßer, spielerischer Form angeboten werden.

Der Übungsraum muß gut gelüftet und sauber sein. Im Sommer bei schönem Wetter empfiehlt es sich, die Gymnastik im Freien auf dem Rasen durchzuführen. Die Kinder und der Erzieher tragen Turnzeug und sind barfuß. Zu Beginn der Stunde (eine Übungsstunde sollte 20 bis höchstens 30 Minuten betragen, um eine Überforderung der Kinder zu vermeiden) laufen und springen die Kinder herum, damit die gesamte Muskulatur aufgewärmt und gelockert wird. Der Erzieher muß wissen, welche Übung zu welchem Zweck er turnen läßt. Er hat darauf zu achten, daß jede Übung möglichst genau ausgeführt wird, denn eine gezielte Förderung und nicht bloße Beschäftigung der Kinder ist Aufgabe der Stunde. Beendet wird die Haltungsgymnastik mit einem einfachen sportlichen Spiel oder einem Kindertanz.

Der Erzieher hat darauf zu achten, daß Leistung und Ruhepause in einem ausgewogenen Verhältnis stehen. Zu viele Übungen hintereinander ohne Pause ermüden die Kinder zu schnell.

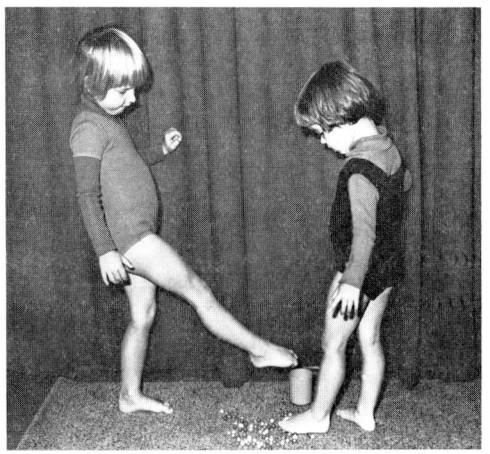
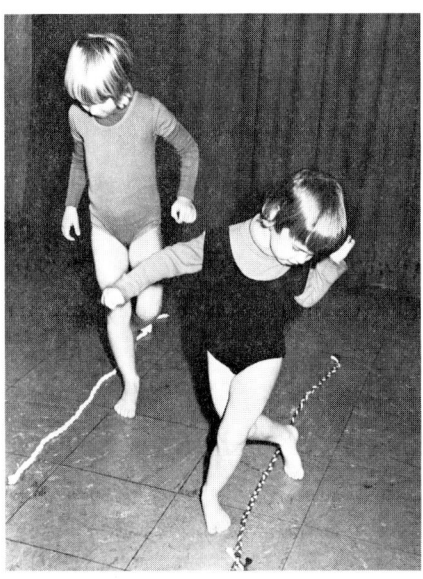

Koordinationsübungen und Fußgymnastik

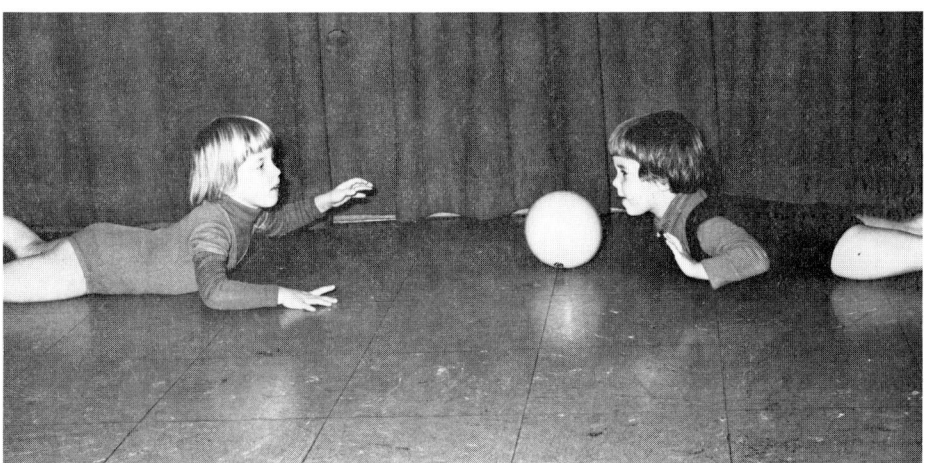

Beispiel für Aufbau und Verlauf einer Übungseinheit „Haltungsgymnastik":

(Dauer: etwa 20 Minuten, Gruppenstärke: 8–12 Kinder)

A Stundenbeginn:

1. Wir stecken uns ein Taschentuch so in die Turnhose, daß noch ein Stück herausschaut, und laufen – dabei auch abwechselnd auf den Zehenspitzen laufen –, springen und hüpfen durch die Halle.
   (Lockern und Aufwärmen der Muskulatur, Organkräftigung)
   – Wir versuchen, uns die Tücher abzujagen.

B Thema der Stunde: „Spiele mit dem Taschentuch"

– Wir stellen einen Fuß auf das Taschentuch und schieben uns mit dem freien Fuß vorwärts. Wechsel des schiebenden Fußes.
(Gleichgewichtstraining, Stärkung der Fußmuskulatur)

2. Wir stützen uns mit einer Hand auf das Tuch und schieben uns mit den Füßen vor. Wechsel der Hand.
   (Gleichgewichtstraining, Stärkung der Schultermuskulatur)
   – Wir stützen beide Hände auf das Tuch und schieben uns mit den Füßen vor.

3. Wir stellen uns mit beiden Füßen auf das Tuch und rutschen vorwärts.

4. Wir setzen uns und legen das Tuch vor uns hin. Dann greifen wir es mit den Zehen und heben es hoch.
   (Stärkung der Fußmuskulatur)
   – Im Sitzen das Tuch mit den Zehen vom rechten an den linken Fuß weitergeben.
   – Mit den Zehen das Tuch greifen, fortwerfen und mit den Zehen wieder holen.

5. Die Kinder stehen wieder. Wer kann mit dem Tuch die Sprossen der Sprossenwand (oder Bank, oder Stuhl) abstauben? Das Tuch wird dabei mit den Zehen gehalten.

6. Wer kann sich auf sein Tuch setzen und mit dem Po vorrutschen? Die Arme werden dabei in die Luft gestreckt. *(Stärkung der Bauchmuskulatur)*
   – Wer kann sich, auf dem Tuch sitzend, einmal um sich selbst drehen?

   Jedes Kind nimmt jetzt 2 Taschentücher.

7. Wir stellen uns auf unsere Tücher und rutschen vor. *(Training der Koordination)*
   – Bewegt euch wie Skilangläufer mit langen „Schritten".

8. Stellt euch auf die Tücher und tanzt Twist. Bewegt dabei die Beine zur einen, den Oberkörper zur anderen Seite.

9. Wir stellen uns auf die Tücher und gehen in die Hocke. Dann schieben wir die Füße zurück, bis wir uns im Liegestütz befinden.
   (Stärkung der Schultermuskulatur, der Rückenmuskulatur und der Beinmuskulatur)
   – Jetzt dasselbe im Wechsel, so daß immer ein Bein vorn und das andere hinten ist.

C Stundenausklang

Die Kinder laufen nach dem Takt des Tamburins herum. Wenn das Tamburin eine Pause macht, finden sich bei ungerader Kinderzahl zwei (bei gerader Zahl drei) Kinder zusammen. Wer übrigbleibt, scheidet aus und setzt sich als Hindernis, das die anderen Kinder umlaufen müssen, auf den Boden [1].

---

[1] Die Übungen wurden von Frau Brigida Kraft von der Merianschule Freiburg zusammengestellt.

Wünschenswertes Ziel ist die **tägliche Gymnastikstunde im Kindergarten**. Mindestanforderung ist ein **dreimaliges Haltungsturnen** in der Woche, damit eine ausreichende Wirkung erzielt werden kann.

Müttern von besonders haltungsgefährdeten Kindern ist zu raten, an der Mutter-Kind-Gymnastik teilzunehmen, die von zahlreichen Turnvereinen angeboten wird (auch für weniger haltungsgefährdete Kinder sowie für ihre Mütter sehr empfehlenswert).

Anregungen zur weiteren Vertiefung

1. In welchen Altersphasen neigt das Kind vermehrt zu Haltungsschwächen?
2. Nennen Sie Umwelteinflüsse, die die Entwicklung von Haltungs- und Organleistungsschwächen wesentlich begünstigen.
3. Wie äußern sich Organleistungsschwächen?
4. Wie sollten geeignete Kindertische und -stühle beschaffen sein?
5. Wie sollten geeignete Kinderschuhe aussehen?
6. Wie lassen sich Haltungs- und Fußschwächen sowie Organleistungsschwächen beim Kind vermeiden?

    Was könnten Eltern, was könnten Erzieher tun?

6.3 Übergewicht und Fettsucht

Übergewicht und Fettsucht sind Folgen ständiger Überernährung. Von Übergewicht spricht man dann, wenn das nach Alter und Körpergröße zu erwartende Normalgewicht (siehe Tab. S. 45) um 10 bis 15 % überschritten wird. Bei Fettsucht liegt das tatsächliche Gewicht um mehr als 20 % darüber. Neuere Untersuchungen haben ergeben, daß bereits jedes 4. Kind übergewichtig und jedes 9. fettsüchtig ist. Etwa die Hälfte aller Erwachsenen sind um mindestens 15 % übergewichtig. Die überwiegende Mehrzahl der überernährten Kinder (etwa 80 %) wird auch im Erwachsenenalter dick sein und mit zum Teil erheblichen Gesundheitsstörungen rechnen müssen.

Die Fettsucht ist vor allem ein Problem der Nahrungsbilanz. Die dem Körper in Form von Nährstoffen zugeführte Energie übersteigt deutlich den tatsächlichen Bedarf. Es bleibt stets ein Energieüberschuß, der zur Ablagerung von Fett im Unterhautfettgewebe führt. Dieses Fett stammt aus überschüssigen Mengen Nahrungsfett und Nahrungskohlenhydraten, die von der Leber in Fett umgewandelt worden sind.

Die Ursachen der für die Fettsucht verantwortlichen überhöhten Nahrungsaufnahme sind vielfältig. Die Fettsucht ist eine typische Krankheit der Nachkriegszeit, eine Zivilisationskrankheit. Während die Energiezufuhr anstieg, kam es gleichzeitig zu einer Abnahme des Energiebedarfs. Diese Bedarfssenkung erklärt sich durch eine allgemeine Abnahme der körperlichen Aktivität in Beruf und Freizeit. Da sich die Kochgewohnheiten vieler Haushalte in bezug auf Menge und Zusammensetzung der Nahrung immer noch an den Gewohnheiten der Mütter und

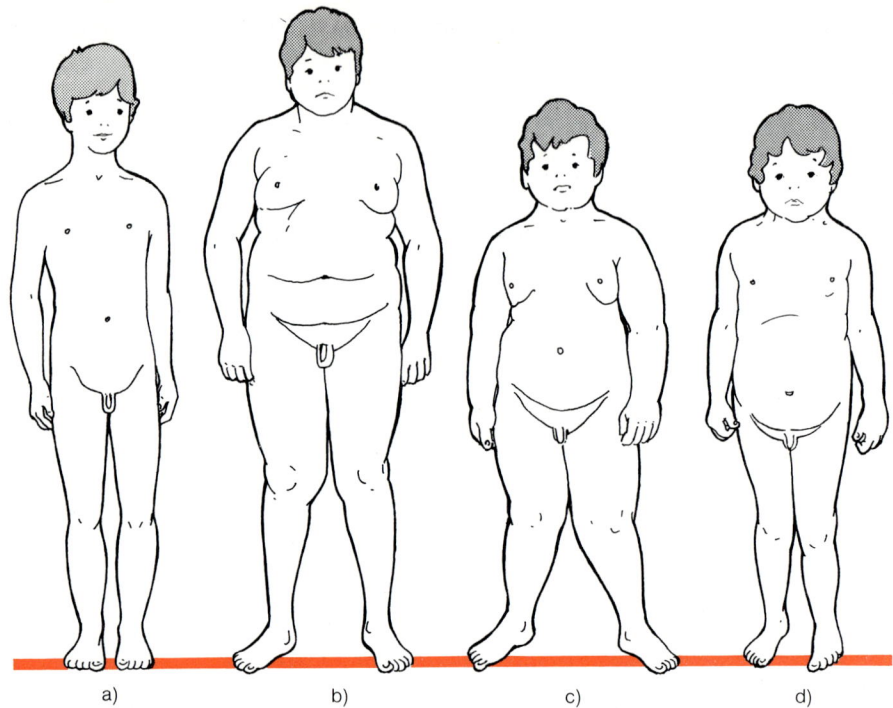

a) normalgroßes und normalschweres Kind (13 Jahre)
b) fettsüchtiges und übergroßes Kind (13 Jahre)
c) fettsüchtiges und kleinwüchsiges Kind mit einer sehr seltenen Hormonstörung (13 Jahre)
d) fettsüchtiges und kleinwüchsiges Kind mit einer seltenen Hormonstörung (13 Jahre). Typisch für diese sogenannte Cushing-Erkrankung: dickes Gesicht, dicker Nacken, ausladender Bauch – aber relativ schlanke Arme und Beine

Großmütter orientieren, ergibt sich in vielen Familien ein Überschuß an Nahrungsenergien, der sich in Form zusätzlicher Pfunde niederschlägt.

Träges Temperament, häusliche Zwänge (z. B. Wohnen im Hochhaus, in der Großstadt), Fernsehen als Freizeitinhalt können schon im Kindesalter einen **Mangel an Bewegung** zur Folge haben. Bei einigen Kindern reicht bereits ein stetiger kleiner Energieüberschuß, um zu einer schleichenden Verfettung zu führen. Stellt sich die körperliche Trägheit erst nach Auftreten der Fettleibigkeit als Folge der körperlichen Schwerfälligkeit ein, unterhält und steigert sie die Fettsucht wie in einem Teufelskreis.

Die Mehrzahl dicker Kinder hat bereits fettleibige Eltern. Sicherlich spielt dabei eine erbliche Veranlagung eine gewisse Rolle. „Vererbt" werden aber auch **familiäre Eßgewohnheiten.** Essen die Eltern gewohnheitsmäßig viel, so werden in der Regel auch ihre Kinder – meist schon vom Säuglingsalter an – überfüttert. Die Kinder werden diese Angewohnheiten auch als Erwachsene beibehalten, denn Essensbräuche und Geschmacksrichtungen, die in der Kindheit die tägliche Kost bestimmt haben, werden in der Regel bis ins hohe Alter beibehalten.

Aufgrund neuerer Untersuchungen nimmt man an, daß ein zu reichliches Nahrungsangebot im Säuglingsalter die Zahl der Fettzellen übermäßig erhöht. Diese Zahl bleibt im Verlauf des weiteren Lebens – auch bei einer späteren Abmagerungskur, bei der sich dann lediglich die Größe der Fettzellen verringert – unverändert. Wie ein Schwamm nehmen diese im Übermaß vorhandenen Fettzellen das Fett aus einem zu großen Nahrungsangebot auf. Dies ist wohl einer der Gründe, warum Fettleibige nach einer Gewichtsabnahme oft relativ bald ihr altes Gewicht wieder erreicht haben.

Bei der Fettsucht spielen häufig auch **seelische Faktoren** eine erhebliche Rolle. Für die betroffenen Kinder stellt das übermäßige Essen eine Ersatzbefriedigung dar. Die Fehlentwicklung dieser Kinder beruht vielfach darauf, daß die Mütter aus unterschiedlichen Motiven dazu neigen, Wünsche und Bedürfnisse ihres Kindes mit Nahrungsangebot zu beantworten. Das Kind lernt auf diese Weise, bei seelischen Mißempfindungen das Essen als Ersatzbefriedigung zu mißbrauchen.

Bei diesen Menschen, deren seelische Stabilität von einer reichlichen Nahrungszufuhr mitbestimmt wird, wird eine Abmagerungskur leicht zu seelischen Verstimmungen führen und daher besonders problematisch sein. Im Kreis der Spielkameraden geraten dicke Kinder schnell in die Rolle eines Außenseiters. Wegen ihrer Figur und ihrer Ungeschicklichkeit werden sie zur Zielscheibe des Spotts der Kameraden. Viele fettsüchtige Kinder versuchen dann im Essen ihr seelisches Gleichgewicht wiederzuerlangen, was die Fettleibigkeit weiter verstärkt.

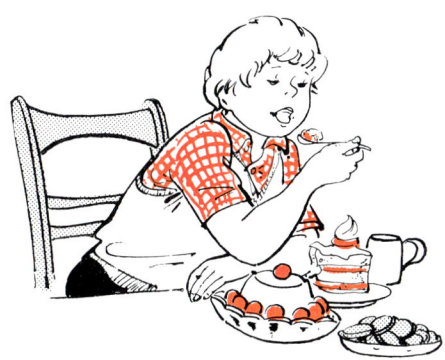

Ein besonderes Problem stellen **Süßigkeiten** jeder Art dar, einschließlich Eiscreme, Limonade oder Colagetränken (siehe 1.3.1). Während der Verzehr von süßen Leckereien bei schlanken, aktiven und lebhaften Kindern kaum zur Fettsucht führt, wirkt er sich bei zu Übergewicht neigenden Kindern verstärkend auf den Fettansatz aus.

Süße Speisen, Kuchen und Süßigkeiten sind besonders „gefährlich" für übergewichtige Kinder.

Nur selten liegt bei fettleibigen Kindern die so häufig als Entschuldigung angeführte **„Drüsenstörung"**, eine Hormonstörung, vor (weniger als 1 % der Fälle). Ist ein dickes Kind gleichzeitig auch kleinwüchsig, muß man jedoch den Verdacht auf das Vorliegen einer Hormonerkrankung äußern. Im Gegensatz dazu sind jahrelang überernährte Kinder in der Regel normal- oder übergroß.

Der Irrglaube, daß rundliche Kinder im Krankheitsfall oder in Notzeiten „etwas zuzusetzen" hätten, ist weithin verbreitet. Das Gegenteil ist richtig. Die Erfahrung zeigt, daß schlanke Kinder widerstandsfähiger und seltener krank sind als überernährte und daß sie viele Infektionskrankheiten schneller überwinden.

Als **Folge des zu hohen Körpergewichts** entwickeln sich schon im Laufe des Kindesalters X-Beine und Knicksenkfüße mit entsprechenden statischen Beschwerden, die aber normalerweise in dieser Altersphase noch gering sind (siehe „Fußschwächen"). Belastend für dicke Kinder sind daher zunächst weniger die körperlichen als vielmehr die seelischen Auswirkungen des Spotts und der Hänseleien der Alterskameraden.

Der Keim für spätere körperliche Schäden wird aber bereits in der Kindheit gelegt. Im Erwachsenenalter sind Fettleibige überdurchschnittlich häufig bedroht durch frühzeitig auftretende Herz- oder Kreislauferkrankungen (Herzinfarkt, Bluthochdruck, Gefäßverkalkung, Schlaganfall, Thrombosen), Zuckerkrankheit und Gicht. Fast alle leiden frühzeitig unter Verschleißerscheinungen der Wirbelsäule sowie der Hüft- und Kniegelenke mit entsprechenden Beschwerden. Die allgemeine Lebenserwartung der Fettsüchtigen ist deutlich herabgesetzt.

Die sinnvollste Methode, dem Übergewicht und der Fettsucht zu begegnen, ist eine **frühzeitige Vorbeugung**. Die Mutter muß bereits beim Säugling darauf achten, daß sie ihn nicht überfüttert – denn dicke Säuglinge werden oft auch dicke Erwachsene. Die Eltern sollten darauf achten, daß die Tellerportion ihres Kindes eher knapp ist. Wenn es noch Hunger hat, kann es nachnehmen. Niemals darf man ein Kind zwingen, den Teller leer zu essen. Kleinkinder haben manchmal Phasen, in denen sie verhältnismäßig wenig essen. Wenn sich die Kinder dabei wohl fühlen und gesund sind, besteht kein Grund zur Besorgnis. Viele Mütter (und Großmütter) empfinden immer noch das „wenig essende" und nicht das „viel essende" Kind als Problem.

Bei der Ernährung des übergewichtigen oder zum Übergewicht neigenden Kindes müssen bestimmte diätetische Grundsätze unbedingt Beachtung finden.[1] Die Kost soll knapp an energiereichen Nährstoffen sein und wenig sichtbares Fett enthalten. Zweckmäßig zum Würzen der Speisen sind Küchenkräuter. Scharf gewürztes und scharf gesalzenes Essen ist zu vermeiden, da es zusätzlichen Durst erzeugt und damit zu einer überhöhten Flüssigkeitsaufnahme führt. Gelegentlich läßt sich die vorsichtige Verwendung von Süßstoff nicht vermeiden. Im Laufe der Zeit kann das Kind dann an weniger gesüßte Speisen gewöhnt werden. Eine ballastreiche Kost, die viel frisches Obst (Ausnahme: Bananen, Weintrauben), Gemüse und Salat enthält, soll im Vordergrund der Ernährung stehen. Fleisch ist möglichst zu grillen oder in einer Bratfolie zu garen. Bei der Verwendung von Fett ist Speiseölen (Maiskeimöl, Sonnenblumenöl) und energiearmer Margarine der Vorzug zu geben. Wichtig ist, daß die Kinder satt werden, damit sie nicht heimlich unkontrolliert essen.

Stark **einzuschränken** ist der Verzehr von Konditoreiwaren, Süßigkeiten, Zucker (statt dessen vorübergehend Süßstoff), Vollmilch, fettem Fleisch und fetter Wurst. Trinken dürfen die Kinder weiterhin reichlich. Am günstigsten sind verdünnte Obstsäfte, Früchtetee (ohne Zucker), Malzkaffee mit Magermilch. Zuckerhaltige Getränke wie unverdünnte Fruchtsäfte, Limonaden oder Colagetränke sind zu vermeiden.

Da sehr häufig die familiären Essensgewohnheiten mit schuld sind an der Fettsucht des Kindes, ist eine konsequente Umstellung der bisherigen Eßgewohnheiten der ganzen Familie unumgänglich (siehe Ernährung im Kindesalter).

Eine Gewichtsabnahme und auch das Halten des Gewichts werden ohne ausreichende **körperliche Aktivität** kaum erfolgreich sein, zumindest nicht auf Dauer. Dicke Kinder sind oft körperlich ungeschickt und zeigen Hemmungen, sich am Sport zu beteiligen. Bei sportlicher Betätigung im Kindergarten oder in der Schule sollten sich daher die Verantwortlichen gerade der übergewichtigen Kinder annehmen. Am Anfang können krankengymnastische Übungen förderlich sein, bei denen das Kind ein positives Verhältnis zum eigenen Körper erfährt und Hemmungen abbauen kann. Sehr von Nutzen ist die Anmeldung in einem Sport- oder Schwimmverein. Das Kind muß sich aussuchen dürfen, welche Art von Sport es am liebsten hat.

Wichtig ist die **erzieherische Führung** des Kindes durch Eltern und Erzieher. Man muß dem Kind klarmachen, welche Vorteile eine Gewichtsabnahme mit sich bringt. Bei Erfolgen soll man mit Lob nicht sparen. Man kann auch für das Erreichen eines bestimmten Gewichts eine Belohnung in Aussicht stellen.

Nie dürfen appetitsenkende Medikamente eingesetzt werden (sogenannte Appetitzügler) – schon gar nicht über längere Zeit –, da diese gefährliche Nebenwirkungen haben und sogar zur Abhängigkeit führen können.

Bei ausgeprägter Fettleibigkeit ist das Kind vor jeder anderen Maßnahme einem Arzt vorzustellen, damit organische Störungen als Ursache ausgeschlossen werden können (z. B. Hormonstö-

---

[1] Vgl.: „Ernährungsfahrplan für das übergewichtige Kind"; zu beziehen durch das „Institut für Gesundheitserziehung im Lande Nordrhein-Westfalen", 5160 Düren, August-Klotz-Straße 34.

rungen, die allerdings nur selten vorkommen). Bei sehr dicken Kindern ist oft nur eine strenge Diät im Rahmen einer **Abmagerungskur** in einer Klinik oder einem speziellen Kurheim unter ärztlicher Kontrolle erfolgversprechend. Diese Form der Behandlung kann allerdings nur bei älteren, einsichtigen Kindern versucht werden. Im Anschluß an eine erfolgreiche Kur müssen die bereits erwähnten diätetischen Richtlinien selbstverständlich weiter eingehalten werden.

Anregungen zur weiteren Vertiefung

1. Nennen Sie Faktoren, die die Entstehung von Übergewicht und Fettleibigkeit fördern.
2. Welche dieser Faktoren sind grundsätzlich beeinflußbar?
3. Wie sollte eine Ernährung aussehen, die ausreichend und sättigend ist, aber nicht die Entstehung von Übergewicht begünstigt?
4. Wie sollten die familiären Eßgewohnheiten in einer „übergewichtigen" Familie aussehen?
5. Haben Sie schon einmal eine Abmagerungsdiät über einige Wochen durchgeführt? Was fiel Ihnen besonders schwer?
   Wodurch könnte, abgesehen von einer Diät, eine Gewichtsabnahme zusätzlich unterstützt werden?
6. Worin sehen Sie die Hauptschwierigkeiten bei der Durchführung einer Abmagerungsdiät im Kindes- oder Jugendalter?

6.4 Umwelt und Gesundheit

Die in den letzten 100 Jahren sich geradezu explosionsartig verbreitende Industrialisierung schuf eine Wohlstandsgesellschaft mit ganz erheblich verbesserten allgemeinen Lebensbedingungen. Tiefgreifende Veränderungen der Lebensweise und der Konsumgewohnheiten waren die Folge.

Die Nebenwirkungen dieser Entwicklung wurden lange Zeit übersehen. So hat weitverbreitetes gesundheitsschädigendes Konsumverhalten (siehe 1.1.8) ganz entscheidenden Anteil an der Entstehung der „Zivilisationskrankheiten" (siehe 1.1.2). Parallel zu dieser Entwicklung wurde (und wird weiterhin) die Umwelt in erheblichem Maße verändert und hochgradig belastet. Die Menschen haben vor allem in den letzten Jahrzehnten Luft, Wasser und Boden so verschlechtert, Rohstoffreserven so hemmungslos ausgebeutet und vergeudet, Landschaften, Pflanzen- und Tierwelt so großen Schaden zugefügt, daß die Qualität des menschlichen Daseins bedroht ist. Die besondere Gefahr besteht darin, daß die Umweltkrise erdumfassend geworden ist und daß sogar das Überleben künftiger Generationen gefährdet erscheint, wenn es nicht gelingen sollte, diese Entwicklung zu stoppen.

Die Lösung der Probleme wird – neben staatlichen und gesetzgeberischen Maßnahmen – in einer veränderten Einstellung des einzelnen und der gesellschaftlichen Gruppen gegenüber den Problemen der Umwelt gesehen. Ein verändertes Bewußtsein und Verhalten ist nur erreichbar durch eine schon beim Kleinkind vorsichtig ansetzende „Umwelterziehung", die im schulischen Bereich neben notwendigem Grundwissen (über Umweltschädigungen, über vernetzte biologische Systeme und Gleichgewichte) auch Werte vermittelt (z. B. Achtung vor der Natur, Verantwortung für die jetzige und für spätere Generationen) und dem einzelnen die Mitverantwortung deutlich macht.

In diesem sehr begrenzten Rahmen ist es leider nicht möglich, alle Aspekte des Umweltschutzes darzustellen. Der Verfasser hofft, Interesse für die Belange des Umweltschutzes zu wecken, und empfiehlt, von Fall zu Fall die im Literaturverzeichnis angegebene Literatur zur Vertiefung heranzuziehen.

6.4.1 Reinhaltung der Luft

Die Stadt ist zur wichtigsten Arbeits- und Wohnstätte des Menschen geworden, doch gerade sie ist als Lebensraum des Menschen in zunehmendem Maße lebensfeindlich geworden. Dazu trägt in besonderem Maße auch die stark verschmutzte Luft bei, die durch Staub und Ruß, Kohlenstoffmonoxid, Schwefeldioxid, Kohlenwasserstoffe und Stickstoffoxide belastet ist. Die Luft über industrie- und verkehrsfreier Landschaft weist durchschnittlich

Das Zigarettenrauchen stellt für den Raucher die mit Abstand stärkste „Luftverschmutzung" dar.

nur 4 % der Großstadtwerte an Staubteilchen auf (gemessen in Partikel Feinstaub und Staubteilchen pro cm³ Luft). Für den Hauptanteil an der Luftverschmutzung sind die Kraftfahrzeuge mit rund 50 % verantwortlich. Der Anteil der Industrie- und Gewerbebetriebe beträgt 30 %, der der Heizanlagen von Wohnungen (Hausbrand) 20 %. Diese Durchschnittswerte sind örtlich zum Teil sehr unterschiedlich.[1]

Die Luftverschmutzung wirkt sich besonders gesundheitsschädigend auf die Atemwege, insbesondere auf Bronchien und Lunge, aus (siehe 1.1.6).

Die größten Luftverschmutzer-Emissionen 1986 (Prognose 1998)	
Schwefeldioxid 2,3 Mill. t (0,9 Mill. t) Industrie 18 % (32 %) – Kraftwerke 63 % (40 %) Straßenverkehr 3 % (5 %) – Haushalte 6 % (7 %)	**Stickstoffoxide 2,9 Mill. t (1,9 Mill. t)** Industrie 9 % (11 %) – Kraftwerke 25 % (13 %) Straßenverkehr 52 % (56 %) – Haushalte 3 % (4 %)
Kohlenmonoxid 8,9 Mill. t (5,1 Mill. t) Industrie 3 % (6 %) – Kraftwerke 0,7 % (0,9 %) Straßenverkehr 71 % (56 %) – Haushalte 9 % (13 %)	**Staub 0,6 Mill. t (0,5 Mill. t)** Industrie 5 % (6 %) – Kraftwerke 16 % (13 %) Straßenverkehr 10 % (9 %) – Haushalte 7 % (6 %)
Quelle: Umweltbundesamt (Daten zur Umwelt 1988/89)	

Industrie und Gewerbe: Die wichtigsten Quellen der Luftverschmutzung stellen Industrieabgase sowie Verbrennungsanlagen zu Heizzwecken und zur Erzeugung elektrischer Energie dar (z. B. Steinkohlekraftwerke: Emissionen[2] v. a. Schwefeldioxid, Staub, Stickstoffoxide und Kohlenwasserstoffe; bei neuen Kraftwerken liegen die Emissionen allerdings erheblich niedriger als bei alten Kraftwerken).

Hausbrand: Bei der Verwendung von Steinkohle und Briketts werden große Mengen an Ruß und Schwefeldioxid abgegeben. Bei der Heizölverbrennung ist der Anteil des Schwefeldioxidausstoßes deutlich geringer als bei Kohleverbrennung. Erdgas gibt fast keine Schadstoffe ab und stellt somit neben der Elektrizität, die am Ort der Verwendung emissionsfrei ist, die umweltfreundlichste Heizmethode dar.

---

[1] Engelhardt, W.: Umweltschutz

[2] Emissionen (von lat. emittere = aussenden): die von einer Anlage abgegebenen luftverunreinigenden Stoffe

Kohlenstoffmonoxid (CO): Das völlig geruchlose Gas entsteht bei der unvollständigen Verbrennung kohlenstoffhaltiger Substanzen und Verbindungen (Kohle, Öl, Benzin u. a. m.) und wird vorwiegend von Kraftfahrzeugen abgegeben. Die CO-Emission steigt bei schlechter Vergasereinstellung, ungleichmäßiger Fahrweise und stockendem Fahrtablauf an und ist somit zum Teil durch den Autofahrer mit beeinflußbar. Die Höchstwerte liegen in Auspuffhöhe. Kinder, vor allem Kleinkinder, atmen folglich besonders kohlenstoffmonoxidhaltige Luft ein (CO-Vergiftung, siehe 5.2.28). In erhöhtem Maße gefährdet durch einen erhöhten CO-Gehalt der Luft sind Kinder und alte Menschen sowie Personen mit Herz-Kreislauf- und Lungenerkrankungen, insbesondere dann, wenn sie Zigarettenraucher sind.

Schwefeldioxid (SO_2) entsteht vor allem bei der Verbrennung schwefelhaltiger Kohle und schwefelhaltigen Heizöls. SO_2 wird in der Luft zu SO_3 oxidiert und verbindet sich mit dem Wasser der Luft (bei ausreichender Luftfeuchtigkeit) zu verdünnter Schwefelsäure (H_2SO_4). Ruß und Schwermetalloxide, die in verschmutzter Luft reichlich vorhanden sind, wirken dabei als Katalysatoren. Die in feinsten Wassertröpfchen gelöste Schwefelsäure ist etwa fünfmal giftiger als SO_2. In Industriegebieten sowie während der Heizperiode sind die SO_2-Werte der Luft besonders hoch.

Schwefeldioxid und Schwefelsäure reizen die Augen und die Schleimhäute der Atemwege und begünstigen das Auftreten von Entzündungen der Bronchien (siehe 1.1.6.1). Kinder und alte Menschen sind besonders gefährdet.

Besonders schwere Zerstörungen richtet das SO_2 der Luft an Kunstwerken aus Sandstein und Marmor sowie an Glasmalereien (Kirchenfenster) an. Der „Säureregen" (H_2SO_4-haltig) richtet Schäden in unseren Wäldern an (z. B. unter anderem Mitverursacher des „Tannensterbens").

Stickstoffoxide (NO_2, NO), auch „nitrose Gase" genannt, entstehen vor allem bei Verbrennungsprozessen (mit hohen Temperaturen durch Reaktion von Luftstickstoff und Luftsauerstoff) in Benzinmotoren und Heizanlagen.

Niedrige Konzentrationen reizen ebenfalls Augen und Atemwege. Stärkere Konzentrationen führen zu Entzündungen der Atemwege (siehe 1.1.6.1).

Kohlenwasserstoffe entstehen in erster Linie bei der unvollständigen Verbrennung von Benzin. Sie tragen in höherer Konzentration wie SO_2 und nitrose Gase zur Reizung der Atemwegsschleimhäute bei. Auch das mit großer Wahrscheinlichkeit zur Krebserzeugung beitragende 3,4-Benzpyren zählt zu dieser Stoffgruppe. Der Benzpyren-Auswurf bei der Verbrennung von Kohle, Heizöl und Gas verhält sich wie 100:9:2.[1]

Blei: Eine Autotankfüllung mit 40 l Benzin enthält durchschnittlich 16 g Blei; davon werden bis zu 70 % als Bleioxid feinstverteilt wieder an die Luft abgegeben und vom Boden, von Pflanzen, Tieren und Menschen aufgenommen. Die Bewohner unserer Großstädte nehmen täglich rund 50 Mikrogramm Blei mit der Nahrung auf. Der Bleigehalt des Blutes liegt bei ihnen zwischen 50 und 400 μg/l.

Unklar sind bisher noch die gesundheitlichen Folgen einer solchen schleichenden Bleivergiftung. Sehr hohe Bleikonzentrationen im Blut (deutlich über 400 μg/l) führen zu Nervenschädigungen bis hin zu Lähmungserscheinungen, Anämie (Blutarmut), Zahnfleischveränderungen, Schäden an Herz und Gefäßen, Leber und Niere.

Gefährliche Schadstoffkonzentrationen werden in den meisten Großstädten zur Zeit nur an bestimmten Hauptverkehrsstraßen, in Unterführungen und Straßentunnels erreicht. Aber schon

---

[1] Engelhardt, W.: Umweltschutz

eine verhältnismäßig geringe Dauerbelastung des Körpers mit unterschiedlichen Schadstoffen über Jahrzehnte hinweg muß als grundsätzlich gesundheitsschädigend angesehen werden.

Das **Rauchen** stellt zweifelsfrei die mit Abstand stärkste „Luftverschmutzung" für den Raucher dar (fast jeder zweite Erwachsene), der durch die zusätzliche Verschmutzung der Luft in den Ballungsgebieten als ganz besonders gefährdet anzusehen ist (siehe chron. Bronchitis 1.1.6.1 und Lungenkrebs 1.1.6.2).

Smog:[1] Vor allem im Herbst und im Winter bei windarmen Wetterlagen mit Kaltluft und darüberliegender Warmluft werden in den Großstädten kalte und stark verschmutzte Luftschichten tagelang unter einer Dunstschicht festgehalten, über der wärmere Luftschichten lagern. Bei dieser „Inversionslage" (Inversion = Umkehrung: die Temperatur nimmt bei Inversionslagen nicht wie gewöhnlich mit der Höhe ab, sondern zu) häufen sich Schadstoffe wie Giftgase und Staub in Bodennähe in bedenklicher Konzentration mehr und mehr an.

Für besonders gefährdete Ballungszentren der Bundesrepublik wurden Smogwarnpläne aufgestellt. Bei länger anhaltenden Inversionslagen wird Smogwarnung gegeben. Damit werden die Bevölkerung, Gewerbe und Industrie aufgefordert, zur Verminderung der Luftverunreinigung beizutragen. Je nach Dringlichkeit können der Kraftverkehr und die industrielle Produktion eingeschränkt oder gar eingestellt werden.

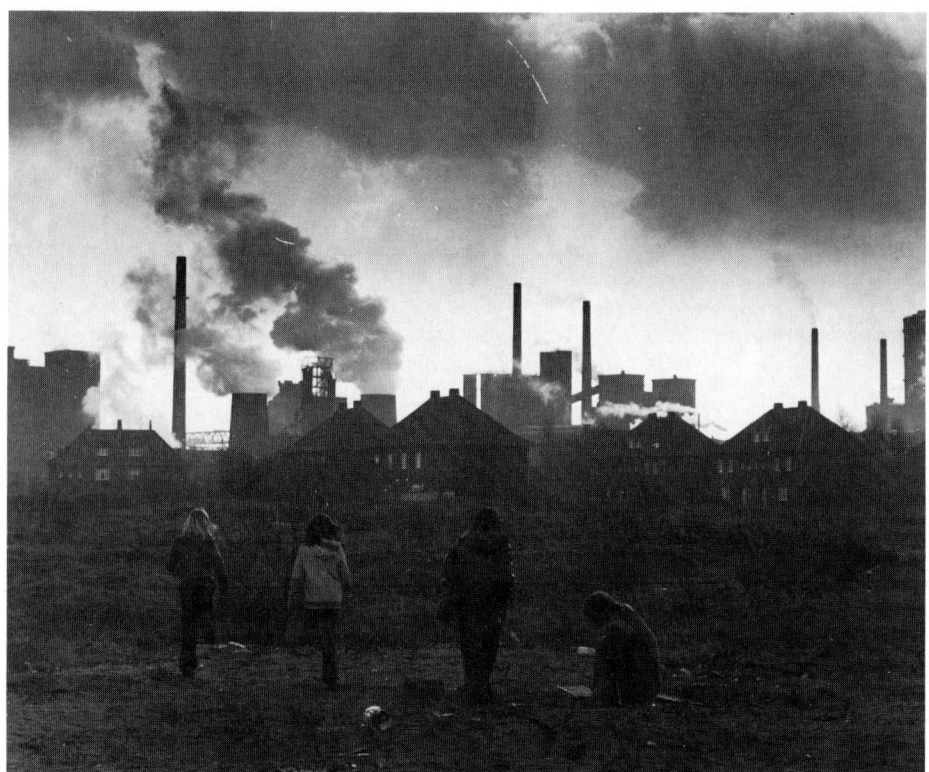

Smogsituation in einer Großstadt.

---

[1] Kunstwort aus den engl. Wörtern „*smoke*" = Rauch und „*fog*" = Dunst, Nebel

Gefährdet sind bei Smog vor allem Kinder sowie ältere Menschen, insbesondere solche mit Herz-Kreislauf- und Lungenerkrankungen.

Beispiel: *1952 lag London 4 Tage lang im dichten Smog. In Übereinstimmung mit den hohen Schadstoffkonzentrationen war ein starkes Ansteigen der Todesfälle über das übliche Maß hinaus festzustellen. Herz- und Kreislauferkrankungen sowie Lungenerkrankungen traten deutlich häufiger auf als sonst.*

Maßnahmen zur Verbesserung der Luftqualität

Grünpflanzungen, weiträumige **Grünanlagen** und Wälder tragen sehr zur Verbesserung der Luft in den Städten bei: der Feuchtigkeitsgehalt der Luft wird erhöht, und durch die Photosynthese wird wertvoller Sauerstoff freigesetzt. Daneben werden Staubteilchen der Luft von Sträuchern und Bäumen festgehalten (Filterwirkung).

Beispiel: *1 Hektar Fichtenwald fängt etwa 30 Tonnen, 1 Hektar Buchenwald etwa 10 Tonnen Staub jährlich aus der Luft ab.*[1]

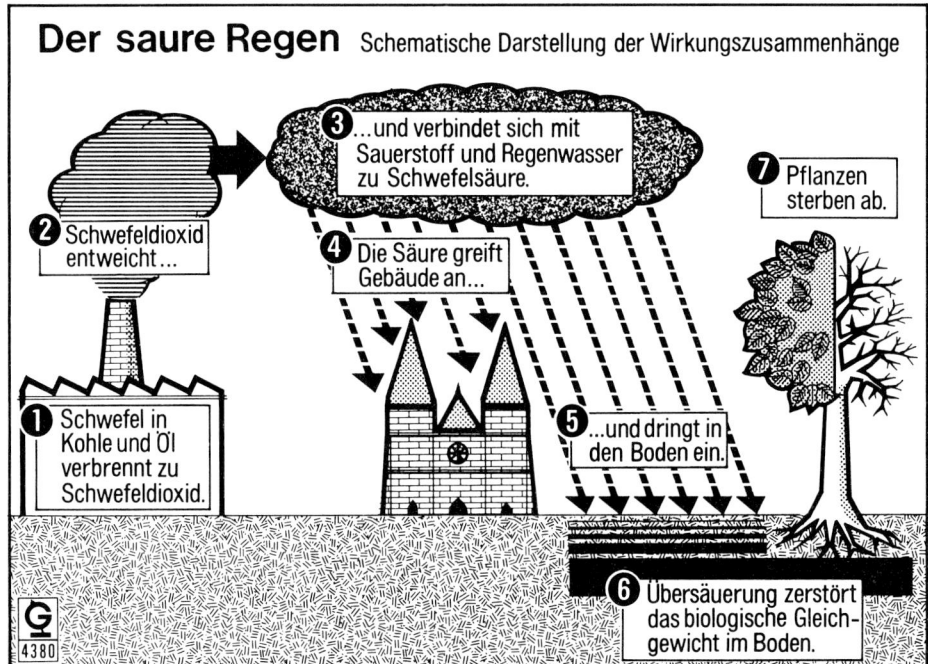

Die Alarmzeichen mehren sich. Immer häufiger entdecken Förster Tannen mit kahlen Kronen, Buchen mit gelben Blättern. Nach Schätzung der Internationalen Union der forstlichen Forschungsanstalten sind in Europa über eine Million Hektar Wald geschädigt, allein in der Bundesrepublik 250 000 Hektar (dreieinhalb Prozent der Waldfläche). Die genauen Ursachen des Baumsterbens konnten bisher nicht mit Sicherheit geklärt werden. Nach Meinung vieler Fachleute spielt aber der „saure Regen" eine entscheidende Rolle. Die Wirkungskette von der Kohle- und Ölverbrennung bis zum verdorrenden Ast zeigt unser Schaubild. Hauptverursacher des sauren Regens sind Industrie und Kraftwerke der Ballungszentren. Aber betroffen sind genausosehr ferne Bergwälder, denn Entfernung schützt vor Schaden nicht. Die hohen Schornsteine tragen mit dazu bei, daß die Schadstoffe in höhere Luftschichten mit starken Strömungen entweichen und über weite Gebiete gestreut werden. So stammt nur etwa die Hälfte des auf die Bundesrepublik herabrieselnden Schwefels aus deutscher Produktion.

---

[1] Engelhardt, W.: Umweltschutz

Der Verlust von Grünanlagen, Bäumen und Sträuchern in der Stadt wird demnach mit einem Verlust an Luftqualität bezahlt. Es ist daher dringend notwendig, die Grünanlagen in unseren Städten zu erhalten und, wenn möglich, zu erweitern.

Für Heizzwecke sollten in weit größerem Maße als bisher **emissionsärmere** bzw. **-freie Energieformen** wie Erdgas, elektrischer Strom und Sonnenenergie eingesetzt werden. Möglichst viele Haushalte müßten an zentrale Fernheizwerke angeschlossen werden.

Da der Straßenverkehr in den Ballungsgebieten die Umwelt wesentlich stärker belastet als der **Schienenverkehr,** sollten wir – soweit dieses zumutbar ist – letzteren bevorzugen.

Anregungen zur weiteren Vertiefung

1. Welchen Beitrag könnten Sie selbst zur Reinhaltung der Luft leisten?
2. Welche besonders auffälligen Emissionsquellen befinden sich an Ihrem Wohnort, in der Nähe der Schule, in der Nähe des Arbeitsplatzes?
3. Treten über Ihrem Wohnort/Ihrer Arbeitsstätte Inversionslagen auf mit der Gefahr der Smogbildung?

6.4.2 Abfallbeseitigung

Jährlich fallen in der Bundesrepublik Deutschland mehr als 200 Millionen Tonnen Abfälle an.

Abfallaufkommen in der Bundesrepublik Deutschland[1]	
Industrieabfälle	119 Mio. t
Abfälle aus dem Bergbau	68 Mio. t
Klärschlamm aus kommunalen Kläranlagen	36 Mio. t
Siedlungsabfälle (Haus- und Sperrmüll, hausmüllähnliche Gewerbeabfälle)	29 Mio. t

Bei der Zersetzung der Abfallstoffe unter Ausschluß von Luftsauerstoff entstehen in unsachgemäß gelagerten Müllbergen unangenehm riechende Faulgase. Diese entzünden sich nicht selten selbst und verpesten die Luft. Durch Niederschläge werden aus solchen Müllhalden wasserlösliche und zum Teil giftige Stoffe ausgewaschen, die Oberflächengewässer und Grundwasser verseuchen können.

Gerade an Waldrändern findet man immer wieder „wilden Müll", der den Erholungswert der Landschaft beeinträchtigt und zudem unterschiedliche Gefahren mit sich bringt. So können Glasscherben wie Brenngläser wirken und Waldbrände verursachen. Von Tieren angefressene Plastiktüten mit Speiseresten können bei diesen zu einem tödlichen Darmverschluß führen.

Müll sollte nach Möglichkeit in sogenannten **geordneten Deponien** gelagert werden. Der Untergrund dieser Deponien muß zum Schutz des Grundwassers abgedichtet werden. Der anfallende Müll wird in Schichten von jeweils 1,5 m Stärke gelagert, maschinell verdichtet und mit einer Lage Schutt oder Klärschlamm überlagert. Auf diese Weise werden Schwelbrände und die Ansiedlung von Ratten und Ungeziefer weitgehend vermieden.

---

[1] Michelsen, G. u. a. (Hrsg.): Der Fischer Öko Almanach 82/83

Die Abfälle von rund 27 % der Bevölkerung wurden 1980 in **Müllverbrennungsanlagen** verbrannt. In 39 von insgesamt 43 Müllverbrennungsanlagen (1980) wird die erzeugte Wärme zur Fernheizung oder zur Stromerzeugung genutzt. In über der Hälfte der Anlagen wird der in den Rückständen enthaltene Eisenschrott abgeschieden und verkauft.

Die verbreitetste und typischste Methode der biologischen Abfallbehandlung ist die **Müllkompostierung,** worunter die bakterielle Umsetzung organischer Stoffe verstanden wird. Rund 80 % des Hausmülls (organische Bestandteile) könnten auf diese Weise zu wertvollem Dünger verarbeitet werden (im eigenen Garten oder in Kompostierungswerken).

Die Industrieländer verbrauchen ungeheure Mengen an wertvollen Rohstoffen, die zu einem großen Teil schließlich mit dem Abfall verlorengehen („Wegwerfgesellschaft"). In Anbetracht der zunehmend knapper und teurer werdenden Rohstoffe spielt in wachsendem Maße die Wiederverwertung von Abfällen, das sogenannte **Recycling,** eine Rolle. So werden bereits in beträchtlichem Ausmaß Altpapier, Altglas und Altgummireifen wieder verwertet. In der Bundesrepublik Deutschland kommen heute schon etwa 25 % des Zinks, 25 % des Aluminiums, 45 % des Bleis und 40 % der Kupfer- und Stahlerzeugung aus Wiederaufbereitungsanlagen.[1]

Anregungen zur weiteren Vertiefung

1. Sehen Sie Zusammenhänge zwischen Industrialisierung und Konsumverhalten einerseits und Menge und Art des Mülls andererseits? Welche Konsequenzen ziehen Sie aus Ihrer Antwort in bezug auf Ihr eigenes Konsumverhalten?
2. Was können Sie selbst beitragen, um wertvolle und knappe Rohstoffe zu schonen?
3. Sammeln Sie Ihr Altglas, und geben Sie es in die aufgestellten Container? Begründen Sie Ihr Verhalten.
4. Sammeln Sie Ihr Altpapier, und liefern Sie es bei Straßensammlungen ab? Begründen Sie Ihr Verhalten.
5. Was könnte Sie bisher daran gehindert haben, zum Recycling beizutragen?
6. Was sollten Sie als „umweltbewußter" Mensch beim Einkauf beachten?
7. Wie könnte man Ihrer Meinung nach bei den Ihnen anvertrauten Kindern und Jugendlichen das „Umweltbewußtsein" und „Umweltverhalten" fördern? Worauf sollte der Erzieher in diesem Zusammenhang achten?

6.4.3 Reinhaltung des Wassers

Der Bedarf an Wasser steigt mit dem Lebensstandard. Neben dem Trinkwasser werden große Mengen an Wasser durch Bäder, Spültoiletten, Wasch- und Spülmaschinen verbraucht. Der tägliche Wasserverbrauch im Haushalt betrug 1984 in der Bundesrepublik Deutschland durchschnittlich 147 Liter pro Einwohner. Der Gesamtverbrauch der deutschen Haushalte lag bei 5 Milliarden m^3 (zum Vergleich: der Starnberger See enthält 3,1 Milliarden m^3). Die Industrie verbraucht jährlich rund 11 Milliarden m^3.[2]

Wegen des laufend steigenden Bedarfs an Frisch- und Brauchwasser reicht das Grundwasser häufig nicht mehr aus, so daß wir immer mehr auf die Nutzung der Oberflächengewässer (v. a.

---

[1] Engelhardt, W.: Umweltschutz

[2] Quelle: Umweltbundesamt (Daten zur Umwelt 1988/89)

Flüsse und Bäche, Seen) angewiesen sind. Diese sind jedoch mehr oder weniger stark verschmutzt. Einzelne Flüsse sind zum Teil als vergiftet anzusehen.

Nach den gesetzlichen Richtlinien dürfen Abwässer nur noch in öffentliche Gewässer eingeleitet werden, wenn sie gewisse Mindestanforderungen erfüllen. Sie müssen zumindest vollbiologisch (s. u.) gereinigt sein. Leider werden diese Vorschriften nicht überall eingehalten.

Neben von der Industrie abgegebenen Schadstoffen werden die Gewässer vor allem durch **Phosphat** belastet. Rund 40 % des Phosphatgehalts im Abwasser gehen auf Waschmittel zurück. Durch das Regenwasser gelangen weitere Phosphate, die reichlich im Kunstdünger enthalten sind, von gedüngten Feldern in die Flüsse. Phosphat fördert das Wachstum von Wasserpflanzen, insbesondere das der Algen. Die Massenentwicklung von Algen wiederum führt zu einem hohen Verbrauch von Sauerstoff, der für die Selbstreinigung der Gewässer besonders wichtig ist.

In den Gewässern leben viele zum Teil mikroskopisch kleine Tier- und Pflanzenarten, die organische Schmutzstoffe „fressen", sie zu körpereigenen Stoffen umbauen oder unter Sauerstoffverbrauch weiter abbauen (Prinzip der biologischen Klärung in Kläranlagen: Reinigung des Schmutzwassers durch sauerstoffverbrauchende Fäulnisbakterien und andere Mikroorganismen). Da bei diesen Vorgängen ständig Sauerstoff verbraucht wird, ist der **Sauerstoffgehalt** einer der wichtigsten Faktoren, von denen das Selbstreinigungsvermögen eines Gewässers abhängt. Eine Überlastung eines Gewässers mit Phosphaten und Schmutzstoffen führt zwangsläufig zu Sauerstoffmangel und damit zur Abschwächung oder gar zum Erliegen der Selbstreinigungskräfte.

Die **Wärmebelastung** eines verschmutzten Gewässers (durch erwärmtes Kühlwasser von Kraftwerken und einzelnen Industriezweigen) führt durch eine Beschleunigung der Zersetzungsprozesse organischer Schmutzstoffe zu einem gesteigerten Sauerstoffverbrauch. Die Folge kann in stark verschmutzten Flüssen ein fast vollständiger Sauerstoffschwund sein, der zu einem völligen Versagen der Selbstreinigung und zum Absterben der meisten Lebewesen führt.

Anregungen zur weiteren Vertiefung

1. Was könnten Sie selbst tun, um den Wasserverbrauch in Grenzen zu halten?
2. Was könnten Sie selbst tun, um den Phosphatgehalt des Abwassers zu senken?
3. Besteht für den Fluß, der sich in oder in der Nähe Ihres Heimatortes befindet, Badeverbot? Wenn ja, aus welchen Gründen?

6.4.4 Schutz der Nahrung

Probleme der Schädlingsbekämpfung

Chemische Schädlingsbekämpfungsmittel werden als „Pestizide" (pest, engl. = Schädling; cidere, lat. = töten) bezeichnet, zu denen unter anderem die Insektizide zur Vernichtung von Insekten und die Herbizide zur Vernichtung von Unkräutern zählen. Am häufigsten werden die Insektizide eingesetzt, deren bekanntester Vertreter das DDT ist. Sie enthalten chlorierte Kohlenwasserstoffe, die praktisch wasserunlöslich, dagegen gut fettlöslich sind.

Die meisten chlorierten Kohlenwasserstoffe werden in der Natur nur sehr langsam abgebaut. Im Boden benötigen sie bis zum 95 %igen Abbau 10 Jahre (Lindan), zum Teil sogar bis zu 30 Jahren

(DDT = Dichlor-Diphenyl-Trichloräthan). Wegen seiner Langlebigkeit darf das DDT in der Bundesrepublik Deutschland seit 1971 nicht mehr in der Landwirtschaft eingesetzt werden.

Die chemische Schädlingsbekämpfung vernichtet zwar bestimmte Schädlinge, hat andererseits aber dazu beigetragen, daß andere Schädlinge, wie z. B. verschiedene Milben-, Schildlaus- und Blattlausarten, sich stark vermehren konnten, weil einige ihrer natürlichen Feinde (nützliche Insekten) ebenfalls dem Gift zum Opfer fielen. Dieses Beispiel zeigt, daß Eingriffe des Menschen in das sehr komplizierte und oft unüberschaubare Gefüge der Natur, in das ökologische[1] Gleichgewicht, unerwartet negative Folgen haben können.

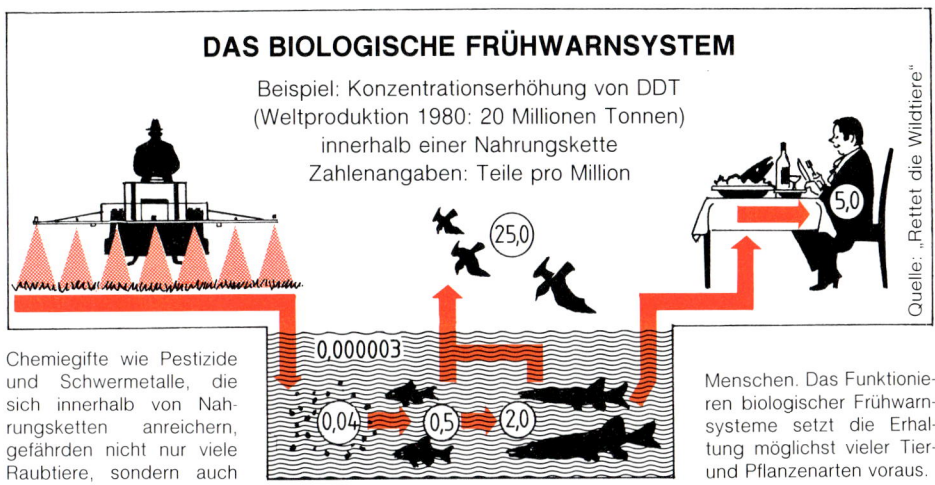

Chemiegifte wie Pestizide und Schwermetalle, die sich innerhalb von Nahrungsketten anreichern, gefährden nicht nur viele Raubtiere, sondern auch Menschen. Das Funktionieren biologischer Frühwarnsysteme setzt die Erhaltung möglichst vieler Tier- und Pflanzenarten voraus.

Die Abbildung zeigt ein Beispiel für die Anreicherung von chlorierten Kohlenwasserstoffen. Nach einer ausgedehnten Schädlingsbekämpfungsaktion gelangte an der amerikanischen Ostküste durch Wind und Regen DDT in eine Meeresbucht. Im Wasser wurde nur der sehr geringe Wert von 0,000003 ppm[2] (= mg je kg) festgestellt. Die Planktonkrebschen enthielten bald 0,04 ppm. Kleinere Fische, die sich vom Plankton ernähren, zeigten DDT-Konzentrationen bis zu 0,5 ppm, größere Raubfische bis zu 2,0 ppm, der (fischessende) Mensch bis zu 5,0 ppm. Die am Ende dieser Nahrungskette stehenden großen fischfressenden Seevögel (v. a. Seeadler, Kormorane) wiesen Konzentrationen bis zu 25,0 ppm auf. Diese hohen DDT-Anreicherungen stören den Calciumstoffwechsel der Großvögel, die nur noch sehr zerbrechliche und großenteils zum Brüten ungeeignete Eier mit stark verringerter Schalendicke legten. Als Endglieder der geschilderten Nahrungskette sind vor allem die fischfressenden Großvögel durch DDT-Anreicherungen, die weltweit zu finden sind, in ihrem Bestand bedroht.

Bedrohung der Gesundheit durch Fremdstoffe in der Nahrung

Die der Nahrung absichtlich zugesetzten und bei uns zugelassenen Substanzen (z. B. Konservierungsmittel) gelten als unschädlich. Weitgehend unbekannt und damit unkalkulierbar sind vor allem die Langzeitwirkungen von unabsichtlich in die Nahrung gelangten kleinsten Schadstoffmengen, die keine akuten Gesundheitsstörungen verursachen, die aber dem Organismus über viele Jahre zugeführt werden.

---

[1] oikos, griech. = Haus, Haushalt

[2] ppm = parts per million = Teile auf eine Million Teile

Aus Tierversuchen gewonnene Erkenntnisse lassen das Risiko nicht immer abschätzen, da die Ergebnisse nicht ohne weiteres auf den Menschen übertragbar sind. Die Verordnung über zulässige Höchstkonzentrationen bestimmter Schadstoffe in Nahrungsmitteln und im Trinkwasser kann also keine absolute Gewähr für eine vollkommene Unschädlichkeit bei jahrelanger Zufuhr bieten.

Aus der fast unüberschaubaren Zahl möglicher Schadstoffe in der Nahrung sollen hier die wichtigsten kurz angesprochen werden. Die schon erwähnten **chlorierten Kohlenwasserstoffe** (z. B. DDT) werden vor allem im menschlichen Fettgewebe angereichert und gespeichert; sie kommen daher auch im Fett der Muttermilch vor. Im Gegensatz zur Tierwelt (siehe S. 252) konnte bisher kein eindeutiger Beweis für eine bestimmte gesundheitsschädigende Wirkung des DDT und anderer chlorierter Kohlenwasserstoffe beim Menschen erbracht werden. Dennoch sind Langzeitschädigungen nicht mit Sicherheit auszuschließen.

Als Schadstoffe der Nahrung spielen vom Organismus nicht abbaubare **Schwermetalle,** insbesondere Quecksilber, Cadmium und Blei (siehe 6.4.1), eine besondere Rolle. **Quecksilber** in schädlichen Konzentrationen blockiert die Zellatmung und führt zu teilweise schweren Nervenschädigungen und Nierenerkrankungen.

Beispiel: *In Japan traten zwischen 1953 und 1960 schwere und zum Teil tödliche Quecksilbervergiftungen (bekannt als „Minamata-Krankheit") auf, deren Ursache erst nach Jahren erkannt wurde. Durch Industrieabwässer war Quecksilber in einen Fluß und weiter ins Meer gelangt und von Kleinstlebewesen in besonders giftige organische Quecksilberverbindungen (Methylquecksilber) überführt worden. Über den Verzehr von Plankton fressenden Fischen gelangte das Gift in den menschlichen Organismus und führte zu schwersten Nervenschäden mit Bewegungsstörungen, Lähmungen, Sinnesstörungen und Blindheit, teilweise mit tödlichem Ausgang.*

Quecksilberhaltige Schädlingsbekämpfungsmittel (vor allem zum Saatgutbeizen) dürfen in der Bundesrepublik Deutschland inzwischen nicht mehr zur Behandlung von Pflanzen eingesetzt werden, die zum Verzehr gedacht sind. Industrieabwässer unterliegen entsprechenden Kontrollen.

Cadmium (z. B. enthalten in phosphorhaltigen Düngemitteln) gilt derzeit als eines der bedenklichsten Umweltgifte, die mit der Nahrung aufgenommen werden. Es wird in Niere und Leber gespeichert. Typische Zeichen schwerer Cadmiumvergiftungen, die in dieser Ausprägung in der Bundesrepublik Deutschland bisher nicht auftraten, sind vor allem Knochenentkalkung und Knochenschwund, die mit starken Schmerzen einhergehen. In Japan wurde diese Erkrankung, die durch langjährige Aufnahme hoher Cadmiummengen mit dem Trinkwasser zustande kam, unter dem Namen „Itai-Itai-Krankheit" bekannt.

Bedenklich ist die breite Anwendung bestimmter **Arzneimittel** bei gesunden Tieren, die in erster Linie zur Wachstumsförderung (Antibiotika, Hormone) und zur Verhütung von Infektionen bei Massentierhaltung (Antibiotika) in unzulässiger Weise verabreicht werden. Die zwar sehr geringe, aber ständige Aufnahme durch das Fleisch der behandelten Tiere kann die natürliche Bakterienbesiedlung unseres Dickdarms stören oder auch allergische Reaktionen (v. a. Antibiotika) auslösen. Eine weitere Gefahr einer unkontrollierten, verbreiteten Antibiotikagabe besteht darin, daß sich gegen Antibiotika widerstandsfähige (resistente) Bakterienstämme entwickeln können, bei denen die zur Infektionsbekämpfung verabreichten Medikamente – auch beim Menschen – wirkungslos bleiben. Besonders angereichert werden Antibiotika in Leber und Niere der Schlachttiere.

Die starke Stickstoffdüngung hat zur Anreicherung von **Nitraten** in unseren Nahrungspflanzen und im Trinkwasser geführt. Aus unschädlichen Nitraten wird von Darmbakterien **giftiges** Nitrit gebildet. Dieses verändert den roten Blutfarbstoff in den roten Blutkörperchen, so daß diese keinen Sauerstoff mehr transportieren können. Vor allem bei Säuglingen in den ersten Lebensmonaten besteht bei Aufnahme nitratreichen Trinkwassers und Gemüses (Spinat) die Gefahr akuter Gesundheitsstörungen durch Blutarmut und Sauerstoffmangel. Spinat soll deshalb nur frisch verwendet werden, da bei langem Herumstehen und Wiederaufwärmen von gekochtem Spinat der Nitritgehalt durch Bakterieneinwirkung gefährlich ansteigen und zu Störungen beim Säugling führen kann.

Zusammen mit Aminen, die in zahlreichen Lebensmitteln vorkommen, können Nitrite in Nahrungsmitteln oder im menschlichen Magen **Nitrosamine** bilden, die zu den stärksten heute bekannten krebserzeugenden Substanzen zählen.

Bestimmte **Schimmelpilze** (z. B. Aspergillus flavus), die bei der Lagerung von Lebensmitteln auftreten, bilden Giftstoffe, Aflatoxine genannt, die Magen-Darm-Störungen hervorrufen können und zu den bekanntesten krebserzeugenden Substanzen (in Tierversuchen nachgewiesen) gehören. Im Haushalt muß mit der Bildung von Aflatoxin durch Schimmelpilze vor allem bei Vollkornbrot, Fleisch- und Wurstwaren, eingelegten Gurken, Milchprodukten und geräuchertem Speck gerechnet werden. Da die Giftstoffe tief in das verschimmelte Nahrungsmittel eindringen können, sollte dieses nicht mehr verzehrt werden.

Letztlich ist es ungewiß, ob durch die jahrelange Summierung kleinster Schadstoffmengen – wobei eine Fülle unterschiedlichster Substanzen zusammentrifft – ernstzunehmende Spätschäden beim Menschen auftreten können.

Anregungen zur weiteren Vertiefung

1. Trotz des Nachweises von DDT in der Muttermilch raten Mediziner, Ernährungsfachleute und Psychologen werdenden Müttern, möglichst zu stillen und zumindest in den ersten Lebensmonaten des Säuglings auf die Gabe der DDT-ärmeren Flaschennahrung zu verzichten. Welche Gründe sprechen Ihrer Ansicht nach eindeutig für das Stillen?
2. Was sollten Sie beim Umgang mit Spinat beachten? Gelten diese Grundsätze nur bei der Zubereitung von Säuglingsnahrung?
3. Wie verhalten Sie sich, wenn Sie angeschimmelte Lebensmittel vorfinden?
4. Obst und Gemüse werden auf vielfältige Weise behandelt (z. B. Schädlingsbekämpfungsmittel, Mittel zur Verhütung von Pflanzenkrankheiten, Konservierungs- und Schönungsmittel) und können Rückstände der Fremdstoffe aufweisen. Was können Sie selbst tun, um den Schadstoffgehalt vor dem Verzehr zu verringern? Welche Grundsätze sollte bereits das kleine Kind kennen und beherzigen lernen?

6.4.5 Bekämpfung des Lärms

Lärm ist gesundheitsschädigend. Physikalisch betrachtet ist er störender Schall. Lautstärke wird in Dezibel (dB) gemessen (Schalldruck, der von einer Lärmquelle kommt). 1 dB entspricht etwa der kleinsten, mit gutem Gehör noch wahrnehmbaren Änderung der Lautstärke. Je höher die Schallfrequenz (Schallfrequenz = Zahl der Schallschwingungen pro Zeiteinheit, gemessen in Hertz), desto höher der Ton. Das menschliche Ohr nimmt Töne zwischen 16 und 16 000 Hertz (Hz) wahr. Töne von 1000 bis 2000 Hz werden als besonders laut empfunden.

Bei einer mehrjährigen, in der Regel berufsbedingten Einwirkung können schon Lärmpegel um 90 dB Schwerhörigkeit verursachen. Lärmeinwirkungen höherer Frequenzen (1000 bis 4000 Hz) schädigen stärker als niedrigere Frequenzen.

Ein Schwerhöriger, bei dem eine lärmbedingte Schädigung der schallempfindlichen Sinneszellen des Hörorgans vorliegt, hört zunächst tiefe und mittlere Frequenzen normal, während im hohen Frequenzbereich oberhalb von 1000 oder 2000 Hz (höhere Töne) Schwerhörigkeit besteht. Es tritt also immer zuerst ein Hörverlust für hohe Töne auf.

Lärmschwerhörigkeit und Lärmtaubheit zählen inzwischen zu den häufigsten, anerkannten Berufskrankheiten.

Lärmpegel in Dezibel (dB)	
40 dB	ruhige Wohnstraße
50 dB	Umgangssprache
65–70 dB	laute Unterhaltung, verkehrsreiche Straße
80 dB	Straßenlärm bei sehr starkem Verkehr
90 dB	lauter Fabriksaal
100 dB	Autohupe in 7 m Entfernung
120 dB	Flugzeugmotor

Lärmstärken über 40 bis etwa 65 dB haben in erster Linie psychische Auswirkungen, wie z. B. Nervosität, Konzentrationsstörungen und Leistungsverminderung. Lärmstärken ab 70 dB bedeuten unmittelbaren Streß (siehe 6.6) mit entsprechenden Stoffwechsel- und Kreislaufreaktionen. Lärmbelästigung über 60 dB während des Nachtschlafs führt nachgewiesenermaßen zu einer Minderung der Schlafqualität und damit der Erholungswirkung des Schlafs, auch wenn der Lärm nicht bewußt als solcher wahrgenommen wird.

Mit zunehmendem Alter reagiert der Mensch empfindlicher auf Lärmbelästigung.

Dezibel-Werte, die als zumutbare Lautstärken gelten		
(Auszüge aus der Technischen Anleitung (TA Lärm) zum Schutz gegen Lärm)		
	tags	nachts
im Bereich von Kurgebieten und Krankenhäusern	45 dB	35 dB
im Bereich von reinen Wohngebieten	50 dB	35 dB
im Bereich von reinen Gewerbegebieten	70 dB	70 dB
im Bereich von gewerblichen Anlagen und Wohnungen (ausgewogenes Mischverhältnis)	60 dB	45 dB

Anregungen zur weiteren Vertiefung

1. Durch welche Maßnahmen kann lauter Verkehrslärm vermindert werden? Nennen Sie öffentliche Maßnahmen sowie geeignete Verhaltensweisen durch den einzelnen Verkehrsteilnehmer.
2. Wie beurteilen Sie die Auswirkungen des Lärms (z. B. laute Musik) auf den Erholungswert der Freizeit?
3. Wie reagieren Sie selbst auf längere Lärmbelästigung (z. B. laute Diskothek-Musik, lauter Verkehrslärm, viele laute Kinder)?
4. Was könnten Sie selbst tun, um unnötigen Lärm zu vermeiden?
5. Bei welchen Gelegenheiten könnten Sie den Ihnen anvertrauten Kindern verdeutlichen, daß eine ruhige Umgebung etwas Wichtiges sein kann?

6.4.6 Naturschutz

Der Naturschutz hat die Aufgabe, Landschaften, Tiere und Pflanzen vor gefährdenden Eingriffen des Menschen zu schützen. **Landschaften** sind nicht nur durch ungeordnete Bebauung oder sie durchschneidende Verkehrswege in ihrer Unversehrtheit bedroht. Gefährdungen können auch durch eine allzu intensive Erholungsnutzung sehr vieler Menschen (vor allem in Großstadtnähe) entstehen. Überbelastungserscheinungen der Landschaft durch zu viele Erholungssuchende können sich äußern in einer Verschmutzung der Erholungsplätze (siehe 6.4.2) sowie in der teilweisen Zerstörung der Vegetation durch häufiges Befahren oder Begehen. Gerade in der dichtbesiedelten Bundesrepublik Deutschland führt die notwendige Wochenenderholung zwangsläufig zu der Gefahr einer Überbelastung insbesondere stadtnaher Landschaften. Es ist daher besonders wichtig, daß die Erholungsgebiete von jedem von uns pfleglich und schonend behandelt werden. Eine ungestörte Landschaft besitzt für den Menschen einen unschätzbaren Erholungswert und trägt damit zur Lebensfreude und zur Gesundheit bei.

Gegenwärtig sind erschreckend viele **Pflanzen- und Tierarten** (siehe Abb. S. 262) in ihrer Existenz gefährdet. Die Ursachen der Bedrohung der Pflanzen- und Tierwelt sind oft identisch: durch Grundwasserabsenkungen, Flurbereinigung und Trockenlegung vieler Feucht- und Moorgebiete werden die Lebensräume (Biotope) unterschiedlichster Pflanzen- und Tierarten eingeengt oder gar vollkommen beseitigt. Dabei ist im einzelnen die eigentliche Ursache des Artenschwunds oft kaum überschaubar. Das Überleben und der Weiterbestand einer Art sind sehr häufig an das Fortbestehen eines zum Teil sehr empfindlichen Gleichgewichts von Lebensgemeinschaften (Biozönosen) gebunden. Tier- und Pflanzenarten eines charakteristischen Lebensraumes (z. B. Hochmoor) sind in einem komplexen Wirkungsgefüge miteinander verbunden. Durch jeden Eingriff in eine natürliche Lebensgemeinschaft können komplizierte Gleichgewichte gestört, können Arten ernsthaft gefährdet werden.

Beispiel: *Die Trockenlegung vieler Tümpel und Teiche in den letzten 20 Jahren hat die Gefahr des Aussterbens von Molchen und Lurchen rapide beschleunigt.*

Beispiel: *Zur Zeit sind 33 % aller westdeutschen Großschmetterlingsarten vom Aussterben bedroht. Die Ursache konnte erst in jüngster Zeit geklärt werden: Einerseits sind viele Falter und ihre Raupen „hochspezialisierte Feinschmecker" und auf jeweils bestimmte Wirtspflanzen angewiesen. So kann der selten gewordene Apollofalter ohne die weiße Fetthenne, der Moosbeerenbläuling nicht ohne die Moosbeere überleben. Andererseits ist jede dieser Wirtspflanzen gleichfalls hochspezialisiert und an bestimmte Plätze gebunden, die immer seltener werden.*

Die Moosbeere beispielsweise wächst (wie 123 weitere gefährdete Pflanzenarten) ausschließlich unter den extremen Bedingungen der Hochmoore. Diese sind aber durch Trockenlegung und Torfabbau in den letzten 20 bis 30 Jahren auf etwa ein Zehntel ihres ursprünglichen Bestands geschrumpft.[1]

„Aus dieser Sicht ist ein Lebewesen, sei es die Biene oder der Fischegel, nicht nur um seiner selbst willen bewahrenswert: Es verdient Schutz vor allem als Bestandteil eines ökologischen Räderwerkes, dessen Regulations- und Regenerationskräfte wiederum das Überleben anderer Arten, nicht zuletzt des Menschen, sichern."[1]

Bereits das Kind sollte erfahren, daß die Natur und damit die Tier- und Pflanzenwelt um ihrer selbst willen bewahrt werden sollte und daß sie darüber hinaus zu den Lebensgrundlagen des Menschen zählt und auch aus diesem Grund erhaltens- und schützenswert ist.

---

[1] Bölsche, J. (Hrsg.): Natur ohne Schutz

Kein Platz für wilde Tiere
Durch Flurbereinigung und Entwässerung
wird vielen Tierarten der Lebensraum entzogen.

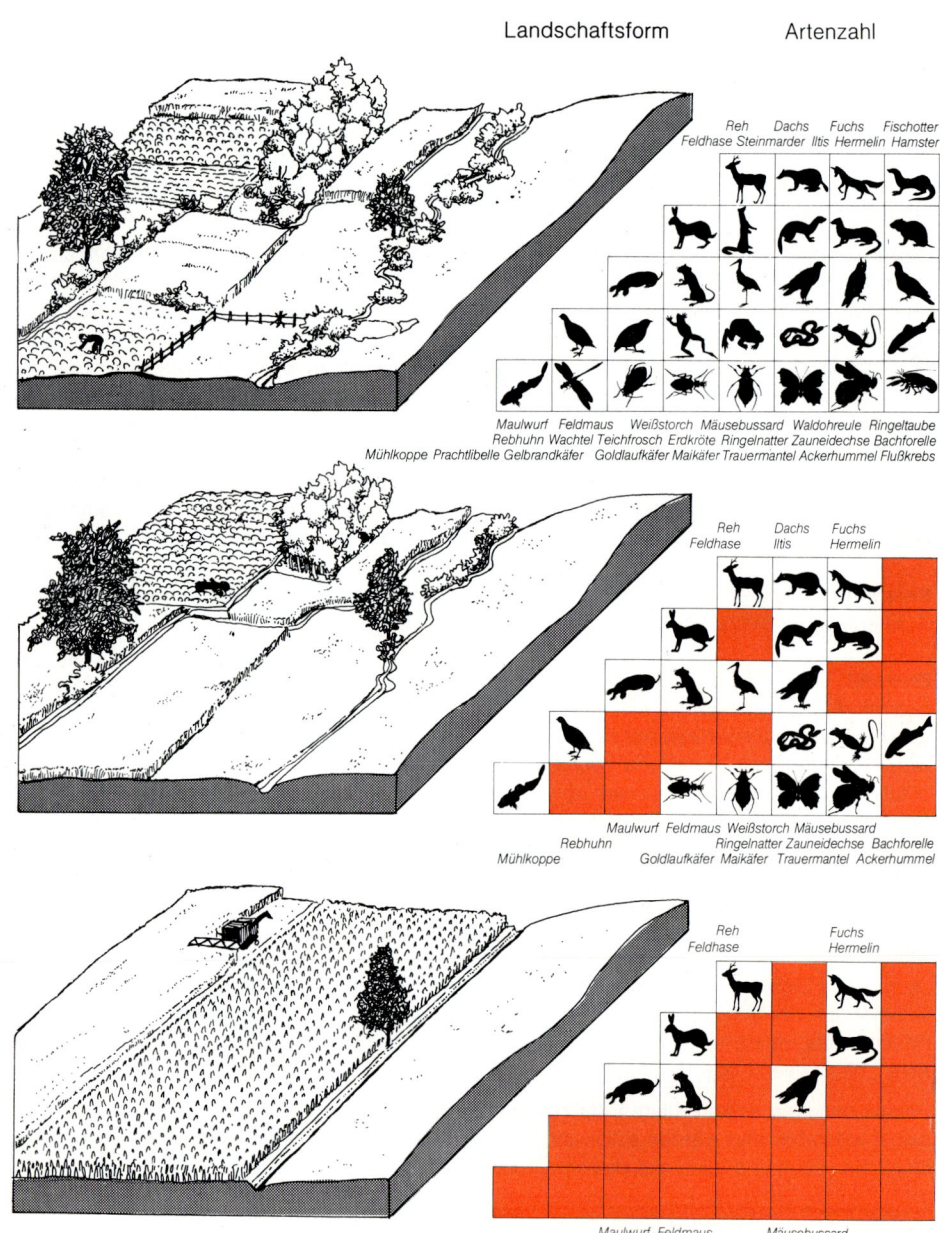

Falsch verstandener Naturschutz bringt jedoch oft mehr Schaden als Nutzen. So verhinderten Massenproteste in der Schweiz den aus ökologischer Sicht dringend notwendigen Abschuß von Rehen, die – in unseren Wäldern ohne natürliche Feinde – in überfüllten Wildparks zu einer regelrechten Plage wurden. Die Folge war eine weitgehende Zerstörung der Pflanzenvielfalt durch Äsungsschäden.

Anregungen zur weiteren Vertiefung

1. Das Absterben von Straßenbäumen ist mit auf den starken Einsatz von Streusalz im Winter zurückzuführen. Welche Konsequenzen sollten daraus für das Streuen der Gehwege und der Straßen gezogen werden?
2. Auf welche Art und Weise könnten Sie Kindern die Natur, die Achtung vor Pflanzen und Tieren, näherbringen? Glauben Sie, daß Sie selbst die Achtung vor der Pflanzen- und Tierwelt besitzen, die Sie bei den Kindern wecken sollten?
3. Sind Sie der Meinung, daß z. B. das Abschießen von Wildtieren durch den Jäger als tierfeindlich anzusehen ist und dem Naturschutz widerspricht? Begründen Sie Ihre Ansicht.

6.4.7 Wohn- und Arbeitswelt

Wohnwelt

In Wohnräumen sollte die relative **Luftfeuchtigkeit** 30 % nicht unterschreiten und 70 % nicht überschreiten. Ein niedrigerer Feuchtigkeitsgehalt der Luft wird besser vertragen als ein hoher. Das gilt besonders bei Vorliegen höherer Temperaturen. Bei normaler Luftfeuchtigkeit wird eine Wohnraumtemperatur von 20 bis 22 °C als wünschenswert angesehen (sogenannte „Behaglichkeit" des Raumklimas). Unangenehme Schwelgase können beim Verbrennen von Staubteilchen auf überhitzten Heizkörpern entstehen und besonders bei gleichzeitiger Lufttrockenheit zu Schleimhautreizungen führen. Dieses läßt sich vermeiden, wenn die Temperatur der Heizkörperfläche 60 °C nicht überschreitet und eine stärkere Verstaubung der Heizkörper vermieden wird.

Der Frischluftbedarf eines Erwachsenen beträgt etwa 25 bis 35 m³ pro Stunde. Der CO_2-Gehalt der Raumluft sollte 0,1 Vol.% nicht übersteigen. Ein Erwachsener atmet stündlich rund 22 l Kohlenstoffdioxid aus. In normalen Wohnräumen reicht ein gelegentliches Lüften mehrmals täglich durch ein geöffnetes Fenster aus, um den CO_2-Gehalt nicht über den angegebenen Wert ansteigen zu lassen. Halten sich mehr Personen als üblich in einem Wohnraum auf oder wird stärker geraucht, muß selbstverständlich öfter und länger gelüftet werden. Zugluft sollte man vermeiden.

Über 80 % der bundesdeutschen Bürger leben zur Zeit in städtischen Siedlungen. Die Stadt ist damit zur wichtigsten Arbeits- und Wohnstätte geworden. Der Lebensraum „Stadt", vor allem die Großstadt, weist jedoch unterschiedliche Gefahren für die seelische und körperliche Gesundheit des Menschen auf: eine zum Teil mit Giftstoffen verschmutzte Luft, eine Häufung verschiedenartiger übermäßiger Nervenreize (z. B. Lärm, wohnliche Enge, Hetze), Verkehrsgefahren. Besonders in den Städten ist die Bauplanung ausgesprochen kinderfeindlich. Die Bedürfnisse des Kindes (wie auch des Erwachsenen) müssen hinter wirtschaftlichen Gesichtspunkten zurücktreten. Viele Kinder müssen daher eingepfercht in „Betonklötzen" aufwachsen.

Ein enge Wohnung mit einem „Mini-Kinderzimmer", einfallslose und für Kinder völlig unattraktive Spielplätze sowie fehlende Grünanlagen, auf denen sich herumtollen ließe, sind kennzeichnend für die Wohnsituation vieler Kinder.

Die zunehmende Verstädterung unserer Wohngebiete mit ihren Hochhäusern, engen Wohnungen und den sich daraus ergebenden Nachteilen (ungenügende Möglichkeiten zu ungehemmtem Spiel, Verkehrsgefahr, Lärmempfindlichkeit der Nachbarn) wirkt sich unmittelbar hemmend auf die Entwicklung des Kindes aus.

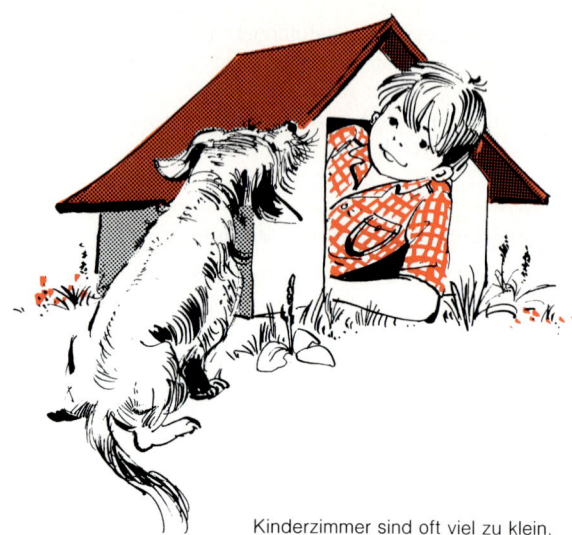

Kinderzimmer sind oft viel zu klein.

Neben **körperlichen Leistungsschwächen** aufgrund des bei Stadtkindern häufig anzutreffenden Bewegungsmangels kann eine solche Wohnsituation auch negative Auswirkungen auf die **seelische Verfassung** des Kindes haben. Die räumliche und bauliche Umwelt vermag sich unmittelbar auf das Erleben und das soziale Verhalten sowie auf die körperlich-seelische Gesundheit der ganzen Familie auszuwirken. Erst wenn man „sich wohl fühlt", kann sich die für das Wohlbefinden so wichtige gefühlsmäßige Bindung an die Wohnung und an den Stadtteil entwickeln. Hochhäuser üben nicht selten eine besonders negative Wirkung auf ihre Bewohner aus. Das Selbstgefühl des Menschen kann es auf die Dauer nur schwer verkraften, ein anonymer und austauschbarer Bestandteil zu sein. Jeder Mensch braucht zum Wohlfühlen ein gewisses Gefühl der eigenen Individualität. In der Anonymität vieler Hochhäuser ist dieses Gefühl in Gefahr verlorenzugehen.

Untersuchungen haben gezeigt, daß Kinder, die in Etagenwohnungen von Mehrfamilienhäusern aufwachsen, häufiger seelische Störungen und vermehrt **Erkrankungen der Atemwege** zeigen als Kinder aus Einfamilienhäusern (betroffen sind vor allem Kinder unter 5 Jahren, insgesamt Kinder bis zu 10 Jahren). Der auffallend deutliche Unterschied bei Erkrankungen der Luftwege erklärt sich vor allem durch den engeren Kontakt vieler Kinder untereinander in Geschoßwohnungen. Auffällig ist auch die durchschnittlich höhere Zahl von Atemwegserkrankungen in Abhängigkeit von der Etagenhöhe. Nach verschiedenen Untersuchungen scheint hier der als Schlot wirkende Aufzugs- und Treppenhausschacht eine entscheidende Rolle zu spielen, in dem Krankheitserreger konzentriert werden und mit der aufsteigenden Luft in die höheren Stockwerke gelangen, wo sie die höchsten Konzentrationen erreichen.

Familien, die in Hochhäusern leben, sollten versuchen, den nachteiligen Auswirkungen auf die seelische und körperliche Gesundheit ihrer Kinder durch aktive Maßnahmen entgegenzuwirken. Man könnte beispielsweise an den Wochenenden Ausflüge und Wanderungen in die nähere Umgebung machen und den Kindern dabei ausreichend Gelegenheit zum Herumtollen und zu gemeinsamen bewegungsreichen Spielen geben. Bei Beginn des Schulalters sollten die Eltern ihr Kind – möglichst zusammen mit Spielkameraden aus der Nachbarschaft – in einem Sportverein anmelden, wobei das Kind die Sportart weitgehend selbst aussuchen darf. Wünschenswert wäre es, eine Sportart zu wählen, die im Freien ausgeübt werden kann, wie z. B. Schwimmen, Fußball, Tennis, Voltigieren, Reiten, Leichtathletik, Skilaufen, Schlittschuhlaufen.

Arbeitswelt (siehe auch 1.1.6.2, 1.3.8, 3.1.6, 3.1.7, 6.4.5)

Speisen- und Pausenräume sollten sauber und ausreichend hell sein (genügend natürliche und künstliche Beleuchtung). Pro Person muß mindestens 1,5 m² Raumfläche zur Verfügung stehen. Die Zimmerhöhe sollte mindestens 2,50 m betragen. Das Raumklima sollte im Behaglichkeitsbereich (Temperatur 20–22 °C, Luftfeuchtigkeit 30 bis 70 %, keine Zugluft) liegen. In Waschräumen oder Toiletten sind zum Schutz vor Bakterienübertragungen Papierhandtücher oder Handtuchautomaten einem Gemeinschaftshandtuch vorzuziehen. Seifenspender sind hygienischer als Seifenstücke.

6.5 Zahngesundheit

Ein besonders wichtiger Bestandteil der Gesundheitserziehung im Kindesalter ist die Erziehung zur Zahngesundheit. Die entscheidende Verantwortung liegt natürlicherweise auf seiten der Eltern. Aber auch dem Erzieher kommt hierbei eine wichtige Aufgabe zu. Um Maßnahmen im Rahmen der Gesundheitserziehung sinnvoll durchzuführen, muß er ein hinreichendes Wissen über die Entwicklung der Zähne, Störungen der Zahnentwicklung, häufige Erkrankungen der Zähne sowie über Möglichkeiten der Vorbeugung besitzen.

6.5.1 Zahnentwicklung

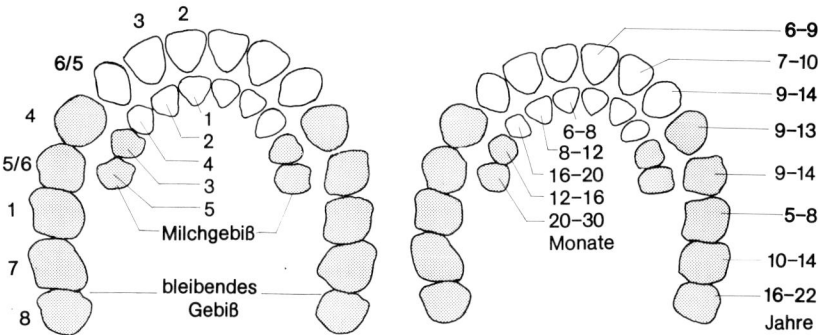

Reihenfolge des Zahndurchbruchs (schraffiert: Backenzähne)

Zeitpunkt des Zahndurchbruchs

Im Alter von 5 bis 8 Monaten brechen als erste die mittleren Schneidezähne durch. Mit 2 bis 2½ Jahren hat das Kind sein vollständiges Milchgebiß: je 10 Zähne im Ober- und Unterkiefer. Der Durchbruch des Milchgebisses ist ein natürlicher Wachstumsprozeß, der in der Regel ohne stärkere Schmerzen, ohne Temperaturanstieg und ohne andere allgemeine Beschwerden verläuft. Da die Zahnung erst mit etwa 2 Jahren beendet ist, befindet sich bis zu diesem Alter fast ständig ein Zahn im Durchbruch. Im Fieber – in der Regel ausgelöst durch die im Kindesalter recht häufigen Atemwegsinfekte – brechen die Zähne jedoch schneller durch. Ein während des Zahnens auftretendes Fieber wird daher oft fälschlicherweise mit dem Zahndurchbruch ursächlich in Verbindung gebracht.

Im 6. Lebensjahr beginnt der Durchbruch der bleibenden Zähne mit dem ersten großen Mahl- oder Backenzahn (sogenannter „Sechsjahr-Molar"), der für das bleibende Gebiß von entscheidender Bedeutung ist. Sein Erscheinen wird von den Eltern oft übersehen bzw. für einen Milchzahn gehalten. Mit etwa 12 Jahren ist der Zahnwechsel abgeschlossen. Das Gebiß des Kindes hat dann 28 bleibende Zähne. Der Durchbruch der hintersten Backenzähne (insgesamt 4 „Weisheitszähne") erfolgt nach dem 12. Lebensjahr und ist großen individuellen Schwankungen unterworfen.

6.5.2 Störungen der Gebiß- und Kieferentwicklung

Störungen der Gebiß- und Kieferentwicklung, die in der Regel auf ein Zusammenwirken verschiedener schädlicher Faktoren zurückzuführen sind, findet man im Kindesalter recht häufig.

Durch gewohnheitsmäßiges Lippenbeißen und Zähneknirschen, durch Lutschen an Fingern, Bettzipfeln oder unzweckmäßigen Schnullern (besonders wenn das Lutschen über das 2. Lebensjahr hinaus gewohnheitsmäßig fortgesetzt wird), durch erbliche Faktoren, durch frühe Zerstörung oder gar den Verlust der ersten bleibenden Backenzähne kann sich die Form der Kieferknochen und die Stellung der Zähne zueinander verändern. Ungünstig auf die Kieferentwicklung kann sich auch gewohnheitsmäßige Mundatmung (Vorkommen: vor allem bei „Rachen-Polypen") auswirken: Der Oberkiefer bleibt schmal, die Zähne stehen zu eng aneinander, die Frontzähne treten hervor und schließen nicht richtig.

Milchzähne haben unter anderem die Aufgabe, den Platz für die bleibenden Zähne im Kiefer freizuhalten. Daher muß jeder Zahn so lange erhalten werden, bis der bleibende Zahn durchbricht. Geht ein Milchzahn vorzeitig verloren, entsteht eine Lücke, in die sich dann die benachbarten Zähne neigen können und in die der im anderen Kiefer gegenüberstehende Zahn hineinwachsen kann, da ihm der Gegenbiß fehlt. Bricht der sich unter der Zahnlücke befindliche bleibende Zahn durch, wird sein Wachstum behindert, und er wächst schief. Dadurch kann eine Kette von negativen Folgen für die Gebißentwicklung erwachsen. Der Kiefer kann sich nicht voll entwickeln, und die bleibenden Zähne haben nicht genügend Platz, so daß Zahnstellungsanomalien die Folge sind. Die unregelmäßige Stellung von Zähnen und Kiefern fördert wiederum die Entstehung der Karies, da sich für die Zahnbürste unzugängliche Stellen bilden, in denen sich die Speisereste ansammeln. Zahnstellungsanomalien begünstigen auch entscheidend die Entstehung der Parodontose.

Besonders wichtig für die Gebißentwicklung sind die hintersten Milch-Backenzähne, die mit etwa 2½ Jahren erscheinen. Erst mit 11 oder 12 Jahren werden sie durch bleibende Zähne ersetzt. Sie sorgen dafür, daß der erste bleibende Backenzahn („Sechsjahr-Molar"), der unmittelbar hinter ihnen durchbricht, an der richtigen Stelle erscheint. Der **„Sechsjahr-Molar"** (insgesamt 4 Sechsjahr-Molaren: 2 im Unterkiefer und 2 im Oberkiefer) ist der entscheidende Zahn für das bleibende Gebiß. Er bestimmt die Bißhöhe (Abstand von Ober- und Unterkiefer zueinander) und ist maßgebend für Stellung und Ausrichtung der später durchbrechenden bleibenden Zähne. Sein Verlust kann verantwortlich sein für spätere Fehlstellungen der Zahnbögen und der Kiefer, die dann durch eine aufwendige Behandlung reguliert werden müssen. Bei der **Zahnregulierung** muß das Kind einen „Regulierungsapparat" tragen, meist als herausnehmbare Zahnspange. Wichtig ist, daß sie stets in der Nacht und möglichst mehrere Stunden am Tag nach Anweisung des Zahnarztes getragen wird.

6.5.3 Karies

Über 90 % der Kinder in der Bundesrepublik haben Karies. Bereits 25 % der Zweijährigen und fast 70 % der Dreijährigen leiden unter der Zahnfäule. Hauptvoraussetzung für ihre Entstehung ist die Verschmutzung der Mundhöhle durch Speisereste, wobei vor allem Süßigkeiten und stark zuckerhaltigen Speisen eine entscheidende Bedeutung zukommt, da sie den Bakterien eine besonders gute Nahrung bieten. Zwischen und an den Zähnen haftende kohlenhydrathaltige Speisereste werden durch die Bakterien vergoren. Die dabei entstehenden Säuren führen zunächst zu einer kaum wahrnehmbaren Entkalkung des Zahnschmelzes. Entkalkter Schmelz bricht aus. Bakterien wandern in das weichere Zahnbein, in dem sie auf breiter Front vordringen, bis sie schließlich in das weiche Zahnmark (es enthält kleinste Blutgefäße und Nervenfasern) gelangen und es restlos zerstören. Traten bisher lediglich bei Einflüssen, wie kalt und heiß, süß und sauer, leichtere Schmerzen auf, so verursacht das entzündete, eitrige Mark heftigste Schmerzen. In einigen Fällen werden von dem Eiterherd aus über die Blutgefäße ungehemmt Bakterien in den Körper gestreut. Sie können an unterschiedlichsten Organen des Körpers eine Krankheit verursachen („Herderkrankung").

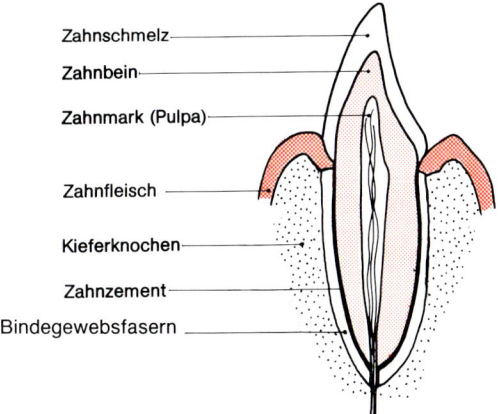

Neben der Mundverschmutzung können auch Menge und Zusammensetzung des Speichels eine Rolle bei der Kariesentstehung spielen. Speichel ist ein Schutzfaktor gegen die Zahnfäule. Ist seine Produktion vermindert – wie es zum Beispiel nachts im Schlaf der Fall ist –, so versagt die während des Tages bis zu einem gewissen Grad wirksame Selbstreinigung der Mundhöhle.

Erkrankung und Verlust von Milchzähnen sind nicht selten die Ursache von Kaufaulheit und Unlust beim Essen. Die Speisen gelangen dann ungenügend zerkleinert in den Magen und können dessen Funktion übermäßig belasten, so daß Verdauungsstörungen die Folge sein können.

6.5.4 Parodontose

Die Parodontose ist die schwerste Form der Zahnbetterkrankung (zum Zahnbett gehören: Zahnfleisch, Kieferknochen, Zahnzement, Wurzelhaut). Sie beginnt mit einer Veränderung des Zahnfleisches, das gerötet und schwammig aufgetrieben erscheint und anfangs nur bei Berührung, später auch ohne Berührung blutet. Zwischen Zahn und Zahnfleisch entsteht eine „Zahnfleisch-Tasche", die sich mit fortschreitender Entzündung vertieft. Im fortgeschrittenen Stadium greift die Erkrankung auf das Zahnfach im Kieferknochen über und zerstört es. Der Zahn verliert nun endgültig seinen Halt und fällt aus. Die Zahnbetterkrankung, die in der Regel über Monate oder Jahre verläuft, kann einzelne Zähne, Zahngruppen, aber auch das ganze Gebiß erfassen. Sie ist deshalb so tückisch, weil sie so gut wie ohne warnende Schmerzen verläuft und daher vielfach lange Zeit übersehen wird. Die Parodontose kann grundsätzlich in jeder Altersstufe auftreten. Im Kindesalter ist sie jedoch im Vergleich zur Karies eher selten.

Die Ursachen dieser schweren Zahnerkrankung haben nicht selten ihren Ursprung bereits in der Kindheit. Neben mangelnder Zahnpflege und einer ungenügenden Beanspruchung des Gebisses durch die Nahrung spielt die falsche Belastung des Gebisses eine ganz wesentliche Rolle. An falsch belasteten Zähnen, die z. B. durch Zahnstellungsanomalien, Lücken in der Zahnreihe, gewohnheitsmäßiges Zähneknirschen oder durch schadhafte Zahnfüllungen verursacht werden, entsteht besonders leicht eine Entzündung des Zahnbetts.

Die beste Vorbeugung sind eine regelmäßige und gründliche Zahnpflege, eine zweckmäßige Ernährung sowie halbjährliche zahnärztliche Kontrollen.

6.5.5 Erziehung zur Zahngesundheit

Zahnpflege

Die Zahngesundheit beginnt bereits beim Säugling. Das **Stillen** fördert die Entwicklung des Kiefers in idealer Weise. Durch das Saugen an der Mutterbrust wird die Kiefermuskulatur gekräftigt und der noch weiche Kiefer zu formgerechtem Wachstum angeregt. Bei einem „Flaschenkind" hingegen ist dieses Kiefertraining oft nicht gewährleistet. Durch einen neuen kieferorthopädisch geformten Sauger, bei dem das Saugloch in der Regel nicht zu groß ist, kann dieser Nachteil jedoch weitgehend vermieden werden. Bei einem zu großen Loch braucht der Säugling kaum noch zu saugen und zu kauen, und das Kiefertraining ist entsprechend ungenügend.

Sobald die ersten 8 Milchzähne da sind (8. bis 12. Monat), sollte mit der Zahnpflege begonnen werden. Nach der letzten Abendmahlzeit reinigt man die Zähne des Kindes mit einem angefeuchteten Wattestäbchen oder einem Mull-Läppchen. Im Alter von 1½ bis 2 Jahren sollte das Kind seine erste eigene „Kinder-Zahnbürste" (abgewinkelter Griff, V-Stellung der Borsten) bekommen. Der Gebrauch einer Zahnpasta wird erst für Dreijährige empfohlen.

So werden die Zähne richtig gebürstet: Zunächst den Mund gründlich spülen. Dann die Schneidezähne Kante auf Kante aufeinanderstellen. Mit kleinen kreisenden Bewegungen die Zähne von ganz hinten nach vorne bürsten. Dabei wird gleichzeitig auch das Zahnfleisch massiert. Zur Säuberung der Innenflächen wird die Bürste im Oberkiefer von oben nach unten und im Unterkiefer von unten nach oben geführt (also stets von „rot nach weiß"). Schließlich werden die Kauflächen durch Hin- und Herreiben der Bürste gereinigt. Abschließend den Mund gründlich durchspülen. Das Wasser wird dabei kräftig durch die Zwischenräume der Zähne gepreßt.

Der gesamte Reinigungsvorgang sollte mindestens 3 Minuten dauern (weitere Ratschläge siehe 5.6.8). Nach dem Zähneputzen ist die Bürste gründlich zu spülen. Mit dem Kopf nach oben wird sie in den Becher gestellt, damit die Borsten trocknen können (die Trocknung entzieht den Bakterien den Nährboden). Die Zahnbürste hat ausgedient, wenn sich die Borsten verbiegen oder verformen. Nach 2 bis 3 Monaten sollte eine neue angeschafft werden.

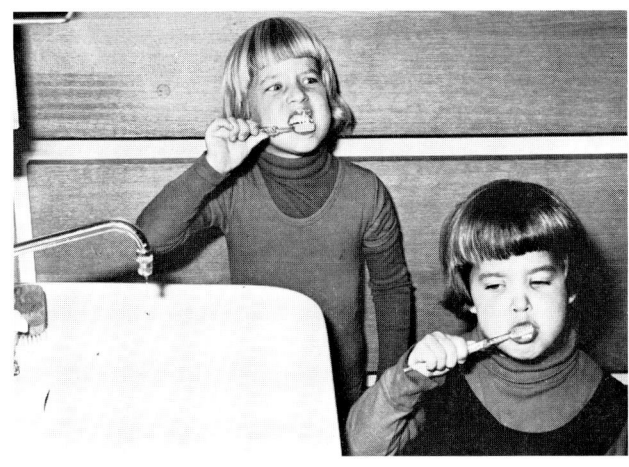

Nach dem Essen
Zähneputzen nicht vergessen

Wünschenswert wäre es, die Zähne nach jeder Mahlzeit zu putzen. Da diese Forderung oft nicht zu erfüllen ist, sollte der Mund dann zumindest kräftig mit Wasser durchgespült werden. Als Mindestforderung gilt, die Zähne morgens nach dem Frühstück und abends nach der letzten Mahlzeit zu putzen. Nach der abendlichen Zahnpflege darf nichts mehr gegessen werden – weder Obst noch Hustensaft (oder andere süße Medikamente) und schon gar nicht ein „Betthupferl".

Besonders interessant wird das Zähneputzen für Kinder durch den Gebrauch der vollkommen gefahrlosen „elektrischen Zahnbürste". Sie besitzt deutliche Vorteile gegenüber der einfachen Zahnbürste: Reinigung und Massage sind intensiver. Da der Bürstenkopf klein ist und sich von selbst bewegt, eignet sie sich sehr gut auch für Kinder. Für die Reinigung der Zahnzwischenräume und zur intensiven Massage des Zahnfleisches haben sich auch „Mundduschen" ausgezeichnet bewährt. Sie werden am besten nach dem Zähneputzen eingesetzt, da sie Zahnpasta und Bürste nicht ersetzen. Das Essen eines Apfels unterstützt die Selbstreinigung der Zähne, ist aber kein Ersatz für das Zähneputzen. Ein Apfel vor dem Schlafengehen kann sogar durch Zurückbleiben von Resten mehr schaden als nützen.

Ernährung

Neben der gründlichen Zahnpflege ist die richtige Ernährung eine entscheidende Voraussetzung für die Zahngesundheit. Nach Schätzungen von Zahnärzten könnte allein durch eine verbesserte Mundhygiene und eine deutliche Einschränkung des Süßigkeitskonsums – vor allem zwischen den Mahlzeiten – ein Rückgang der Karies um 70 bis 80 % erreicht werden. Der für unsere Ernährung typische Kaumangel sollte durch eine entsprechend anders zusammengesetzte Nahrung vermieden werden. Kräftiges, grob gemahlenes Vollkornbrot, rohes Obst, rohes Gemüse (besonders geeignet: Mohrrüben, Kohlrabi) und Nüsse erfordern gutes Kauen und kräftigen so den Zahnhalteapparat und sorgen zudem durch ihre Scheuerwirkung für eine gewisse Selbstreinigung der Zähne. Intensives Kauen fördert auch die Gesundheit des Zahnfleisches sowie die Sekretion des Speichels, der die Selbstreinigung unterstützt.

Süße Speisen – besonders wenn sie klebrig sind (z. B. Bonbons, Marmelade, Honig) – sollten auf geringe Mengen beschränkt sein. Nach ihrem Genuß empfiehlt es sich, sofort die Zähne zu putzen. Beruhigungssauger, die mit Zucker, Honig oder ähnlichem „versüßt" werden, sind wahres Gift für die ohnehin sehr kariesanfälligen Milchzähne. Hinzu kommt, daß „Zuckerschnuller-Kinder" dazu neigen, bald zu Schleckermäulern zu werden, da ihnen der Anspruch, mit Süßem getröstet zu werden, bereits in früher Kindheit anerzogen wird.

6.5.6 Karies-Vorbeugung durch Fluoride

Im Kampf gegen die Zahnfäule hat sich die Gabe von Fluoriden als eine sehr wirksame Maßnahme erwiesen. Die völlig unschädlichen Fluoride (sie kommen natürlicherweise in vielen Nahrungsmitteln und im Trinkwasser vor) erhöhen die Widerstandsfähigkeit des Zahnschmelzes gegenüber der Karies. Schon das Kleinkind sollte täglich eine Fluorid-Tablette (sie ist kein Medikament) erhalten. Die genaue individuelle Dosierung sollte allerdings auf zahnärztlichen Rat erfolgen.

6.5.7 Besuche beim Zahnarzt

Vom 3. Lebensjahr an sollte ein Kind regelmäßig halbjährlich zur zahnärztlichen Kontrolle – auch wenn die Zähne gesund zu sein scheinen –, denn kranke Zähne und krankes Zahnfleisch müssen nicht gleich Beschwerden verursachen.

Nicht selten macht die Angst vor dem Bohrer den Zahnarztbesuch zu einem Problem. Ein gutes Vorbild sollten Eltern und Erzieher sein, denen ebenfalls zweimal im Jahr zu einer Zahnkontrolle zu raten ist. Das Kind sollte den Besuch beim Zahnarzt als einen völlig normalen Vorgang kennenlernen. Vor dem ersten Besuch kann man beispielsweise mit dem Zahnarzt vereinbaren, daß das Kind bei der Behandlung eines Familienangehörigen dabei sein darf, wobei dieser als Patient natürlich ein gutes Vorbild sein muß. Dadurch kann das Kind sich – vor allem bei altersgemäßer Erklärung der Geräte und der zahnärztlichen Tätigkeiten durch den Zahnarzt – ohne Angst an die Atmosphäre einer Zahnpraxis gewöhnen. Nie sollte man dem Kind sagen, daß die Zahnbehandlung überhaupt nicht weh tun würde. Man könnte dem Kind beispielsweise erklären, daß die Schmerzen nur kurz sein werden und daß durch die Behandlung spätere schlimmere Schmerzen vermieden werden. Nach der Behandlung sollte man das Durchhaltevermögen des Kindes loben. Größere Geschenke als Belohnung für den Gang zum Zahnarzt sind abzulehnen.

6.5.8 Zahngesundheitserziehung

Es gibt immer noch viele Eltern, denen die Bedeutung einer gründlichen Reinigung des Milchgebisses nicht klar ist und die daher der Zahnpflege ihrer Kinder keinen großen Wert beimessen. Entsprechend mangelhaft fällt die Zahnhygiene bei vielen Kindern aus. Der Kindergarten kann dazu beitragen, hier Verbesserungen zu erreichen. Die Leiterin sollte sich um den Besuch des Jugendzahnarztes bemühen (in vielen Orten besucht er von sich aus einmal im Jahr die Einrichtung). Dieser wird unter anderem gruppenweise einen kurzen Zahnputzkurs veranstalten, bei dem die Kinder das richtige Zähneputzen erlernen sollen. Hierbei sollten nach Möglichkeit auch die Mütter anwesend sein, damit sie über die Bedeutung einer frühzeitigen Zahnpflege aufgeklärt werden und in der Lage sind, diese mit ihren Kindern zu Hause sachgemäß weiterzuüben und zu überwachen.

Ratschläge für die Zahnpflege des Kindes[1]

Alter	Womit?	Wann?	Wie?	Was ist zu beachten?
Beginn: Sobald die ersten acht Zähne da sind	Wattestäbchen oder Mull-Läppchen	Nach der letzten Abendmahlzeit	Auf der Wickelkommode, Köpfchen geschickt festhalten	Übergang vom Zahnfleisch zum Zahn besonders sauberhalten.
1½ bis 2 Jahre	Kleine Kinderzahnbürste, eventuell Ansatz für Elektrozahnbürste. Es wird ohne Zahnpasta geputzt, u. U. weiterhin mit Wattestäbchen Zähne reinigen	Unbedingt nach der letzten Mahlzeit	Nachahmungstrieb ausnutzen, Kind mit der Zahnbürste spielen lassen, dann richtig putzen. Üben, Zähnchen zeigen, Mund öffnen und schließen	Immer den Kopf festhalten! Am besten stellt man sich hinter das Kind, umfaßt mit der linken Hand den Unterkiefer. In dieser Stellung machen Kinder den Mund willig auf. Mit dem Zeigefinger kann die Wange etwas abgehalten werden. Jetzt ist Platz für die Zahnbürste. Zähnchen von allen Seiten putzen. Während des Zähneputzens mit dem Kind sprechen und es für seine Geduld loben.
2 bis 3 Jahre Von jetzt an regelmäßig zweimal im Jahr zum Zahnarzt	Kleine Kinderzahnbürste, kurze Kunststoffborsten, noch keine Zahnpasta	Unbedingt nach der letzten Mahlzeit, nach Möglichkeit auch nach dem Frühstück und möglichst nach allem Süßen	Ausspülen lernen, Wangen aufblasen und einziehen. Das macht Spaß und übt, das Wasser durch die Zähne zu drücken	Das Kind vorputzen lassen. Nachahmungstrieb ausnutzen, aber unbedingt nachputzen, möglichst immer vor dem Spiegel. Immer auf die Zahnfleischränder und die Grübchen auf den Kauflächen achten, auch die Innenseiten der Zähne mitputzen.
3 bis 5 Jahre	Kinderzahnbürste, mit Zahnpasta beginnen	Nach allen Hauptmahlzeiten	Ausspülen, mit der Zahnbürste kleine Kreise auf die Zähne malen. Auf keinen Fall scheuern	

Viele Zahnärzte würden es begrüßen, wenn im Kindergarten täglich die Zähne geputzt werden. Wegen mangelnder räumlicher Möglichkeiten und vielfach auch einem Mangel an Zeit wird diese an sich wünschenswerte Empfehlung leider oft nicht durchführbar sein. In der Praxis durchaus möglich und zumutbar ist dagegen die von Zahnärzten als sehr wichtig angesehene „Fluorid-Prophylaxe" (Karies-Vorbeugung), die durch das Einbürsten eines fluoridhaltigen Gelees geschieht (lassen Sie sich von Ihrem zuständigen Jugendzahnarzt die Durchführung erklären).

---

[1] Nach einer Broschüre des Bundesverbandes der Deutschen Zahnärzte.

Ratschläge für die Zahnpflege des Kindes

Alter	Womit?	Wann?	Wie?	Was ist zu beachten?
5 bis 7 Jahre	Kinderzahnbürste, Kurzkopfbürste, V-Stellung der Borsten, Kunststoffborsten, Zahnpasta	Nach jeder Hauptmahlzeit	Ausspülen, Außenfläche, Innenfläche, Kaufläche putzen, ausspülen, putzen mit kleinen kreisenden Bewegungen, am Zahnfleisch beginnend. Immer dieselbe Reihenfolge einhalten. Zahnfleisch mitmassieren!	Jetzt beginnt der Zahnwechsel meist bei den unteren Frontzähnen. Gleichzeitig bricht hinter dem letzten Milchzahn der erste bleibende Backenzahn durch. Er wird oft übersehen oder für einen Milchzahn gehalten. Er muß besonders sorgfältig geputzt werden, da er am längsten halten muß und besonders anfällig ist. Jetzt muß besonders aufgepaßt werden: Kinder spüren diesen Zahn meist gar nicht. Es dauert einige Zeit, bis die vier Backenzähne durchgebrochen sind und miteinander Kontakt haben. In der Zwischenzeit werden sie nicht benutzt und „verschmutzen" daher schnell. Also unbedingt Zahnpflege überwachen, gelegentlich abends nachputzen. Die Mühe lohnt! Der Zahnwechsel geht kontinuierlich weiter.
7 bis 14 Jahre	Kinder- oder Junior-Zahnbürste, V-Stellung der Borsten, Kunststoffborsten, Zahnpasta	Nach jeder Hauptmahlzeit und möglichst nach jedem Genuß von Süßem		Mit 9 bis 11 Jahren werden die Milchbackenzähne durch bleibende Zähne ersetzt. Hinter dem ersten Backenzahn bricht ungefähr mit 12 Jahren ein zweiter dicker Backenzahn durch. Auch jetzt wieder besonders achtgeben. Wieder spüren die Kinder diese Zähne kaum. Gelegentliche Kontrollen sind auch jetzt noch notwendig.

Außerdem übt das Kind auf diese Weise in regelmäßigen Abständen unter Aufsicht das richtige Zähneputzen, denn vor dem Einbürsten des Gelees werden die Zähne mit einer normalen Zahnpasta wie üblich gereinigt. Erzieherisch sehr wirkungsvoll ist die im Anschluß an das Bürsten zu erfolgende einmalige Verteilung von Belagentdeckern. Dies sind Tabletten, die die an sich unsichtbaren Zahnbeläge rot färben und damit die Fehler bei der Reinigung demonstrieren (vor Anwendung Beratung durch den Jugendzahnarzt).

Wünschenswert ist die Mithilfe einiger Mütter bei der 14tägigen „Fluorid-Prophylaxe", um die Erzieher zu entlasten. Vor dem ersten Mal sollte das schriftliche Einverständnis der Eltern vorliegen.

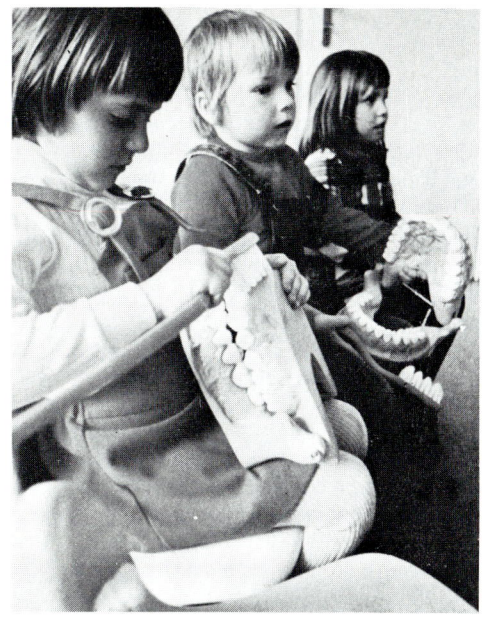
Lernen am Zahnmodell

Erzieherisches Ziel der Zahngesundheitserziehung ist, bei den Kindern ein hohes Maß an Zahnbewußtsein zu entwickeln. Das „Organbewußtsein" für den Mund muß bei vielen von ihnen erst geweckt werden. Bei einigen Kindern ist der Mund sogar eine ausgesprochene Tabuzone. Der Abbau von Scheu vor Eingriffen im Mundbereich ist daher eine wichtige Aufgabe der Zahngesundheitserziehung. Durch Sinneserziehung (z. B. süß, sauer, salzig, bitter), Kasperlespiel, Bilderbücher, Zahnmodelle, Filme und eine regelmäßig wiederholte Fluorid-Prophylaxe kann der Erzieher dem Kind den großen Wert gesunder Zähne, die Notwendigkeit einer gründlichen Zahnpflege und die negative Rolle der Süßigkeiten nahebringen.

Um die Angst vor dem Zahnarzt zu nehmen, empfiehlt sich ein gruppenweise durchgeführter Besuch einer Zahnpraxis, der sich vor allem in ländlichen Gebieten bereits gut bewährt hat.

Anregungen zur weiteren Vertiefung

1. Erläutern Sie die Bedeutung des „6-Jahr-Molars".
2. Aus welchem Grund sind die Milchzähne so lange zu erhalten, bis die bleibenden Zähne durchbrechen?
3. In welchem Lebensalter sollte mit der Zahnpflege begonnen werden?
4. Wie sollte eine Ernährung zusammengesetzt sein, die die Zahngesundheit fördert?
5. Was könnten Ihrer Meinung nach der Kindergarten und der Hort tun, um die Zahngesundheit der Kinder zu fördern?

6.6 Streß

Der Begriff „Streß" stammt aus dem Englischen und bedeutet ganz allgemein „Druck" oder „Belastung". In der Umgangssprache wird unter Streß etwas grundsätzlich Negatives und für die Gesundheit Schädliches verstanden. Nach der Definition von Selye, dem Begründer der Streßforschung, ist Streß jedoch ein wertfreier Begriff und bezieht sich auf eine bestimmte Körperreaktion. Auf die unterschiedlichsten belastenden Reize oder Ereignisse, „Stressoren" genannt, wie z. B. Angst, körperliche Bedrohung, sportlicher Wettkampf, Hitze, Kälte, Hunger, Nikotin, körperliche oder geistige Überanstrengung, Trauer, Freude, Lärm, Operationen, Krankheiten sowie auch auf ausgeprägte Bewegungsarmut reagiert der Organismus stets in der gleichen Art und Weise. Er gerät in einen Anspannungszustand, von Selye „Streß" genannt, in dem alle Abwehrkräfte mobilisiert und alle Energien auf die Abwehr einer Gefahr gerichtet sind.

Die massive Ausschüttung von Adrenalin aus dem Nebennierenmark und von Cortisol aus der Nebennierenrinde führt zu einer raschen Bereitstellung von Energien wie Blutzucker (Freisetzung aus dem Glykogen der Leber) und Fettsäuren (Freisetzung aus dem Fettgewebe). Das Adrenalin bewirkt außerdem einen schnelleren Herzschlag, eine Blutdruckerhöhung und einen starken seelischen Anspannungszustand. Ziel dieser Aktivierung des Stoffwechsels, des Kreislaufs und des Zentralnervensystems ist es, eine Höchstleistung des Organismus möglich zu machen.

Bei der Streßreaktion, die eine bei jeder Art von Bedrohung angemessene Alarm- und Abwehrreaktion erlaubt, handelt es sich um einen seit Jahrmillionen bei Mensch und Tier vorhandenen Schutz- oder Verteidigungsmechanismus, um den Organismus in Sekundenschnelle für eine plötzliche erhöhte Anforderung aufzurüsten. Durch die spannungslösende Flucht- oder Angriffshandlung wird die bereitgestellte Energie verbraucht. Nach Beendigung der Ausnahmesituation und des Alarmzustandes folgt eine länger dauernde Erholungsphase.

Heutzutage wird der Alarmzustand oft völlig nutzlos ausgelöst. Die verschiedensten Streßfaktoren wie Fernsehkrimis, Straßenlärm, Hetze, überhöhte Leistungsanforderungen bereiten den Organismus wie zu Urzeiten auf Angriffe oder Flucht, also auf eine körperliche Leistung vor. Doch anstelle der vorbereiteten Höchstleistung bleibt der Körper äußerlich meist völlig reglos und wird ganz umsonst „gestreßt". Viele Menschen sind heute allzuoft und unnütz diesem erhöhten Anspannungszustand ausgesetzt und laufen Gefahr, sich nicht mehr ausreichend zu entspannen und zu erholen. Bei Dauerstreß und ungenügenden Erholungsphasen wird schließlich die Grenze der Belastbarkeit des Organismus erreicht, und es besteht die Gefahr eines körperlichen und seelischen Erschöpfungszustandes. Langjähriger Dauerstreß wird darüber hinaus als ein wichtiger Risikofaktor bei der Entstehung des Herzinfarkts angesehen.

Auch Kinder leiden bereits unter Streß. Die Reizüberflutung durch überreichlichen Fernsehkonsum (siehe 6.7) und durch ausgeprägte Lärmbelästigung erreicht bei nicht wenigen Kindern teilweise beängstigende Ausmaße. In verkehrsreichen Wohngegenden erreicht der Lärm Grade, die auf die Dauer nicht ohne Folgen für die Gesundheit des Kindes bleiben. Durch die dauernde Lärmüberflutung stellen sich mit der Zeit Nervosität, erhöhte Reizbarkeit sowie Konzentrationsschwächen ein. Die Tiefe des Nachtschlafs wird beeinträchtigt, so daß sich schließlich Schlafstörungen entwickeln können.

Grundsätzlich stellt auch jede Art von Frustration, von Unzulänglichkeits- und Minderwertigkeitsgefühl auf die Dauer schädlichen Streß dar. Es wird oft vergessen, daß auch Reizarmut, wie z. B. ausgeprägte körperliche Bewegungsarmut, die gar nicht so selten bei Großstadtkindern angetroffen wird, sowie länger andauernder Schlafmangel Streß bedeuten können.

Überhöhte Leistungsanforderungen an das Kind rufen ebenfalls Streß hervor. Einseitiges Leistungsdenken, der Druck des Numerus clausus, die schlechter werdenden Berufsaussichten für Jugendliche haben in der Schule teilweise ein Klima hervorgerufen, das bei vielen Kindern Angst und damit Streß erzeugt. Ehrgeizige Eltern verstärken nicht selten aus Sorge vor einem eventuellen Schulversagen den Druck der Schule.

Ziel der Erziehung sollte sein, Streß bei den Kindern vermeiden und abbauen zu helfen und sie weniger streßanfällig werden zu lassen. Ein Abbau der durch den Streß angestauten Energien ist vor allem durch eine ausreichende körperliche Bewegung zu erreichen. Die Förderung der Kreativität, der schöpferischen Fähigkeiten des Kindes, baut Streß ab. In gleicher Weise günstig wirken sich seelische Zuwendung und Zärtlichkeit aus. Ein persönlichkeitsschwaches und für seelische Störungen anfälliges Kind wird empfindlicher als andere Kinder auf Streß reagieren. Eine störungsfreie und die Selbständigkeit und Persönlichkeit fördernde Erziehung wird daher das Kind weniger streßanfällig machen.

Anregungen zur weiteren Vertiefung

1. Nennen Sie Streßsituationen, die im Kindes- und Jugendalter häufig anzutreffen sind.
2. Nennen Sie Streßsituationen, denen Sie selbst häufiger ausgesetzt sind.
3. Wie kann sich Ihrer Meinung nach jahrelanger Streß auf die Gesundheit des Menschen auswirken?
4. Was könnten Sie selbst tun, um Streß zu vermeiden?
5. Wodurch könnte Streß abgebaut werden?
6. Welche Persönlichkeitsmerkmale findet man nicht selten bei Menschen, die sehr stark streßanfällig sind?

    Welche Schlußfolgerungen ziehen Sie daraus in bezug auf die allgemeine Erziehung des Kindes und Jugendlichen?

6.7 Fernsehen

Das Fernsehen ist aus dem Tagesablauf der meisten Kinder nicht mehr wegzudenken. Etwa 8 Millionen Vier- bis Dreizehnjährige sitzen mehr oder weniger häufig vor dem Bildschirm, nicht selten zwischen 20 und 25 Stunden in der Woche. Die Hauptfernsehzeit liegt – selbst schon bei den Dreijährigen – zwischen 17.30 und 19 Uhr, also nicht während des offiziellen Kinderprogramms am Nachmittag. Von den acht- bis dreizehnjährigen Schulkindern verfolgen rund 15 %, von den Drei- bis Siebenjährigen rund 5 % für ihr Alter ungeeignete Krimis und Spielfilme im Abendprogramm. Unverständlich erscheint es auch, daß etwa 20 % der Acht- bis Neunjährigen häufig ihr Abendessen mit Zustimmung der Eltern vor dem Bildschirm einnehmen.

Je jünger ein Kind, um so eher hält es das, was es im Fernsehen sieht, für Wirklichkeit. Das Kleinkind ist noch völlig unfähig, Film und Realität voneinander zu unterscheiden. Vor allem

Gewaltdarstellungen lassen Kinder nicht unberührt. Sie reagieren auf Brutalität im Fernsehen häufig mit Ängsten, die sie im Schlaf und manchmal noch wochenlang verfolgen. Die Ängste werden sich vor allem dann einstellen, wenn das Kind den gewalttätigen Szenen allein ausgesetzt ist und hinterher über das Gesehene nicht mit einem Erwachsenen sprechen kann.

Stundenlanges Fernsehen führt durch die starken optischen Reize der Mattscheibe zu deutlicher Übermüdung. Der Schlaf von Kindern, die reichlich und oft bis kurz vor dem Schlafengehen vor dem Bildschirm sitzen, ist unruhiger als bei nur gelegentlich fernsehenden Kindern. Sie sind zudem am Morgen unausgeschlafener und in der Schule nicht selten deutlich unkonzentrierter.

Wahlloser und sehr reichlicher Fernsehkonsum bedeutet für das Kind eine erhebliche Reizüberflutung und führt zu einem auf die Dauer schädlichen Streß. Neben Schlafstörungen und Konzentrationsmängeln können sich mit der Zeit auch aggressives Verhalten und motorische Unruhe einstellen. Eine nicht unerhebliche Rolle spielt dabei unter anderem der sich bei sehr reichlichem Fernsehen zwangsläufig ergebende Mangel an Bewegung an frischer Luft. Jahrelanger Bewegungsmangel wirkt sich negativ auf die körperliche Gesamtentwicklung des Kindes aus (siehe 6.2).

Das Fernsehen ist für Erwachsene wie auch für Kinder zu einem Bestandteil des täglichen Lebens geworden. Für Kinder geeignete Sendungen können durchaus ihren erzieherischen Wert haben. Bei der Fernsehbegeisterung der meisten Kinder wäre es auch unsinnig, das Kind völlig vom Bildschirm verbannen zu wollen. Die Aufgabe des Erwachsenen ist es jedoch, den Fernsehkonsum des Kindes in vernünftige Bahnen zu lenken. Das heißt Beschränkung und gezielte Auswahl der Sendungen.

Richtlinien für das Fernsehen von Kindern

Das Kind sollte vor dem Bildschirm möglichst nicht allein gelassen werden. Dies gilt ganz besonders für Sendungen, die an sich für das entsprechende Alter ungeeignet sind. Das Kind braucht gerade in solchen Fällen Erläuterungen zu dem, was es sieht. So muß es z. B. auch erklärt bekommen, daß in Fernsehfilmen die Handlung nur gespielt ist.

Die täglichen Nachrichten beispielsweise sind für jüngere Kinder ungeeignet, da sie nicht selten grausame Wirklichkeit zeigen. Die mitunter erschreckenden Bilder belasten und überfordern das Kind.

Bei der Verarbeitung von Fernseherlebnissen benötigt das Kind Hilfestellung durch Eltern und Erzieher. Es soll Gelegenheit bekommen, seine Fernseheindrücke frei zu erzählen, um auf diese Weise das Gesehene besser verarbeiten zu können. Der Erwachsene kann gleichzeitig erkennen, ob diese Sendung für das Kind geeignet war und kann gegebenenfalls falsch oder halb Verstandenes korrigieren.

Mehr als eine zusammenhängende Sendung sollte das Kind nicht auf einmal ansehen. Anschließend ist eine mindestens einstündige Fernsehpause nötig.

Die Dauer des täglichen Fernsehkonsums sollte möglichst auf etwa 1 Stunde beschränkt sein.

Anhand der Fernsehzeitschrift treffen die Eltern gemeinsam mit dem Kind die Programmauswahl. Filme mit Gewaltdarstellungen sollten ganz gestrichen werden, ebenso Beiträge, von denen man annehmen kann, daß sie das Kind noch nicht versteht.

7 Maßnahmen der Sozialhygiene

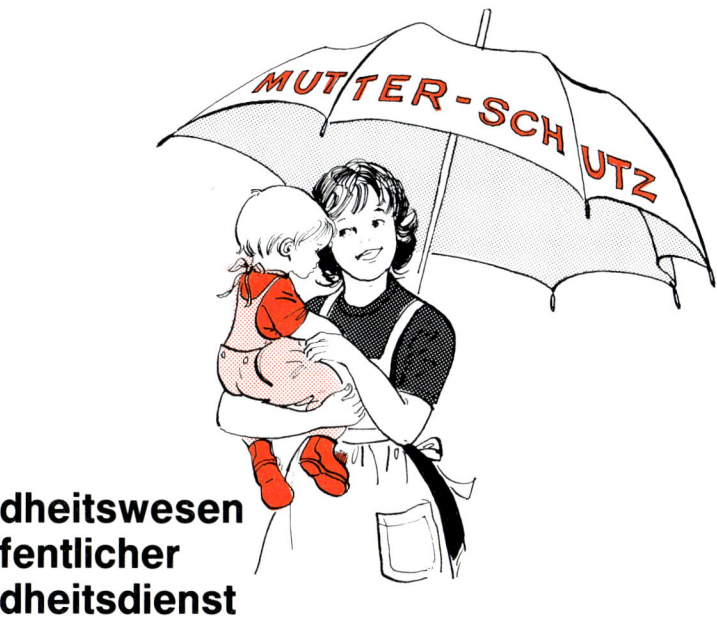

7.1 Gesundheitswesen und öffentlicher Gesundheitsdienst

Im Gesundheitswesen unseres Staates arbeiten auf dem Gebiet der Gesundheit zahlreiche staatliche und nichtstaatliche Behörden zusammen. Dazu zählen unter anderem der öffentliche Gesundheitsdienst, die gesetzlichen und privaten Krankenkassen, die Rentenversicherung, die freien gemeinnützigen Verbände (z. B. DRK, Diakonisches Werk, Caritas), die Ärztekammern. Die eigentliche praktische Arbeit liegt in den Händen untergeordneter Einrichtungen des Gesundheitswesens wie Krankenhäusern, Arztpraxen und Gesundheitsämtern.

Die staatlichen Gesundheitsbehörden werden als **öffentlicher Gesundheitsdienst** zusammengefaßt. Neben bürokratischen Funktionen der Rechtssetzung (z. B. Entwicklung von Gesetzesvorlagen durch das Bundesgesundheitsministerium, Rechtsaufsicht über medizinische Berufe) und der Verwaltung bestehen ihre praktischen Aufgaben vor allem in der Abwehr gesundheitlicher Gemeingefahren (z. B. Seuchen) und der Gesundheitshilfe. Die praktischen Aufgaben, die von den Gesundheitsämtern durchgeführt werden, bestehen in erster Linie in der

— Überwachung und Förderung der allgemeinen Orts- und Umwelthygiene (z. B. Überwachung von Schwimmbädern) einschließlich der Lebensmittelüberwachung (z. B. in Gaststätten, Kantinen, Schlachthäusern)

— Bekämpfung übertragbarer Krankheiten einschließlich Desinfektionen, Impfungen und Überwachung von Bakterienträgern

— Durchführung der Gesundheitshilfe

7.2 Gesundheitshilfe für Mütter und Schwangere

7.2.1 Vorsorgeuntersuchung in der Schwangerschaft

Obwohl die Schwangere für die Vorsorgeuntersuchungen von der Arbeit freigestellt wird und die Kosten von der Krankenkasse übernommen werden, nehmen nur etwa ein Drittel aller werdenden Mütter an den regelmäßigen Kontrolluntersuchungen durch den Frauenarzt teil. Diese Untersuchungen sind für die Schwangere und ihr Kind außerordentlich wichtig, da durch sie die Mütter- und Säuglingssterblichkeit auf ein Minimum gesenkt werden kann. Bei Schwangeren, die sich nicht ärztlich betreuen lassen, ist die Säuglingssterblichkeit doppelt so hoch wie bei Schwangeren, die regelmäßig an den Kontrolluntersuchungen teilnehmen.

Von Beginn der Schwangerschaft an sollte sich die werdende Mutter alle 4 Wochen, in den letzten 2 Monaten sogar alle 14 Tage, untersuchen lassen. Das gilt ganz besonders für Schwangere, die an einer bereits bestehenden Erkrankung leiden (z. B. Herz-, Nieren-, Zucker-, Bluterkrankung) und als Risikofälle einer noch intensiveren Überwachung bedürfen.

Neben der Kontrolle der kindlichen Herztöne, der Feststellung des Gebärmutterstandes und des Leibesumfanges werden regelmäßig die Gewichtszunahme und der Blutdruck kontrolliert (eine zu starke Gewichtszunahme und ein erhöhter Blutdruck können beginnende Schwangerschaftserkrankungen anzeigen). Außerdem werden regelmäßig Blut- und Urinuntersuchungen vom Arzt vorgenommen.

Bei Auftreten von Blutungen, Abgang von Fruchtwasser, vorzeitigem Wehenbeginn, bei starken Kopfschmerzen oder Augenflimmern (eventuell Zeichen einer schwerwiegenden Schwangerschaftserkrankung) muß die Schwangere sofort den Arzt aufsuchen.

Jede werdende Mutter bekommt einen Mutterpaß, in den fortlaufend alle Ergebnisse der ärztlichen Untersuchungen eingetragen werden. Er enthält außerdem Angaben über die Blutgruppe, den Rhesusfaktor und alle wesentlichen druchgemachten oder noch bestehenden Krankheiten. Die Schwangere sollte den Mutterpaß stets bei sich tragen, da er bei einem Notfall für Mutter und Kind lebenswichtig sein kann.

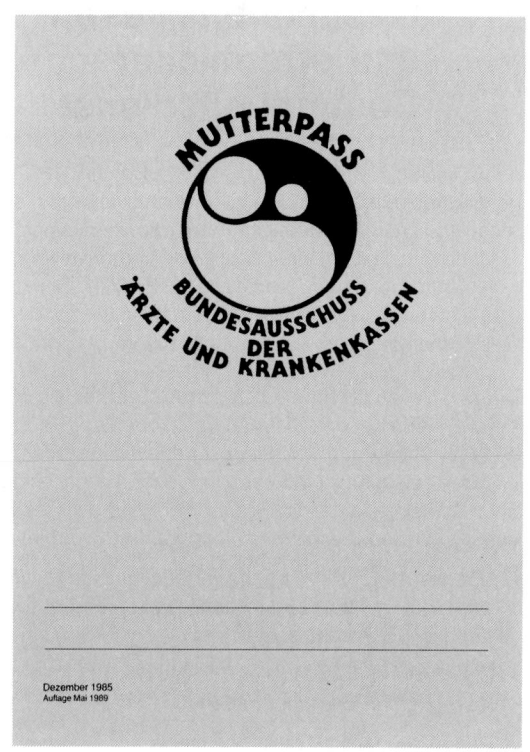

7.2.2 Mutterschutzgesetz

Das Mutterschutzgesetz gilt für Arbeitnehmerinnen, die in einem Arbeitsverhältnis stehen, nicht aber für Hausfrauen und Selbständige.

Am **Arbeitsplatz** gelten für die Schwangeren bestimmte Schutzbestimmungen, für deren Ausführung der Arbeitgeber zu sorgen hat:

> Nach Ablauf des 5. Monats dürfen werdende Mütter nicht länger als 4 Stunden stehend beschäftigt werden.
>
> Sie dürfen nicht mit schweren körperlichen Arbeiten und nicht mit Arbeiten beschäftigt werden, bei denen sie schädlichen Einwirkungen von gesundheitsgefährdenden Stoffen oder Strahlen, Staub, Gasen oder Dämpfen, Hitze, Kälte oder Nässe, Erschütterungen oder Lärm ausgesetzt sind.
>
> Verboten sind alle Arbeiten im Akkord und am Fließband.
>
> Werdende Mütter dürfen nicht mit Mehrarbeit, nicht mit Nachtarbeit zwischen 20.00 und 6.00 Uhr und nicht an Sonn- und Feiertagen beschäftigt werden.

Die meisten dieser Bestimmungen gelten auch für **stillende Mütter.**

Ab 6 Wochen vor der Geburt darf jede werdende Mutter zu Hause bleiben. Die **Schutzfrist** endet erst 8 Wochen nach der Entbindung. Bei einer Frühgeburt oder einer Mehrlingsgeburt verlängert sich der Zeitraum um weitere 4 Wochen. Während der Schutzfrist erhält die Schwangere Mutterschaftsgeld in Höhe des bisherigen Lohnes von der Krankenkasse. Sie muß allerdings zwischen dem 10. und 4. Monat vor der Geburt für mindestens 12 Wochen krankenversicherungspflichtig gewesen sein und zu Beginn der Schutzfrist noch in einem Arbeitsverhältnis gestanden haben.

Nach der achtwöchigen Schutzfrist kann die Mutter weiterarbeiten oder aber bis zur Vollendung des **18. Lebensmonats** des Kindes **Erziehungsurlaub** beanspruchen. Eheleute können sich beim Erziehungsurlaub einmal abwechseln. Die Mutter sorgt z. B. die ersten 9 Monate, der Vater die restlichen Monate für das Kind.

Die Zahlung des Erziehungsgeldes von 600,– DM monatlich für 1 Jahr setzt voraus, daß der Elternteil, der das Kind betreut, nicht voll erwerbstätig ist. Teilzeitbeschäftigung mit weniger als 19 Stunden in der Woche ist jedoch zulässig.

Kündigungsschutz besteht von Beginn der Schwangerschaft bis zum Ende der Mutterschutzfrist. Wenn die Mutter Erziehungsurlaub nimmt, dauert der Kündigungsschutz bis zur Vollendung des 18. Lebensmonats des Kindes an. Väter, die Erziehungsurlaub beanspruchen, haben ebenfalls Kündigungsschutz.

7.2.3 Schwangerschaftsabbruch

Am 21. Juni 1976 ist ein neues Gesetz zur **Reform des Paragraphen 218** in Kraft getreten. Auch nach dem neuen Gesetz ist der Abbruch der Schwangerschaft nur unter bestimmten Voraussetzungen erlaubt. Die Schwangere kann weiterhin bestraft werden, wenn sie den Schwangerschaftsabbruch illegal, also nicht von einem besonders zugelassenen Arzt, vornehmen läßt. Allerdings kann das Gericht von einer Strafe absehen, wenn sie sich in einer besonderen Bedrängnis befunden hat.

Eine wichtige Rolle bei der Reform des Paragraphen 218 spielt die Beratung. Ein erlaubter Eingriff darf erst nach einer **medizinischen und sozialen Beratung** erfolgen. Die medizinische Beratung muß durch einen Arzt erfolgen, der die Schwangere über mögliche gesundheitliche Risiken des Schwangerschaftsabbruchs aufklärt. Derselbe Arzt kann auch die soziale Beratung übernehmen, die allerdings auch in den anerkannten Beratungsstellen übernommen wird, in denen meist auch ein Arzt die gesamte Beratung übernimmt. Das Gespräch soll die Schwangere davor bewahren, möglicherweise voreilige Entschlüsse zu fassen. Deshalb wird sie unter anderem über die zur Verfügung stehenden öffentlichen und privaten Hilfen für Schwangere, Mütter und Kinder informiert. Es handelt sich insbesondere um solche Hilfen, die die Fortsetzung der Schwangerschaft und die Lage von Mutter und Kind erleichtern. Ohne soziale Beratung ist ein Schwangerschaftsabbruch nur erlaubt, wenn eine begründete Gefahr für das Leben oder die Gesundheit der Schwangeren besteht. Nach der Beratung muß der Arzt – es kann derselbe sein, der die medizinische Beratung übernommen hat – feststellen, ob eine Indikation (ausreichende Begründung) vorliegt und die Schwangerschaft daher abgebrochen werden darf. Liegt eine Indikation vor, so wird diese vom Arzt schriftlich begründet.

Frühestens 3 Tage nach der Beratung kann der Eingriff vorgenommen werden. Damit soll die Schwangere die Möglichkeit erhalten, ihren Entschluß noch einmal in Ruhe zu überdenken.

Der Eingriff darf nur in einer Klinik oder einer besonders hierfür zugelassenen Praxis vorgenommen werden. Der Arzt, der die Beratung und die Indikation für den Schwangerschaftsabbruch gestellt hat, darf diesen Eingriff nicht vornehmen, selbst wenn er die Möglichkeiten dazu hätte.

Beratung und Eingriff sind kostenlos. Sie werden von der Krankenkasse gezahlt.

Indikationen für einen Schwangerschaftsabbruch nach der Reform des Paragraphen 218:

Die medizinische Indikation: Die Schwangerschaft wird abgebrochen bei „Gefahr für das Leben" oder bei „Gefahr einer schwerwiegenden Beeinträchtigung des körperlichen und seelischen Gesundheitszustandes der Schwangeren", wenn „die Gefahr nicht auf eine andere für sie zumutbare Weise abgewendet werden kann".

Beispiel:

Eine 35jährige Frau leidet unter einem schweren, die Gesundheit beeinträchtigenden Herzfehler, der durch eine Operation nicht beseitigt werden kann. Eine Schwangerschaft würde ein hohes Risiko für ihre Gesundheit bedeuten. Die Schwangerschaft wird sofort abgebrochen. In einem solchen Fall ist eine Sterilisation dringend zu empfehlen.

Die eugenische oder kindliche Indikation: Die Schwangerschaft darf bis zur 22. Woche abgebrochen werden, wenn „dringende Gründe für die Annahme sprechen, daß das Kind infolge einer Erbanlage oder schädlicher Einflüsse vor der Geburt an einer nicht behebbaren Schädigung seines Gesundheitszustandes leiden würde, die so schwer wiegt, daß von der Schwangeren die Fortführung der Schwangerschaft nicht verlangt werden kann".

Beispiel:

Eine Schwangere hat bereits ein mongoloides Kind zur Welt gebracht. In der 15. Woche der Schwangerschaft (früher ist diese Untersuchung nicht möglich) bestätigt sich durch eine Fruchtwasseruntersuchung, daß die Frau erneut ein mongoloides Kind erwartet. Die Schwangerschaft wird auf Wunsch der Schwangeren abgebrochen.

Die kriminologische oder ethische Indikation: Die Schwangerschaft darf bis zur 12. Woche abgebrochen werden, „wenn nach ärztlicher Erkenntnis an der Schwangeren eine rechtswidrige Tat" zu einer Schwangerschaft geführt hat.

Beispiel:

Eine junge Frau wird vergewaltigt. Vier Wochen nach der Tat bestätigt der Arzt die Schwangerschaft. Auf Wunsch der Schwangeren wird die Schwangerschaft abgebrochen.

Die Notlagen-Indikation: Die Schwangerschaft darf bis zur 12. Woche abgebrochen werden, „wenn nach ärztlicher Erkenntnis der Abbruch der Schwangerschaft angezeigt ist, um von der Schwangeren die Gefahr einer Notlage abzuwenden, die so schwer wiegt, daß von der Schwangeren die Fortsetzung der Schwangerschaft nicht verlangt werden kann, und nicht auf eine andere, für die Schwangere zumutbare Weise abgewendet werden kann".

Beispiel:

Eine 13jährige Schülerin wird schwanger. Nach Aussage des beratenden Schulpsychologen ist das Mädchen weder seelisch noch geistig in der Lage, die Verantwortung für das Kind zu übernehmen. Er befürchtet, daß das Mädchen durch die Schwangerschaft schwer belastet und in ihrer Entwicklung gestört wird. Die Schwangerschaft darf abgebrochen werden.

7.2.4 Mütter- oder Elternschulen

In Kursen, die Gemeindeverwaltung, Gesundheitsämter oder Pfarrämter kostenlos durchführen, werden die künftigen Eltern auf ihre kommende Aufgabe vorbereitet. Sie erfahren dort, was für die Vorbereitung auf ein Kind wichtig ist, welche Ernährung für die werdende Mutter und ihr Kind am besten ist. Außerdem werden sie über die Schwangerenhygiene und die Pflege des Kindes informiert.

7.2.5 Mütter- und Familienberatung

Die Gesundheitsämter unterhalten Mütterberatungsstellen für Kleinkinder. Die Kinder werden dort im ersten Lebensjahr ärztlich untersucht. Hier erhält die Mutter auch Antwort auf alle Fragen, die sie und ihr Kind betreffen. Sie erhält Ratschläge zur Pflege und Ernährung.

In den meisten größeren Städten gibt es außerdem Beratungsstellen (z. B. PRO FAMILIA) für Schwangerschaftskonfliktberatung, Familienplanungsberatung, Sozial- und Sexualberatung.

7.2.6 Erziehungsberatung

Jedes Kind macht einmal eine schwierige Phase mit, die die Eltern überfordern kann. Bei manchen Kindern liegen Verhaltensstörungen vor, die einer Behandlung bedürfen.

Bei Erziehungsschwierigkeiten wenden sich die Eltern am besten an eine Erziehungsberatungsstelle, wo erfahrene Kinderpsychologen Hilfe bringen können. Eine frühzeitige ärztliche Betreuung ist besonders bei verhaltensgestörten Kindern wichtig, da sie gute Aussichten auf Erfolg hat und spätere schwer korrigierbare Fehlverhaltensweisen und seelische Fehlhaltungen vermeiden hilft.

Die Aufgaben der Erziehungsberatungsstellen sind:

▶ Klärung der Ursachen von Erziehungsschwierigkeiten und Klärung seelischer Störungen
▶ Einleitung der jeweils notwendigen heilpädagogischen, psychotherapeutischen oder medizinischen Maßnahmen.

Leider gibt es in der Bundesrepublik noch zu wenig Erziehungsberatungsstellen, so daß mit Wartezeiten gerechnet werden muß. Auskünfte erteilt das Jugendamt.

7.2.7 Genetische Beratung

Der Schwerpunkt der genetischen Beratung liegt auf dem Gebiet der Vorbeugung. In Fällen, bei denen eine Erkrankung festgestellt wird, kann die Beratung durch den Arzt gegebenenfalls weiteres Unheil verhüten. Die Beratung kann andererseits auch unbegründete Ängste zerstreuen. Für die Eltern eines behinderten Kindes ist es wichtig zu wissen, ob das Risiko einer erneuten Behinderung bei einem weiteren Kind besteht und wie hoch das Risiko bei Vorliegen einer Erbkrankheit ist. Auch das Erkrankungsrisiko für die Nachkommen der Geschwister des behinderten Kindes oder für mögliche Nachkommen des behinderten Kindes selbst sind für die Betroffenen von großem Interesse.

Die Verantwortung der Entscheidung, bei hohem Erkrankungsrisiko gegebenenfalls auf Kinder zu verzichten, liegt allein bei den Ehepartnern. Der beratende Arzt kann lediglich Entscheidungshilfe leisten.

Eine weitere wichtige Aufgabe der Beratung ist, den Betroffenen Schuldgefühle zu nehmen. Diesen Menschen muß klargemacht werden, daß nachteilige Erbanlagen im Erbgut jedes Menschen vorhanden sind, glücklicherweise aber in der Regel nicht in Erscheinung treten.

In zahlreichen Fällen ist jedoch die Angst vor einem erneuten Auftreten der Störung unbegründet. Oft wird fälschlicherweise angenommen, daß eine angeborene Störung gleichbedeutend ist mit Erbkrankheit. Viele angeborene Fehlbildungen oder Fehlentwicklungen entstehen erst im Laufe der Schwangerschaft (z. B. durch Infektionen, Medikamente). Sauerstoffmangel kurz vor oder während der Geburt ist ebenfalls eine häufige Ursache für spätere Entwicklungsstörungen. Bei den in der Schwangerschaft oder bei der Geburt erworbenen Schädigungen besteht nicht die Gefahr einer Wiederholung.

Der Bedarf an genetischer Beratung ist groß (geschätzt werden etwa 40 000 Beratungsfälle pro Jahr). Diese wird jedoch noch viel zuwenig in Anspruch genommen. Das liegt zum Teil an der Unkenntnis der Betroffenen, zum Teil aber auch an dem Mangel an Beratungsstellen, die zur Zeit noch allzusehr auf Universitätsinstitute beschränkt sind.

7.2.8 Soziale Hilfen

Die sozialen Hilfen für werdende Mütter und ihr Kind sind in den letzten Jahren deutlich verbessert worden, obwohl noch manche Wünsche offenbleiben. Befindet sich eine Schwangere in einer Notsituation, so sollte sie sich über soziale Hilfen informieren (PRO FAMILIA, Sozialamt, Jugendamt, Gemeindeamt). Neben finanziellen Unterstützungen (z. B. Wohngeld, Sozialhilfe) bestehen Möglichkeiten einer Unterbringung des Kindes. Ist die Mutter berufstätig, kann das Kind tagsüber in einer Kinderkrippe untergebracht werden. Kann die Mutter das Kind nicht bei sich behalten, so ist eine Heimunterbringung möglich, die allerdings für die seelische Entwicklung des Kindes die schlechteste aller Lösungen darstellt. Die Freigabe zur Adoption kann in bestimmten Fällen für das Kind eine gute Lösung sein, mit Sicherheit eine weit bessere Lösung als die Unterbringung im Heim.

Wenn die Mutter eines Kinder unter 8 Jahren oder eines behinderten Kindes ins Krankenhaus muß oder zur Kur fährt, kann die Krankenkasse – sofern es keine andere Möglichkeit gibt – die Kosten für die vorübergehende Anstellung einer Haushaltshilfe übernehmen (Auskunft erteilt die Krankenkasse oder das Sozialamt). Wenn beide Elternteile berufstätig sind und ein Kind (unter 8 Jahren) erkrankt ist, kann ein Elternteil für die Pflege und Betreuung des Kindes der Arbeit fernbleiben, wenn keine andere Lösung möglich ist. In diesem Fall zahlt die Krankenkasse ein Krankengeld (für jedes Kind höchstens 5 Arbeitstage im Kalenderjahr).

Über weitere soziale Hilfen informieren die Beratungsstellen folgender Einrichtungen: PRO FAMILIA, Sozialamt, Jugendamt, Krankenkasse oder Arbeitsamt.

7.3 Gesundheitshilfe für Säuglinge, Kleinkinder, Schulkinder und Jugendliche

7.3.1 Vorsorgeuntersuchungen beim Säugling und beim Kleinkind

Jedes Kind hat bis zum 4. Lebensjahr Anspruch auf insgesamt 8 Vorsorgeuntersuchungen. Sie dienen zur Früherkennung von Erkrankungen, die eine normale körperliche oder geistige Entwicklung des Kindes beeinträchtigen könnten. Die Vorsorgeuntersuchungen können für die Gesundheit und das spätere Leben des Kindes von größter Wichtigkeit sein.

Kinderärzte haben festgestellt, daß in der frühzeitigen Behandlung in den ersten Lebensjahren eine einzigartige und unwiederbringliche Chance zur Besserung oder sogar zur Heilung bestimmter gesundheitlicher Störungen oder Fehlentwicklungen besteht.

Erkrankungen, die eine normale geistige und körperliche Entwicklung in besonderem Maße gefährden und auf die der Kinderarzt besonders achtet, sind unter anderem: Gehirnschädigungen, Hör- und Sehstörungen, angeborene Zuckerkrankheit, angeborene Fehlbildungen an Hüftgelenken und Gliedmaßen, Harnwegsinfektionen, Stoffwechselstörungen. Auch die allgemeine körperliche und geistige Entwicklung des Kindes wird vom Arzt überprüft.

Bei der Geburt erhält die Mutter ein Untersuchungsheft für Kinder, in das der Arzt die jeweiligen Untersuchungsergebnisse einträgt.

Untersuchungsheft für Kinder

Name: GRAF

Vorname: Theresa

Geburtstag: 2.3.78 14⁴⁵

Straße:

Wohnort:

Bringen Sie Ihr Kind zur Untersuchung:

U2	3. – 10. Lebenstag	vom:	bis:
U3	4. – 6. Lebenswoche	vom:	bis:
U4	3. – 4. Lebensmonat	vom:	bis:
U5	6. – 7. Lebensmonat	vom:	bis:
U6	10. – 12. Lebensmonat	vom:	bis:
U7	21. – 24. Lebensmonat	vom:	bis:
U8	3½. – 4. Lebensjahr	vom:	bis:

Diese **Untersuchungstermine** sollten Sie im Interesse Ihres Kindes **bitte genau einhalten.**

Beachten Sie bitte **weitere wichtige Hinweise** auf der **folgenden Seite.**

Zeitpunkt der Untersuchung:

1. Untersuchung: Neugeborenen-Erstuntersuchung unmittelbar nach der Geburt
2. Untersuchung: Basisuntersuchung des Neugeborenen zwischen dem 5. und 10. Lebenstag vor der Entlassung aus der Klinik
3. Untersuchung: 4. bis 6. Lebenswoche
4. Untersuchung: 3. bis 4. Monat
5. Untersuchung: 6. bis 7. Monat
6. Untersuchung: 10. bis 12. Monat
7. Untersuchung: 21. bis 24. Monat
8. Untersuchung: 3½ bis 4. Lebensjahr

7.3.2 Untersuchungen für die Aufnahme in den Kindergarten

Vor der Aufnahme in den Kindergarten muß jedes Kind vom Arzt untersucht werden. Als Aufnahmeuntersuchung wird auch die letzte Untersuchung aus dem Vorsorgeprogramm anerkannt.

7.3.3 Schuluntersuchungen

In der Schulgesundheitspflege ist man immer mehr bemüht, von der Untersuchung im Laufe des ersten Schuljahres abzukommen und eine Einschulungsuntersuchung der Kinder vor dem ersten Schultag durchzuführen.

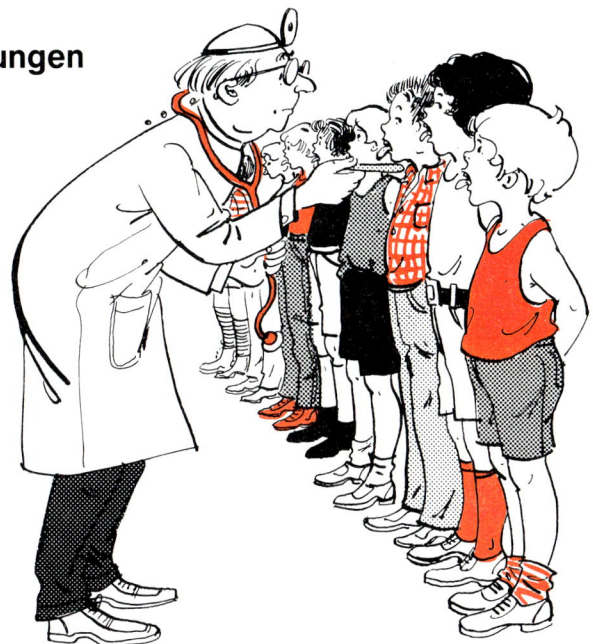

Die Aufgaben der Schulgesundheitspflege bestehen unter anderem aus folgenden Untersuchungen:

▶ Überprüfung und Ermittlung des körperlichen und geistigen Entwicklungsstandes (Schulfähigkeitsuntersuchungen möglichst vor der Einschulung) und gegebenenfalls Überweisung behinderter Kinder in geeignete Sonderschulen

▶ Erfassung vorübergehender und beeinflußbarer Schwächen, Störungen, Gebrechen

▶ Ärztliche Untersuchungen der Schüler während der weiteren Schulzeit

Durch diese Kontrollen sollen möglichst frühzeitig inbesondere Störungen erkannt werden, die im späteren Leben zu echten gesundheitlichen Schäden führen, die aber durch frühzeitige Behandlung gebessert oder sogar geheilt werden können: Seh- und Hörstörungen, Haltungsschwächen und Haltungsfehler, Fußschwächen, Sprachfehler, Zahnschäden, Verhaltensstörungen.

Wünschenswert wäre eine jährliche schulärztliche Kontrolle der Kinder während der gesamten Schulzeit. Untersuchungen im 4. Schuljahr sind als Mindestforderung anzusehen.

Bei der Schulentlassungsuntersuchung wird die Arbeitsfähigkeit untersucht, und gegebenenfalls werden durch den Arzt Ratschläge zur Berufswahl unter Berücksichtigung der Reifeentwicklung und körperlichen Eignung unterbreitet.

7.3.4 Erholungsverschickung für Kinder

Im Rahmen der Gesundheitsvorsorge im Kindesalter nimmt die Verschickung eine wichtige Stellung ein.

Es werden dabei unterschieden:

Die Heilverschickung ist für kranke Kinder gedacht, die zur Ausheilung ihrer Erkrankungen (z. B. rheumatische Erkrankungen, Tuberkulose, Asthma, Wirbelsäulenschädigungen) in geeignete Sanatorien und Kurheime verschickt werden.

Die Genesungsverschickung ist zur Erholung und Kräftigung nach Erkrankungen sowie zur allgemeinen Kräftigung für konstitutionsschwache Kinder gedacht.

Die Erholungsverschickung berücksichtigt weniger körperliche als vielmehr soziale Gesichtspunkte.

Wegen des sich oftmals einstellenden Heimwehs hat die Verschickung von Kleinkindern nicht immer die gewünschte Wirkung und ist deshalb in diesem Alter nur in dringenden und gesundheitlich notwendigen Fällen zu empfehlen. Als echte Alternative zur Verschickung bietet sich in vielen größeren Städten die **Stadtranderholung** an. Diese Form der Erholung bietet Stadtkindern ausreichende Bewegung an frischer und sauberer Luft, ohne daß sie über längere Zeit völlig von der Familie getrennt werden müssen.

Verschickungen werden von den Gesundheitsämtern eingeleitet und von konfessionellen Institutionen, dem DRK, der Arbeiterwohlfahrt oder von kommunalen Wohlfahrtsverbänden und Jugendämtern durchgeführt.

7.4 Hilfen für Behinderte

Eine wesentliche Grundlage der Hilfen für Behinderte bietet das **Bundessozialhilfegesetz**. Danach haben die Behinderten und die von einer Behinderung bedrohten Personen einen Anspruch auf Eingliederungshilfe. Der Träger der Sozialhilfe hat so früh wie möglich einen Gesamtplan zur Durchführung der einzelnen Maßnahmen in Zusammenarbeit mit dem Gesundheitsamt aufzustellen. Die Beratung und Betreuung Behinderter erfolgt durch die Gesundheitsämter. Auch die Sozialämter, die Selbsthilfeorganisationen der Behinderten, die Wohlfahrtsverbände sowie die Sondereinrichtungen für Behinderte geben Auskunft.

Neben staatlichen Einrichtungen befassen sich mit der Behindertenhilfe auch die Verbände der freien Wohlfahrtspflege wie Caritasverband, Diakonisches Werk, Arbeiterwohlfahrt, Deutscher Paritätischer Wohlfahrtsverband, Deutsches Rotes Kreuz sowie Verbände der Selbsthilfe wie die Interessen- oder Elternverbände (z. B. Bundesvereinigung „Lebenshilfe für geistig Behinderte", Bundesarbeitsgemeinschaft „Hilfe für Behinderte"). Auskünfte erteilen die Gesundheitsämter.

Aufgabe der Eingliederung ist es,

▶ eine drohende Behinderung zu verhüten,

▶ eine vorhandene Behinderung oder deren Folgen zu beseitigen oder zu mildern,

▶ dem Behinderten die Teilnahme am Leben in der Gemeinschaft zu ermöglichen bzw. zu erleichtern. Dazu gehört vor allem, dem Behinderten die Ausübung eines angemessenen Berufes oder einer sonstigen angemessenen Tätigkeit zu ermöglichen oder ihn wenigstens von Pflege unabhängig zu machen.

Hilfen können ohne Rücksicht auf die Ursache der Behinderung erhalten:

Personen mit körperlichen Behinderungen
Personen, die blind oder wesentlich sehbehindert sind
Personen mit Gehörschäden oder Sprachstörungen
Personen, die geistig behindert sind
Personen mit seelischen Behinderungen oder Störungen
Personen, bei denen eine der genannten Behinderungen einzutreten droht

Welche Hilfen gewährt werden, richtet sich ganz nach den Erfordernissen des Einzelfalles. Je nach Erfordernis kommen ärztliche, vorschulische, schulische, berufliche oder sonstige Eingliederungsmaßnahmen in Betracht:

Hilfen für ärztliche Behandlung oder vom Arzt verordnete Maßnahmen (z. B. orthopädische Behandlungen, Massagen, Krankengymnastik, Beschäftigungstherapie, Bäder, sprachpädagogische Übungen)

Hilfen für die Versorgung mit Körperersatzstücken sowie mit orthopädischen oder anderen Hilfsmitteln

Hilfen für eine Förderung behinderter Kinder im vorschulischen Alter (z. B. Sonderkindertagesstätten)

Hilfen für eine angemessene Schulbildung (Sonderschulen für bildungsschwache Kinder und Jugendliche, Sonderschulen für körperbehinderte Kinder, Hausunterricht)

Hilfen für die berufliche Ausbildung, Fortbildung oder Umschulung

Hilfen für die Ausbildung zu einer sonstigen angemessenen Tätigkeit, wenn wegen der Schwere der Behinderung eine berufliche Ausbildung nicht möglich ist (z. B. Werkstätten für Behinderte)

Hilfen für die Erhaltung oder Erlangung eines geeigneten Platzes im Arbeitsleben

Hilfen für die Sicherung des Lebensunterhaltes des Behinderten und, soweit nötig, seiner Angehörigen

Hilfen für die Unterbringung in einem Heim oder einer Anstalt

---

Anregungen zur weiteren Vertiefung

1. Aus welchem Grund werden die Vorsorgeuntersuchungen in der Schwangerschaft als so wichtig erachtet?
2. Welchen Sinn haben die Vorsorgeuntersuchungen beim Säugling und Kleinkind?
3. Halten Sie es für wichtig, daß werdende Eltern vor der Geburt ihres ersten Kindes Mütter- oder Elternschulen besuchen? Begründen Sie Ihre Antwort.

8 AIDS

8.1 Einführung

AIDS ist die englische Abkürzung des Begriffs „Acquired Immune Deficiency Syndrome" und bedeutet erworbenes Immunschwäche-Syndrom[1]. Es handelt sich um eine Infektionskrankheit durch ein Virus, das in der medizinischen Fachsprache HIV (Human Immunodeficiency Virus) genannt wird. Erstmals wurde AIDS im Jahre 1981 in den USA als neue Infektionskrankheit erkannt. Man vermutet, daß das Virus aus Zentralafrika über Haiti in die USA gelangte. Wie um das Jahr 1500 die Syphilis (Matrosen des C. Kolumbus brachten den Erreger aus dem neuentdeckten Kontinent nach Europa) so breitete sich auch AIDS in wenigen Jahren über die ganze Erde aus und löste ein Gefühl der Angst und der Machtlosigkeit aus.

1983 wurde als Erreger ein Retro-Virus entdeckt. Es befällt vor allem das Abwehrsystem des Körpers. Es dringt bevorzugt in spezialisierte Abwehrzellen – sogenannte „T 4-Helfer-Lymphozyten" – ein und zerstört sie schließlich.[2] Die T 4-Lymphozyten sind diejenigen weißen Blutzellen, die auf die Erkennung und die anschließende Einleitung der Bekämpfung eingedrungener Krankheitskeime spezialisiert sind. Der Befall der T 4-Lymphozyten und ihre zunehmende Zerstörung führt schließlich zu einer schweren Funktionsstörung des gesamten Abwehrsystems (Immunsystem). Der Zusammenbruch der körpereigenen Abwehr schwächt den Organismus am Ende derart, daß zahlreiche Krankheitserreger (sogenannte „opportunistische Erreger"), die sonst vom Körper in aller Regel wirksam bekämpft werden können, zu schwersten lebensbedrohlichen Infektionen führen (vor allem Lungenentzündungen, Gehirnentzündungen; siehe 1.2.1). Auch durch sonst üblicherweise wirksame Medikamente sind diese Infektionen kaum mehr zu beherrschen.

Das Virus hat die fatale Eigenschaft, seine Eiweißhülle ständig zu verändern (durch Mutation). Dadurch ist es bis heute nicht möglich, einen wirksamen Impfstoff zu entwickeln (wirksame Antikörper richten sich vor allem gegen die Virushülle. Eine Veränderung der Eiweißhülle führt dazu, daß die z. B. durch eine Impfung gebildeten Antikörper nun nicht mehr ausreichend wirken können).

Wissenschaftler in aller Welt suchen z. Z. intensiv nach Möglichkeiten, das Virus zu „überlisten".

Erste bescheidene Erfolge zeichnen sich ab. Es ist jedoch offensichtlich, daß auch in fernerer Zukunft die Medizin allein zur Bekämpfung der Seuche nicht imstande ist.

Das AIDS-Virus wird fast immer durch infiziertes Blut oder infiziertes Sperma übertragen.

---

[1] Syndrom: Beschwerdebild

[2] Detailliertere Angaben über das Prinzip der Virus-Infektion siehe 3.1.2

8.2 Übertragungswege

Häufige Übertragungswege: Das AIDS-Virus wird bei etwa 4 von 5 Infizierten im Rahmen sexueller Handlungen übertragen. Die Infektion geschieht fast ausschließlich über Blut und Sperma, aber auch – wenn auch weniger häufig – über Scheidensekret sowie im rektalen Milieu (After). Blut oder Sperma des Infizierten gelangen durch Verletzungen, auch durch kaum sichtbare Schleimhautverletzungen, wie sie beim Geschlechtsverkehr nicht selten sind, in die Blutbahn des noch gesunden Partners. Ungeschützter Sexualverkehr zwischen Männern (Analverkehr) ist dabei wegen der größeren Wahrscheinlichkeit kleinster Schleimhautverletzungen gefährlicher als ungeschützter Kontakt zwischen Mann und Frau.

Einen häufigen Übertragungsweg stellt die Infektion über das frische Blut an der Nadel und in der Spritze von **Fixern** dar. Die Übertragung des Virus durch **Blutkonserven** vor allem bei Blutern war in der Bundesrepublik Deutschland bis zum Oktober 1985 eine häufige Infektionsquelle. Durch das regelmäßige Überprüfen von Blutspendern und Blutkonserven ist dieser Infektionsweg seither weitestgehend ausgeschlossen.

Die Übertragung des Virus von infizierten Müttern auf ihre Kinder während der **Schwangerschaft** oder während der **Geburt** ist relativ häufig. Die Wahrscheinlichkeit einer solchen Infektion liegt bei 30 bis 50 %.

Seltene Übertragungswege: In einigen wenigen Fällen ist die Übertragung durch **Muttermilch** beim Stillen nachgewiesen worden. Eine Infektion durch **Speichel** ist bisher nicht belegt (die Konzentration des Virus im Speichel ist sehr gering). Die WHO[1] hält jedoch ein „theoretisches Risiko" beim Zungenküssen für möglich. Es sind zwei Fälle bekannt, in denen Küssen als einziger möglicher Übertragungsweg angegeben wurde (vermutlich durch dabei aufgetretene Kleinstverletzungen der Mund- und Zungenschleimhaut). Die Wahrscheinlichkeit von Übertragungen durch Bißverletzungen, wie sie vor allem bei Kindern häufiger vorkommen, ist äußerst gering, jedoch grundsätzlich möglich (in der Bundesrepublik Deutschland wurde ein Fall bekannt, in dem ein HIV-positives Kind seinen Bruder durch eine Bißverletzung infizierte; Wahnetal).

Das Virus wird auch in der Tränenflüssigkeit und im Urin in geringer Konzentration gefunden. Eine Infektion auf diesem Wege ist jedoch äußerst unwahrscheinlich und bisher noch nie nachgewiesen worden.

Keine Übertragung: Außerhalb des menschlichen Körpers ist das AIDS-Virus nur für kurze Zeit lebensfähig. Die üblichen Desinfektionsmittel oder Erhitzung (z. B. in der Waschmaschine, Geschirrspülmaschine) bewirken sein schnelles Absterben. Nach allen bisherigen Erkenntnissen und Erfahrungen ist davon auszugehen, daß die folgenden Infektionswege auszuschließen sind:

– die üblichen Körperkontakte wie Händeschütteln, Umarmungen, sanftes Küssen;
– Berühren von Kleidungsstücken Infizierter, gemeinsamer Gebrauch von gespültem Eßgeschirr und Eßbesteck;
– Lebensmittel, Getränke;
– Atemluft, Husten oder Niesen (Tröpfcheninfektion ist nicht möglich);
– gemeinsame Benutzung von Toiletten, Bädern usw.;
– es gibt keine Hinweise dafür, daß Stechmücken oder Fliegen das Virus übertragen können.

---

[1] WHO: World Health Organization (Weltgesundheitsorganisation)

8.3 Häufigkeit

Weltweit sind nach Schätzungen der WHO[1] 5 bis 10 Millionen Menschen mit dem AIDS-Virus infiziert, davon mehr als die Hälfte in Afrika. In einigen Teilen Afrikas (z. B. im nördlichen Teil Tansanias) ist bereits jeder 3. Erwachsene angesteckt. Etwa 150 000 Menschen leiden weltweit an dem voll ausgebildeten Krankheitsbild. Es muß mit einer Dunkelziffer von etwa 100 % gerechnet werden (d. h., daß man von einer doppelt so hohen Zahl Erkrankter ausgehen muß).

AIDS-Erkrankungen: In der Bundesrepublik Deutschland wurden vom 1. 1. 1982 bis zum 1. 12. 1988 insgesamt 2779 AIDS-Erkrankungen registriert. Die überwiegende Mehrheit wurde aus den Großstädten Berlin, Frankfurt, München und Hamburg gemeldet. Derzeit verdoppelt sich die Zahl der AIDS-Kranken etwa alle 15 Monate. Die meisten AIDS-Erkrankungen finden sich in der Altersgruppe zwischen 20 und 50 Jahren (ca. 85 %). Etwa 6 % sind Frauen. Der Anteil der Frauen nimmt derzeit besonders stark zu (die Zahl der noch nicht AIDS-kranken, aber bereits HIV-infizierten Frauen lag 1988 in Frankfurt bei einem Anteil von 27 % aller dort gemeldeten Infizierten). Von den AIDS-kranken Frauen sind über die Hälfte Fixerinnen, ca. 17 % gehören der Gruppe der heterosexuellen[1] Partner von Risikogruppen an (Partnerinnen von bisexuellen Männern, Fixern und Blutern).

HIV-Infizierte: Die Zahl der Infizierten (d. h. der noch nicht an AIDS erkrankten HIV-positiven Personen) in der Bundesrepublik Deutschland wird auf rund 100 000 geschätzt. Die Bevölkerungsgruppe der Homosexuellen, Bisexuellen, Fixer, Zuhälter und Prostituierten ist besonders stark gefährdet, sich mit dem Virus zu infizieren (sog. **Risikogruppen**).

Genaue Zahlen über die Häufigkeit Infizierter in den genannten Risikogruppen liegen nicht vor. Eine Untersuchung in der Vollzugsanstalt Stuttgart im Jahre 1986 (etwa 1800 Häftlinge ließen sich freiwillig untersuchen), die allerdings nicht verallgemeinert und ohne weiteres auf das gesamte Bundesgebiet übertragen werden kann, deutet jedoch auf den besonders hohen Gefährdungsgrad dieser Risikogruppen hin. Von den männlichen Fixern waren 35 % HIV-positiv, von den Fixerinnen ca. 50 %. Bei der Gruppe der Homosexuellen und Bisexuellen lag der Anteil bei ca. 10 %.

Homo- und bisexuelle Männer sind z. Z. zahlenmäßig noch mit Abstand am häufigsten betroffen, gefolgt von Fixern und Blutern (Bluterkrankheit oder Häomophilie: Nur beim männlichen Geschlecht auftretende, erbliche Störung der Blutgerinnung. Schon bei geringfügigen Verletzungen können z. T. bedrohliche Blutungen auftreten).

Häufigkeitsverteilung AIDS-Erkrankter nach Risikogruppen
(Zahlen des Bundesgesundheitsamtes, Stand 31. 12. 1988)

Risikogruppen	Anteil an der Gesamtzahl
1. Homo- oder bisexuelle Männer	72 %
2. Fixer/Fixerinnen	10 % (6,5 % Fixer, 3,5 % Fixerinnen)
3. Bluter	5 %
4. Heterosexuelle mit Partnern 1. bis 3.	3 % (2 % männlich, 1 % weiblich)

Gesamtzahl AIDS-Erkrankungen vom 1. 1. 1982 bis 31. 12. 1988: 2779

---

[2] Heterosexualität: die übliche auf das andere Geschlecht gerichtete Sexualität

Schwangere: Die Häufigkeit einer AIDS-Infektion in der Schwangerschaft ist regional sehr unterschiedlich und dürfte, abhängig vom Wohnort, zwischen 0 % und 1,5 % liegen (vor allem in den o. g. Großstädten wie Berlin oder Frankfurt ist der Anteil besonders hoch).

8.4 Krankheitszeichen

Erstinfektion: Wenige Wochen nach der Ansteckung kann es zum Auftreten kurzfristiger grippeähnlicher Beschwerden, gelegentlich auch zu Gelenkschmerzen, Lymphknotenvergrößerungen, Erbrechen und Durchfall kommen. Häufig treten jedoch keinerlei Beschwerden auf.

3 Wochen bis 6 Monate nach der Ansteckung kann durch eine Laboruntersuchung des Blutes (AIDS- oder HIV-Test) nachgewiesen werden, daß eine Infektion mit dem Virus vorliegt.

In der Regel jahrelang (bis zu 10 Jahren) nach der Ansteckung sind die Betroffenen beschwerdefrei. Sie sind noch nicht an AIDS erkrankt, aber sie tragen das Virus in sich und sind ansteckend (Gruppe der **Infizierten**). Fast immer kommt es schließlich zum Ausbruch der eigentlichen AIDS-Erkrankung.

AIDS-Erkrankung: Bei etwa 40 % der Erkrankten entwickeln sich neurologische Beschwerden durch den Mitbefall der Nerven- und Gehirnzellen. Im Laufe von Wochen bis Monaten kommt es häufig zu Lähmungserscheinungen, starker Gangunsicherheit und Verwirrtheitszuständen. Infolge des Zusammenbruchs der Körperabwehr rufen Erreger, die bei intaktem Immunsystem gefahrlos sind, schwere Erkrankungen hervor, wie z. B. die Pneumocystis carinii-Lungenentzündung (der Erreger ist der Einzeller Pneumocystis carinii) oder die Candida-Lungenentzündung (eine Pilzinfektion). Häufig treten bösartige Tumoren der Haut (KAPOSI-Sarkom) auf.

Die Sterblichkeit liegt bei der AIDS-Erkrankung sehr hoch. Nur etwa 10 % aller Kranken überleben 3 Jahre. Man muß davon ausgehen, daß nahezu alle AIDS-Patienten an ihrer Erkrankung sterben.

8.5 Vorbeugende Maßnahmen

8.5.1 Schutzmaßnahmen im Alltag
(siehe auch 8.2: keine Übertragung)

Man sollte grundsätzlich keine Gegenstände, die leicht mit frischem Blut verunreinigt werden können, mit anderen Personen gemeinsam benutzen: z. B. Zahnbürste, Rasierapparat oder Rasiermesser, Nagelschere, Nagelfeile.

8.5.2 Schutzmaßnahmen beim Sexualverkehr

Kein Schutz ist notwendig, wenn keiner der Partner HIV-infiziert ist und sich die Partner treu sind.

Nichtinfizierte sollten sich beim Sexualverkehr mit Partnern, von denen sie nicht sicher sind, ob diese infiziert sind, entweder durch die Benutzung eines Kondoms schützen oder aber auf Verkehr ganz verzichten. Der dringend zu empfehlende *Kondomschutz* vermindert die Infektionsgefahr sehr deutlich, einen 100%igen Schutz kann er jedoch nicht gewährleisten. Es stellt somit einen *Mindestschutz* dar.

8.5.3 Schutzmaßnahmen für Fixer

Fixer sollten Spritzen und Nadeln grundsätzlich nur für den Eigengebrauch verwenden und niemals weiterreichen.

8.6 AIDS bei Kindern und Jugendlichen

Die Zahl der an AIDS erkrankten Kinder und Jugendlichen bis zum 16. Lebensjahr machte 1988 2 % aller AIDS-Erkrankungen aus. 1988 wurden (bei insgesamt 2779 Erkrankungen in der Bundesrepublik Deutschland) 45 AIDS-Fälle bei Kindern und Jugendlichen gemeldet.

Durch ihre **Mütter** wurden 24 Kinder in der Schwangerschaft oder bei der Geburt infiziert (die Wahrscheinlichkeit einer Infizierung liegt unabhängig vom Krankheitsstadium der Mutter bei 30 bis 60 %). Die Mütter dieser infizierten Kinder stammen überwiegend aus der Gruppe der drogenabhängigen Fixer oder waren Sexualpartner männlicher Fixer. Daneben findet sich die Gruppe der erst nach der Geburt infizierten, meist schon älteren Kinder und Jugendlichen, die noch HIV-haltige Blutkonserven erhalten haben (vor allem Bluter).

Tab. 1: **Gemeldete AIDS-Fälle bei Kindern und Jugendlichen**[1] in der Bundesrepublik Deutschland einschließlich Berlin (West) – Verteilung nach Infektionsrisiko (Stand: 31. 7. 1988)

	männlich	weiblich	davon verstorben
1. Prä- oder perinatale Infektion (vor oder während der Geburt)	16	8	8
2. Hämophile	14	–	11
3. Empfänger von Bluttransfusionen/Plasmaderivaten	4	3	2
4. Mangelnde Angaben/Unbekannt	–	–	–
Gesamt	34	11	21

(Quelle: AIDS-Zentrum im Bundesgesundheitsamt)

---

[1] einschließlich dem 16. Lebensjahr
Die ersten AIDS-Erkrankungen bei Kindern wurden 1985 gemeldet.

Die überwiegende Mehrzahl der infizierten Kinder erkrankt später an AIDS. Etwa 50 % der AIDS-kranken Kinder sterben bereits im 1. Jahr nach Feststellung der Diagnose, über 70 % innerhalb von 2 Jahren.

Noch ist die Zahl der AIDS-kranken Kinder und Jugendlichen sehr gering. Die Zahl der bereits infizierten, aber noch nicht kranken Kinder ist jedoch unbekannt und dürfte weit höher sein als die Zahl der bereits kranken. Es ist damit zu rechnen, daß die Zahl der infizierten und der bereits AIDS-kranken Kinder in den nächsten Jahren deutlich ansteigen wird, obwohl der Infektionsweg über Blutübertragungen inzwischen praktisch weggefallen ist.

Soziale Situation

Ungünstige psychosoziale Faktoren spielen im Leben der HIV-kranken und HIV-infizierten Kinder eine bedeutsame Rolle (Ausnahme: infizierte Bluter). Es gibt keine andere chronisch und tödlich verlaufende Erkrankung, die die gesamte Familie derart mit einbezieht. Das infizierte Kind ist oft nicht das einzige HIV-positive Familienmitglied. In den USA (die Entwicklung geht dort der unsrigen etwa 2 Jahre voraus) sind bei 93 % der AIDS-kranken Kinder ein oder beide Elternteile ebenfalls infiziert. In den meisten Familien bestehen erhebliche Drogenprobleme. Es liegen somit in der Regel äußerst ungünstige soziale familiäre Situationen vor. Die Lage wird dadurch erschwert, daß sich sehr bald Resignation breit macht, wenn die Erkenntnis reift, Mitglied einer sterbenden Familie zu sein.

Die Kinder aus diesen Familien bekommen in der Regel kaum oder keine Unterstützung durch ihre Familienangehörigen, die oftmals durch ihre Drogenabhängigkeit und/oder ihre eigene AIDS-Erkrankung selber Unterstützung dringend nötig haben.

Schul- oder Kindergartenbesuch eines HIV-infizierten Kindes

Der normale Schul- oder Kindergartenbesuch eines AIDS-kranken Kindes ist für das betroffene Kind selbst problematisch, da HIV-Infizierte schon durch banale Infekte sehr stark gefährdet sind. Die bei vielen AIDS-kranken Kindern vorhandenen psychischen und neurologischen Störungen (Lähmungserscheinungen, Nervenschmerzen, psychomotorische Entwicklungsstörungen: nach zunächst normaler Entwicklung im frühen Säuglingsalter „verlernen" diese Kinder besonders die motorischen Fähigkeiten wie Sitzen, Stehen, Laufen) erschweren zudem die Eingliederung in einen normalen Kindergarten- oder Schulbetrieb.

Weit verbreitet ist die große Furcht vieler Eltern, ihre nicht infizierten Kinder könnten durch HIV-positive Spiel- oder Klassenkameraden angesteckt werden. Wie bereits geschildert, ist diese Angst unbegründet.

Erfahrungen aus den USA zeigen, daß die Bekanntgabe einer HIV-Infektion bei einem Schulkind immer wieder zu Panikreaktionen in der Elternschaft führte. Häufiger kam es aber zu einer Reaktion des Mitleids und der Anteilnahme, die für die psychische Entwicklung des Kindes eher vorteilhaft war. Auch kann durch die Bekanntgabe des Namens der Infektionsschutz für das infizierte Kind verbessert werden. So sind diese Kinder durch Kinderkrankheiten wie Masern oder Windpocken sehr stark gefährdet. Eine Schutzimpfung HIV-infizierter Kinder verbietet sich, da bereits die Impfung mit abgeschwächten lebenden Erregern (siehe 3.1.5) zu einer schweren Infektion führen kann.

Hygiene im Kindergarten und in der Schule: Die wesentlichen Aspekte sind unter den Punkten 8.2 und 8.4 bereits abgehandelt. Grundsätzlich sind grobe Verstöße gegen die Hygiene zu vermeiden, z. B. sollten blutende Wunden nicht mit bloßen Fingern berührt werden (die Erste-Hilfe-Ausstattung sollte unbedingt **Einmalhandschuhe** enthalten).

Bestehende Regelungen und juristische Sachlage:
- Eine HIV-Infektion hebt grundsätzlich die Schulpflicht und somit auch das Recht auf Beschulung keineswegs auf.
- Für Betroffene besteht z. Z. grundsätzlich keine Meldepflicht. Derjenige, der seine Infektion bekanntgibt, handelt somit besonders verantwortungsvoll und hat daher auch Anspruch darauf, besonders geschützt zu werden.

8.7 Diskussion

Nach den ersten Jahren einer gewissen Panik hat sich inzwischen die „AIDS-Angst" deutlich abgeschwächt. Man hat registriert, daß AIDS nicht wie die Pest wütet und sich meist bei den „anderen", den Homosexuellen, den Bisexuellen und den Drogenabhängigen abspielt. Besonders bei Jugendlichen gibt es erhebliche Widerstände gegen Verhaltensänderungen im Bereich des Sexuallebens.

Die Tatsache, daß sich die Zahl der AIDS-Kranken in jüngster Zeit (1988/89) innerhalb von 15 Monaten verdoppelt, statt wie zuvor in 12 Monaten, ist nach Einschätzung von Fachleuten weniger der Aufklärungsarbeit in den letzten Jahren zuzuschreiben. Vielmehr handelt es sich hierbei vermutlich um bestimmte Gesetzmäßigkeiten der Virusverbreitung. Was wir heute sehen, sind die Menschen, die sich vor einigen Jahren (bis vor 10 Jahren) infiziert haben und nun „zu unterschiedlichen Zeiten – wie die Marathonläufer, die nicht alle gleichzeitig im Ziel eintreffen – an AIDS erkranken"[1].

Bis Ende 1991 wird es nach Schätzungen von Experten etwa 10 000 AIDS-Kranke geben. Diese Zahl liegt wegen der langen Dauer zwischen Infektion und Erkrankung praktisch heute schon fest. Wie viele Menschen genau heute HIV-infiziert sind, werden wir erst 1999 wissen (max. Zeit zwischen Infektion und Erkrankung etwa 10 Jahre). Was wir heute tun oder unterlassen, wird sich erst dann in der AIDS-Statistik niederschlagen. In erster Linie sind es die z. Z. etwa 100 000 HIV-Infizierten in der Bundesrepublik Deutschland – Menschen also, die sich zumeist gesund fühlen und vielfach nicht wissen, daß sie Virusträger sind – die das Virus verbreiten. Die Mehrzahl der bereits AIDS-Kranken ist von ihrem Leiden mehr oder weniger stark gezeichnet und hat aus diesem Grunde bereits weniger Möglichkeiten, die Infektion weiterzugeben.

Sorge bereitet, daß sich die einstige „Männerseuche" in eine Epidemie wandelt, von der in zunehmendem Maße Frauen betroffen sind (vor allem Fixerinnen, aber auch durch heterosexuellen Verkehr Infizierte). Da eine „virusdichte Abschottung" nur sehr schwer möglich sein wird, befürchten Fachleute, daß sich die Krankheit als langsamer, schleichender „Schwelbrand" über Jahrzehnte in die „Normalbevölkerung" hineinverbreiten wird.

---

[1] Koch, M. G. (siehe Literaturverzeichnis)

Zielgruppen von Einflußnahmen sind in erster Linie die noch nicht infizierten **Gesunden** und die noch nicht erkrankten **HIV-Infizierten.** Ein wesentliches Problem der Anti-AIDS-Kampagne ist darin zu sehen, daß „Suchtverhalten" und „Sexualverhalten" durch Vernunft und Appelle nur sehr schwer zu beeinflussen sind.

HIV-Infizierte: „Schuld" an AIDS sind nicht die Angehörigen der Risikogruppen, die Homosexuellen, die Bisexuellen und die Fixer. Es ist vielmehr ein tückisches Virus, das für die Krankheit verantwortlich ist. Schuld, die über „moralische Mißbilligung" hinausgeht, tritt jedoch auf, wenn Infizierte, die um ihre HIV-Infektion wissen, das Virus „wissentlich" weitergeben. Diese Menschen sind verantwortlich für eine Neuinfektion, was fast immer – auf längere Sicht – einem Todesurteil gleichkommt. Das bewußte Inkaufnehmen einer Infizierung eines anderen verletzt die Würde dieses Menschen auf das Tiefste und greift auf beispiellose Weise in das Schicksal dieses Menschen ein.

HIV-Infizierten sollte die „Solidarität mit den Gesunden" bewußt werden. Diese Solidarität besteht im verantwortungsvollen Handeln im sexuellen Bereich (Schutz beim Sexualverkehr und Vermeidung risikoträchtiger Praktiken), der Aufklärung des Partners (auch wenn dadurch erhebliche Partnerkonflikte ausgelöst werden können) und der Vermeidung der Weitergabe des Virus an Gesunde in nicht-sexuellen Bereichen (Injektionsnadeln, Spritzen, Blutspende).

Potentiell Infizierte (d. h. Menschen, die zu den Risikogruppen gehören und für sich selbst die Möglichkeit einer Infektion nicht sicher ausschließen können): Die Verantwortung dieser Gruppe besteht neben den für alle geltenden Empfehlungen vor allem darin, sich durch einen freiwilligen HIV-Test zu vergewissern, ob eine Infektion vorliegt oder nicht. Das gilt in besonderem Maße für den sexuellen Bereich und nicht zuletzt auch in der Schwangerschaft.

Gesunde: Die Solidarität der Gesunden besteht darin, daß sie die Infizierten und die AIDS-Kranken nicht diskriminieren und ächten. Das bedeutet aber auch selbstkritische Einschätzung des eigenen Verhaltens bzw. Risikoverhaltens, und das bedeutet auch, Sorge zu tragen für den größtmöglichen Schutz vor einer Infizierung.

Fazit:
Unser Aufgabe bei der Eindämmung der tödlichen Krankheit kann sich nicht damit begnügen, mehr Kondomautomaten oder Automaten mit sterilen Einmalspritzen und Kanülen für Fixer aufzustellen. Sie besteht vor allem auch darin, ein Empfinden für Verantwortung und Solidarität zu wecken, um daraus Konsequenzen für das eigene Sexualverhalten zu ziehen.

Je weiter sich die Infektion außerhalb der Risikogruppen ausbreitet – und damit ist für die Zukunft zu rechnen – um so mehr werden **Jugendliche zu einer eigenen Risikogruppe,** weil ein mehr oder weniger großer Teil von ihnen in einer relativ kurzen Zeitspanne mehrere freundschaftliche Beziehungen nacheinander, einschließlich sexueller Intimbeziehungen unterhält. Daher stellt besonders die Gruppe der Jugendlichen eine besonders wichtige Zielgruppe für die AIDS-Aufklärung dar. Es gilt zu verdeutlichen, daß die Verwendung von Kondomen nur einen notwendigen **Mindestschutz** darstellt und daß ein Restrisiko bleibt. Auch aus diesem Grunde sind Diskussionen über das Sexualverhalten und insbesondere über die Bedeutung häufig wechselnder Geschlechtspartner besonders wichtig.

Das AIDS-Problem darf nicht nur die Frage nach medizinischen Schutzmaßnahmen aufwerfen. Es muß auch die Frage nach dem persönlichen Lebensstil und damit nach einem verantwortungsvollen Umgang mit der Sexualität diskutiert werden. Angst kann wohl dazu führen, vermehrt Schutzmaßnahmen zu ergreifen. Angst sollte aber nicht das einzige Motiv und die einzige Begründung für ein verändertes Sexualverhalten sein.

Es wäre fatal, wenn eine Eindämmung der Epidemie nur noch durch zunehmende Angst vor der Infektion und durch staatliche Zwangsmaßnahmen zu erreichen ist, da dadurch die Risikogruppen noch stärker ins Abseits, in die Isolation und in die Diskriminierung geraten würden. Daher sollten wir alles tun, um der Ausbreitung der Seuche auf dem Wege verantwortungsvoller Verhaltensweisen zu begegnen. Auch für das Problem AIDS gilt der Satz des Philosophen Hans Jonas: „Wir müssen alle Kraft darauf wenden, daß ein Menschheitsproblem nicht nur noch auf totalitäre Weise gelöst werden kann."

Anregungen zur weiteren Vertiefung:
1. Nennen Sie die Übertragungswege des HIV-Virus und die sich daraus ergebenden häufigen Ansteckungsmöglichkeiten.
2. Diskutieren Sie die Frage: Kann der Kondomschutz als ausreichend gelten, um AIDS wirksam zu begegnen?
3. Welche persönlichen Konsequenzen ergeben sich für Sie selbst durch das Auftreten der Erkrankung AIDS?[1]
4. Diskutieren Sie die Frage: Wie werden Sie reagieren, wenn sich herausstellen würde, daß eine/einer Ihrer Mitarbeiterinnen/Mitschüler HIV-infiziert ist?
5. Soll ein Schüler/eine Schülerin offen sagen, wenn er/sie HIV-infiziert ist? Diskutieren Sie das Problem der Offenlegung.
6. Diskutieren Sie die zunehmende Übertragung des AIDS-Virus durch Fixer. Welche Menschen sind, abgesehen von noch nicht infizierten Fixern, ebenfalls gefährdet, durch diese Gruppe möglicherweise infiziert zu werden?
7. Diskutieren Sie folgenden, dem Autor persönlich bekannten Fall: Ein Ehemann, Vater von zwei Kindern, sucht Rat bei einem Arzt, weil er mit seinen Problemen nicht allein fertig werden kann. Er ist bisexuell veranlagt, was seine Frau nicht weiß, liebt seine Frau, hat aber gleichzeitig Sexualkontakte zu Männern und weiß seit kurzem, daß er HIV-infiziert ist. Er fühlt sich nicht imstande, seiner Frau zu bekennen, daß er Männerfreundschaften hat und daß er HIV-infiziert ist. Er hat bisher nie Kondome beim Verkehr mit seiner Frau verwendet und befürchtet unangenehme, ihn in die Enge treibende Fragen seiner Frau, wenn er plötzlich Kondome benutzen möchte. Er hat weiterhin ungeschützten Verkehr mit seiner Frau, hat aber gleichzeitig schwere Schuldgefühle ihr gegenüber. Was muß man dem Mann deutlich machen? Welche Konsequenzen ergeben sich für ihn?

Begriffserläuterung

AIDS: Engl. Abkürzung des Begriffs „Acquired Immune Deficiency Syndrom", erworbenes Immunschwäche-Syndrom.

Analverkehr: Geschlechtsverkehr, bei dem der Penis durch den After in den Enddarm eingeführt wird.

Bisexualität: Sexuelles Empfinden und sexuelle Aktivität, die sowohl dem anderen wie dem eigenen Geschlecht entgegengebracht werden.

Fixer: Bezeichnung für Drogensüchtige, die sich ihr Suchtmittel spritzen.

Hämophilie (Bluterkrankheit): Erbliche, nur beim männlichen Geschlecht vorkommende Störung der Blutgerinnung, die schon bei geringen Verletzungen zu schweren Blutungen führen kann.

Heterosexualität: Die übliche auf das andere Geschlecht gerichtete Sexualität.

HIV: Engl. Abkürzung für Human Immunodeficiency Virus (AIDS-Virus), menschliches Immundefekt-Virus.

Homosexualität: Auf das gleiche Geschlecht gerichtete Sexualität.

Kaposi-Sarkom: Seltene bösartige Hautgeschwulst mit schmerzhaften, rot-violetten Hautknoten (tritt bei AIDS gehäuft auf).

Safer Sex: Sexualpraktiken, die kein oder nur ein sehr geringes Risiko für eine Infektion mit HIV in sich bergen, z. B. Verkehr mit Kondomen.

T-Helferzellen: T-Lymphozyten mit besonderen Aufgaben bei der Abwehr von Krankheitserregern (bei AIDS bevorzugt befallen).

Anhang

Giftnotrufe der Giftinformationszentralen

Berlin (Vorwahl 0 30)
Universitätskinderklinik 3 20 31,
Klinikum Westend,
Durchwahl 30 34 36 / 22 15 / 54 66 Zentrale 3 03 51

Bonn (Vorwahl 02 28)
Universitätskinderklinik,
Durchwahl 21 35 05, Zentrale 21 70 51

Braunschweig (Vorwahl 05 31)
Städtisches Krankenhaus,
Durchwahl 6 22 90, Klinikzentrale 6 10 71

Bremen (Vorwahl 04 21)
Kinderkrankenhaus, St.-Jürgen-Straße,
Durchwahl 4 97 52 44, Zentrale 49 71

Freiburg (Vorwahl 07 61)
Universitätskinderklinik,
Durchwahl 2 70 43 61, Zentrale 27 01

Göttingen (Vorwahl 05 51)
Universitätskinderklinik,
Durchwahl 39 62 39, Zentrale 39 62 10 / 11

Hamburg (Vorwahl 0 40)
Krankenhaus Barmbek,
Durchwahl 6 38 53 46 / 3 45

Homberg/Saar (Vorwahl 0 68 41)
Universitätskinderklinik,
Durchwahl 16 22 57 / 16 28 46

Kiel (Vorwahl 04 31)
I. Medizinische Universitätsklinik,
Durchwahl 5 97 42 68, Zentrale 59 71

Koblenz (Vorwahl 02 61)
Stadtkrankenhaus Kemperhof,
Tel. 4 60 21, App. 6 48

Ludwigshafen/Rhein (Vorwahl 06 21)
Städtische Krankenanstalten,
Durchwahl 50 34 31, Klinikzentrale 50 31

Mainz (Vorwahl 0 61 31)
II. Medizinische Universitätsklinik,
Durchwahl 2 23 33 / 19 27 41 / 19 24 18

München (Vorwahl 0 89)
Klinikum r. d. Isar, Durchwahl 41 40 22 11
nachts: Klinikzentrale 4 14 01

Münster (Vorwahl 02 51)
Universitätsklinik,
Durchwahl 8 36 67, Zentrale 8 31

Nürnberg (Vorwahl 09 11)
II. Medizinische Klinik,
Durchwahl 3 98 24 51

Wien (Vorwahl 02 22)
Allgemeines Krankenhaus,
Durchwahl 43 82 00, nachts 42 89

Zürich (Vorwahl 01)
Schweizerisches Toxikologisches
Informationszentrum, Tel. 32 66 66

Anschriften einiger wichtiger Institutionen für Gesundheitsfragen in der Bundesrepublik Deutschland (Auswahl)

AID-Auswertungs- und Informationsdienst für
Ernährung, Landwirtschaft und Forsten e. V.
Konstantinstr. 124, Postf. 20 07 08
53 Bonn 2

Aktion Sorgenkind-Geschäftsstelle
Franz-Lohe-Str. 17
53 Bonn 1

Bundeszentrale für Gesundheit e. V.
Simrockallee 12
53 Bonn 2

Bundeszentrale für gesundheitliche Aufklärung
(staatlich)
Postf. 93 01 03
5 Köln 91

Deutsche Gesellschaft für Ernährung e. V.
Feldbergstr. 28
6 Frankfurt/M.

Deutsche Gesellschaft für Gesundheitsvorsorge
z. H. Frau Dr. Eberlein
Driescher Hecke 19
5090 Leverkusen 1

Deutsche Gesellschaft für Sozialpädiatrie e. V.
Münchner Str. 48
6 Frankfurt/M.

Deutsche Krebshilfe e. V.
Thomas-Mann-Str. 4
53 Bonn 1

Verein f. Zahnhygiene e. V.
Marktplatz 5
61 Darmstadt

Landesvereinigungen für Gesundheitserziehung

Hamburger Landesausschuß
für Gesundheitserziehung e. V.
Seewartenstr. 7, 2 Hamburg 11

Hessische Arbeitsgemeinschaft
für Gesundheitserziehung e. V.
Lutherischer Kirchhof 3, 3550 Marburg/Lahn

idis – Institut für Dokumentation
und Information über Sozialmedizin
und Öff. Gesundheitswesen (für Nordrh.-Westf.)
Westerfeldstr. 15, Postf. 20 10 12, 48 Bielefeld 1

Landesverein für Gesundheitspflege
Niedersachsen e. V., Goebenstr. 3a
3 Hannover

Landesvereinigung für Gesundheitsförderung
Schleswig-Holstein e. V.
Flämische Str. 6–10, 23 Kiel

Landeszentrale für Gesundheitsbildung
in Bayern e. V.
Rotkreuzplatz 2a, 8 München 40

Landeszentrale für Gesundheitserziehung
in Rheinland-Pfalz e. V.
Karmeliterplatz 3, Postf. 29 68, 65 Mainz

Landeszentrale für Gesundheitsförderung
Baden-Württemberg e. V.
Königsträßle 2, Postf. 291, 7 Stuttgart 70

Literaturverzeichnis

Allgemeine Gesundheitserziehung

Affemann, R.: Erziehung zur Gesundheit. Kösel-Verlag, München 1978

Blohmke, M. (Hrsg.): Ökologischer Kurs-Teil Sozialmedizin. Enke Verlag, Stuttgart 1979

Daten des Gesundheitswesens – Ausg. 1980, Bd. 151. Schriftenreihe des Bundesministers für Jugend, Familie und Gesundheit. Kohlhammer Verlag, Stuttgart 1980

Deutsches Institut zur Bekämpfung des hohen Blutdrucks (Hrsg.): Weißbuch Hypertonie – Die Bluthochdruckkrankheit. Schattauer Verlag, Stuttgart 1980

Flehmig, I.: Mat.-Med. Nordm., Wiss. Beibl. 67, 1974

Jacob, W., und Schipperges, H.: Kann man gesundsein lernen? Gentner Verlag, Stuttgart 1981

Katzenberger, L. F. (Hrsg.): Hygiene in der Schule. Prögel Verlag, Ansbach 1976

Nitsch, K.: Pädiatrie für Pädagogen und verwandte Berufe. Marhold Verlag, Berlin 1976

Quack, L.: Überlegungen zur Wirksamkeit der Gesundheitserziehung; in: International Journal of Health Education 15/1972

Schliert, G., u. a. (Hrsg.): Risikofaktoren. Deutscher Ärzte-Verlag, Köln 1980

Schmidt, W.: Gesundheitserziehung des Kindes im Vorschulalter. Verlag Volk und Wissen, Berlin-Ost 1975

Schweizerische Stiftung Pro Juventute (Hrsg.): Erziehung zur Gesundheit. Orell Füssli Verlag, Zürich, 1972

Steuer, W.: Gesundheitsvorsorge. Thieme Verlag, Stuttgart 1978

Zeitschrift für Wirtschaft und Statistik, Heft 8/88

Das gesunde und das kranke Kind

Döring, G., und Hellbrügge, Th.: Das Kind von 0 bis 6. mvg-Verlag, München 1988

Hellbrügge, Th.: Das sollten Eltern heute wissen. Über den Umgang mit unseren Kindern. Fischer-TB-Verlag 1984

Hellbrügge, Th. (Hrsg.): Die ersten 365 Tage im Leben eines Kindes. Droemer-Knaur Verlag, München 1978

Hürs, M.: Spielsachen für das bettlägerige Kind. Arbeitsausschuß für gutes Spielzeug e. V., 79 Ulm, Marktplatz 14

Keller, W., u. a.: Lehrbuch der Kinderheilkunde. Thieme-Verlag, Stuttgart 1984

Troschke, J. von: Das Kind als Patient im Krankenhaus. Reinhardt Verlag, München 1974

Vaughan, G.: Kinderkrankheiten. Econ Verlag, Düsseldorf 1973

Ernährung und Gesundheit

AID (siehe Anschriftenverzeichnis): „Wer wachsen will, muß auch essen", Ausg. 1980. Lehrtafelserie und Beiheft (Vorschul- und Grundschulalter)

Dallmann, G., u. a.: Ernährung und Gesundheit – Unterrichtseinheiten für das 1. bis 4. Schuljahr der Grundschule. Klett Verlag, Stuttgart 1981

Dallmann G.: Materialien zur Gesundheitserziehung für die Arbeit mit Kindern im Alter von 3 bis 6 Jahren – Bereich Ernährung. Klett Verlag, Stuttgart 1981

Ditschuneit, H., und Poley, I. R.: Was soll mein Kind essen. Ullstein Verlag, Frankfurt 1981

Droese, W., und Stolley, H.: Die Ernährung des Kleinkindes und des Schulkindes. Deutsche Gesellschaft für Ernährung, Frankfurt a. M.

Koscielny, G.: Ernährungserziehung. Verlag K. M. Lipp, München 1979

Neuloh, O., und Teuteberg, H.-J.: Ernährungsfehlverhalten im Wohlstand. Schöningh Verlag, Paderborn 1979

Steach, L., u. a.: Ernährung und Gesundheit – Unterrichtseinheiten für das 5. bis 10. Schuljahr der Sekundarstufe 1. Klett Verlag, Stuttgart 1981

Unfälle und Vergiftungen

Altmann, H.: BLV Naturführer – Giftpflanzen und Gifttiere. BLV Verlagsgesellschaft, München 1979

Bayer. Rotes Kreuz – Jugendrotkreuz (Hrsg.): „Wir können helfen". Anleitung zur Ausbildung in Erster Hilfe (für Schüler). Verlag Fachpublika, München/Ottobrunn 1981

Dähncke, S.: Beeren-Kompaß/Eßbeeren und Giftbeeren sicher bestimmen. Gräfe und Unzer Verlag, München 1979

Ehler, J. B.: Lehrbuch für den Sanitätsdienst. Hoffmann Druck, Augsburg 1973

Ellwanger, E.: Unfallvorsorge. Hippokrates Verlag, Stuttgart 1977.

Krienke, E. B., und Mühlendahl, K. E. von (Hrsg.): Vergiftungen im Kindesalter. Bücherei des Kinderarztes. Enke Verlag, Stuttgart 1986

Rehm, J.: Unfallverletzungen bei Kindern. Springer Verlag, Berlin–Heidelberg–New York 1974

Aids

Koch, M. G., AIDS – Vom Molekül zur Pandemie, Spektrum der Wissenschaft, Heidelberg 1987

Jäger, H., AIDS-Buch – der sexuelle Ratgeber, München 1987

Schablin, C., AIDS-Kompendium, Höchst 1987

Drogen, Alkohol, Rauchen

Bartsch, N., u. a.: Alkohol, Rauchen, Selbstmeditation, Werbung und Gesundheit – Unterrichtseinheiten für das 1. bis 4. Schuljahr der Grundschule. Klett Verlag, Stuttgart

Carlhoff, H.-W.: Drogenkompendium für Lehrer und Eltern. Quelle und Meyer Verlag, Heidelberg 1980

Deutsche Hauptstelle gegen die Suchtgefahren (Hrsg.): Prävention – Möglichkeiten und Grenzen bei Suchterkrankungen. Hoheneck-Verlag, Hamm 1980

Feser, H. (Hrsg.): Drogenerziehung. Vaas Verlag, Langenau 1981

Info-Set Alkohol. Bundeszentrale für gesundheitl. Aufklärung, Köln

Noack, K.-A., u. a.: Unterrichtswerk zu Drogenproblemen – Unterrichtseinheiten für das 5. bis 10. Schuljahr. Klett Verlag, Stuttgart 1981

Winter, K., und Schill, W.: Alkohol und Gesundheit – Unterrichtseinheiten für das 5. und 6. Schuljahr. Klett Verlag, Stuttgart 1981

Haltungsschwächen

Matthiaß, H. H.: Gesundheitserziehung – Haltungspflege – Sonderturnen. Arbeitsgemeinschaft zur Förderung haltungsgefährdeter Kinder und Jugendlicher, Düren 1977

Zauner, R., und Müller, H.: Sprechstunde – Kinder Haltungsschäden. Gräfe und Unzer Verlag, München 1978

Umweltschutz

Bölsche, J. (Hrsg.): Natur ohne Schutz. Rowohlt Taschenbuchverlag, Reinbek 1982

Engelhardt, W.: Umweltamt 1985

Handreichung zur Umwelterziehung an den Bayerischen Schulen, Teil 1 und 2. Hrsg.: Staatsinstitut für Schulpädagogik, München 1981

Klemp, H.: Mehr Natur in Dorf und Stadt. Hrsg. Bund für Umweltschutz u. Naturschutz Deutschland e. V. 1981

Michelsen, G., u. a. (Hrsg.): Der Fischer Öko Almanach 82/83. Fischer Taschenbuch Verlag 88/89

Stern, H., u. a.: Rettet die Wildtiere. Pro natur Verlag, Stuttgart 1980

Vester, F.: Unsere Welt – ein vernetztes System. dtv – TB, München 1983

Zahngesundheitserziehung

Bartsch, N., u. a.: Zahngesundheit im Kindergarten. Verein für Zahnhygiene e. V. (siehe Anschriftenverzeichnis), Darmstadt 1980

Bartsch, N., u. a.: Zahngesundheitserziehung – Das Gebiß und seine Gesunderhaltung. Unterrichtswerk für die Sekundarstufe I (5. bis 10. Schuljahr). Hrsg.: Verein für Zahnhygiene e. V., Darmstadt 1978

Gentz, A.: Ärztlicher Rat zur Verhütung von Zahnerkrankungen bei Kindern und Erwachsenen. Thieme Verlag, Stuttgart 1976

Hartmaier, K. M.: Dem Gebißverfall die Zähne gezeigt. Bundesverband der Deutschen Zahnärzte, Köln

Bilderbücher für Kinder

Becker, A., und Niggemeyer, E.: Ich bin jetzt im Krankenhaus, Fotobilderbuch ab 5 Jahre. Otto Maier Verlag, Ravensburg 1978

Biermann, G.: Gabi geht ins Krankenhaus, Malbuch für Kinder. Ernst Reinhardt Verlag, München 1973

Gydal, M.: Ole kommt ins Krankenhaus. Carlsen Verlag, Reinbek 1974

Weber, A., und Blass, J.: Elisabeth wird gesund, Bilderbuch ab 2½. Herder Verlag, Freiburg 1972

Bilderbuchreihe zum Thema „Kind und Gesundheit" von Erich Rauschenbach. Verlagsgesellschaft Schulfernsehen, Köln
„Der kleine Patient", vgs, Köln 1979
„Auf Mutter paß ich selber auf!", vgs, Köln 1980
„Massenweise Medizin ...", vgs, Köln 1980
„Zucker ist nicht immer süß ...", vgs, Köln 1980

Bildquellenverzeichnis

Aktion, DAS SICHERE HAUS, München: 171; 173; 205 – Altmann-Gädke, Gertrud, Gießen: 85/1,2 – Bundesverband der pharmazeutischen Industrie e. V., Frankfurt: 176 – Bundesverband für spastisch Gelähmte e. V., Düsseldorf: 151 – Bundeszentrale für gesundheitliche Aufklärung, Köln: 218 – Prof. Dr. Doose, Hermann, Christian-Albrecht-Universitäts-Kinderklinik, Kiel: 146 – dpa, Hamburg: 252 – Dr. Flehmig, Inge, Hamburg: (aus Mat. Med. Nordm. Wiss. Beibl. 67, 1974): 50; 51 – Globus, Hamburg: 253 – Dr. Graf, Dieter, Klinikum Großhadern, München: 121 – Gruner + Jahr AG & CO, München, Eltern: 69 – Katholische Nachrichten-Agentur-Presse-Bild GmbH, Köln: 220 – Prof. Dr. Majewski, F., Düsseldorf: 37 – Ohlbaum, Isolde, München: (aus Gesundheitsmagazin der Innungskrankenkasse): 273 – Orell-Füssli-Verlag, Zürich: 44/1,2 – Schmidt, Hartmut, W., Freiburg: 68; 93 – Schrempp, Heinz, Breisach: 199 – Springer-Verlag KG, Heidelberg: 101/1,2 – Stern, Horst, Rettet die Wildtiere, pro natur-verlagsgesellschaft mbh, Stuttgart: 257; 262 – Stiftung Warentest, Berlin: 164 – Georg Thieme-Verlag, Stuttgart: 60 – TR-Verlags-Union GmbH, München: 48/2; 49; 52/1; 108 – Universitäts-Kinderklinik, Freiburg: 113; 115/2; 116; 117; 131; 145; 194 – Zenzinger, Sybille, Freiburg: 47; 48/1; 88; 134; 158; 161; 162; 177; 235; 243/1,2,3; 269

Illustrationen: Erica Strauhal-Hempel, Hamburg

Sachwortverzeichnis

Abbinden 188 f.
Abfallbeseitigung 254 f.
Abhängigkeit 216 f.
Abmagerungskur 249
Absencen 75, 146
Abwehrmechanismen 102 ff.
Affektkrämpfe 148
Aflatoxine 259
AIDS 288 ff.
Alkoholismus 217 ff.
Allergie 136 f.
Alltagsdrogen 216 ff.
Anämie 155
Anfallskrankheiten 74 f., 144 ff.
Angina 121 f.
Angina pectoris 15
Antikörper 104
Appendicitis 125
Arteriosklerose 12 f.
Arzneimittelallergie 136
Asthma 136
Atemspende 185
Atemstillstand 185, 187
Atmung 89
Atmungssystem 41
Augenbrennen 74, 142
Augenverätzung 206

Bakterien 100
Bakterienflora 103
Ballett 71
Ballspiele 70
Bandwürmer 132
Bauchschmerzen 83 ff.
Bauchspeicheldrüsenentzündung 29
Behindertenhilfen 286 f.
Behinderungen 76, 149 ff.
Bekleidung 65 f.
Bettnässen 230
Bewegungsmangel 24, 246
Bewußtlosigkeit 183
Bilsenkraut 212
Bißwunden 198 f.
Blei 251
Bleivergiftung 251
Blinddarmentzündung 125 f.
Bluterguß 201
Bluthochdruck 16 ff., 23
Blutstillung 188
Blutungen 187 ff.
Blutvergiftung 189
Bohnen 212
Brechdurchfall 125
Bronchitis 120
Bronchitis, chronische 26
Brustwickel 83
Bundesseuchengesetz 111
Bundessozialhilfegesetz 286

Cadmium 258
Cholesterin 21
Contergan 36

Dauerausscheider 105
DDT 256 f.
Diabetes 134 ff.
Diphtherie 108, 118
Diphtherie-Krupp 119
Disposition 78 ff.
Drogen 216 ff., 220 ff.
Druckverband 188
Drüsenstörung 247
Durchfall 86
Durchseuchung 106
Durstfieber 81

Efeu 213
Eibe 213
Eisenhut, blauer 211
Elektrizität (Unfälle) 174, 197
Elternschulen 281
Embolie 14
Endogenes Ekzem 139 f.
Entwicklung, körperl. u. geistige 35, 47 ff.
Entzündung 103
Entzugserscheinungen 223
Epidemie 105
Epileptischer Anfall 147
Erbdefekte 78, 282
Erbkrankheiten 133 ff.
Erbrechen 86 f., 207
Erbrechen auslösen 207
Erbrochenes 89
Erdrosseln 165
Erfrierungen 191
Erholungspause 73
Erholungsverschickung 286
Erkältung 82, 120
Erkältungskrankheiten 120 ff.
Ernährung 53 ff., 269
Ernährung bei Krankheit 90 f.
Ernährung auf Reisen 57
Ernährungserziehung 58 f.
Erreger 103 f.
Erste Hilfe 183 ff.
Ersticken 165 ff., 203
Ertrinken 173, 206
Erziehungsberatung 282

Familienberatung 281
Fernsehen 275
Fettsucht 23, 245 ff.
Fieber 81
Fieberkrämpfe 144, 148
Fiebermessen 88 f.
Fiebersenkung 81
Fingerhut 210
Flachrücken 233
Flüssigkeitsbedarf 54
Fremdkörper 166, 203 ff.
Früherkennung 49 ff., 73 ff.
Fußschäden 75
Fußschwächen 75, 237 ff.

Gallensteine 28
Gastroenteritis 125 f.
Gefahrentraining 158, 180
Gehirnerschütterung 202
Gelbsucht, infektiöse 126
Gelegenheitskrämpfe 145

Genesungsverschickung 286
genetische Beratung 282
Geschlechtskrankheiten 128 ff.
Gesundheitsdienst 277
Gesundheitshilfe 278, 283 ff.
Gesundheitskontrolle 73 ff.
Gesundheitswesen 277
Gewicht (Körpergewicht) 44, 46, 247
Gewöhnung 216
Giftinformationszentralen 298
Giftnotrufe 298
Giftpflanzen 210 ff.
Goldregen 211
Gonorrhoe 128
Grippe 121
Grippe-Krupp 121
Grippe-Schutzimpfung 111
Größe (Körpergröße) 44
Gymnastik 71, 242 ff.

Halsschmerzen 82 f.
Haltungsgymnastik 242
Haltungsschäden 75, 234 f.
Haltungsschwächen 75, 231 ff.
Harnsystem 41, 43
Harnwegsentzündung 124
Haschisch 222
Hausapotheke 97 ff.
Hausmittel 81 ff.
Hautpflege 62
Hautpilz 62
Heckenkirsche, rote 214
Heilverschickung 286
Heiserkeit 82 f.
Hepatitis 28, 126
Heroin 223
Herzfehler 154
Herzinfarkt 16 ff.
Herz-Kreislauf-Erkrankungen 12 ff.
Herzmassage 186 f.
Herz- und Kreislaufsystem 41
Herzstillstand 186 f.
Heuschnupfen 137
Hirnhautentzündung 124
Histamin 136 f.
Hitzeerschöpfung 196
Hitzeschäden 168 ff., 194
Hitzschlag 169, 184, 195
HIV 288 ff.
Hochdruck 17, 23
Hochleistungssport 70
Hörstörung 143
Hohlrücken 233
Hohlrundrücken 233
Hormondrüsen 40
Hormonstörung 247
Hüftluxation 153
Hundebandwurm 132
Husten 82 f.
Hygiene 61 ff., 112
Hypoglykämie 135

Immunität 104
Impfmasern 109
Impfplan 110

Impfungen 106 ff.
Infektion 100
Infektionsquellen 105
Infektkrämpfe 148
Inhalieren 82
Inkubationszeit 100, 109
innere Verletzung 203
Insektenstich 198
Insulin 134
Intelligenzstörungen 150

Juckreiz 117, 129 ff.

Kälteschäden 190 f.
Kaffee 37
Karies 267, 270
Kehlkopf-Krupp 123
Keuchhusten 81, 108, 118
Kinderbett 179
Kinderkrankheiten 81, 112 ff.
Kinderlähmung 108, 119
Kinderpflege 87 ff.
Kinderschuhe 238 f.
Kinderzimmer 179
Kleidung 65, 66
Kleinwuchs 45
Knickplattfuß 237
Knicksenkfuß 237
Knochenbruch 200 f.
Knollenblätterpilz 215
Kochsalz 54
Körpergewicht 44, 46, 247
Körpergröße 44
Körperhygiene 61 f.
Kohlenstoffmonoxid 227, 251
Kohlenstoffmonoxid-
  vergiftung 209
Kohlenwasserstoffe 251, 257 f.
Koma 134
Konsumverhalten 30
Koordinationsschwächen 240 ff.
Kopfläuse 130
Kopfschmerzen 83
Koplicksche Flecken 113
Koronare Herzkrankheit 20 ff.
Krätze 131
Krampfanfall 145
Krankenhaus 92 ff.
Krankheitsbereitschaft 78 ff.
Krankheitserreger 100 ff.
Krankheitsursachen 78
Krankheitszeichen 80 ff.
Krebserkrankungen 155
Krupp 119, 123
Kurzsichtigkeit 74, 142

Längenwachstum 44
Lärm 259
Läuse (Kopfläuse) 130
Lebensgewohnheiten 79
Leberentzündung 126
Leberzirrhose 27 f.
Leibwickel 85
Leistungsbereitschaft
  (geistige) 71 ff.
Leistungsgipfel 71
Leistungsschwäche
  (körperliche) 231, 264

Leistungssport 70
Leistungstief 71
Lernbehinderung 150
Lernschwäche 143
Leukämie 155
Liguster 211
LSD 222 f.
Lues 129
Luftbefeuchter 82
Luftfeuchtigkeit 263
Luftverschmutzung 26, 27,
  250 ff.
Lungenentzündung 114, 122
Lungenkrebs 27
Lymphbahnentzündung 189

Madenwürmer 131 f.
Maiglöckchen 210
Mandelentzündung 121 f.
Marihuana 222
Masern 81, 109, 113 f.
Masern-
  Hirnhautentzündung 114
Masern-Krupp 114
Medikamente 36, 97 ff., 225
Medikamenten-
  abhängigkeit 225
Meldepflicht
  (bei infekt. Krankh.) 111
Mengenelemente 54
Meningitis 124
Migräne 83
Milch 54 f.
Mittelohr-
  entzündung 114, 120
Mongolismus 150
Morphium 223
Müll 255
Mütterberatung 281
Mütterschulen 281
Mukoviszidose 133
Mumps 81, 109, 117
Mundfäule 127
Mutterpaß 278
Mutterschutzgesetz 279

Nabelkoliken 84
Nahrungsmittelallergie 137 ff.
Nahrungsmittel-
  vergiftung 125
Narzisse 211
Nasenbluten 190
Naturschutz 261 f.
Nervensystem 39
Neurodermitis 139 f.
Nierenerkrankungen 124, 151 ff.
Nierensteine 152
Nierentransplantation 152
Nikotin 227
Nitrat 258 f.
Nitrit 258 f.
Nitrosamine 259

Ohnmacht 202 f.
Ohrenschmerzen 85
Opiate 223
Organentwicklung 39 ff.

Organleistungs-
  schwächen 76, 240
Osterglocke 211

Pandemie 105
Parasiten 132 ff.
Parodontose 267
Pausengestaltung 73
Pfaffenhütchen 213
Phosphat 256
Pilzinfektion 103
Plattfuß 234
Pneumonie 122
Pocken-Schutzimpfung 110
Poliomyelitis 108, 119
Polypen (Rachenmandel) 121
Prellung 201
Pseudoallergien 136
Pulszählen 89

Quecksilber 258
Quetschung 202

Rachenmandel 121
Rauchen 22, 26, 226, 252
Rauschmittel 216 ff.
Recycling 255
Rehabilitation 149
Reiten 71
Reizüberflutung 60, 274
Resistenz 104
Rhesusfaktor 38
Rheumatisches Fieber 154
Rinderbandwurm 132
Risikofaktor 9 f.
Röteln 36, 105, 114
Rollschuhlaufen 71
Roßkastanie 211
Rundrücken 232

Säureregen 253
Salmonellen 125
Salz (Kochsalz) 54, 55
Sauberkeitserziehung 63 f.
Scabies 131
Schädlings-
  bekämpfung 256 f.
Scharlach 81, 111, 115 f., 154
Schielen 74, 141
Schierling, gefleckter 212
Schimmelpilze 259
Schlaf 59 ff.
Schlafbedarf 59
Schlafstörungen 61, 274
Schlaganfall 18 f.
Schlangenbiß 199
Schlittschuhlaufen 71
Schmerzen 83 ff.
Schneeball, gemeiner 214
Schneebeere 213
Schnüffelstoffe 223
Schnupfen 82 f.
Schock 184, 187
Schreikrämpfe 148
Schuhkauf 238
Schuluntersuchungen 285
Schutzimpfungen 106 ff.
Schwangerschaft 36 f.

303

Schwangerschaft
 (bei Röteln) 114
Schwangerschafts-
 abbruch 280
Schwangerschafts-
 vorsorge 281
Schwefeldioxid 251
Schweißfuß 239
Schwerhörigkeit 74, 143, 260
Schwermetalle 258
Schwimmen 70
Sehfehler 74, 141 f.
Sehstörungen 141 ff.
Seidelbast 214
Sinnessystem 41
Skilaufen 71
Smog 252 f.
Sonderkindergärten 149
Sonderschulen 149
Sonnenbrand 169, 195
Sonnenstich 169, 196 f.
Soor 127
Soziale Hilfen 283
Spastiker 150 f.
Sport 68 ff.
Spulwürmer 132
Stadtranderholung 286
Stechapfel 212, 214
Stechpalme 213
Stickstoffoxide
 (Stickoxide) 251
Streß 17, 25, 30, 274 f.
Stromunfälle 174
Stuhl 89, 236
Sturzverletzungen 167
Sucht 216 ff.
Süßigkeiten 31, 247
Syphilis 35, 129

Tabletten 98
Tagesrhythmus 71 f.

Taubheit 143
Teerstuhl 90
Tetanus 108, 126
Thalidomid 36
Thrombose 14
Tierverletzungen 175
Tollkirsche 212
Tollwut 127
Tollwut-Schutzimpfung 111
Toxine 101, 104
Toxoplasmose 35
Trichomonaden-Infektion 129
Tripper 128
Trisomie 150
Tuberkulose 122
Tuberkulose-Schutzimpfung 108
Turnen 71

Übergewicht 38, 245 ff.
Übermüdung 162 f.
Umwelt 78, 249 ff.
Umweltschutz 250 ff.
Unfälle 156 ff., 197
Unfallverhütung 157 ff., 177 ff.
Unfruchtbarkeit 117, 128
Unterernährung 80
Unterkühlung 190 f.
Unterzuckerung
 (des Blutes) 135
Urin 89

Verätzungen 209
Verbrennungen 171 ff., 192 ff.
Verbrühungen 170, 192 ff.
Verdauungssystem 42 f.
Vergiftungen 175 ff., 207 ff.
Verhaltensstörungen 30
Verkehrserziehung 181
Verkehrsunfälle 163 ff.
Verstauchung 201
Verstopfung 86

Viren 101 f.
Vollwertkost 58
Voltigieren 71
Vorsorgeuntersuchung
 (Kinder) 283
Vorsorgeuntersuchung
 (Schwangerschaft) 278

Wachstum 35 ff., 44 ff.
Wachstumsbeschleunigung 46
Wachstumskurve 44
Wachstumsverzögerung 45
Wadenwickel 81
Wärmeregulation 65, 66
Wärmflasche 85
Weckmittel 223
Weitsichtigkeit 74, 142
Wetterfühligkeit 80
Wickelkur 83
Widerstandskraft 66 f.
Wiederbelebung 185 ff.
Windpocken 81, 116
Wohnsituation 263 f.
Wohnung 264
Wundinfektion 189
Wundstarrkrampf 126
Wundversorgung 187 ff.
Wurmerkrankungen 132 f.

Zäpfchen 98
Zahnentwicklung 55, 265 ff.
Zahnerkrankungen 76 f.
Zahnfäule (Karies) 267
Zahnpflege 268 ff.
Zaunrübe, rote 214
Zeckenbiß 199
Ziegenpeter 117
Zivilisationskrankheiten 9 ff.
Zuckerkrankheit 12, 25, 36, 75, 132 ff.